I 병동당직편

II 입원편

III 병동관리편

내과 주치의 필수노트

4판

안상현 옮김

聖路加国際病院
内科チーフレジデント

도서출판 대한의학

역자 서문

『내과 주치의 필수노트』는 2010년 제가 인턴하기 전 처음 접하고 큰 자극을 받았던 책입니다. 그래서 다른 선생님들도 이 책을 보고 도움받길 바라는 마음으로 1판 번역을 했고, 국내에 처음 소개할 수 있었습니다. 이후 2판은 한국에 번역판이 나오지 않았지만, 2021년에 10년 만에 3판 번역서로 다시 찾아왔고, 이제 2025년 더욱 풍성해진 4판을 출간하게 되어 매우 기쁘게 생각합니다. 의료 현장은 매년 발전하고 변화합니다. 새로운 치료 지침이 발표되고, 의학적 접근법도 세분화되고 있기에, 이번 4판 역시 이를 반영하며 더욱 실질적이고 효과적인 내용으로 구성되었습니다.

『내과 주치의 필수노트』는 단순한 매뉴얼이 아니라, 의학적 지식의 활용과 응급 상황에서의 실질적 대응에 초점을 맞춘 책입니다. 일본에서 가장 인기있는 내과 수련병원인 성누가국제병원은 체계적인 교육으로 정평이 나 있습니다. 특히, 이번 4판은 3판 이상의 개정을 목표로, 수련의들의 설문조사를 통해 그들의 피드백을 반영하고, 최신 참고 문헌과 심화된 내용을 추가하며 더욱 탄탄한 구성을 갖추게 되었습니다.

우리는 종종 다른 의사들 또는 다른 나라의 의사들이 실제로 어떻게 진료하고 문제를 해결하는지 궁금해합니다. 성누가국제병원의 치프 레지던트들이 코어 컨퍼런스와 교육 자료를 바탕으로 작성한 이 책은 그들의 열정과 진지함을 고스란히 담아, 임상 현장에서 필요한 내용을 충실히 전달하고 있습니다. 이 책을 통해 일본 내과 수련의 진면목을 확인하고, 진료와 교육에 대한 다양한 인사이트를 얻을 수 있을 것입니다.

이 책을 번역하며 다시금 수련의 시절을 떠올리게 되었습니다. 병동 주치의로서 수많은 콜을 받으며 매뉴얼과 씨름했던 시간들, 레지던트 시절 해결책을 고민하며 성장했던 순간들, 그리고 치프 레지던트로서 후배들에게 지식을 전달했던 경험들은 제 의사로서의 뿌리가 되었습니다. 이 책은 단순히 문제를 해결하는 도구가 아니라, 그 과정에서 '왜'를 이해하고 체계적인 접근을 배우게 합니다. 이는 제가 수련 중에 가장 갈망했던 요소이기도 했습니다.

번역 작업은 혼자의 힘으로 이루어질 수 없었습니다. 이 프로젝트가 원활히 진행될 수 있도록 아낌없는 지원을 해주신 도서출판 대한의학의 모든 분들께도 감사의 말씀을 전합니다. 무엇보다 번역 작업 동안 묵묵히 응원해 준 아내 명진과 딸 현서에게 이 자리를 빌려 고마운 마음을 전하고 싶습니다.

현재 의료 환경이 참 험난하지만, 여러 선생님들의 앞날을 응원하며 이 책이 여러분이 만나는 환자들에게 더 나은 진료를 제공할 수 있는 작은 디딤돌이 되길 기대합니다.

2025년 3월

안상현

역자는 일본 의학 전문번역가로, 가천의과대학교를 졸업하고 서울아산병원 인턴, 서울대학교병원 가정의학과 레지던트 과정을 마쳤다. 연세대학교 대학원에서 의학교육학 석사를 수료했으며, 성성온가족의원 원장을 거쳐 현재 단국대학교병원 위탁 충남근로자건강센터의 책임의사로서 일반인과 의료인을 위한 교육에 힘쓰고 있다.

4판 서문

이제는 의대생과 전공의들의 필독서가 된 『내과 주치의 필수노트』는 2004-05년도 내과 전공의들이 시작한 '내과 코어 컨퍼런스'로부터 탄생했습니다. 2005년에 내과 전공의로 성누가국제병원에 들어온 저는 집필진 선생님들께 직접 배운 세대이며, 3판 편집이라는 큰 임무를 맡게 되었을 때 매우 영광인 동시에 부담스러운 마음도 있었습니다. 다행히 다른 훌륭한 집필진들 덕분인지 3판이 그 어느 때보다 호평을 받고 있다고 들었습니다.

『내과 주치의 필수노트』는 단순한 교과서가 아닙니다. 의대생, 수련의, 전공의가 드문 질환을 알고 감별진단 목록을 넓히는 것도 물론 중요할지도 모릅니다. 임상추론능력을 높이는 것도 중요하겠죠. 하지만 임상현장에서 가장 중요한 것은 그동안 쌓은 지식을 최대한 활용하고, 응급성과 중요성을 판단한 후 얼마나 적절한 조치를 취할 수 있느냐 하는 것입니다. 『내과 주치의 필수노트』는 바로 이 점에 주안을 두고 구성했습니다. 현장에서 자주 접하는 증례를 바탕으로 꼭 알아야 하는 지식을 간결하게 정리함과 동시에 어떻게 워크업하고, 어떻게 대응해야 하는지를 일목요연하게 정리했습니다.

이번 4판의 집필은 2017년에 내과 수석 전공의를 역임한 후쿠이 쇼, 2019년도의 스즈키 다카히로, 후지노 다카히사 선생님이 맡았습니다. 이들은 역대 수석 전공의 중에서도 의학적 지식과 임상능력이 뛰어나며, 훌륭한 교육자이기도 합니다. 각자 각 전문분야에서 바쁜 일상을 보내고 있던 중, '3판보다 나은 개정은 이 선생님들을 통해서만 가능하다'고 판단하여 집필을 의뢰했고, 흔쾌히 수락해 주었습니다. 이번 개정에 있어서 본원 수련의들을 대상으로 자체적인 설문조사를 실시하여, 그들이 이 책의 어떤 부분에 만족하는지, 혹은 어떻게 개선하면 좋을지를 철저히 파악했습니다. 또한, 기본적인 부분은 가능한 한 알기 쉽고 간결하게 기재하는 동시에 더 심화된 내용도 기술하는 등 탄력적으로 구성했습니다. 그리고 특히 참고 문헌에 힘을 쏟았습니다. 가능한 한 새로운 지식을 소개하는 동시에 어떤 문헌이 중요한지에 대한 해설도 덧붙였습니다. 그렇게 함으로써 자신의 실력 향상뿐 아니라 후배 교육에도 도움이 될 것이라 기대했기 때문입니다.

개정판을 기획하고, 1년여에 걸쳐 집필진들과 수없이 많은 논의를 거쳐 무사히 4판을 완성할 수 있었습니다. 일체의 타협 없이 선배들로부터 물려받은 이 책을 더 나은 책으로 만들겠다는 집필진의 열정과 진지한 자세에 감동했습니다. 이 세 명의 집필진을 진심으로 자랑스럽게 생각합니다.

마지막으로, 이런 좋은 책이 나올 수 있었던 배경에는 가르치는 것을 좋아하고 배우는 것을 좋아하는 사람들이 모여, 기와식 교육이 면면히 이어져 온 성누가국제병원이라는 풍부한 토양이 있었기 때문입니다. 모든 병원 관계자 여러분께 감사드립니다. 그리고 세심하게 교정해 주신 의학서원 분들께도 감사의 말씀 올립니다.

2023년 8월

성누가국제병원 감염내과 의국장

모리 노부요시

목차

III 병동관리편 병동관리는 진료의 기본! 유능한 병동 치프가 되자!

내과 주치의 필수노트

독자 가이드

① 철칙 일람

해당 증례나 질환에 대해 꼭 알아두어야 할 대원칙을 철칙으로 정리했습니다.
몇 번이고 반복해서 읽으며 그 의미를 이해하고, 실제 임상에 활용하세요.

② 증례와 Q

1개 항목에 대해 3~5개의 증례로 구성했습니다.
최소한의 증례수로 최대한의 실제 임상 경험을 습득할 수 있도록, 수련 시 자주 접할 수 있는 장면을 재현했습니다. 또한, 여기서 생각해야 할 것을 Q로 표시했습니다. 처음에는 각 장의 머리말에 제시한 철칙을 참고해도 좋으니, 나 같으면 어떻게 생각하고, 어떻게 움직일지 상상하면서 읽어나갑시다.

③ 철칙 해설

증례에 대한 철칙과 이와 관련된 사항에 대해 도표 등을 이용해 설명했습니다. 여기서는 어떤 이유로 이 철칙을 바탕으로 한 대응이 필요한지 이해할 수 있습니다. 실제 증례 속에서 철칙을 어떻게 활용하면 좋을지 배워봅시다.

2

1 발열

전신상태에 주의하면서, 전신 소견을 파악한다!

철칙

1. 발열 환자를 보면 우선 패혈증 여부를 qSOFA로 평가한다
2. 신속한 대응이 필요한 감염증을 놓치지 않는다
3. top-to-bottom approach로 진찰과 문진을 시행한다
4. 원내에서 발생한 발열은 7D에 주의하자
5. 감염증 이외의 발열 원인도 잊지 말자

증례 ① 당뇨병 병력이 있는 80세 여성.

내원 3일 전부터 배뇨 시 통증이 있었으나, 단순 방광염으로 생각하고 경과를 지켜봤다. 내원 당일 아들이 보기에 환자 상태가 평소와 달라 체온을 측정했더니 38.7℃여서 응급실로 데려왔다. 내원 시 활력징후는 의식수준 JCS I-2(날짜를 잘 대답하지 못함), 체온 38.7℃, 혈압 120/60 mmHg, 맥박 110/분·규칙적, 호흡수 26/분, SpO_2 96%(room air), CRT는 4초였다.

Q 먼저 무엇을 평가해야 할까? 혈압은 유지되고 있으니, 상태는 안정적이라고 생각해도 될까?

철칙 1 발열 환자를 보면 우선 패혈증 여부를 qSOFA로 평가한다

발열 진료의 흐름도

- 발열 환자에서는 먼저 중증 병태를 평가하고 대응한다. 감염증에 주목하여 보다 포괄적으로 원인을 찾는다. 그래도 원인이 명확하지 않다면, 감염증 이외의 원인도 염두에 두고 대응을 진행한다.
- 발열 환자는 치명적인 병태인 경우도 많으므로, 원인 찾기보다 먼저 전신상태의 평가가 중요하다.
- 우선 감염을 염두에 두고, 특히 패혈증 여부를 확인해야 한다. 패혈증에서는 조기에 배양검사를 하고, 항생제를 투여하지 않으면 치명적일 수 있다.
- ICU 환자가 아닌 경우, qSOFA 중 2개 이상의 항목 충족 시 패혈증을 의심할 필요가 있다.

3

이 증례에서는…

- 혈압은 유지되고 있었지만, qSOFA 2점(의식장애와 호흡수)이었고, 전신상태는 불량했으며, CRT(capillary refiling time; 모세혈관 재충만시간)가 연장되어 순환부전을 시사했기 때문에 패혈증에 준해서 대응했다.
- 조기에 혈액검사, ABGA, 소변검사 및 혈액배양, 소변배양을 내고 진찰을 했다. 오른쪽 CVA tenderness 양성이었고 소변검사에서 백혈구 3+로 신우신염을 진단했다.

A **이 증례는 qSOFA 2점에 전신상태도 불량하고, 순환장애도 있어 패혈증에 준하는 대응이 필요했다.**

더 알고 싶다!

종양열

- 발열, 특히 불명열의 원인으로 종양열을 들 수 있다. 열에 비해서 중증감이 없고, 비교적 전신상태가 양호하며, 상대적 서맥을 보이는 경우가 많다.
- 모든 종양에서 일률적으로 열이 나는 것은 아니므로, 종양열의 원인이 되기 쉬운 종양을 파악하는 것이 중요하다. 혈액종양(악성 림프종, 백혈병)의 빈도가 높고, 신장세포암, 간세포암, 심방점액종, 교모세포종, 췌장암, 난소암 등이 있다. 또한 G-CSF 생산 종양과 같이 종양의 성질에 따라 열이 나는 것도 있다.
- 일반적으로 종양 크기가 커질수록, 전이 등 암이 진행될수록 발열의 빈도가 증가한다고 알려져 있다.
- 종양열은 배제진단이 기본이다. 감염증이나 류마티스질환, 약물열 등 다른 원인이 아니라는 것을 확인한 후 종양열로 판단한다.
- 또한 나프록센(아나프록스®)에 의한 치료 반응도 오래전부터 종양열 진단에 활용되고 있다. 나프록센을 1회 250 mg 1일 2회 12시간마다 투여하면 종양열 환자 15명 중 14명이 1일 이내에 해열됐고, 세균감염(주로 농양이나 카테터 감염)에서는 5명 중 1명도 해열되지 않았으며, SLE와 혼합결합조직병(MCTD)(2명)에서는 부분적인 해열만 있었다[Am J Med 76:597-603, 1984]는 데이터가 바탕이 됐다.
- 종양 환자에서 열이 났을 때, 세균감염에서는 항생제 투여 시작 후 프로칼시토닌이 감소한다는 보고가 있어 진단이 어려울 때 참고할 수 있다[Cancer 118:5823-5829, 2012].

● 참고문헌

1) Evans L, et al. Surviving sepsis campaign: sepsis and septic shock management international guidelines for management of sepsis and septic shock 2021. 2021 [PMID: 34599691].
   - 패혈증 가이드라인
2) Haidar G, Singh N. Fever of Unknown Origin. N Engl J Med 386:463-477, 2022 [PMID: 35108471].
   - 불명열의 관점에서 감염증, 종양, 결합조직질환, 약물 등 폭넓게 정리되어 있다! 우선은 이것부터!
3) Patel RA, Gallagher JC. Drug fever. Pharmacotherapy 30:57-69, 2010 [PMID: 20030474] [PMID: 20030474] ·약물 발열에 대한 리뷰.
   - 약물열에 대한 리뷰. UpToDate와 함께 읽는 것을 추천한다.
4) Zell JA, Chang JC. Neoplastic fever:a neglected paraneoplastic syndrome. Support Care Cancer 13:870-877, 2005 [PMID: 15864658] [PMID: 15864658]
   - 종양 환자의 발열에 대해 매우 간략하게 정리되어 있다. 종양 환자의 발열에 대해 매우 간결하게 정리되어 있어 짧은 시간에 개요를 파악하기에 좋다.

(후쿠이 쇼)

④ 이 증례에서는…A

여기에는 증례에서 실제로 이루어진 대응을 기재했습니다.
또한, Q에 대한 A를 적었습니다. 내 생각이 적절했는지 확인해 봅시다.

⑤ 더 알고 싶다

2독째 이후, 레지던트 2년 차 이상을 대상으로 함

주로 해당 항목의 최신 토픽과 논쟁의 여지가 있는 부분을 다루었습니다.
심화된 내용도 있지만, 수련 과정에서 알아두면 이해가 깊어지고 대응의 폭을 넓힐 수 있는 내용을 선택했습니다. 또한 근거를 중시하고, 국제적인 기준을 고려했습니다.

⑥ 참고문헌

2독째 이후, 레지던트 2년 차 이상을 대상으로 함

좋은 리뷰나 대표적인 가이드라인을 선별했습니다.
시각화가 잘 구현된 각 논문의 그림을 한 번만 봐도 도움이 될 것입니다.

일본혼수단계(Japan Coma Scale)

이 책의 각 증례에서는 의식수준 평가를 위해 **일본혼수단계(Japan Coma Scale, JCS)**를 주로 사용하고 있습니다. 우리에게 익숙한 **Glasgow Coma Scale(GCS)**과 비교했을 때 각각의 장단점이 있으며, 두 척도가 정확히 1:1로 대응되지 않기 때문에 원문의 JCS를 그대로 사용하였습니다.

JCS는 환자의 각성 정도를 기준으로 분류하며, 점수가 높아지고 자릿수가 늘어날수록 의식장애가 더 심각함을 의미합니다. 각 증례의 JCS에는 의식상태가 간단히 요약되어 있으며, 보다 자세한 내용은 아래의 설명을 참고하시기 바랍니다.

I. 자극 없이도 각성된 상태	
I-1.	대체로 의식이 명료한 편이나, 완전히 명확하지는 않다(almost fully conscious).
I-2.	지남력장애가 있다. 장소, 시간, 날짜를 제대로 답하지 못한다(disoriented).
I-3.	자신의 이름 또는 생년월일을 제대로 답하지 못한다(unable to recall name and date of birth).
II. 자극하면 각성하지만, 자극을 멈추면 의식이 저하된다.	
II-10.	보통의 소리자극에도 쉽게 눈을 뜬다(speech).
II-20.	큰 소리 또는 몸을 흔들어야 눈을 뜬다(painful stimuli).
II-30.	통증자극과 소리자극을 반복해야 간신히 눈을 뜬다(only repeated painful stimuli).
III. 자극해도 각성하지 않는다.	
III-100.	통증자극에 대해 뿌리치려는 동작을 한다(localizing).
III-200.	통증자극에 대해 손발을 움직이거나 얼굴을 찡그린다(slight movement).
III-300.	통증자극에 반응하지 않는다(none).

I

병동당직편

중증 환자 절대로 놓치지 않기!
유능한 당직의가 되자!

1 발열

전신상태에 주의하면서, 전신 소견을 파악한다!

철칙

1. 발열 환자를 보면 우선 패혈증 여부를 qSOFA로 평가한다
2. 신속한 대응이 필요한 감염증을 놓치지 않는다
3. top-to-bottom approach로 진찰과 문진을 시행한다
4. 원내에서 발생한 발열은 7D에 주의하자
5. 감염증 이외의 발열 원인도 잊지 말자

증례 ❶ 당뇨병 병력이 있는 80세 여성.

내원 3일 전부터 배뇨 시 통증이 있었으나, 단순 방광염으로 생각하고 경과를 지켜봤다. 내원 당일 아들이 보기에 환자 상태가 평소와 달라 체온을 측정했더니 38.7℃여서 응급실로 데려왔다. 내원 시 활력징후는 의식 수준 JCS I-2(날짜를 잘 대답하지 못함), 체온 38.7℃, 혈압 120/60 mmHg, 맥박 110/분·규칙적, 호흡수 26/분, SpO_2 96%(room air), CRT는 4초였다.

Q 먼저 무엇을 평가해야 할까? 혈압은 유지되고 있으니, 상태는 안정적이라고 생각해도 될까?

철칙 1 발열 환자를 보면 우선 패혈증 여부를 qSOFA로 평가한다

발열 진료의 흐름도

- 발열 환자에서는 먼저 중증 병태를 평가하고 대응한다. 감염증에 주목하여 보다 포괄적으로 원인을 찾는다. 그래도 원인이 명확하지 않다면, 감염증 이외의 원인도 염두에 두고 대응을 진행한다.
- 발열 환자는 치명적인 병태인 경우도 많으므로, 원인 찾기보다 먼저 전신상태의 평가가 중요하다.
- 우선 감염을 염두에 두고, 특히 패혈증 여부를 확인해야 한다. 패혈증에서는 조기에 배양검사를 하고, 항생제를 투여하지 않으면 치명적일 수 있다.
- ICU 환자가 아닌 경우, qSOFA 중 2개 이상의 항목 충족 시 패혈증을 의심할 필요가 있다.

qSOFA를 포함한 패혈증 평가
+
신속한 개입이 필요한 감염증 확인

이에 해당하는 경우 배양검사 등 꼭 필요한 최소한의 검사를 시행하고 조기에 치료를 시작한다.

해당하지 않는 경우 아래 ①~③을 병행한다.

감염증에 포커스를 맞춘 평가

① 문진, 진찰

top-to-bottom approach의 문진 및 진찰 (입원 환자의 경우 '7D'를 의식)

② 검사

- 혈액/소변 검사
- 배양검사(혈액, 소변, 가래) 및 그람염색
- 흉부 단순 방사선 사진
- ABGA(필요시)
- CT(필요시)

③ 치료

- 정맥 라인 확보, 수액 투여 (채혈 및 혈액배양과 동시에)
- 항생제 투여 (상태가 안정된 경우, 감염된 장기나 그람염색 등으로 추정균이 확인된 후)

명백한 원인이 확인되지 않는 경우

감염성 심내막염과 같은 국소 소견을 찾기 어려운 감염증 또는 약물열, 류마티스질환, 결정성 관절염, 종양 등 감염증 이외의 원인을 면밀히 조사한다.

qSOFA(quick Sepsis-related Organ Failure Assessment)

1. 의식장애(반응이 둔함, 지남력 장애, 계속 자려고 함, 불안정 등)
2. 수축기혈압 ≤ 100 mmHg
3. 호흡수 ≥ 22/분(호흡수는 놓치기 쉬우므로, 특히 의식해서 평가한다)

- 한편 qSOFA에만 의존하지 말고 전신 상태나 다른 활력징후, 순환장애, 장기부전에도 주의한다(다음 페이지의 '더 알고 싶다!' 참조).
- 혈압은 평소 혈압과 비교한다. 겉보기에는 정상처럼 보여도, 고혈압 환자에서는 평소 혈압에 비해 떨어진 것일 수 있다.
- 고령자, 당뇨병 환자, 해열진통제나 스테로이드를 사용한 환자는 열이 높지 않고 전신 상태도 양호해 보일 수 있으므로 주의한다.
- 한기나 오한진전(이불을 덮어도 덜덜 떠는 상태) 유무도 초기 평가로 중요하다. 오한진전이 있는 환자는 균혈증의 위험이 높으므로[JAMA 308:502-511, 2012], 이런 환자에서도 조기에 혈액배양을 포함한 각종 배양검사를 내고 항생제 투여를 시작한다.

이 증례에서는…

- 혈압은 유지되고 있었지만, qSOFA 2점(의식장애와 호흡수)이었고, 전신상태는 불량했으며, CRT(capillary refiling time; 모세혈관 재충만시간)가 연장되어 순환부전을 시사했기 때문에 패혈증에 준해서 대응했다.
- 조기에 혈액검사, ABGA, 소변검사 및 혈액배양, 소변배양을 내고 진찰을 했다. 오른쪽 CVA tenderness 양성이었고 소변검사에서 백혈구 3+로 신우신염을 진단했다.
- 소변 그람염색상 호중구에 탐식된 다수의 장내세균으로 보이는 그람음성간균이 관찰되어 세프트리악손 2 g을 24시간마다 투여하기 시작했다.
- 다음날 혈액배양 2세트 4/4병에서 대장균(*Escheichia coli*)이 검출되어 신우신염에 동반된 균혈증으로 밝혀졌다.

A **이 증례는 qSOFA 2점에 전신상태도 불량하고, 순환장애도 있어 패혈증에 준하는 대응이 필요했다.**

더 알고 싶다!

패혈증 진료의 변화

- 패혈증은 균혈증과 달리 혈액배양 양성 여부와는 별개의 개념이다.
- 패혈증의 전체상을 이해하기 위해서는 패혈증 진료의 변화를 알아두는 것이 좋다.
- 1991년(Sepsis-1)에 패혈증의 정의가 처음 제창되었고, SIRS(systemic inflammatory response syndrome; 전신성 염증반응증후군)의 기준을 충족하는 감염증을 Sepsis로 정의했으나, SIRS의 2 항목은 보통 쉽게 충족시켜 버리기 때문에 특이도가 낮은 문제가 있었다[Crit Care Med 20:864-874, 1992].

Sepsis (패혈증) = 감염증 + SIRS

SIRS
① 체온>38℃ 또는 <36℃
② 맥박>90/분
③ 호흡수>20/분 또는 $PaCO_2$<32 mmHg
④ WBC>12,000/μL, WBC<4,000/μL 또는 bands>10%
중 **2항목**을 만족한다

- 2001년(Sepsis-2)에는 상기 항목 외에 많은 항목이 추가되었으나, 정의가 모호해 널리 보급되지는 못했다.
- 2016년(Sepsis-3)에는 패혈증을 **'감염에 대한 숙주반응의 제어 이상으로 인해 생명을 위협하는 장기부전'**으로 정의하고, 보다 더 장기부전을 강조하게 됐다[JAMA 315:801-810, 2016]. 구체적으로는 감염으로 인해 SOFA(Sepsis-related Organ Failure Assessment) 점수가 2점 이상 증가한 경우 패혈증으로 진단한다.

	0점	1점	2점	3점	4점
호흡기 PaO_2/FiO_2(mmHg)	≥400	<400	<300	<200 +호흡보조	<100 +호흡보조
응고능 혈소판수(x10^3/μL)	≥150	<150	<100	<50	<20
간 빌리루빈(mg/dL)	<1.2	1.2~1.9	2.0~5.9	6.0~11.9	>12.0
순환기	MAP≥70 mmHg	MAP<70 mmHg	DOA<5 or DOB	DOA 5.1~15 or Epi≤0.1 or NE≤0.1	DOA>15 or Epi>0.1 or NE>0.1
중추신경 Glasgow coma scale	15	13~14	10~12	6~9	<6
신장 Cr(mg/dL) 요량(mL/day)	<1.2	1.2~1.9	2.0~3.4	3.5~4.9 <500	>5.0 <200

DOA: dopamine, DOB: dobutamine, Epi: epinephrine, NE: norepinephrine

- SOFA를 간편화하여 ICU 이외에서도 사용할 수 있도록 한 것이 앞서 본문에 나온 qSOFA이며, 현재 패혈증 스크리닝 도구로 널리 사용되고 있다.
- 2021년 qSOFA를 패혈증에 대한 **단독 스크리닝 도구로 사용하지 말 것**을 권고했다. qSOFA의 민감도는 충분히 높지 않으므로 'qSOFA 음성=패혈증이 아니다'라고 생각해서는 안 되며, 설령 qSOFA가 음

성일지라도 전신 상태나 순환장애, SOFA 점수에 있는 장기부전 평가도 함께 실시해 종합적으로 패혈증 가능성을 판단할 필요가 있다.

증례 ❷ 80세 여성. 발열·불안정.

내원 전날은 평소와 다름없었으나, 저녁에 조금 컨디션이 안 좋아 보였다. 다음날 방문한 친구가 환자 상태가 이상한 것을 발견하고 119에 신고했다. 이송 당시 두통을 호소하는 것 외에는 앞뒤가 안 맞는 발언 정도. 내원 시 활력징후는 의식수준 JCS I-3(이름과 생년월일을 대답하지 못함), 체온 38.3℃, 혈압 120/70 mmHg, 맥박 100/분·규칙적, 호흡수 18/분. SpO_2 97%(room air). 경부강직 있음. 손발의 움직임은 좌우 차이가 없고, 그 밖의 신체소견도 이상 없음. WBC 14,000/μL, CRP 15 mg/dL, AST 25 IU/L, ALT 30 IU/L, BUN 25 mg/dL, Cr 0.9 mg/dL.

Q 전신 상태는 안정된 것으로 보인다. 응급성은 어떨까?

철칙 2 신속한 대응이 필요한 감염증을 놓치지 않는다

- 뒤에 설명하겠지만, 발열환자 대응은 자세한 문진과 신체진찰이 기본이다.
- 그러나 세균은 20~30분만에 체내에서 세균량이 2배로 증가한다고 알려져 있고, 병태에 따라서는 일각을 다투기 때문에 문진과 신체진찰을 꼭 필요한 것만 최소한으로 하고 신속하게 항생제를 투여한다.
- 특히 배액이나 스텐트 삽입 등 특별한 개입이 필요한 병태를 놓치지 않는 것이 중요하다.

발열환자의 내과적 응급

응급성	질환	특별한 개입
분 단위	패혈증	
	세균성 뇌수막염	요추천자
	발열성 호중구 감소증	경우에 따라서는 카테터에서 배양검사
	비장 적출 후 중증 감염증	
10분~시간 단위	급성 폐색성 화농성 담관염	ERCP(endoscopic retrograde cholangiopancreatography; 내시경적 역행성 췌담관조영술)
	괴사성 근막염	근막절개
	결석성 신우신염	요관 스텐트 삽입
	CAPD(continuous ambulatory peritoneal dialysis; 지속외래복막투석)	복막투석액 저류, 경우에 따라서는 복막투석 카테터 제거
	화농성 관절염	관절세정(arthrocentesis)
	농양형성(장요근농양, 경막외농양)	절개배농

이 증례에서는…

- 병력상 세균성 뇌수막염(16장 「세균성 뇌수막염」 p.199 참조)이 의심되었다. 소변 폐렴구균 항원은 양성이었다. 혈액배양 2세트(4병)를 내고, 세프트리악손 2 g을 투여했다.
- 두부 CT에서 뇌압 상승 소견은 없었고, 혈소판 감소 및 응고 이상(APTT 및 PT 연장)도 없는 것을 확인한 후 요추 천자를 시행한 결과, 처음 압력 25 cmH_2O, 세포수 39/μL(다핵구 우위), 당 29 mg/dL(혈당 100 mg/dL), 단백질 70 mg/dL였다. 뇌척수액 그람염색에서는 그람양성 쌍구균이 관찰됐다.
- 폐렴구균에 의한 세균성 뇌수막염을 1차로 의심해 반코마이신과 스테로이드(16장 「세균성 뇌수막염」 p.199 참조)를 병용했다.
- 치료 시작 3일째 의식수준은 서서히 회복됐다.

A 이 증례는 전신상태가 안정된 것처럼 보여도 뇌수막염의 가능성이 높다. 응급성이 높은 감염증을 놓치지 않도록 주의한다!

더 알고 싶다!

혈액배양

- **혈액배양 채취 시 주의사항**
  ① 원칙적으로 2세트(4병)를 서로 다른 부위의 정맥에서 채혈한다.
  ② 감염성 심내막염이 의심되는 경우에는 3세트(6병) 이상 채혈.
  ③ 동맥혈, 정맥혈 어느 쪽이든 양성률에는 차이가 없음(천자 시 통증과 출혈 위험을 고려해 정맥혈을 원칙으로 하되, ABGA를 해야 하는 경우 동맥, 정맥 동시 채혈).
  ④ 혈액 주입은 혐기성 병부터 시행한다(시린지 안의 공기가 들어가지 않도록).
- **혈액배양 세트 수와 양성률의 관계**
  · 아래와 같이 세트 수가 늘어날수록 민감도가 높아지기 때문에 보다 확실한 진단을 위해서는 여러 세트를 채취해야 한다.
  · 1세트: 73.1%, 2세트: 89.7%, 3세트: 98.2%, 4세트: 99.8%[J Clin Microbiol 45:3546-3548, 2007]
- 무균 조작이 제대로 이루어지지 않으면 채혈 시 피부상재균이 배양병 안에 들어가 혈액배양 양성이 나올 수 있다. 이를 contamination(오염)이라고 한다. 아래 사항을 참고해 진짜 혈액배양 양성인지 오염인지를 판단한다[Clin Microbiol Rev 33:e00009-e00019, 2019].
- **진짜 패혈증이 의심되는 경우**
  ① 양성이 될 때까지 시간이 짧다(1~3일).
  ② 황색포도구균(*Staphylococcus aureus*), 대장균(*Escherichia coli*), 폐렴간균(*Klebsiella pneumoniae*), 녹농균(*Pseudomonas aeruginosa*), 폐렴구균(*Streptococcus pneumoniae*), 칸디다(*Candida* spp.)가 검출.
- **Contamination이 의심되는 경우**
  ① 양성이 될 때까지 시간이 걸린다[*1].
  ② 2세트(4병) 중 1세트만 양성이다.
  ③ 검출된 균이 피부상재균[Coagulase 음성 포도구균(CNS), *Corynebacterium* spp., *Bacillus* spp., *Cutibacterium acnes* 등[*2]]이다.

④ 여러 종류의 균이 검출된다.

※오염이 의심되면 즉시 혈액배양을 다시 채취하는 것이 중요하다.

*1 감염성 심내막염의 원인균 중에는 양성이 될 때까지 시간이 걸리는 것이 있다. 특히 유명한 균이 HACEK group이다. *Haemophilus* spp., *Aggregatibacter* spp., *Cardiobacterium hominis*, *Eikenella corrodens*, *Kingella* spp.를 지칭한다.

*2 인공물(기계판막이나 인공관절 등)이 체내에 있는 경우, 최근 수술력이 있는 환자, 면역억제상태에서는 이런 균도 원인이 될 수 있으므로 주의.

증례 ③ 치매가 있는 88세 남성.

치매가 있고, ADL은 도움을 받아 휠체어 이동은 가능하지만, 평소에는 거의 누워만 있는 상태. 간단한 응답 정도만 가능함. 1주일 전부터 서서히 식욕저하가 있었다. 4일 전 왕진의사가 진찰 시 체온 38℃였으나, 원인이 확실하지 않아 아세트아미노펜만 처방. 그 후에도 발열이 지속되어 응급실로 내원했다. 의식수준 JCS I-1(평소처럼 지남력은 있으나 완전히 명료하지는 않은 상태), 체온 38.1℃, 혈압 135/85 mmHg, 맥박 70/분·규칙적, 호흡수 16/분, SpO_2 98%(room air). 혈액검사 상 WBC 10,000/μL, CRP 12 mg/dL. 패혈증 의심 소견은 없었고, 신속한 대응이 필요한 감염증 소견도 없었다.

Q 패혈증이나 신속한 개입이 필요한 응급상황이 아닌 발열 환자는 어떻게 접근해야 할까?

철칙 3 top-to-bottom approach로 진찰과 문진을 시행한다

- 응급성이 높은 감염증이 의심되지 않는 경우, 일반적인 발열환자에 대한 workup을 한다.
- 일반적으로 발열을 일으키는 질환을 아래 열거했다. 다양한 질환이 있기 때문에 머리부터 발끝까지(top-to-bottom) 진찰과 관련된 문진을 시행해 원인을 찾아나간다.
- 빈도가 높은 것은 폐, 요로, 피부, 창상(수술 후 환자) 감염증과 정맥 라인 등의 장치(device)와 관련된 감염증이므로, 이를 의식하면서 꼼꼼하게 진찰하는 것이 중요하다.

발열의 감별질환

감염성		비감염성 (장기별)
뇌수막염, 뇌염, 뇌농양	중추신경 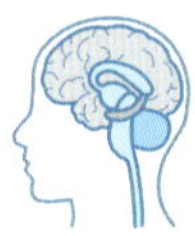	뇌수술 후, 머리 외상 후(중추성 고체온증)
중이염, 부비동염, 인후두염, 치수염, 편도선염, 편도주위농양, 인후농양	두경부 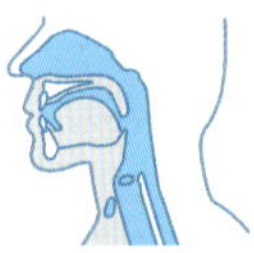	아급성 갑상선염, 갑상선 중독위기(Thyrotoxic crisis)
상기도염, 폐렴, 기관지염, 폐결핵, 종격동염, 감염성 심내막염, 심근염, 심낭염	흉부 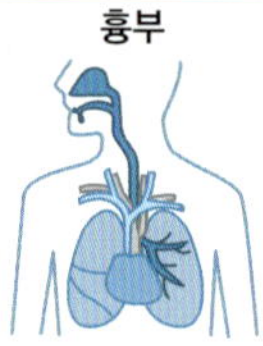	폐혈전색전증, 간질성 폐렴, ARDS (급성호흡곤란증후군), 무기폐, 심근경색 후, 심근염, 심낭염
담관염, 담낭염, 간염, 간농양, 췌장낭종 감염, 감염성 장염, 게실염, 충수염, 복막염, 신우신염, 전립선염, 고환/부고환염, 골반 내 염증성 질환	복부 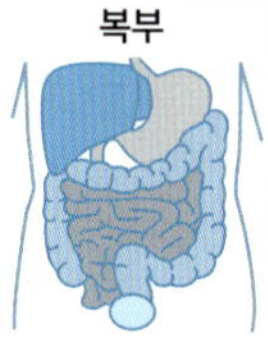	무결석 담낭염(Acalculous cholecystitis), 자가면역간염, 급성췌장염, 염증성 장질환
연조직염, 욕창 감염, 괴사성 근막염, 장요근 농양, 화농성 척추염, 화농성 관절염	피부 · 근골격 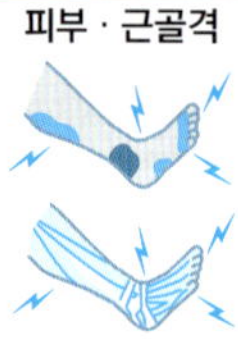	결절 홍반(Erythema nodosum), 통풍, 가성 통풍, 류마티스 다발 근통 (polymyalgia rheumatica)
화농성 혈전성 정맥염, 균혈증, 장치 감염(카테터, 페이스메이커, 션트 등), 전신 바이러스 감염	혈관 · 기타 	심부정맥혈전증, 대동맥 박리

비감염성 – 전신성

전신성
의약품 관련 약물열, 주입관련반응(Infusion related reaction), 신경이완제 악성증후군(Neuroleptic malignant syndrome), 수혈
종양, 혈액질환 악성종양(신장암, 좌심방 점액종 등), 림프종, 백혈병, Castleman병
류마티스질환과 유사 질환 항핵항체 관련 질환: [전신홍반루푸스(SLE), 쇼그렌증후군, 피부근염 등], 전신성 혈관염(거대세포 동맥염, 타카야수 혈관염, 결절성 다발동맥염, ANCA 관련 혈관염 등), 성인 발병 스틸병, 베체트병, 유육종증, 자가염증성 질환 (autoinflammatory diseases)
기타 고체온증(열사병 등), 수술/시술 후 (postoperative/postprocedural fever), 혈종흡수열

안정된 발열 환자 대응

- 응급상황이 아닌 발열 환자에서는 발열의 원인 중 먼저 감염을 중심으로 평가한다.

① 환자배경

- 병력, 면역억제상태 유무, 인공물 삽입 유무를 확인한다. 면역억제상태 환자는 상태가 급변하기 쉬우므로 주의한다.

> 고령자, 호중구감소증, 스테로이드 투여 · 면역억제제 투여 · 화학요법 중, 혈액질환, 당뇨병, 만성신장병, 투석, 간경변, 암환자, 인공물 유치 중[요도카테터 · (말초형)중심정맥카테터 · 인공판막 등]

- 또한, 향후 치료를 결정하기 위해 필요한 정보로 아래 내용을 확인한다.

약물: 과거 항생제 사용력(언제? 무엇을? 무엇에 대해?)
배양: 언제? 무엇이? 어디에서? 감수성은? 내성균?
알레르기: 항생제 알레르기 유무

② 문진, ③ 진찰

- 병행해서 '머리부터 발끝까지(top-to-bottom approach)'로 감염의 원인을 찾는다. 특히 피부나 관절은 놓치기 쉬우므로 충분히 주의를 기울이자.

부위	문진	진찰
전신 상태	권태감, 식욕, 오한진전	활력징후 파악
중추신경(뇌수막염·뇌염)	두통, 경부통, 의식변화, 오심·구토	경부 강직, Kernig sign, Brudzinski's sign, jolt accentuation, 신경학적 이상 소견
두경부	눈통증, 눈곱, 시력장애 귀통증, 청력 저하 콧물, 코막힘, 선행 감기의 악화 인두통, 연하통, 치통 경부통, 경부 종괴의 자각	결막 충혈, 결막 황변, Roth spot 외이 발적, 귓바퀴 견인통, 고막 발적·종창, 삼출액 부비동 압통, 타진 시 통증(특히 비위관 삽입측) 인두 발적, 편도 발적·종창, 개구장애, 충치, 잇몸 발적 부종 경부 림프절 종창, 타액선 및 갑상선의 비대·압통
흉부	흉통, 두근거림 기침, 가래, 호흡 곤란	심음(새로 발견된 잡음, 심막 마찰음), 호흡음(wheeze, rale), 흡기 시 흉통의 악화
복부	복통, 식욕부진, 오심·구토, 황달, 설사, 혈변, 빈뇨, 배뇨통, 잔뇨감, 배뇨장애, 소변혼탁, 고환통, 요도농성분비물, 질분비물 변화	복부 압통, 복막자극증상(근성방어 및 반동압통), Murphy sign, 간 타진통(tenderness), 간비장비대, 신장 파악통(ballottement pain), 치골상부 압통, 고환 압통, 자궁경부 압통
등·허리, 엉덩이	등·허리 통증, 엉덩이 통증	CVA tenderness, 척추 tenderness, 욕창 유무, 항문 시진, 직장검사(전립선 종창 및 압통)
피부, 사지, 근골격	피부 발적과 통증	피부발진, 압통, Janeway 병변·Osler 결절·조갑하 선상 출혈
	관절통, 근육통, 쇠약	관절의 부종 및 압통, 발적, 열감, 운동범위 제한, 근육의 압통, 근력 저하
기타	장치 삽입부위 통증(라인, 기관절개·위루·장루·배액관(drain) 등)	삽입부위 발적·압통 소변이나 카테터 등의 배액 혼탁

발열에서 추가문진 사항

항목	문진 예, 물어봐야 할 포인트
Sick contact	'가족이나 친구 중에 비슷한 증상을 보이는 분이 있습니까?'
동물 접촉	'반려동물을 키우고 있습니까?' '개나 고양이 이외에 새·열대어·거북이 등을 키우지는 않나요?' '자주 가는 공원에 비둘기가 많다와 같은 접촉력이 있나요?'
결핵 노출	'지금까지 결핵 진단을 받은 적이 있거나 결핵에 노출된 적이 있는지 알고 계십니까?' '조부모를 포함한 가족이나 주변 사람들이 결핵이나 늑막염이라고 들은 적 있습니까?'
해외여행	'최근 3개월 안에 해외 다녀온 적이 있습니까?' '그때 깊은 산속이나 목장 등 특이한 곳에 간 적이 있습니까?'
기타 노출	치과치료·한방침·온천·수영장·담수·해수·하이킹·농작·이사·대청소·가습기·영아·날것 섭취 등
성관계	'1년 이내에 성관계가 있었습니까?' '상대는 남성, 여성, 혹은 둘 다였습니까?' '1년에 몇 명과 관계를 가졌습니까?' '매회 콘돔은 사용했습니까?' '성매매업소 등에서 성적인 서비스를 받은 적이 있습니까?' '성매개감염(성병)에 걸렸던 적이 있습니까?'
약물	'최근 복용을 시작한 약, 한약, 건강기능식품, 허브 등이 있습니까?' '마약 등 소위 말하는 위법약물을 사용한 적이 있습니까?'
백신접종	'인플루엔자, 폐렴구균, COVID-19 예방접종을 했나요?'

④ 검사, ⑤ 치료

- 필요에 따라 혈액배양·객담배양·소변배양 등 배양검사를 하고, 항생제투여를 시작한다. 검사로는 일반 혈액검사[WBC, CRP: 향후 추적관찰에 사용, 신기능과 간기능: 항생제의 종류와 투여에 영향, 혈소판과 응고검사: DIC(파종성혈관내응고증후군) 체크, 기타 항목은 스크리닝 목적]를 시행한다. 혈액검사는 간담췌장 효소를 제외하고 발열 원인 확인에 도움 되는 경우가 많지 않다.
- 호흡 상태나 순환기 상태가 좋지 않은 환자에서는 혈액가스검사도 적극적으로 시행한다.
- 혈액배양 2세트(심내막염이 의심되는 경우 최소 3세트), 객담배양, 소변배양, 흉부 단순X선사진을 기본으로, 의심되는 원인에 따라 검사를 변경한다.
- 감염이 의심되는 경우 배양 채취 후 조기에 항생제 투여를 시작한다.

이 증례에서는…

- 다시 진찰해보니 엉덩이에 발적과 종창을 동반한 욕창이 관찰되어, 욕창감염에 따른 발열로 판단했다. 혈액배양·욕창부위 배양검사를 시행하고, 암피실린-설박탐(유나신®) 1.5 g 1일 4회 투여를 시작했다.
- 욕창부위 배양검사에서 MSSA(methicillin sensitive *Staphylococcus aureus*)가 검출되어, 세파졸린 1 g을 8시간마다 투여하는 것으로 변경해서 치료를 지속했다.

A 안정된 발열 환자는 top-to-bottom으로 문진 및 진찰을 실시한다.

증례 ❹ 요로감염으로 항생제 치료 중인 78세 여성.

내원 3일 전부터 발열과 요통으로 내원, 신우신염 진단 하에 입원해 세프트리악손으로 치료를 시작했다. 입원 3일째 해열되었고, 전신 상태는 호전되는 경향을 보였다. 입원 7일째 38.5℃의 발열이 있어 병동으로부터 진찰 요청이 있었다. 활력징후는 의식 명료, 체온 39℃, 혈압 120/60 mmHg, 맥박 60/분·규칙적, 호흡수 12/분, SpO_2 98%(room air).

➡ 전신 상태는 안정적이었으며, 신속한 대응이 필요한 감염을 시사하는 소견은 발견되지 않았다.

➡ 안정된 발열 환자로 판단해 top-to-bottom 진찰을 했으나, 뚜렷한 원인을 찾지 못했다. 검사에서 WBC 9,000/μL, CRP 1.2 mg/dL, AST 67 IU/L, ALT 46 IU/L, BUN 25 mg/dL, Cr 0.9 mg/dL, 소변 검사에서 WBC는 음성이었다. 흉부 단순 X선사진에서도 뚜렷한 이상 소견이 없었다.

Q 입원 환자가 열이 나면 특히 주의해야 할 원인은?

철칙 4 원내에서 발생한 발열은 7D에 주의하자

- 입원환자의 발열은 폐렴·요로감염·수술부위감염·혈류감염·*Clostridioides difficile*(CD) 장염이 많다고 알려져 있다[Public Health Rep 122:160–166, 2007].
- 그 외, 특히 놓치기 쉬운 것으로는 아래의 '7D'를 기억해두자.

입원환자의 발열에서 놓치기 쉬운 7D

질병-병태	키워드, 주의 사항
Drug 약물열	새로운 약물 사용(약 1주일 전), 발진
Device 장치	말초라인, 중심정맥 카테터, 요도 카테터, 경비위관(부비동염)
CD toxin, CD 장염	항생제 사용, 설사, 복통
CPPD 가성 통풍	고령, 변형성 관절증, 가성 통풍 과거력, 감염증, 탈수, 관절통, 관절염
DVT 심부정맥혈전증	장기간 와상, ADL 저하, 수술 후 안정, 편측 다리 부종, 하지통증/파악통, D-dimer 상승
Decubitus 욕창	고령자, 마른 체형, ADL 저하, 장기간 와상, 천골 부위
Debris 담낭 sludge (담낭염/담관염)	담석 유무, 세프트리악손 사용, 우상복부 통증, Murphy 징후

Deep abscess 심부 농양 을 더해 '**8D**'라 부르기도 한다.

이 증례에서는…

- 위의 7D를 의식해 다시 문진과 신체진찰을 시행했다. 복통, 설사, 관절염, 발진, 욕창, DVT, 정맥라인 감염을 의심할 만한 소견은 없었다.
- 복부초음파에서 담낭염이나 요로 폐색, 농양 형성 소견은 관찰되지 않았다.
- 요로감염의 재발을 의심할 만한 소견이 없고, 전신상태도 양호해 약물열을 의심했다. 만약을 위해 혈액배양, 소변배양을 채취하고, 정맥 라인을 교체했다.

- 감수성 검사 결과를 바탕으로 항생제를 레보플록사신(크라비트®)으로 변경해 경과를 지켜보기로 방침을 세웠다. 약제를 변경하고 2일 후 해열되었고, 이런 경과로 보아 약물열로 판단했다.

A **입원 환자의 발열은 '7D'에 주의하여 문진, 신체진찰한다.**

더 알고 싶다!

상대적 서맥

- 발열에 따른 생체반응으로 빈맥이 나타나는 경우가 많다. 그러나 열에 비해 맥박이 상승하지 않는 경우가 있는데, 이를 '상대적 서맥'이라고 한다.
- 다양한 정의가 있지만, 38℃에서 110/분 이하, 39℃에서 120/분 이하, 40℃에서 130/분 이하가 기억하기 쉽다.
- 상대적 서맥을 일으키는 대표적인 질환은 바이러스 감염(뎅기열 등), 세포내 기생미생물에 의한 감염(장티푸스, 마이코플라스마, 레지오넬라, 말라리아 등), 비감염성 발열(약물열, 악성종양, 중추신경병변)이 있다.
- 발열과 맥박의 상관관계에 주목하면 원인을 추정할 수 있는 단서를 얻을 수 있다.

약물열

- 약물열은 입원환자 발열의 원인으로 비교적 흔하고, 중요하므로 항상 발열의 감별진단에 포함시키는 습관을 가져야 한다.
- 약물열도 여러 종류가 있다. 약리작용과 관련된 것(예: SSRI에 의한 세로토닌 증후군의 발열)도 있지만, 가장 많은 것은 과민반응에 의한 것이므로, 여기서는 이에 대해 설명하겠다.
- 진단을 위해서는 다른 원인을 배제하는 것이 중요하다. 한편, 약물열 자체의 특징을 이해하면 적극적으로 의심할 수 있다.
- 비교 삼원칙이라 불리는 '비교적 건강', '비교적 서맥', '비교적 낮은 CRP'가 전형적인 소견이다. 즉, "열이 나는 데 비해 중증감이 없는" 환자는 약물열인 경우가 많다.
- 모든 약물이 원인이 되지만, 사용 빈도를 고려하면 항생제(페니실린계, 세팔로스포린계, TMP-SMX)에 의한 경우가 압도적으로 많다. 반면, 항생제 중에서도 테트라사이클린, 퀴놀론, 마크로라이드 계열은 적은 것으로 알려져 있다. 항생제 이외에 메틸도파, 프로카인아미드, 퀴니딘, 알로푸리놀, 아자티오프린 등도 비교적 빈도가 높다.
- 그 밖에 참고할 만한 소견으로는 피부발진, 경도의 호산구 증가, 간효소 상승이 있으나 일부에서만 나타나며, 이러한 소견이 없다고 해서 약물열을 배제할 수 있는 것도 아니다.
- 약물 투여 시작 후 7~10일 정도에 발생하는 것이 가장 전형적이다(보고에 따르면 수 시간에서 수 개월까지 범위가 넓다). 따라서 **증례 4**와 같이 "항생제 투여로 해열되고, 경과가 좋았던 환자가 1주일 후 갑자기 열이 난다"와 같은 패턴으로 자주 경험하게 된다.
- 확실한 검사법이 없기 때문에 다른 원인이 없고, 약물 중단 후 호전(전형적으로 48~72시간 이내 해열)되는 경과를 통해 임상적으로 진단하는 것이 일반적이다.

증례 ⑤ **다발성 간세포암이 있는 69세 남성.**

HCV 양성 간경변과 다발성 간세포암 환자로 복수를 조절하기 위해 입원. 치료를 통해 복수는 호전됐고, 전신상태도 양호해졌다. 그러나 입원 7일째 38.0℃ 발열이 있다고 야간에 간호사로부터 연락이 왔다. 활력징후는 의식명료, 체온 38.4℃, 혈압 130/70 mmHg, 맥박 80/분·규칙적, 호흡수 16/분. SpO_2 96%(room air).

➡ 환자를 진찰하러 갔더니, 환자는 건강해보였고, 패혈증 등 신속한 대응이 필요한 감염 소견은 발견되지 않았다.

➡ top-to-bottom approach로 문진과 진찰을 하고, 7D를 통해 발열 원인을 찾아봤으나 뚜렷한 원인은 발견되지 않았다.

Q 이 환자의 발열 원인은 무엇일까? 대응은?

철칙 5 감염증 이외의 발열 원인도 잊지 말자

- 발열 환자에 대해서는 top-to-bottom approach로 진찰, 7D 검토와 각종 배양검사를 하는 것이 원칙이다.
- 이러한 검사를 실시해도 원인을 알 수 없는 경우, 감염증 중 원인을 알기 어려운 질환(감염성 심내막염, 결핵 등)과 함께, 감염증 이외의 원인(p.8 '발열의 감별질환' 참조)도 적극적으로 고려한다.
- 입원 중 자주 접하는 것은 7D에도 포함되는 약물열, 가성 통풍, 심부정맥혈전증이다. 그 외에도 류마티스질환, 종양열, 부신부전·갑상선 중독위기·폐색전증·무결석 담낭염도 응급성이 높은 질환이므로 기억해 두어야 한다.
- 감염증 가능성이 낮다고 판단하더라도, 완전히 배제할 수 없는 경우가 많다. 감염 여부를 더 정확히 평가하기 위해 혈액배양이나 소변배양을 시행하는 것도 적절한 대응이다.
- 다음 페이지 표에 감염증 이외의 발열에서 중요한 류마티스질환과 종양에 대해 정밀검사 항목을 정리했다. 문진과 진찰로 감별질환을 생각하고, 의심되는 질환에 맞춰 필요한 검사를 시행한다.

	문진·진찰	검사
류마티스·면역질환	류마티스질환의 가족력	CBC, 생화학 검사, 소변 검사(요침사도 반드시)에 더해서
	항핵항체 관련 질환 관절통(염), 구강 내 궤양, 탈모, 나비모양 홍반, 광과민증, 흉막통, 건조증(눈, 구강), 피부 경화, Raynaud 증상, 근육통, 근력저하, 연하곤란, heliotrope rash, Gottron sign 등	**항핵항체 관련 질환** ANA, 항DNA 항체, 항Sm 항체, 항SS-A/B 항체, 항Scl-70 항체, 항센트로미어 항체, 항RNA 중합효소 III 항체, 항ARS 항체, 항MDA5 항체, 항TIF1-γ 항체, 항Mi-2 항체, 항RNP 항체, 항인지질 항체, IgG, 보체, 조직생검(피부, 신장, 신경 등)
	혈관염 두통, 시력저하, 턱관절 장애, 경부통증, 사지통증과 파행, 관절통, 근육통, 뇌출혈, 뇌경색, 마비, 복통, 혈변, 청피반(livedo), 피부궤양, 공막염, 귀통증, 안장코, 코피, 기침, 혈성 가래, 자반	**혈관염** MPO/PR3-ANCA, IgA, 크리오글로불린, 신기능장애, 적혈구 원추, 측두동맥초음파, 흉복부 조영 CT(CTA, MRA), 복부혈관조영술, 신경전도검사, 조직생검(피부, 혈관, 신장, 신경 등)
	성인 발병 스틸병 인후통, 관절통, 근육통, 피부 발진 등	**성인 발병 스틸병** 비정상적으로 높은 페리틴 수치
	베체트병 구내염, 음부궤양, 포도막염, 결절성 홍반 등	**베체트병** pathergy test, 안과 진찰, HLA 검사(B51)
	유육종증 기침, 흉통, 포도막염, 피부결절, 결절성 홍반, 뇌신경 장애	**유육종증** 폐문부 림프절 종창, 안과 진찰, ACE 상승, 고칼슘혈증, 폐포세척액 CD4/8 상승, 생검
	자가 염증성 질환 반복되는 발열, 장막염, 피부발진, 관절통, 인후통, 경부림프절 종창 등	**자가 염증성 질환** 유전자 검사(가족성 지중해열의 *MEFV* 유전자변이 등)
악성종양	종괴의 자각 건강검진(상부위장관내시경, 대변잠혈, PSA, 산부인과검진, 유방촬영술 등) 체중감소, 식욕부진, 흑색변·혈변 호흡곤란, 복부팽만감(흉수 및 복수 저류) 육안적 혈뇨 비정상 자궁, 질 출혈 야간 발한	전신조영 CT 유방촬영술, 유방초음파 상하부 위장관내시경, 대변잠혈, 복부초음파 부인과 진찰(자궁, 난소), 골반부 MRI 골수 천자/생검 종양 마커 조직(종양, 림프절, 무작위 피부 생검 등) (PET-CT 검사)

이 증례에서는…

- 경과표를 보면, 입원할 때부터 체온은 37.5℃ 정도였으며, 암 발병 후, 이전에도 38℃ 정도의 발열이 있다가 자연적으로 호전된 적이 있다고 했다. 맥박은 80/분 정도로 발열에 비해서는 서맥 경향(상대적 서맥)을 보였다.
- 문진과 신체진찰 상 뚜렷한 발열의 원인을 찾을 수 없었다. 그래서 감염증으로는 특발성 세균성 복막염(복수가 있는 환자에서 복통이나 복부 압통이 없는 경우도 많음)을 생각했다. 또한, 원래 간세포암이 있었기 때문에 종양열도 유력한 감별진단으로 생각했다.
- 야간 대응으로 혈액, 소변검사와 혈액배양·소변배양, 복수검사와 복수배양을 시행했다. 동시에 세포탁심 1 g을 8시간마다 투여하기 시작했다. 복수의 호중구는 40/μL로 정상 범위었다.
- 이후 각종 배양검사는 음성으로 나와 복막염은 아니라 판단했고, 항생제 투여는 중단했다. 종양열에 준해서 나프록센(아나프록스®)을 8시간마다 투여했다.

A 간세포암에 의한 종양열이 의심된다. 감염증 대응을 하면서 다른 원인이 아닌 경우 종양열로 대응한다.

더 알고 싶다!

종양열

- 발열, 특히 불명열의 원인으로 종양열을 들 수 있다. 열에 비해서 중증감이 없고, 비교적 전신상태가 양호하며, 상대적 서맥을 보이는 경우가 많다.
- 모든 종양에서 일률적으로 열이 나는 것은 아니므로, 종양열의 원인이 되기 쉬운 종양을 파악하는 것이 중요하다. 혈액종양(악성 림프종, 백혈병)의 빈도가 높고, 신장세포암, 간세포암, 심방점액종, 교모세포종, 췌장암, 난소암 등이 있다. 또한 G-CSF 생산 종양과 같이 종양의 성질에 따라 열이 나는 것도 있다.
- 일반적으로 종양 크기가 커질수록, 전이 등 암이 진행될수록 발열의 빈도가 증가한다고 알려져 있다.
- 종양열은 배제진단이 기본이다. 감염증이나 류마티스질환, 약물열 등 다른 원인이 아니라는 것을 확인한 후 종양열로 판단한다.
- 또한 나프록센(아나프록스®)에 의한 치료 반응도 오래전부터 종양열 진단에 활용되고 있다. 나프록센을 1회 250 mg 1일 2회 12시간마다 투여하면 종양열 환자 15명 중 14명이 1일 이내에 해열됐고, 세균감염(주로 농양이나 카테터 감염)에서는 5명 중 1명도 해열되지 않았으며, SLE와 혼합결합조직병(MCTD)(2명)에서는 부분적인 해열만 있었다[Am J Med 76:597-603, 1984]는 데이터가 바탕이 됐다.
- 종양 환자에서 열이 났을 때, 세균감염에서는 항생제 투여 시작 후 프로칼시토닌이 감소한다는 보고가 있어 진단이 어려울 때 참고할 수 있다[Cancer 118:5823- 5829, 2012].

참고문헌

1) Evans L, et al. Surviving sepsis campaign: sepsis and septic shock management international guidelines for management of sepsis and septic shock 2021. 2021 [PMID: 34599691].
   - 패혈증 가이드라인
2) Haidar G, Singh N. Fever of Unknown Origin. N Engl J Med 386:463-477, 2022 [PMID: 35108471].
   - 불명열의 관점에서 감염증, 종양, 결합조직질환, 약물 등 폭넓게 정리되어 있다! 우선은 이것부터!
3) Patel RA, Gallagher JC. Drug fever. Pharmacotherapy 30:57-69, 2010 [PMID: 20030474] [PMID: 20030474] ·약물 발열에 대한 리뷰.
   - 약물열에 대한 리뷰. UpToDate와 함께 읽는 것을 추천한다.
4) Zell JA, Chang JC, Neoplastic fever:a neglected paraneoplastic syndrome. Support Care Cancer 13:870-877, 2005 [PMID: 15864658] [PMID: 15864658]
   - 종양 환자의 발열에 대해 매우 간략하게 정리되어 있다. 종양 환자의 발열에 대해 매우 간결하게 정리되어 있어 짧은 시간에 개요를 파악하기에 좋다.

(후쿠이 쇼)

2 쇼크

혈압 절대치가 아니라 순환이 유지되고 있는지를 의식

철칙

1. 혈압이 저하되지 않는 쇼크도 있다
2. 3개의 창을 통해 쇼크를 의심한다
3. 쇼크에서는 우선 정맥 라인을 확보하고, 충분한 수액을 투여한다
4. 쇼크는 신속하게 치료를 시작하면서 ① 경정맥, ② 호흡음, ③ 말초냉감으로 감별한다
5. 쇼크가 수액 투여로 호전되지 않으면 0.06 법칙으로 γ 계산을 해서 승압제 개시한다

증례 ❶ 요통으로 NSAIDs 복용 중인 74세 남성.

요통으로 NSAIDs를 매일 복용해 왔다. 전날부터 심와부 불편감이 있었고, 다량의 흑색변이 발생하여 응급실로 내원했다. 내원 시 활력징후는 의식수준 JCS I-1(지남력은 있으나 완전히 명료하지는 않은 상태), 체온 36.2℃, 혈압 100/60 mmHg, 맥박 130/분, 호흡수 16/분, SpO_2 98%(room air).

Q 먼저 어떻게 평가할 것인가?

철칙 1 혈압이 저하되지 않는 쇼크도 있다

- 쇼크는 전신의 조직관류가 저하되어, 조직에 대한 산소공급이 장애를 받는 상태이다.
- 조직관류에 장애가 있으면 쇼크로 판단해야 하며, 혈압이 정상이라도 방심해서는 안 된다. 또한, 혈압이 100 mmHg로 문제없어 보일지라도 평소 수축기 혈압이 180 mmHg였다면 조직장애를 일으킬 수 있는 혈압저하 가능성을 의심할 필요가 있다. 따라서 혈압의 절대치는 참고치로만 사용해야 한다.

철칙 2 3개의 창을 통해 쇼크를 의심한다

- 쇼크는 전신의 조직관류 저하를 의미하는데, 각 장기에 관류가 감소하면 다양한 증상이 나타난다.
- ① 뇌, ② 신장, ③ 피부는 쇼크를 인지할 수 있는 3개의 창이라 불리며, 이 세 장기의 저관류 증상은 비교적 쉽게 확인할 수 있다. 뇌관류가 저하되면 의식장애를 일으키고, 신장관류가 저하되면 소변량 감소로 이어진다. 피부관류 저하에서는 말초냉감과 망상피반(livedo reticularis)이 나타나며, 모세혈관 재충전 시간(capillary refilling time, CRT)이 연장된다(다음 페이지의 '더 알고 싶다!' 참조).
- 또한, 쇼크에서는 보통 혈압저하에 선행해 빈맥, 맥압저하가 발생하는 경우가 많으며, 소변량 저하도 동반되기 때문에 이런 소견이 보일 때도 쇼크를 의심할 필요가 있다.

이 증례에서는…

- 입원 전 정보를 확인해보니, 평소 혈압은 180/100 mmHg 정도였다.
- 또한, 의식수준이 저하되어 있었고, 빈맥도 동반되었다. 말초냉감과 함께 손톱에서 CRT 연장도 관찰되어 쇼크 상태로 판단했다.

A **혈압의 유의한 저하와 병력으로부터 위장관출혈로 인한 출혈성 쇼크를 의심했다.**

Q 쇼크가 의심되면 어떻게 대처해야 할까?

철칙 3 쇼크에서는 우선 정맥 라인을 확보하고, 충분한 수액을 투여한다

- 조직에 대한 산소공급은 아래 식으로 규정된다.

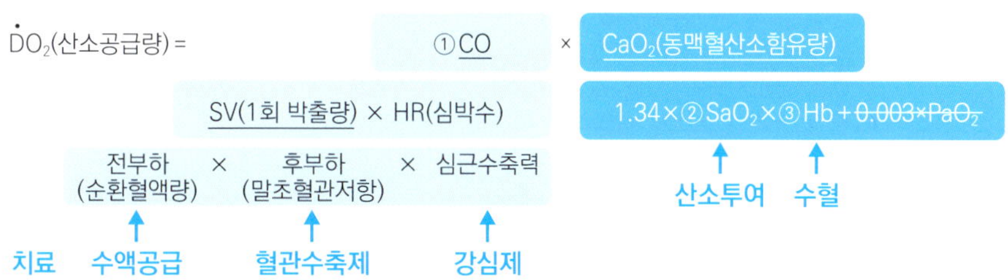

- $0.003 \times PaO_2$는 상수의 크기가 작아 사실상 무시할 수 있다. 따라서 개입할 수 있는 부분은 ① CO(심박출량), ② SaO_2(동맥혈산소포화도), ③ Hb(헤모글로빈) 세 가지뿐으로, 이 중 가장 간단하고 신속하게 개입할 수 있는 것은 수액공급이다.
- ABC를 확인한 후 먼저 20 게이지 이상의 정맥라인을 2개 이상 확보하고, 세포외액을 flushing한다.

- 치료 목표는 말초순환의 개선이다. 수액 공급의 목적은 위의 식과 같이 CO의 개선이며, 임상 현장에서는 장기 관류의 기준이 되는 평균혈압 65 mmHg를 목표로 관리하는 경우가 많다.
- 혈압의 변동이 심하거나 순환이 불안정한 경우에는 동맥라인을 확보하고, 필요에 따라 CV 카테터나 스완간츠 카테터 등 혈행동태를 모니터링할 수 있는 장치를 삽입한다.
- 아래 세 가지 혈압을 의식하여 원래의 병태나 혈압에 따라 목표치를 변경해야 하는 경우도 있다.
  ① **수축기 혈압**: 후부하 · 동맥 출혈 위험 · 관상동맥우회술 후 관상동맥 혈류량을 반영
  ② **이완기 혈압**: 심장: 관상동맥 혈류량을 반영
  ③ **평균 혈압**(= 이완기 혈압 + 맥압 × 1/3): 심장외: 장기 관류를 반영
- 말초순환 모니터링 지표로 젖산(lactate) 수치와 소변량도 참고할 수 있다. 쇼크 관리 시에는 요도카테터를 삽입하고 0.5 mL/kg/hr 이상의 소변량을 목표로 한다.

이 증례에서는…

- 20 게이지 정맥라인 확보 후 Ringer-lactate solution(하트만액) flushing 투여를 시작했다(31장 「수액」 p.365 참조). 소변량 모니터링을 위해 요도카테터를 삽입하고 동맥라인을 삽입했다.
- 혈액검사에서 Hb 11 g/dL에서 6 g/dL까지 저하되어 있었고, 출혈성 쇼크가 의심되어 신속히 적혈구 4단위를 준비해 수혈을 시작했다(30장 「전혈구검사(CBC)」의 '더 알고 싶다!: 수혈' p.361 참조).
- 복부 조영 CT에서 위 내에 조영제의 혈관 외 누출(extravasation)이 확인되어, 응급 상부위장관내시경 지혈술을 시행했고 호전되었다.

A 혈압이 낮지 않더라도 쇼크 가능성이 있다는 것을 잊지 말고, 쇼크가 의심되는 경우 수액 flushing 투여를 시작한다.

더 알고 싶다!

쇼크를 의심할 수 있는 신체소견

- 모세혈관 재충전 시간(capillary refilling time, CRT)
- CRT는 중증 순환성 쇼크를 식별하는 데 사용되어 왔다.
- 환자의 손톱을 5초간 압박한 후 해제하여, 손톱이 다시 붉어지는 시간을 측정한다.
- 정상치는 남성 2초, 여성 3초, 노인 4초로 알려져 있다.
- 패혈성 쇼크 관리에서 CRT는 젖산 수치와 비교해서도 유용할 수 있다는 보고도 있고, 중요한 신체소견 중 하나로 알려져 있다[JAMA 321:654-664, 2019].

증례 ❷ 이상지질혈증 · 2형 당뇨병 병력 및 흡연력이 있는 74세 남성.

몇 개월 전부터 운동 시 흉부 불편감을 자각하게 되었다. 스스로 경과를 지켜보던 중 아침부터 흉통과 호흡곤란이 지속되어 구급차로 이송되었다. 내원 시 활력징후는 의식 명료, 체온 36.4℃, 혈압 82/50 mmHg, 맥박 70/분, 호흡수 22/분, SpO_2 90%(Reservoir 10 L/min). 신체소견상 경정맥 팽창과 양측 전폐야에서 수포음이 관찰되었고, 심잡음은 없었다. 또한, 말초냉감을 동반하였다. 흉부 단순X선사진에서 폐야의 투과성 저하가 관찰되었다.

Q 쇼크 상태로 생각되는데, 원인은 무엇일까?

철칙 4 쇼크는 신속하게 치료를 시작하면서 ① 경정맥, ② 호흡음, ③ 말초냉감으로 감별한다

- **증례 1**과 달리 쇼크의 원인이 명확하지 않은 경우, 일단 치료하면서 동시에 감별해 나간다.
- 쇼크의 감별은 크게 4가지(저혈량성, 심장성, 심장외 폐쇄성, 혈액분포성)로 구분되며 ① 경정맥, ② 호흡음, ③ 말초냉감 3가지 항목으로 어느 정도 구분할 수 있다(다음 페이지의 '표' 참조).
- 심장성인 경우 다른 쇼크와 대응이 크게 달라지므로, 심장성 여부의 판단이 중요하다. 신속한 심전도 및 경흉부 심장초음파로 정밀한 검사가 필요하다.
- 심장성 쇼크는 다른 병태와 병발하는 경우가 많으므로, 이러한 가능성도 고려해야 한다. 예를 들어, 패혈증에 의한 혈액분포성 쇼크를 계기로 심장성 쇼크가 병발할 수 있다.
- 그 외 원인이 명확하지 않은 쇼크에서는 패혈성 쇼크와 부신부전을 감별해야 한다. 패혈성 쇼크로 대응했는데, 호전이 없는 경우에는 부신부전을 적극적으로 고려할 필요가 있다. 특히 부신부전은 특이적인 증상이 적기 때문에 소화기 증상 · 전해질 이상 · 저혈당 · 호산구 증가 시 의심할 수 있다[Crit Care12:9, 2008].

쇼크의 감별

분류	경정맥팽창/하대정맥 직경	심장초음파	말초 냉감	질환 감별
저혈량성 Hypovolemic	(−)	수축↑	(+)	① 실혈(blood loss) 위장관출혈, 간세포암파열, 대동맥류파열, 혈흉, 근육내혈종, 피하혈종, 자궁외임신 ② 혈장소실 화상, toxic shock syndrome(TSS) ③ 체액·전해질 소실 급성췌장염, 장폐색/ileus, 구토·설사, DKA/HHS[*2]
심장성 Cardiogenic	(+)	수축↓, 판막증	(+)	① 심근성 급성심근경색, 심근증 ② 기계성 MR[*3], AS[*4], 심실류(ventricular aneurysm) ③ 부정맥 서맥: 완전방실차단, 동기능부전증후군 빈맥: 심방세동, 심방조동, PSVT[*5], 심실빈맥
심장외 폐쇄성 Extracardiac obstructive	(+)	심낭액 (심장눌림증; cardiac tamponade) 우심부하(폐색전증)	(+)	① 긴장성 기흉 ② 심외막질환(심장눌림증; cardiac tamponade, 교착성 심막염; constrictive pericarditis) ③ 폐혈전증
혈액분포성 Distributive	(±)	수축↑	(−)[*1]	① 패혈성 쇼크 ② 아나필락시스 쇼크 ③ 신경성 쇼크(척수손상, 혈관미주신경반사) ④ 부신부전

[*1] 혈액분포성 쇼크에서도 중증 패혈성 쇼크 시 말초냉감(+)이 된다.
[*2] DKA/HHS: diabetic ketoacidosis/hyperosmolar hyperglycemic syndrome
[*3] MR: mitral regurgitation
[*4] AS: aortic stenosis
[*5] PSVT: paroxysmal supraventricular tachycardia

쇼크의 원인 찾기

- 쇼크는 원칙적으로 초기 대응을 시작함과 동시에 신속하게 원인을 찾는다.

① ABC 확인

- 혈압 저하에만 시선을 뺏기지 말고 ABC(airway, breathing, circulation)를 확인한다.
- Airway와 Breathing에 이상이 있으면, 먼저 이것부터 대응한다.

② 정맥라인 확보·수액 투여 시작

- 명확하게 심부전이나 중증 폐색전증을 의심할 만한 소견이 없다면, 아래 검사와 동시에 20게이지 이상의 정맥라인을 2개 이상 확보하고, 수액 flushing 투여를 시작한다.
- 수백 mL 정도의 수액 투여로 심장성 쇼크가 악화되는 경우는 드물기 때문에, 진단이 확정되기까지 심장성 쇼크가 감별진단에 포함되어 있더라도 원칙에 따라 먼저 수액 투여를 한다.

③ 신체소견

- 경정맥 팽창 · 수포음 · 말초냉감 유무로 감별을 시작한다.

④ 혈액검사

- CBC, 생화학, 응고+혈액형 · cross match+ABGA와 함께 혈액배양 2세트를 고려한다.

- 혈액형 · cross match 검체는 수혈 대비 목적으로 채취한다.
- 또한, ABGA에서 산증 · lactate · 전해질 이상 · 빈혈 유무를 확인한다.
- 원인불명 쇼크가 나중에 패혈증에 의한 것이었음을 알게 되는 경우도 많다. 발열이 없더라도 항상 혈액배양을 고려하자.

⑤ 12유도 심전도

- 새로운 허혈성 변화나 부정맥이 있는지 확인한다.
- 허혈성 심질환이 의심되는 경우, 수십 분 후에도 추적 검사할 수 있도록 전극의 위치를 표시해 둔다.

⑥ 심장+복부초음파

- 심장: 좌심실 박출률, 벽운동 이상, 판막증, 심낭액 저류, 가시범위 내 대동맥, 체액 평가 실시한다.
- 복부: 복강내출혈, 담낭벽비후, 간내담관확장, 수신증 유무를 확인한다.

⑦ 흉부 단순X선사진

- 폐야의 침윤음영, 폐울혈, 기흉, 피하기종, 종격기종, 종격확장이 없는지 확인한다.

⑧ 직장검사

- 위장관출혈이 의심되는 경우에는 직장수지검사를 통해 출혈을 확인한다.

⑨ 요도카테터 삽입

- 혈압저하가 지속되면 요도카테터를 삽입해서 소변량 0.5 mL/kg/hr을 목표로 수액속도를 조정한다.

⑩ 원인질환 치료

- 원인을 어느 정도 파악했으면 필요에 따라 소화기내과나 순환기내과 등 관련 전문의를 호출한다.

이 증례에서는…

- 수액을 flushing 투여하면서 산소 투여도 시작했다.
- 신체진찰에서 경정맥 팽창과 말초냉감이 있었고, 폐울혈을 시사하는 소견을 보였기 때문에 심장성 쇼크나 심장외 폐쇄성 쇼크를 염두에 두고 대응하였다.
- 트로포닌T를 포함한 혈액검사를 하고, 12유도 심전도에서 II, III, aVF에 걸쳐 ST 상승, I, aVL에 ST 하강을 확인하였다.
- 심장초음파 검사에서 하벽의 벽운동 저하를 확인하였다.
- 급성관상동맥증후군에 의한 심장성 쇼크가 강력히 의심되는 상황으로, 응급 관상동맥조영술을 시행했고 우측 관상동맥에 폐쇄가 확인되어 폐색 부위에 스텐트 삽입술을 시행하였다.
- 관상동맥 치료 후 쇼크에서 벗어났기 때문에 수액 투여를 중단했다.

A 병력 및 신체소견상 심장성 쇼크 및 심장외 폐쇄성 쇼크가 의심되었고, 심전도 및 심장초음파에서 심근경색에 동반된 심장성 쇼크로 진단하였다.

더 알고 싶다!

서맥+쇼크

- 혈압저하 시에는 보통 빈맥이 된다.
- 반대로 서맥+쇼크는 특수한 상태로, 아래와 같은 감별진단을 숙지하자.
- VF AED ON으로 기억하면 쉽다.

V	**V**asovagal reflex(혈관미주신경반사)
F	**F**reezing(저체온)
A	**A**MI(급성심근경색), **A**dams-Stokes syndrome, **A**cidosis(산증)
E	**E**lectrolyte(고칼륨혈증, 고마그네슘혈증), **E**ndocrine(갑상선기능저하증, 부신부전)
D	**D**rug(약물성)
O	**O**xygen(저산소)
N	**N**eurogenic(신경성 쇼크)

RUSH(Rapid Ultrasound in SHock)

- RUSH는 쇼크를 평가할 때 심장초음파 검사 순서 중 하나의 예시이다.
- 쇼크 감별 및 관리에 신속하게 활용할 수 있으며, 어떤 유형의 쇼크 가능성이 높은지 파악하여 조기에 치료적 개입이 가능하다.
- 제외해야 할 질환을 배제하는 것이 중요하며, 급성심근경색 · 폐색전증 · 급성대동맥박리 · 급성판막증 · 심장눌림증 · 긴장성기흉 · 혈흉 · 복강내출혈 등을 평가할 수 있다.
- Pump로 심장을 확인하고, 심장성 쇼크나 심장외 폐쇄성 쇼크를 평가한다. 이어서 Tank로 흉복부 출혈이나 기흉을 찾고, 마지막으로 Pipes로 박리나 혈전증을 평가할 수 있다[Emerg Med Clin North Am 28:29-56, 2010].

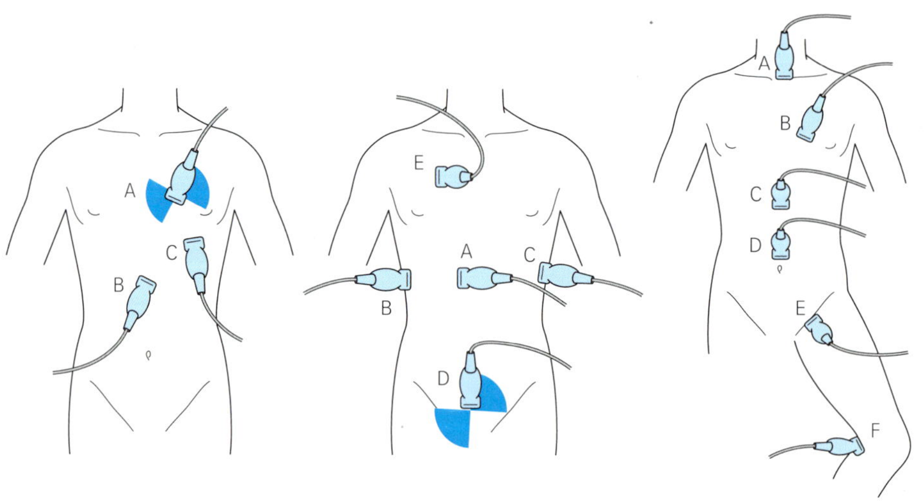

Pump
A: 흉골 옆 장축상/단축상
B: 심와부상
C: 심첨부상

Tank
A: IVC 장축
B: FAST/RUQ add pleural view
C: FAST/LUQ add pleural view
D: FAST, 골반
E: 기흉, 폐부종

Pipes
A: 상행 대동맥
B: 흉골 옆 대동맥
C: 심와부 대동맥
D: 복부 대동맥
E: 대퇴부 DVT
F: 슬와부 DVT

증례 ❸ **담석증 병력이 있는 64세 남성.**

수일 전부터 복부 불편감이 발생했고, 당일 복통이 심해지고 열이 나서 내원하였다. 내원 시 활력징후는 의식 수준 JCS I-1(지남력은 있으나 완전히 명료하지는 않은 상태), 체온 38.7℃, 혈압 80/50 mmHg, 맥박 120/분·규칙적, 호흡수 30/분, SpO_2 96%(room air). ABGA에서 lactate 5 mmol/L로 상승을 보였고, 세포외액 1,500 mL를 급속 투여하였으나 혈압은 82/52 mmHg로 개선되지 않았다. 체중은 70 kg이었다.

Q 수액에 반응하지 않는 쇼크의 다음 대응은?

철칙 5 **쇼크가 수액 투여로 호전되지 않으면 0.06 법칙으로 γ 계산을 해서 승압제 개시한다**

- 세포외액을 투여했는데 빠르게 혈압이 안정되지 않고, 쇼크 상태를 벗어나지 못한 경우 승압제를 사용해 말초혈관저항을 상승시켜 순환동태를 유지한다. 실제로는 수액만으로 순환동태 유지가 어렵기 때문에 수액 투여와 함께 승압제 준비를 시작하는 경우도 많다.
- 승압제는 패혈성 쇼크에서 필요한 경우가 많은데, 1차선택약은 노르에피네프린이다. 다른 쇼크에서도 혈압이 유지되지 않으면 조기에 수액 투여와 병용한다.
- 승압제의 혈관외유출 시 피부 괴사가 발생할 위험이 있으므로, 고용량이 필요할 것으로 예상될 경우 중심정맥카테터를 삽입한다. 혈역학적으로 불안정하거나 혈압 측정이 자주 필요한 경우에는 동맥 라인을 삽입한다.
- 습압제 등 순환작용제는 체중당 필요한 양을 미세조절할 필요가 있는데, 투여량 설정에 γ라는 단위를 사용한다.

γ 계산

- γ 계산은 체중과 시간당 투여량을 결합한 개념이다. 당연히 30 kg 작은 체구의 사람과 100 kg 큰 체격의 사람에게는 약물 투여량이 다르기 때문에 체중당 적정 투여량을 결정하기 위해 γ라는 기준을 사용한다.
- 하지만 실제로 약물을 투여할 때는 통상 1시간당 몇 mL라는 단위(mL/hr)로 투여한다. 그렇다면 mL/hr과 γ는 어떻게 변환하면 좋을까?

Step 1 μg을 mg으로 환산
$1\ \gamma = 1\ \mu g/kg/min = 1 \times 10^{-3}\ mg/kg/min$

Step 2 min을 hr로 환산
$1 \times 10^{-3}\ mg/kg/min = 1 \times 10^{-3} \times 60\ mg/kg/hr = 0.06\ mg/kg/hr$

Step 3 1 γ의 약제가 몇 mL에 해당하는지 ●배 희석(1/● mg/mL)라면,
1 γ = 0.06 mg/kg/hr = 0.06 ÷ 1/● mL/kg/hr
↔ 1/● γ = 0.06 mL/kg/hr

Step 4 체중으로 환산. ■ kg이면,
1/● γ = ■ × 0.06 mL/hr

- 간단하게 정리하면 아래와 같은 식이 성립한다. 반드시 자신의 병원에서 시행하고 있는 희석배율과 비교해 확인하자.

등배 희석(1 mg/mL)에서는	1 γ
20배 희석(0.05 mg/mL)에서는	0.05 γ = 체중(kg) × 0.06 mL/hr
3배량(3 mg/mL)에서는	3 γ

- 실제, 3배량으로 사용하는 약제는 3 γ로 시작하는 경우가 많고, 20배 희석으로 사용하는 약제는 0.05 γ로 시작하는 경우가 많다.
- 예를 들어 노르에피네프린을 20배 희석(노르에피네프린 1 mL를 생리식염수 19 mL로 희석)해 0.05 γ부터 시작한다면, 체중 60 kg인 경우 60 × 0.06 = 3.6 mL/hr부터 시작하는 것이 된다. 또한, 같은 환자에서 노르에피네프린을 10배 희석(노르에피네프린 1 mL를 생리식염수 9 mL로 희석)해 0.05 γ부터 시작한다면 1.8 mL/hr이 된다.
- 즉, 0.06이라는 숫자만 기억하면, γ 계산은 암산으로 할 수 있다. 시설에 비교표가 있는 경우에는 투여 전 문제가 없는지 반드시 확인한다.

이 증례에서는…

- 충분한 세포외액 수액 투여에도 불구하고 쇼크 상태에서 벗어나지 못했기 때문에 카테콜아민으로서 20배 희석 노르에피네프린을 0.05 γ부터 시작했다.
- 체중 70 kg였기 때문에 0.06의 법칙으로 20배 희석 노르에피네프린을 4.2 mL/hr로 시작했다.
- 승압제 투여 후 혈압은 120/60 mmHg까지 상승했다. 정밀 검사 결과 담관염으로 진단됐고, 항생제 투여를 시작한 후 소화기내과 컨설트를 했다.

A **수액에 반응하지 않는 쇼크이므로, 카테콜아민 사용을 시작한다. γ 계산에 시간을 할애할 여유가 없으므로 0.06의 법칙으로 암산할 수 있도록 한다.**

더 알고 싶다!

승압제의 종류(각 승압제의 투여량)

- 쇼크, 특히 패혈성 쇼크의 경우 승압제를 사용할 때는 노르에피네프린이 권장된다[Intensive Care Med 43:304-377, 2017].
- 특히 패혈성 쇼크에서 노르에피네프린을 조기에 사용하면 6시간 후 쇼크 비율을 유의하게 개선할 수 있다고 한다[Am J RespirCrit Care Med 199:1097-1105, 2019].
- SSCG2021에서는 노르에피네프린으로 목표혈압을 충분히 유지할 수 없을 때 병용할 승압제로 바소프레신이나 에피네프린을 권장하고 있다.
- 바소프레신은 카테콜아민계 약제 사용량을 감소시키는 것으로 알려져 있으나, 예후 개선에 대해서는 일정한 견해가 없다.
- 바소프레신의 유용성에 관해서는 다양한 메타분석이 보고되고 있으며, 패혈성 쇼크에 대한 바소프레신 병용은 28일 사망률에 영향을 미치지 못함[Intensive Care Med 45:844-855, 2019]이나, 마찬가지로 사망률이나 ICU 입실/입원기간에 차이는 없지만 신장대체요법 사용을 줄일 수 있다는 보고가 있어 신장보호 효과를 기대할 수 있다[Am J Emerg Med 48:203-208, 2021].

- 순환작용제는 크게 강심제와 승압제로 나뉘며, 대표적인 순환작용제는 아래와 같다. 작용하는 아드레날린 수용체에 따라 효과가 달라진다.

아드레날린 수용체

- α 작용: 말초혈관을 수축시키는 작용
- $\beta 1$ 작용: 심박수 증가/심장 수축력 증가
- $\beta 2$ 작용: 말초 혈관 확장/기관지 확장

- 조성/투여량 예

약물	특징	구성	복용량
노르에피네프린	• $\alpha+\beta$ 자극 작용이 있지만, 주로 α 수용체의 혈관 수축 작용이 있다. • 빠른 효과와 강력한 승압 효과를 가진 널리 사용되는 승압제	2 mg+생리식염수 38 mL(20배 희석)	0.05 γ부터 시작 0.05 γ씩 증량하여, 최대 0.5 γ
바소프레신	• 바소프레신 수용체를 통해 강력한 혈관수축 작용을 나타낸다. 카테콜아민 수용체를 매개하지 않고, 카테콜아민 저항성 혈관 확장성 쇼크 등의 병태에 유용하다.	1 U/mL 20 U+생리식염수 19 mL	0.6 mL/hr부터 시작 0.6 mL/hr 단위로 증량하여 최대 2.4 mL/hr
도파민	• 용량 의존적으로 작용 발현 방식이 다르다(이뇨작용 → β 자극 작용 → α 자극 작용). • 저용량에서는 신장 혈류 증가 작용을 나타내지만, 고용량에서는 부정맥 유발 및 혈관 저항을 증가시켜 심박출량 감소를 초래할 수 있기 때문에 현재 사용 빈도가 감소하고 있다.	원액 150 mg/50 mL	1.5~2 γ로 시작 2~3 γ → 이뇨작용 메인(신장 혈류량 증가 → 요량 증가) 3~10 γ → β 자극 작용 메인(심박출량 증가, 심박수 증가, 신장 혈류량 감소) 10 γ 이상 → α 자극 작용 메인(혈압 상승, 혈관 저항 상승)
도부타민	• β_1 수용체에 대한 선택성이 높아 심수축력 증강과 심박수 증가 효과를 발휘한다. • 5 γ 이하의 용량에서 β_2수용체 자극에 의한 말초혈관 확장 작용도 있다. • 급격한 중단은 혈역학적 악화를 초래할 수 있으므로 시작 후 단계적으로 감량한다.	원액 150 mg/50 mL	1 γ부터 시작 1 γ씩 증량, 최대 5 γ
밀리논	• 포스포디에스터라아제 III 억제제이며, 심근세포 내 cAMP 농도를 증가시켜 심근 수축력 강화 작용을 나타낸다. • 혈관 평활근의 cAMP 농도 상승으로 말초혈관 확장 작용이 있어 혈압이 떨어지기 쉬우므로 주의해야 한다.	10 mg+생리식염수 40 mL	0.125 γ부터 시작 0.25 γ → 0.375 γ까지
에피네프린	• $\alpha+\beta$ 자극 작용이 있어 심정지 증례 등에도 사용된다. • α자극 효과에 의한 승압 작용과 β_1 자극 작용에 의한 강심 작용을 기대할 수 있다.	에피네프린 3 mL(3A)+생리식염수 47 mL	0.01~0.3 μg/kg/min으로 조정한다.

쇼크 시 이상적인 수액은?

- 쇼크 시에는 평소와 달리 대량의 세포외액을 투여하게 된다.
- 패혈증 치료 가이드라인(SSCG2021)에서는 첫 3시간 동안 30 mL/kg 이상의 결정질(crystalloid) 수액 투여를 권장하고 있다.
- 한편, 과다한 수액 투여가 해롭다는 것은 최근 대규모 무작위 비교 시험(ProCESS, ARISE, ProMISe)을 통해 밝혀진 바 있으며, 젖산 수치 저하 정도나 심장초음파 등을 이용하여 과잉 수액을 피하는 것이 중요하며, 불필요한 수액 투여 지속에 주의를 기울일 필요가 있다.
- 최근 무작위 비교 시험에서도 쇼크 환자에 대한 ICU에서의 수액 제한으로 90일 사망률이 감소하지 않는 것으로 보고되는 등, 적절한 수액량에 대한 논의가 계속되고 있기 때문에 상황에 맞춰 최적의 수액량을 고려할 필요가 있다[N Engl J Med 386:2459-2470, 2022].
- 초기 소생 수액으로 생리식염수가 전통적으로 사용되어 왔으나, Cl이 많이 함유된 수액은 non-anion gap metabolic acidosis, 급성신손상, 신장대체요법 증가 등의 우려가 지적되었다.
- ICU 환자를 대상으로 한 무작위 비교 시험에서 생리식염수와 밸런스 수액(buffered balanced crystalloid)을 투여한 군을 비교한 결과, AKI와 신장대체요법에 유의한 차이가 없었다는 보고도 있다[JAMA 314:1701-1710, 2015].
- 그러나 그후 2018년 SMART 시험에서 ICU 환자에 대한 수액요법으로 생리식염수와 밸런스 수액을 투여한 군을 비교한 결과, 30일 이내 주요 신장 합병증이 결정질 수액 그룹에서 더 적었고[N Engl J Med 378:829-839, 2018], 또한 비중증 환자를 대상으로 한 SALT-ED 시험에서도 동일한 결과가 나타났다[N Engl J Med 378:819-828, 2018].
- SMART 시험의 2차 분석에서 결정질 수액 그룹이 식염수 그룹에 비해 원내 사망률이 감소하는 경향을 보여[Am J Respir Grit Care Med 200:1487-1495, 2019], 결정질 수액 투여로 결과(outcome)를 개선할 수 있는 가능성이 지적되고 있다.
- 따라서 현재 수액의 제1선택으로 결정질 수액이 권장되고 있다.

*역자 주: 밸런스 수액(buffered balanced crystalloid): Cl 대신 젖산(lactate)을 포함(젖산링거액 등).

● 참고문헌

1) Vincent JL, Backer DD. Circulatory Shock. N Engl J Med 369:1726-1734, 2013 [PMID: 24171518].
   - 4종류의 쇼크 병태를 포함해 알기 쉽게 정리되어 있다.
2) Vahdatpour C, et al. Cardiogenic Shock. J Am Heart Assoc 8:e011991, 2019 [PMID: 30947630].
   - 심장성 쇼크에 대한 리뷰.
3) Nolan JP, Pullinger R. Hypovolaemic shock. BMJ 348:g1139, 2014 [PMID: 24609389].
   - 순환혈장량 감소성 쇼크에 대한 리뷰.
4) 日本集中治療医学会(編).日本版敗血症診療ガイドライン2020(J-SSCG2020).日本集中治療医学会雑誌28, 2021.
   - 일본판 패혈증 진료지침 2016(J-SSCG2016)에 이어 다양한 임상적 의문에 대한 최신 근거가 수록되어 있다.
5) Evans L, et al. Surviving sepsis campaign:international guidelines for management of sepsis and septic shock 2021. Intensive Care Med 47:1181-1247, 2021 [PMID: 1181-1247, 2021]. 2021 [PMID: 34599691].
   - 미국과 유럽의 집중치료학회가 공동으로 수립한 가이드라인이며, Recommendation으로 각 임상 현장에서의 Best Practice를 제시하고 있다.

(스즈키 다카히로)

3 산소포화도 저하

활력징후 이상 중 가장 무섭다! 신속한 대응을!

철칙

1. 산소포화도(SpO_2) 저하가 있으면, 우선 기도 확보를 한다
2. 상기도인지 하기도인지를 판단한다
3. SpO_2 저하가 있으면, 주저하지 말고 산소를 투여한다
4. SpO_2 저하의 병태 파악을 위해서는 동맥혈가스분석(ABGA)을 체크한다
5. SpO_2 저하는 발병 양상, 흉통 유무, 상기도인지 하기도인지에 따라 응급성을 판단한다
6. SpO_2 저하에서는 ① 기도폐색(객담 걸림·천식·COPD), ② 심부전(±심근경색), ③ 폐렴, ④ 기흉, ⑤ 폐색전증을 놓치지 말자

증례 ❶ 82세 남성. 요추 압박골절로 입원 중.

요추 압박골절에 대한 보존적 치료 목적으로 입원 중이다. ADL은 와상 상태이다. 아침 식사 후 호흡곤란을 호소했고, SpO_2가 측정되지 않는다며 호출이 왔다. 활력징후는 의식수준 JCS III-200(통증자극에 손발 움직이거나 얼굴을 찡그림), 체온 37.2℃, 혈압 130/74 mmHg, 맥박 110/분·규칙적, 호흡수 32/분, SpO_2 측정 불가. 병실로 가서 진찰해 보니 흡기 시 흉곽의 상승이 약하고, 헐떡거리는 듯한 호흡을 보였다. 경부에서 stridor가 들렸으나, 폐야에서 crackles이나 wheeze는 청진되지 않았다.

Q 먼저 무엇을 평가해야 할까?

철칙 1 산소포화도(SpO_2) 저하가 있으면, 우선 기도 확보를 한다

- SpO_2 저하를 일으키는 질환은 응급성이 높은 경우가 많으므로, 보고를 받으면 지체없이 환자에게 간다.
- 실제 응급을 요하지 않는 가성 SpO_2 저하도 있으므로, 정말 산소화가 저하된 것인지를 몇 초 안에 판단한다.

바로 알 수 있는 SpO_2 저하의 원인

- SpO_2가 정확하게 측정되고 있는가? (예 : 움직임, 혈압측정 중*, 매니큐어 바른 상태)
  *실제로 혈압이 낮아져 SpO_2를 측정할 수 없는 경우도 있으므로, 혈압 저하가 없는지 주의한다.
- 산소투여가 잘 이루어지고 있는가? (예 : 산소배관이 빠져 있음, 산소 OFF 상태, 비강 캐뉼라 사용 중인데 구강호흡을 하고 있는 경우, 산소마스크 위치 이탈)
- 일시적인 SpO_2 저하는 아닌가? [예 : 수면무호흡증후군(SAS)]
- 위에 해당하지 않지만, 응급대응이 필요한 SpO_2 저하에서는 먼저 기도확보 필요성을 평가하고, 필요시 기도확보를 진행한다.

철칙 2 상기도인지 하기도인지를 판단한다

- 상기도 폐쇄가 있으면 산소를 투여해도 SpO_2는 개선되지 않으므로, 상기도 폐쇄 여부를 확인하여 반드시 기도확보를 시행한다.
- ① **기도 폐쇄**가 있거나 ② **적절히 호흡하지 못하는 경우**(헐떡거림이나 하악호흡)에는 기도확보를 고려한다.

기도확보 방법

① 기도 폐쇄가 있는 경우

- 상기도확보는 두부후굴과 하악거상을 시행한다.
- 턱 끝을 들어 올려 성문을 막고 있는 혀를 앞으로 이동시켜 기도를 열어준다.
- 앙와위에서 혀뿌리가 내려앉으면 기도가 좁아지기 때문에, 이때는 아래 기구를 준비한다.
- 혀뿌리가 내려앉을 때 이를 개선하는 기도 도구(airway tool)는 비강(nasal)과 구강(oral) 타입이 있다.

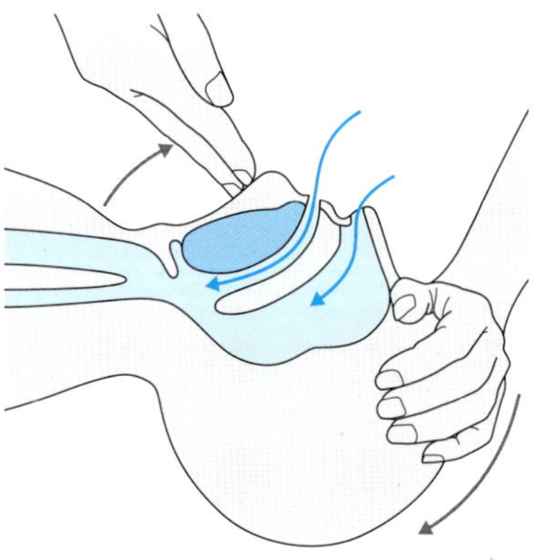

	Nasal airway	Oral airway
목적	코로 삽입해 기도를 확보한다. 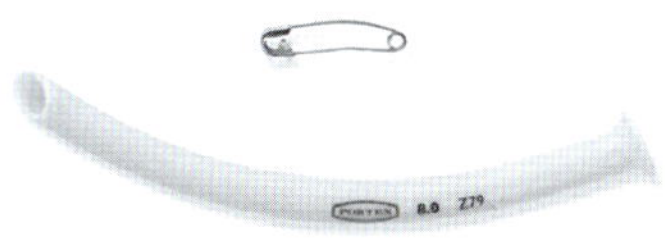	입으로 삽입해 기도를 확보한다. 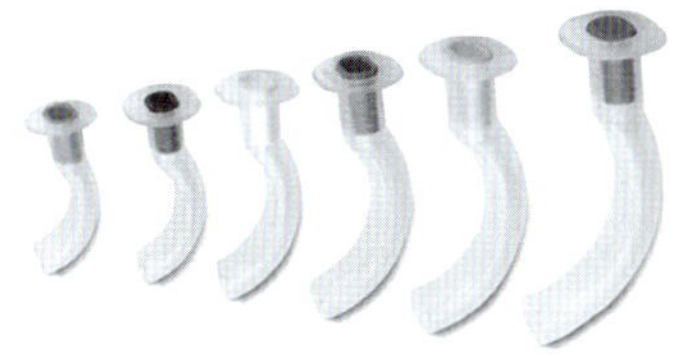
의식 유무	의식이 있어도 사용할 수 있다.	의식이 없는 환자에서 사용한다.
주의점	두개저 골절에서는 금기 비출혈이 발생하면 그 자체가 기도 폐쇄의 원인이 될 수 있다.	구토나 후두경련을 유발할 수 있다.
사이즈 결정	코끝에서 귓바퀴까지의 길이 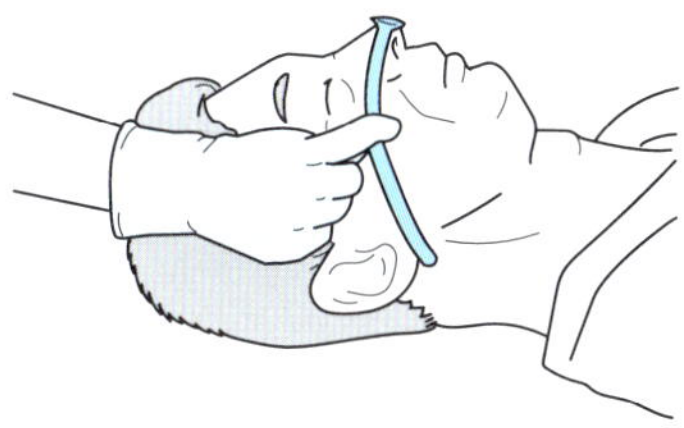	하악각에서 구각까지의 길이 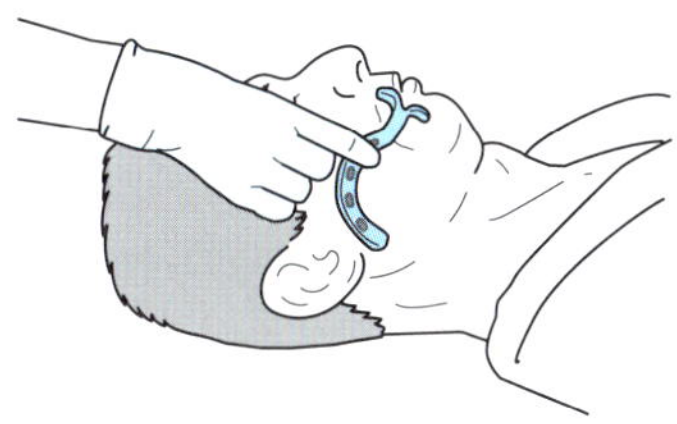
삽입 방법	윤활제를 도포하고, 수직으로 세워 잡고 똑바로 삽입한다. 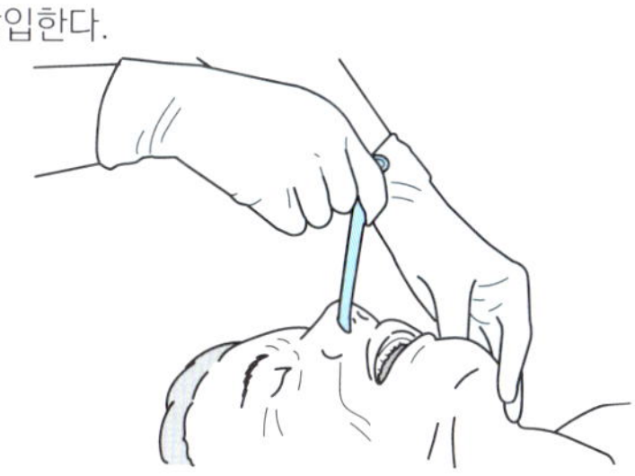	앞쪽 팁을 구개쪽으로 삽입한다. 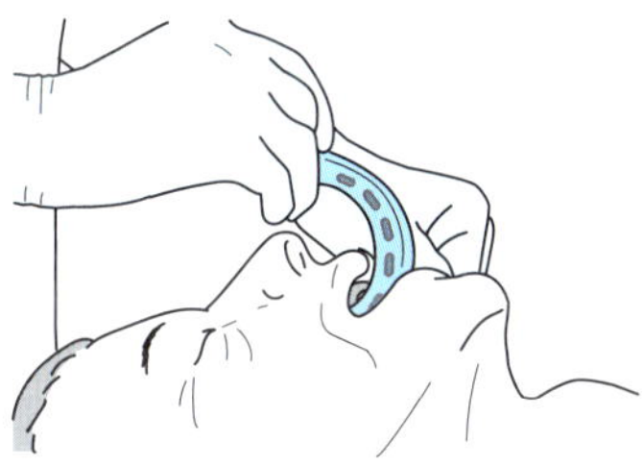
	완전히 들어가버리지 않도록 코 바깥으로 나와 있는 쪽에 안전핀을 단다. 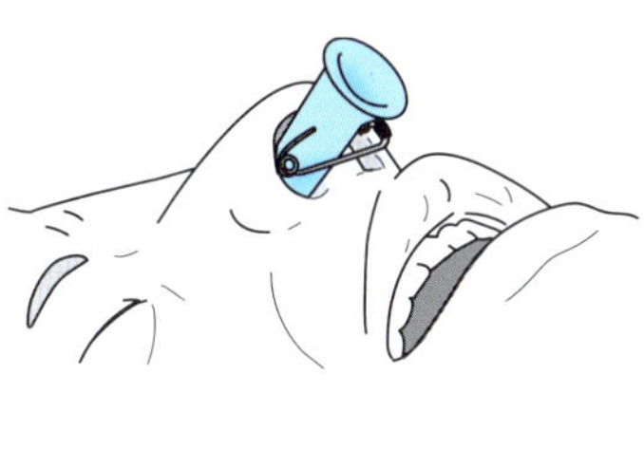	인두 후벽을 향할 때 180도 회전하여 손잡이가 입술에 닿을 때까지 삽입한다. 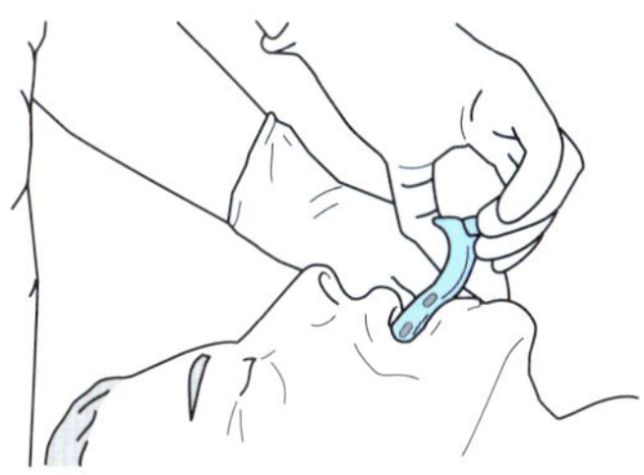

② 적절하게 호흡하지 못하고 있는 경우

- 호흡 패턴이 불안정한 경우에는 수동환기(manual ventilation)를 시작한다.
- 백밸브마스크(bag valve mask)와 잭슨리스(Jackson-Rees)를 상황에 맞게 구분해 사용할 수 있도록 한다.
- 일반적인 산소투여나 기도확보로 호흡상태가 유지되지 않는 경우에는 기관삽관을 고려한다.
- 일부 NPPV(비침습적 양압환기)로 대체할 수 있는 경우도 있다.

	Bag valve mask(ambu bag)	Jackson-Rees
	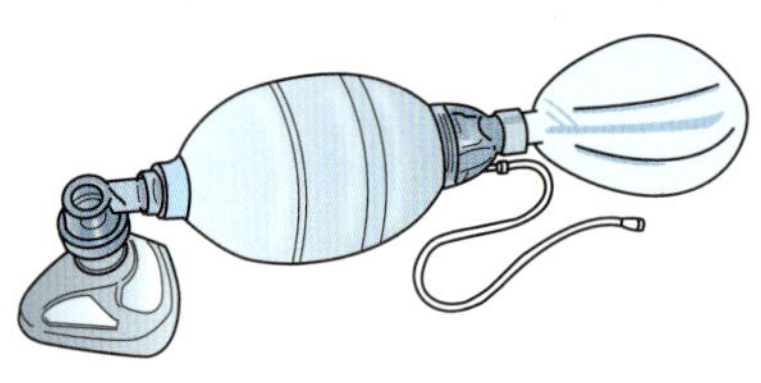	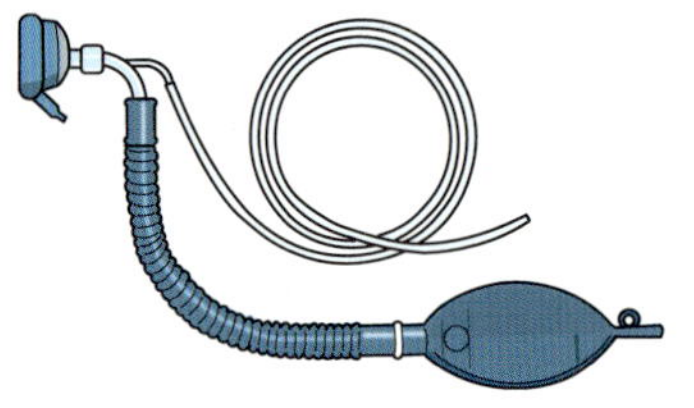
개요	밸브가 있어 호기가 외부로 배출된다. → CO_2 narcosis 등 이산화탄소를 빨리 체외로 배출시키고자 할 때 더 효과적. 산소투여도 하고 싶다면 리저버 마스크를 부착할 필요가 있다.	백을 가볍게 움켜쥐면 PEEP(호기종말양압)을 걸 수 있다. → 기관지천식이나 COPD 악화 등 PEEP이 필요한 경우에 효과적. 또한, 환자의 자발호흡을 직접 손으로 느낄 수 있으므로 자발호흡에 맞추기 쉽다.
가스공급원	불필요 외기로 자가팽창한다. =산소가 없어도 환기할 수 있다.	필요 산소가 없으면 환기할 수 없다.
PEEP	걸리지 않는다. (단, 가능한 제품도 있음)	걸린다.
고농도산소	리저버를 연결하면 가능	가능

이 증례에서는…

- 병실에 가보니 산소포화도 측정기의 위치 이탈이나 환자 움직임에 의한 측정오차는 아니었다.
- 호흡 패턴과 간호사의 보고를 통해 음식물에 의한 상기도 폐쇄가 의심되었다.
- 기도 확보를 위해 음식물 잔류물을 흡인한 후 비강 기도(nasal airway)를 삽입하고, 잭슨리스로 수동환기를 시작하였다.
- 가래 흡인 후 호흡패턴이 개선되었고, 비강캐뉼라 4 L/min으로 SpO_2 96% 정도 유지되어 수동환기는 종료하고, 각종 검사를 시행했다.

A **SpO_2 저하는 초 단위로 상태가 진행되므로, 진짜 SpO_2 저하인지 여부를 판단하고 신속하게 상기도 또는 하기도 원인인지를 판단해 기도 확보를 한다.**

더 알고 싶다!

SpO_2 측정방법

- 실제로 조직의 산소공급량을 규정하는 것은 SaO_2(동맥혈산소포화도)이다.
- Pulse oximeter로 측정할 수 있는 SpO_2(경피적 산소포화도)는 통상 SaO_2와 2~3%밖에 차이가 나지 않으므로 혈액검사를 하지 않고도 산소포화도를 추정할 수 있다.
- SpO_2는 아래와 같이 측정하며, ①~④ 중 하나라도 문제가 있으면 SaO_2가 저하되지 않은 것이다. 즉, 산소포화도에 문제가 없는데도 SpO_2가 낮게 측정될 수 있으므로 주의가 필요하다.

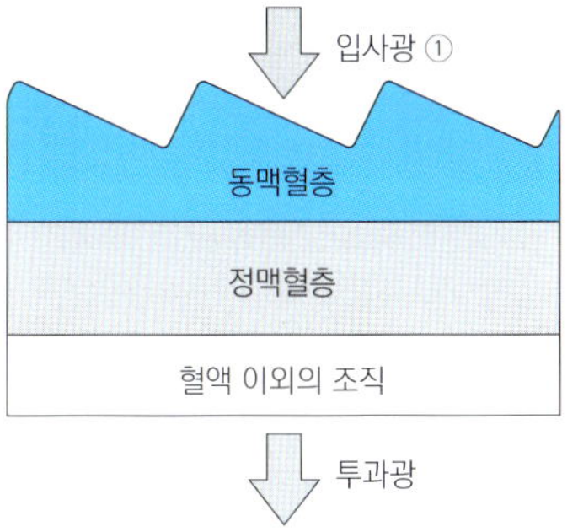

투과광의 변동성분을 동맥혈로 인식 ②

→ HbO_2와 Hb를 흡광특성으로 구별 ③

→ 양자의 비율로부터 SpO_2를 산출

$$SpO_2 = \frac{\text{산화 헤모글로빈}(HbO_2)}{\text{전체 헤모글로빈}(HbO_2+Hb)} (\%) \quad ④$$

기전	원인
① 입사광의 노이즈	장착이 잘 안 되어 있음, 신체 움직임이 심함
② 동맥혈의 변동	혈압측정, 말초순환부전
③ 흡광특성의 차이	매니큐어, 색소주입(Indocyanine green 등)
④ Hb 조성의 차이	일산화탄소 헤모글로빈, 메트헤모글로빈

증례 ❷ 만성폐쇄성폐질환(COPD)이 있는 84세 남성.

호흡곤란이 있어 구급차로 이송되었다. 구급대원이 갔을 때 SpO_2 85% 정도였기 때문에 리저버마스크로 산소를 투여했고, SpO_2 96% 유지하라는 지시에 따라 투여를 지속했다. 병원 도착 시 SpO_2 70%대까지 떨어졌고, 의식수준은 JCS III-200(통증자극에 손발을 움직이거나 얼굴을 찡그림)까지 저하되어 있었다. 활력징후는 체온 37.2℃, 혈압 100/65 mmHg, 맥박 65/분 · 규칙적, 호흡수 8/분, SpO_2 78%(산소마스크 6 L/min). 양측 폐야에서 II도의 wheeze가 들렸고, 흉곽 움직임에 좌우 차이는 없었다. 동공은 2/2 mm로 수축되어 있었고, 사지 말단은 따뜻했다.

Q 먼저 어떻게 대응해야 할까?

철칙 3 SpO_2 저하가 있으면, 주저하지 말고 산소를 투여한다

- COPD나 결핵 후유증 등이 있는 환자에서는 만성적인 고이산화탄소혈증이 있어 이산화탄소에 대한 호흡중추 감수성이 저하되어 있으며, 저산소혈증이 호흡수 증가의 트리거가 된다. 이 경우 SpO_2 저하 시 고농도 산소를 투여하면 호흡중추의 저산소증에 의한 드라이브가 억제된다.
- 호흡수 · 환기량이 감소해 폐포저환기가 되므로 $PaCO_2$는 더욱 상승해 의식수준이 저하되고 만다. 이것이 CO_2 narcosis의 병태생리이다.
- 만성폐질환, 손발이 따뜻하고, 동공 수축, 의식수준 저하가 있는 환자를 보면 CO_2 narcosis를 의심하자.
- 단, 주의해야 할 점은 고이산화탄소혈증은 수동환기로 개선할 수 있지만, 저산소혈증은 장기(특히 뇌)에 비가역적 손상을 초래할 수 있다는 것이다. 저산소혈증은 치명적인 부정맥, 심근경색, 뇌장애, 신기능장애 등 다발성 장기부전을 일으킬 수 있기 때문에, CO_2

narcosis 위험이 있는 환자라도 필요 최소한의 산소투여를 주저해서는 안 된다.

- CO_2 narcosis는 인공환기 등으로 치료가 가능하기 때문에, 저산소증 개선이 가장 중요하다는 것을 이해해야 한다.

산소투여 방법

- **철칙 2**에서 다룬 바와 같이 상기도 폐쇄가 있으면 산소투여를 해도 SpO_2가 개선되지 않으므로, 반드시 기도확보를 한다.
- 백밸브마스크와 잭슨리스에도 산소를 연결할 수 있으므로, 수동환기와 산소투여가 동시에 가능하다.
- 수동환기가 필요하지 않은 경우 산소투여 방법은 목표 흡입산소농도(FiO_2)와 얼마나 엄밀하게 FiO_2를 조절할 필요가 있는지를 기준으로 결정한다.
- 건강한 사람은 약 500 mL/sec의 흡기속도로 호흡하므로, 500 mL/sec × 60 = 30 L/min을 기준으로 저유량과 고유량 산소요법을 분류한다.

저유량 산소요법과 고유량 산소요법

(자세한 내용은 '더 알고 싶다!' p.35 참조)

	저유량 산소요법	고유량 산소요법
정의	공급 산소 유량이 환자의 흡기 유량보다 적다.	공급 산소 유량이 환자의 흡기 유량보다 많다.
FiO_2	환자의 1회 환기량이 산소공급보다 많기 때문에 환자의 환기 상태에 따라 FiO_2가 변화한다.	설정한 산소 농도로 환자의 호흡에 영향을 받지 않고 FiO_2를 설정할 수 있다.
장치	(예) 비강캐뉼라 산소마스크 리저버 마스크	(예) venturi mask high-flow nasal cannula (HFNC) NPPV

- 저유량: 공급하는 산소와 함께 주변 공기도 흡입한다.
- 고유량: 흡기 시 주변 공기는 흡입하지 않고, 환자의 최대흡기유량 이상의 산소를 공급한다.
- 저산소유량의 경우, 환자에게 필요하다고 생각되는 FiO_2에 따라 장치를 선택한다.

> $FiO_2 < 0.4$: **비강캐뉼라**
> $0.4 < FiO_2 < 0.6$: **산소마스크**
> $0.6 < FiO_2$: **리저버 마스크**

- 고유량산소요법은 **"주변 공기는 흡입하지 않는 것"**이 원칙→마스크 착용 불량, 공급산소 유량 부족 등에 주의한다.
- 보통 SpO_2 90%(PaO_2 60 mmHg) 미만에서 검토하지만, base SpO_2에 맞춰 결정하는 경우가 많다. 가이드라인을 보면 산소요법 시 대부분의 급성기 환자에서는 SpO_2 94~98%를 목표치로 제시하는데, CO_2 저류 위험이 있는 환자에서는 88~92%를 하나의 목표치로 삼고 있다[BMJ Open Respir Res 4:e000170, 2017].
- 현장에서는 응급성에 따라 단기간의 산소투여를 먼저 시작하고, 불필요한 산소투여를 조기에 종료하는 경우가 많다.
- 산소투여를 조기에 종료하는 이유는 고농도산소에 의한 폐조직 손상이 발생할 수 있기 때문이다. 순수 산소(100% 산소)에서는 수 시간만에 손상이 발생한다고 알려져 있기 때문에, 가급적 FiO_2를 0.6(60% 산소) 미만으로 유지하도록 하자.

이 증례에서는…

- 사지 말단이 따뜻하고, 이에 더해 동공 축소도 있었으므로 CO_2 narcosis가 의심됐다. 백밸브마스크로 산소투여를 하면서 수동환기를 시행했다.

A 저산소는 비가역적인 뇌손상을 일으킬 수 있으므로, SpO_2가 저하된 경우 CO_2 narcosis가 의심되더라도 주저하지 말고 산소투여를 우선시해야 한다.

Q 그럼 다음으로 이 호흡부전의 병태를 어떻게 분석할 수 있을까?

철칙 4 SpO_2 저하의 병태 파악을 위해서는 동맥혈가스분석(ABGA)을 체크한다

SpO_2 저하 시 시행하는 검사 흐름

1. 동맥혈가스분석(ABGA) + 혈액검사(CBC, 생화학, 응고) ± 혈액배양(객담배양)
2. 흉부 단순X선사진(포터블)
3. 심전도, 심장초음파 ± CT(단순, 조영)

- 호흡상태가 나쁠 때는 산소투여 · 진찰과 동시에 ABGA를 시행한다.
- SpO_2보다 더 자세한 정보를 얻을 수 있는 ABGA는 호흡부전의 조사에 필수적인 검사이다.
- 또한, 호흡곤란에 대해 응급 CBC · 생화학 · 응고 혈액검사를 시행하고, 발열이 동반된 경우 혈액배양 검사도 동시에 할 수 있다면 더욱 흐름이 원활해진다.
- ABGA 시 산소투여 조건을 명시한다[예: 리저버 마스크 6 L/min, room air(실내 공기), 인공호흡기 설정 등].
- SpO_2 저하가 있을 때의 ABGA 해석은 ① pH, ② PaO_2와 $PaCO_2$, ③ 폐포-동맥 산소분압차(A-aDO_2)에 주목한다. 각각의 정상치는 ① 7.4, ② 90~100과 40, ③ 5~10.
- 기타 항목에 대해서는 36장 「동맥혈가스분석(ABGA)」 p.432도 함께 참조.

SpO_2 저하 시의 ABGA 해석 (36장 「동맥혈가스분석(ABGA)」 p.432도 함께 참조)

- pH: pH가 정상 범위인지 확인하고, CO_2 저류가 보상되고 있는지를 판단한다. pH 저하가 있으면 위험하고, 호흡부전이 원인이라면 수동환기나 인공호흡을 검토한다.
- PaO_2: 보통 SaO_2나 SpO_2와 상관관계가 있으므로 필요에 따라 기도확보 · 산소투여를 시행한다. P/F ratio = PaO_2/FiO_2 정상은 400 이상, 300 이하는 중등도, 200 이하는 중증 산소화 장애를 나타낸다.
- $PaCO_2$: pH와 의식상태에 이상이 없다면 상승해 있더라도 문제없다. pH 저하나 의식수준 저하가 있는 경우 수동환기 · NPPV 적용 · 기관삽관을 검토한다. 또한 HCO_3^-가 보상되고 있는지 여부로 COPD 등에 의한 만성적인 CO_2 저류 여부를 판단할 수 있다. 호흡부전은 동맥혈가스 PaO_2 60 mmHg 이하로 정의되며, $PaCO_2$에 따라 1형과 2형으로 분류한다.

1형 호흡부전	2형 호흡부전
$PaCO_2 \leq 45$ mmHg	$PaCO_2 > 45$ mmHg

- A−aDO_2 : 폐포−동맥 산소분압차. 정상은 5~10 mmHg이지만, 고령자에서는 높은 값을 보이는 경향이 있다. 호흡부전의 원인을 알 수 없을 때 참고할 수 있는 소견이며, 폐포저환기의 감별에 유용하다. ① 환기관류 불균형(V/Q missmatch), ② 확산장애, ③ 폐외 우−좌 션트에서는 A−aDO_2가 증가하지만, ④ 폐포저환기에서는 증가하지 않는다. 실제 임상에서는 천식/COPD나 가래가 걸린 후 폐렴 등 여러 병태가 함께 있는 경우도 많으므로 주의가 필요하다.

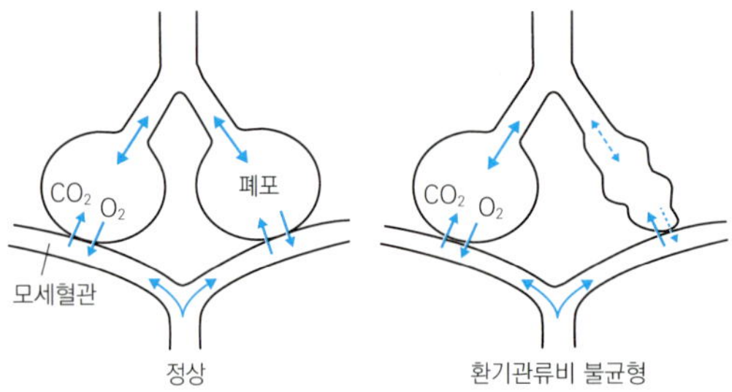

① 환기관류 불균형[V/Q mismatch (데드스페이스, 폐내 션트)]

기도 천식/COPD
폐 폐렴, 무기폐
폐부종, 기흉, 폐포출혈
혈관 폐혈전색전증, 폐동맥정맥루

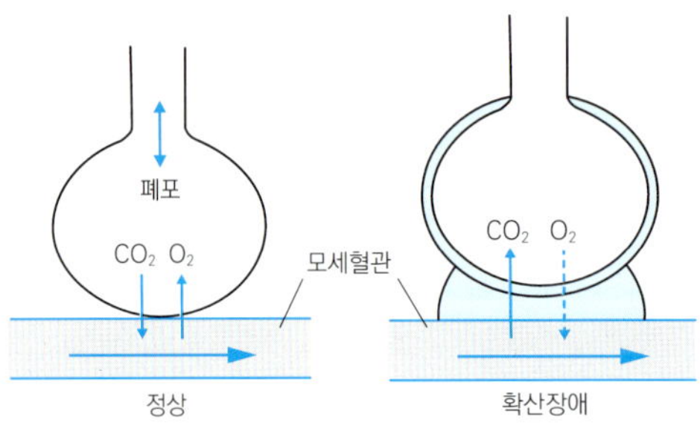

② 확산장애

폐기종
폐부종(심부전, ARDS)
간질성 폐렴

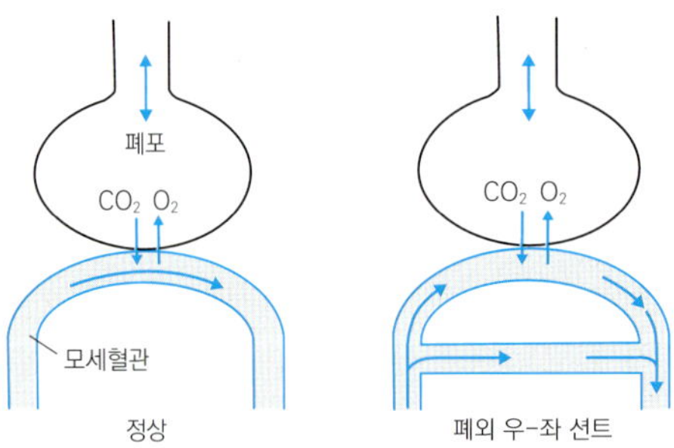

③ 폐외 우−좌 션트

Tetralogy of Fallot
대혈관 전위
Eisenmengers syndrome

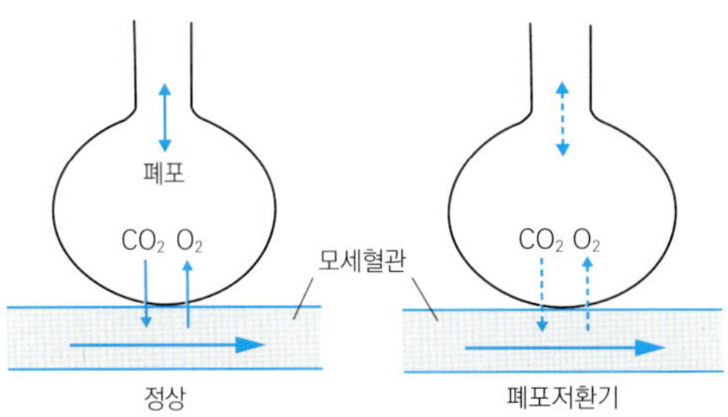

④ 폐포저환기(A−aDO_2가 상승하지 않음)

기도 가래걸림, 천식/COPD
흉곽 폐결핵 후유증
중추신경 뇌혈관장애
약물 오피오이드
벤조디아제핀계 과량 투여

이 증례에서는…

- ABGA 결과 pH 7.20, $PaCO_2$ 55 mmHg, PaO_2 58 mmHg(비강캐뉼라 4 L/min 투여)로, 2형 호흡부전 상태라 생각할 수 있었다.
- pH 저하와 CO_2 상승이 있으므로 CO_2 narcosis에 의한 의식장애, 호흡억제가 의심되었다. 또한, PaO_2 52 mmHg로 PaO_2도 60 mmHg보다 낮았으므로 산소투여량 증량도 필요할 것으로 생각되었다.
- 백밸브마스크로 수동환기를 시행한 결과, 의식수준이 점차 개선되어 비강캐뉼라 1 L/min까지 산소투여량을 줄일 수 있었다.

A 호흡부전에서는 ABGA를 확인하고, 신속하게 감별을 진행한다.

더 알고 싶다!

산소투여의 실제

저유량 산소요법

- 비강캐뉼라는 1 L/min당 약 4%씩 FiO_2가 상승한다. 예를 들어 2 L/min 비강캐뉼라는 FiO_2 0.28 정도가 된다. 5 L 이상 투여하는 것도 가능하지만, 비강 내 불편감이 심해지므로 페이스 마스크나 리저버 마스크로 교체한다.
- 리저버 마스크로 기대할 수 있는 FiO_2는 투여량 ÷ 10 정도로, 6 L/min 미만에서는 리저버 마스크가 부풀지 않고, 외기를 흡입하게 되므로 부적절하다.

비강캐뉼라		페이스 마스크		리저버 마스크	
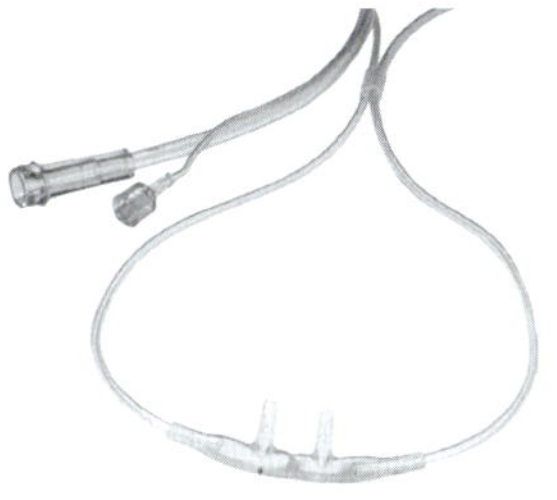		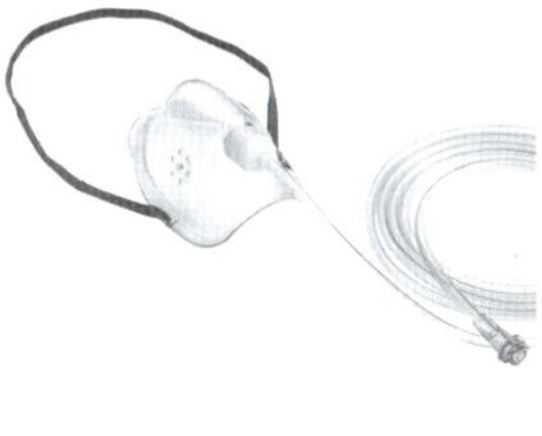		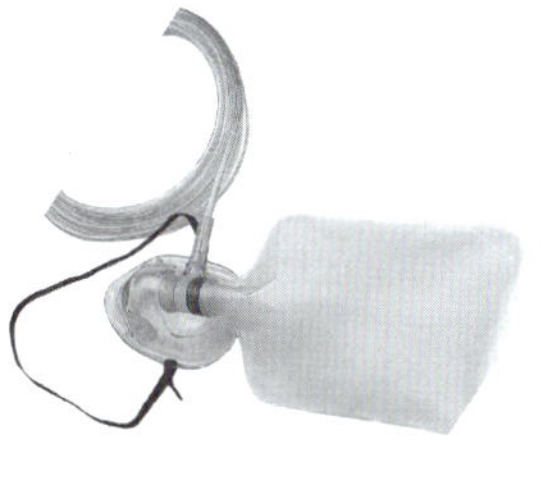	
비강 등 상기도가 리저버 역할을 한다. 미량의 산소 투여도 가능하며, 최대 6 L/min까지. 비강의 불편함과 건조가 단점.		산소공급이 적거나 환자의 환기량이 증가하면 FiO_2가 저하됨. 5~10 L/min을 권장. CO_2 재흡수의 위험이 있고, FiO_2가 변동하기 쉬움.		페이스 마스크에 리저버를 추가한 것. 마스크 배기부는 일방향 밸브로 산소공급량이 많으면 CO_2 재흡입 위험이 적다. 얼굴과의 밀착성이 중요. 이 방법으로도 산소화 X → 고유량 장치 검토.	
산소유량(L/min)	FiO_2	산소유량(L/min)	FiO_2	산소유량(L/min)	FiO_2
1	0.24	5~6	0.40	6	0.60
2	0.28	6~7	0.50	7	0.70
3	0.32	7~8	0.60	8	0.80
4	0.36	9~10	0.70	9	0.90
5	0.40			10	0.90~
6	0.44				

고유량 산소요법

Venturi mask	High-flow nasal cannula (HFNC)
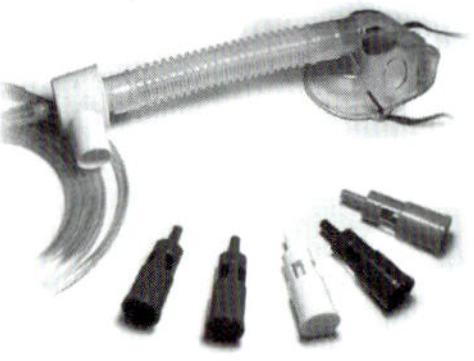	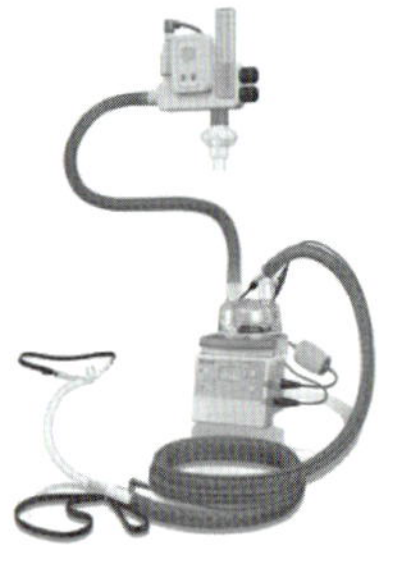
FiO_2 0.24~0.50	FiO_2 0.25~1.00
제트 효과로 대기를 혼합한 가스 공급. FiO_2를 설정할 수 있는 것이 가장 큰 장점. 최대흡기량을 초과한 희석산소가스를 공급함으로써 고유량이 된다. FiO_2를 변화시킬 때는 diluter를 변경한다. 가습기가 없어 기도 건조의 위험이 있다.	가온가습된 고유량 가스를 공급할 수 있으며, 60 L/min에 달하는 유량이 가능. 안정된 산소농도, deadspace washout이 가능하고 가습 기능도 뛰어나다. 호흡 작업량도 줄이고, 식사나 대화도 가능. 환기보조효과는 적다. → II형 호흡부전에서는 경증에만. PEEP은 입을 열면 1~2 cmH_2O, 입을 닫으면 2~3 cmH_2O 정도밖에 걸리지 않는다.

증례 ③ 84세 남성. 간질성 폐렴의 과거력.

간질성 폐렴으로 흡입제 치료를 지속 중이었다. 아침에 일어났는데 갑자기 우측 흉통과 호흡곤란이 생겼다. 가까운 의원을 방문했고 SpO_2의 저하가 있어 정밀검사 목적으로 본원에 응급 이송되었다. 내원 시 활력징후는 의식 명료, 체온 36.4℃, 혈압 111/75 mmHg, 맥박 90/분 · 규칙적, 호흡수 18/분, SpO_2 90%(비강캐뉼라 3 L/min)였다. 흉통은 흡기 시 악화되었다. 뚜렷한 기도폐색은 없었고, 하지부종 및 경정맥 팽창은 없었다. 청진 시 우측 폐야에서 호흡음의 저하가 있었다.

Q SpO_2 저하에 대한 workup을 어떻게 진행할까?

철칙 5 SpO_2 저하는 발병 양상, 흉통 유무, 상기도인지 하기도인지에 따라 응급성을 판단한다

철칙 6 SpO_2 저하에서는 ① 기도폐색(객담 걸림 · 천식 · COPD), ② 심부전(± 심근경색), ③ 폐렴, ④ 기흉, ⑤ 폐색전증을 놓치지 말자

저산소혈증의 대응 흐름

Step 1: 응급성 판단과 산소요법 시작	활력징후를 확인하고, ABC를 확보하면서 신속한 산소 투여 시작
Step 2: 초기평가와 호흡부전 평가	바로 알 수 있는 SpO_2 저하 원인이 없는지 찾기 문진과 신체소견을 진행하면서 ABGA(PaO_2, $PaCO_2$, pH, A-aDO_2)를 실시해 호흡부전 병태를 파악한다. 필요에 따라 호흡기 장치를 스텝업 한다.
Step 3: 원인 동정	저산소 상태를 안정화시키면서 원인을 찾는다. • 혈액검사 혈액검사에서는 염증반응, D-dimer, NTproBNP, 심근효소를 확인 ※ 감염이 의심되는 경우 혈액배양 2세트, 객담배양도 제출한다. • 흉부 단순X선촬영 새로운 침윤음영 유무, 기흉, 폐울혈 유무, 흉수를 확인한다. • 12유도 심전도, 심장 초음파 심부전, 허혈성 심질환, 폐혈전색전증 평가 • CT(±조영 CT) 폐 CT를 평가하면서 폐혈전색전증이 의심되는 경우 조영제 CT(하지 DVT도 함께 평가)를 추가한다.

- 저산소혈증 대응으로, 우선 기도 확보가 된 상태에서 최소한의 산소 투여를 시행한다. 다음으로 SpO_2 저하의 원인을 찾는다.
- 환자의 의식수준이 유지되면, 최소한의 문진사항으로 응급성을 어느 정도 판단할 수 있다.
- 특히 ① 기도폐색(가래 걸림 · 천식 · COPD), ② 심부전(±심근경색), ③ 폐렴, ④ 기흉, ⑤ 폐색전증을 놓치지 않도록 주의한다.
- 천식 · COPD는 엄밀히는 기도협착이지만, 객담 걸림과 관련지어 기도 문제로 정리하는 편이 외우기 쉽다.
- 특히 흉통이 있는 경우 ② 심부전(±심근경색), ④ 기흉, ⑤ 폐색전증을 감별해야 한다.
- 저산소혈증 진료는 응급한 경우가 많기 때문에 문진은 신속히 이루어져야 한다.

발병 양상	흉통 유무	가래 걸림 유무
Acute = x시 xx분에 발병 급성심근경색/심부전, 기흉, 폐색전증, 가래 걸림, 아나필락시스	흉통 있음 급성심근경색/심부전, 기흉, 폐색전증, 흉막염	가래 걸림 위험인자 고령자, 연하장애, 의식장애, 만성호흡부전, 호흡기감염증
Subacute = 수 시간 동안 서서히 울혈성 심부전, ARDS, 간질성 폐렴, 천식, COPD 악화		기도폐색 소견 설근침하(tongue swallowing), 헐떡거림, stridor 청진
Chronic = 수 일에 걸쳐 폐렴, 흉수저류, 흉막염, 호흡근피로, 만성혈전색전성 폐고혈압증		객담 흡인의 효과 기관 내 흡인에 의해 SpO_2 저하가 개선되는지

이 증례에서는…

- 급성 발병이고, 흡기 시 우측 흉통이 있었으며, 객담 걸림의 위험인자나 에피소드는 없었다.
- 급성이고 흉통을 동반했으므로, 특히 ② 심부전(±심근경색), ④ 기흉, ⑤ 폐색전증이 의심되었다.
- ABGA에서는 pH 7.4, $PaCO_2$ 40 mmHg, PaO_2 70 mmHg(비강캐뉼라 4 L/min)으로 pH 저하나 CO_2 저류는 관찰되지 않았다.
- 흉부 단순X선사진에서 우측 폐 기흉이 관찰됐다. 종격의 편위는 동반되지 않았고, 응급상황의 기흉은 아니라 판단해 흉강 배액관을 삽입했다.

A **SpO_2 저하 시 최소한의 문진과 진찰로 응급성을 판단하고, 신속하게 workup 및 치료를 진행한다.**

더 알고 싶다!

산소포화도가 저하되는 그 외의 질환

- 응급성이 있는 질환으로 호흡근~폐에 관련된 질환이라면 산소포화도 저하가 발생할 수 있다.
- 그 외 감별질환은 아래와 같다.
  - ① 폐질환: 폐렴, 폐부종, 폐색전증, 기관지천식, COPD, 자연기흉, 흉막염, 흉수저류, ARDS, 폐암
  - ② 심장질환: 심부전(급성, 만성심부전의 급성 악화), 급성대동맥박리, 심장눌림증, 폐외 우-좌 션트, 심근경색 · 부정맥 · 판막증(심부전의 결과로 폐부종 · 흉수저류를 일으킨다)
  - ③ 신경근질환: 광범위/뇌간경색, 근위축성측색경화증(amyotrophic lateral sclerosis) 등
  - ④ 그 외: 패혈증, 약물중독, CO_2 narcosis

● **참고문헌**

1) Rengasamy S, et al. Administration of Supplemental Oxygen. N Engl J Med 385:e9, 2021 [PMID: 3426083] [PMID: 3426083].
   - 산소요법의 흐름을 동영상 해설과 함께 알기 쉽게 설명하고 있다.
2) O'Driscoll BR, et al. British Thoracic Society Guideline for oxygen use in adults in healthcare and emergency settings in healthcare and emergency settings. 2017 [PMID: 28883921].
   - 산소투여의 실제 흐름과 병태생리별 주의사항까지 다루고 있는 가이드라인.
3) Qaseem A, et al. Appropriate Use of High-Flow Nasal Oxygen in Hospitalized Patients for Initial or Postextubation Management of Acute Respiratory Ann Intern Med 174:977-984, 2021 [PMID: 33900796] [PMID: 33900796].
   - high-flow nasal cannula(HFNC)의 실제적인 사용법을 상세히 설명한 가이드라인.

(스즈키 다카히로)

4 의식장애

실신이 아니라면, AIUEOTIPS

철칙

1. 의식장애에서는 먼저 ABC 확인과 저혈당을 배제한다
2. 의식장애의 감별은 언제나 AIUEOTIPS
3. 뇌경색으로 인한 의식장애는 드물다
4. 병력청취로 의식장애와 실신을 구별한다
5. 실신은 반드시 심장원인을 제외한다

증례 ① **2형 당뇨병 병력이 있는 82세 여성.**

2일 전부터 발열과 배뇨 시 통증, 우측 등 통증이 있어 급성신우신염 진단으로 내과 외래를 통해 응급 입원했다. 세프트리악손으로 치료 시작. 입원 1일째 저녁 식사 전 회진에서 불러도 반응이 없다며 병동에서 연락이 왔다. 활력징후는 의식수준 JCS III-200(통증자극에 손발 움직이거나 얼굴을 찡그림), 체온 36.7℃, 혈압 140/90 mmHg, 맥박 108/분·규칙적, 호흡수 18/분, SpO_2 98%(room air).

Q 어떻게 대응할까?

철칙 1 의식장애에서는 먼저 ABC 확인과 저혈당을 배제한다

- 의식장애는 중증 질환을 동반한 경우가 많지만, 그것에만 현혹되지 말고 평소처럼 활력징후를 확인한다.
- 의식수준은 **Japan Coma Scale(JCS)**이나 **Glasgow Coma Scale(GCS)**로 평가한다.
  *역자 주: 일본은 Japan Coma Scale(JCS)을 자주 사용한다['일본혼수단계(Japan Coma Scale)' p.xii 참조].
- 간호사에게 평소 의식수준을 확인하는 것도 중요하다.
- 다음으로 **ABC(airway, breathing, circulation)** 순으로 기도가 확보되어 있는지, 안정된 자발호흡이 있는지, 순환이 유지되고 있는지를 확인한다.
- ABC에 문제가 있으면 그에 대한 치료를 우선한다. 특히 기도와 호흡은 합병증이 발생하기 쉬운 이상이며, 응급성이 높으므로 주의한다. 문제가 있는 경우 두부후굴-하악거상법(head tilt-chin lift maneuver)으로 기도를 확보하고, 백밸브마스크(bag valve mask)나 잭슨리스(Jackson-Rees)로 환기하며 산소투여를 한다.
- 다음으로 즉시 배제 및 치료가 가능한 저혈당이 아닌지 평가한다. 저혈당 상태가 길어지면 비가역적인 뇌손상이 발생하므로, 의식장애로 병동 콜이 오면 병동으로 가면서 간호사에게 간이혈당측정기로 혈당 측정을 의뢰한다.

- 저혈당이면 50% 포도당액 20~40 mL를 서서히 투여하고, 30분 후 follow-up 검사를 한다. 경구섭취가 가능한 상태라면 stick sugar 10~20 g을 경구투여해도 된다.
- 저혈당 발작에 의한 의식장애는 빠르게 회복되는 경우가 많기 때문에 교정 후 환자 곁에서 의식수준을 평가한다. 반대로 저혈당이 개선되었음에도 의식수준이 돌아오지 않으면 다른 원인을 찾아야 한다.

이 증례에서는…

- 병실에 도착해서 살펴보니 자발호흡은 있지만, 코를 골고 있었다.
- 먼저 두부후굴-하악거상법으로 기도를 확보하고, 혈압 · 맥박 · 산소화가 유지되는지를 확인했다.
- 간이혈당측정기로 혈당을 측정해보니 혈당치가 30 mg/dL였다.
- 저혈당 발작으로 진단하고, 점적 라인으로 50% 포도당액 40 mL를 서서히 주사했다.
- 1~2분 후에는 의식이 명료해졌다. 30분 후 재검해보니 혈당치는 100 mg/dL까지 회복됐다.
- 입원 챠트를 살펴보니, 2형 당뇨병에 대해 글리메피리드와 메트포르민을 복용하고 있었다. 집에서 식사를 하지 못한 채, 입원 전날까지 평소와 같은 양의 경구용 혈당강하제를 복용함으로써 발생한 저혈당 발작으로 추정했다.

A 먼저 다른 활력징후에 문제가 없는지 확인하고, 다음으로 저혈당을 반드시 배제한다!

더 알고 싶다!

저혈당과 비타민 B_1 투여

- 응급실에서 배경 질환을 알 수 없는 의식장애 환자에게 비타민 B_1 결핍증(베르니케뇌증)에 대한 진단적 치료를 시행하는 경우가 있다.
- 의식장애 환자에게 루틴으로 투여하는 경우도 있지만, 최근에는 간이혈당측정기로 혈당치를 바로 알 수 있으므로, 저혈당을 파악하고 나서 투여하는 경우도 많다.

  〈처방 예〉 비타민 B_1: 티아민주(1A: 50 mg) 2A(100 mg) 정맥주사
- 진단을 위해 가능하면 사전에 비타민 B_1 측정을 위한 검체를 채취하고 투여한다.
- 비타민 B_1 결핍이 의심되는 환자에서 혈당만 교정하고 B_1을 보충하지 않으면 베르니케 뇌증이 악화된다는 이야기는 유명하다. 그러나 이것은 어디까지나 '비타민 B_1의 보충 없이 혈당 교정을 계속할 경우 발생할 수 있다'는 점에 주의해야 한다. 어디까지나 증례 보고 수준일 뿐이다.
- 눈앞에 있는 저혈당으로 인한 의식장애 환자에게, 비타민 B_1이 준비될 때까지 포도당을 투여하지 않는 것은 오히려 피해야 한다.
- 혼수 칵테일(Coma Cocktail): 미국에서는 포도당 · 비타민 B_1에 더해 마약중독 길항제로 날록손을 투여하는 경우가 많지만, 우리나라에서는 루틴하게 사용하지는 않는다.

  〈처방 예〉 날록손(1A: 0.2 mg/1 mL) 2A(0.4 mg) 정맥주사
- 벤조다이아제핀계 약물의 길항제인 flumazenil(아넥세이트주® 1A: 0.5 mg/5 mL)을 사용하는 경우도 있다. 뇌전증 과거력이 있는 환자나 여러 종류의 수면제를 동시복용한 급성약물중독 환자에서는 아넥세이트주®를 사용함으로써 경련을 유발할 가능성이 있으므로 주의가 필요하다.

증례 ❷ C형 간염 및 간경변, COPD가 있는 78세 남성.

C형 간염 및 간경변이 있고, COPD에 대해 평소 재택산소요법(비강캐뉼라 1 L/min) 사용 중. 이번에 급성 폐렴으로 입원해 항생제와 산소투여를 시작했다. 입원 시 의식은 명료했는데, 다음날 이른 아침 의식수준 저하를 보였다. 의식수준은 JCS II-10(보통의 소리자극에 반응), 체온 36.5℃, 혈압 100/60 mmHg, 맥박 90/분·규칙적, 호흡수 12/분, SpO_2 100%(비강캐뉼라 3 L/min). 간이혈당측정에서 혈당 100 mg/dL.

Q 어떻게 대응할까?

철칙 2 의식장애의 감별은 언제나 AIUEOTIPS

- 긴급한 개입이 필요한 ABC 이상이나 저혈당이 없다면 AIUEOTIPS에 따라 감별진단을 생각한다.

AIUEOTIPS

A	Alcohol	**알코올중독·금단, 베르니케뇌증**
I	Insulin	**저혈당, DKA(당뇨병성 케톤산증), HHS(고삼투압성 고혈당 상태)**
U	Uremia	**요독증**
E	Endocrinopathy Electrolytes Encephalopathy	갑상선중독발작(thyrotoxic Crisis), 부신부전, 점액수종(myxedema) **Na**·K·**Ca**·Mg 이상, 특히 Na와 Ca **간성뇌증, 고혈압성뇌증(고혈압위기; hypertensive crisis), 대사성뇌증**
O	Oxygen Opiate/Overdose	저산소혈증, CO 중독, **CO_2 narcosis(고이산화탄소혈증)** 약물중독(**opioid**·benzodiazepine 등)
T	Trauma/Tumor Temperature	**뇌손상, 급성·만성경막하혈종, 뇌종양·뇌수막전이, 종양수반증후군(paraneoplastic syndrome)** 저체온, 고체온, 악성증후군
I	Infection	**뇌수막염, 뇌염, 뇌농양, 패혈증**
P	Psychogenic Porphyria	정신질환(전환장애 등) 포르피린증
S	Storke/SAH Shock Seizure	**뇌경색(뇌간 또는 광범위한 경우)**, 지방색전, **뇌출혈, 지주막하출혈** **쇼크** **경련, 비경련성 간질중첩**

※ **굵은 글씨**로 표시된 것은 특히 중요하고 빈도가 높은 질환/병태

- 응급실 내원 고령자에서 빈도가 높은 것은 뇌혈관장애를 포함한 신경계 질환(11.7%), 패혈증 등 감염증(14%), 전해질 이상이나 약물중독 등 대사 질환(7.8%)이라는 보고가 있다[Int J Emerg Med 1:179-182, 2008].

- 의식장애는 다음과 같이 감별진단을 한다.

① 특정 병태가 일어나기 쉬운 기저질환이 없는지

- 의식장애에서 특히 주의해야 할 기저질환

현병력 CO_2 저류질환(COPD, 결핵후유증), 당뇨병, 두개내병변, 간질환, 신장질환, 악성종양, 뇌전증, 정신질환

약물력 저혈당: 인슐린, SU제(긴 반감기), 인도메타신
의식저하(drowsiness): 정신과 약물, 수면제

외상력 두부외상(만성경막하혈종은 2~3개월 전 외상에서도 생길 수 있으므로 주의)

② 신경학적 소견을 포함한 신체진찰

- 의식장애가 있더라도 아래 사항에 주목하면 충분히 신체진찰을 할 수 있다.
- 특히 눈, 호흡, 사지에 주목한다.

(1) 눈

공동편시(conjugate deviation)	천막위출혈(supratentorial hemorrhage): 환측
	경련, 천막하출혈: 건측
	시상출혈: 하방
	뇌교출혈: 정중위
점상동공(pinpoint pupil)	opioid 중독, 뇌교경색·출혈, 유기인중독
축동(miosis)	CO_2 narcosis
대광반사(light reflex) 소실	뇌간장애
동공부동(anisocoria)	편측뇌간장애, 동안신경마비, Horner 증후군
황색 안구결막	간성뇌증
창백한 안검결막	출혈성 쇼크
두위변환 안구반사(doll's eye reflex)	양측장애가 있으면 뇌간장애

(2) 호흡

빈호흡	저산소혈증을 유발하는 질환군
Cheyne-Stokes 호흡	대뇌반구·시상장애, 심부전, 요독증
Kussmaul 호흡	DKA, 요독증 등에 의한 대사성 산증의 보상반응

(3) 사지

심부건반사: 추체로장애(단, 발병 초기에는 항진되지 않으므로 주의)
Babinski 반사, Chaddock 징후
통증자극에 대한 반응
경부강직, Kernig 징후, jolt accentuation, 뇌수막염·지주막하출혈(SAH)
퍼덕떨림(flapping tremor), 간성뇌증
사지의 온감, CO_2 narcosis
진전·발한, 갑상선위기, 알코올금단
Drop hand test*, 전환장애

* 침대에 누운 상태에서 손을 들어 얼굴 위로 가져간 후 손을 놓는다. 전환장애라면 얼굴을 피해 손이 침대로 떨어진다. 진짜 의식장애라면 손이 그대로 얼굴 쪽으로 떨어진다. 전환장애는 혼수상태임에도 다른 활력징후에 전혀 이상이 없는 경우가 많다.

③ 각종 검사

• 응급 시에는 가능한 한 한 AIUEOTIPS를 포괄적으로 검사한다.

(1) ABGA+혈액검사

· pH, PaO_2, $PaCO_2$, HCO_3, lactate 외 COHb, 전해질(Na, K, Ca), 그리고 혈당 측정 가능

· ABGA는 수 분 안에 결과가 나온다.

→ 저산소혈증, 이산화탄소저류(CO_2 narcosis), 말초순환부전(패혈증이나 경련발작 등), CO중독, 저나트륨혈증, 고칼슘혈증, DKA/HHS를 감별할 수 있고, 결과도 빠르게 알 수 있어 의식장애 감별에 매우 유용하다.

· CBC, 생화학검사 외 암모니아(NH_3, 냉동보관 필요)를 포함한다. 그 외 병력을 알 수 없는 환자에서는 비타민 B_1, 갑상선기능, 부신기능, 알코올농도 검사도 검토한다.

· 필요에 따라 소변검사(요케톤), 약물중독검출용 키트검사도 시행한다.

→ 간성뇌증, 요독증, 베르니케뇌증, 점액수종, 부신부전, 알코올중독, 약물중독 감별

(2) 두부 CT

· 두개내병변 검출 외 뇌척수액검사 전 두부 스크리닝 의미도 있다.

· 상황에 따라 순서는 달라질 수 있지만, 원인불명의 의식장애인 경우 시행하는 것이 좋다.

→ 뇌혈관장애, 급성 · 만성경막하혈종, 뇌좌상, 뇌농양, 뇌종양 감별

(3) 심전도

· 부정맥이 의심되는 경우나 심장 질환이 의심되는 경우 시행한다.

· 지주막하출혈과 같은 심각한 두개내 질환에서 스트레스에 의한 심내막하 허혈이 발생하는 것으로 알려져 있으며, ST 저하 및 T파 음전화가 나타날 수 있다.

(4) 뇌척수액검사

· 특히 발열을 동반한 경우, 지주막하출혈을 의심하는 경우, 원인불명의 의식장애, 경련 후 의식장애 지속 등에서 고려한다.

· 뇌수막염에서는 치료 지연이 치명적일 수 있다. 필요하다 생각하면 주저하지 말고 시행한다.

· 뇌척수액 검체는 보존검체용으로 충분하게 많이 채취해 두는 것이 좋다.

→ 뇌수막염, 뇌염/뇌증, 뇌농양(뇌척수액 배양에서 자라지 않는 경우도 많음), 지주막하출혈, 수막암종증 등을 감별한다.

(5) 두부 MRI와 뇌파

· (1)~(4)에서도 원인을 찾지 못했다면, 중추신경병변에 대한 평가를 추가한다.

→ 경련, 비경련성 간질중첩, 뇌염/뇌증 감별

- 이를 바탕으로 한 실제 진료 시에는, 다음의 모든 단계에서 항상 활력징후에 새로운 변화가 없는지 평가를 반복한다.
  1. 병실 도착: 챠트 리뷰, 간호사 청취를 통해 병력, 과거력, 약물력, 입원 후 경과를 최대한 파악한다.
  2. 위에서 특히 주의해야 할 병태를 염두에 두면서 상기 신체진찰을 실시한다.
  3. 2와 동시에 혈액검사도 실시한다. 가능하면 ABGA(빈호흡이나 SpO_2 저하가 없다면 VBGA도 괜찮음)도 시행한다.
  4. 1~3의 결과에 따라 두부 CT 등 영상검사, 뇌척수액검사 등을 계획한다.

이 증례에서는…

- 의식 이외의 활력징후가 안정되어 있고, 저혈당은 아니므로 AIUEOTIPS에 따라 감별을 진행했다.
- 기저질환으로 간경변→간성뇌증, COPD→CO_2 narcosis 외 급성폐렴→패혈증 등도 염두에 두고 진찰을 시작했다.
- 신체소견에서는 동공이 양측 2 mm/2 mm로 축동상태로, 좌우 차이는 없었다. 호흡수 저하는 있지만 호흡 패턴은 안정되어 있었다. 사지 반사에서 좌우 차이는 없었고, 경부강직 · 퍼덕떨림도 없었으며, drop hand test 음성이었다.
- 혈액검사(NH_3 포함), ABGA, 혈액배양검사를 시행했다.
- ABGA에서는 pH 7.12, $PaCO_2$ 85 mmHg로 증가, 신체소견과 종합해 CO_2 narcosis를 의심했다.
- CO_2 narcosis에 대해 백밸브마스크(bag valve mask)로 수 분간 환기를 했더니 의식수준이 개선됐다. CO_2 narcosis는 FiO_2 0.21인 room air에서 보조환기를 통해 CO_2를 배출하는 것이 필요하다. Room air에서 잭슨리스는 팽창하지 않는다는 것을 기억해 두자(3장 「산소포화도 저하」 p.27 참조).
- 의식장애가 호전된 후 다시 신체진찰을 시행했는데, 뚜렷한 신경학적 이상은 발견되지 않아 두부 CT는 시행하지 않았다.
- 나중에 혈액검사에서 혈중 NH_3(암모니아) 농도는 정상범위 내로 확인됐고, 그 외 배양검사도 음성으로 판정되었다.
- 이상으로부터 의식 저하의 원인은 CO_2 narcosis로 진단했다. 필요 이상으로 산소투여가 이루어져, 호흡 드라이브가 걸리지 않은 것으로 판단했고, 이후 SpO_2 목표치를 90% 전후로 해서 치료를 지속했다.

A 의식장애에 대해 AIUEOTIPS로 감별을 생각하고, 기저질환 · 진찰 · 검사로 진단한다.

더 알고 싶다!

비경련성 간질중첩(non-convulsive status epilepticus, NCSE)

- 다른 뚜렷한 의식장애 원인이 발견되지 않는 경우, 비경련성 간질중첩을 감별진단에 포함시켜야 한다.
- 특히 ICU 입원 중과 같은 중증환자에서 많이 발생하는데, 모르면 의심할 수 없으므로 이번 기회에 알

아두자.

- 경련발작을 동반하지 않는 간질 중첩으로, 12분 이상 짧은 간질 발작이 간헐적으로 발생하는 상태이다[J Clin Neurophysiol 38:1-29, 2021].
- ICU 환자나 소아에서 많으며, 뇌파로만 진단이 가능하다. ICU에서는 보통 뇌파에 영향을 미치는 약물, 환경 아래 있기 때문에 평가 및 진단이 어렵다.
- 5건의 연구, 478명의 의식장애 환자 중 21.5%에서 NCSE였다는 리뷰도 있다[Epilepsy Behav 22:139-143, 2011].
- 치료는 레비티라세탐(케프라®), 발프로산나트륨(바로인®) 등의 항경련제를 사용한다[J Epilepsy Res 10:45-54, 2020].

증례 ❸ 알츠하이머형 치매를 동반한 88세 남성.

3년 전 알츠하이머형 치매 진단을 받았다. 이송 전날 저녁식사 때까지는 평소와 다름없는 모습이었다. 이송 당일 아침 일어나지 않아서 아내가 방에 가보니 대답이 모호하고, 왼쪽 상하지가 움직이지 않는 상태여서 119 구급차로 내원했다. 이송 시 활력징후는 의식수준 JCS I-3(이름과 생년월일을 대답하지 못함), 체온 37.6℃, 혈압 145/88 mmHg, 맥박 100/분·규칙적, 호흡수 16/분, SpO_2 96%(room air). 동공 3+/3+, 안위 이상 없음, 심부건반사는 좌측에서 저하, Babinski 반사 등 이상반사는 없음. 도수근력검사는 5/3으로 좌측 상하지에서 저하되어 있었다. 그 외 실금과 혀 깨문 상처가 관찰됐다. ABGA pH 7.35, $PaCO_2$ 39 mmHg, HCO_3^- 25 mEq/L, lactate 3.7 mg/dL, 혈당 110 mg/dL.

Q 편마비+의식장애의 원인은 무엇일까?

철칙 3 뇌경색으로 인한 의식장애는 드물다

- 의식 유지에는 상행그물활성계(ARAS), 즉 뇌간그물형성체~시상·대뇌피질에 신경활동 투사가 필요하다.
- 반대로 의식장애는 이 경로가 양측에서 손상받지 않으면 일어나지 않는다.
- 따라서 뇌경색과 일과성허혈발작(TIA)에서 의식장애를 동반하는 경우는 드물다.
- 뇌경색에서 의식장애를 동반하는 경우는 다음과 같다.
  ① 양측 대뇌피질의 광범위한 뇌경색
  ② midline shift를 동반한 편측 뇌경색: 반대측 대뇌피질 장애
  ③ 뇌간경색: top of the basilar syndrome
  ④ 소뇌 천막뇌탈출(cerebellar tentorial herniation): ARAS 장애
- 일반적인 뇌경색에서 의식장애를 동반한 경우, 다른 원인에 대한 고려가 필요하다. 저혈당, 경련발작 후 토드마비(Todd's paralysis) 등을 감별해야 한다.
- 편마비+의식장애에서는 뇌실질내출혈, 경련발작 후 토드마비 등이 우선적 감별진단이다.

이 증례에서는…

- 뇌경색으로 의식장애가 나타나는 경우는 드물기 때문에 다른 원인에 대한 고려가 필요하다.
- 편마비만 있었다면 뇌경색 등을 의심했겠지만, 의식장애도 동반되었으므로 뇌경색 보다는, 뇌출혈이나 경련발작 후 토드마비 등의 감별을 우선했다.
- NH_3를 포함한 혈액검사와 ABGA를 시행한 결과, NH_3, lactate, CK의 상승이 있었다. 두부 CT에서는 출혈 포함 새로운 이상 소견은 발견되지 않았다. 두부 MRI에서도 새로운 경색 소견은 없었다.
- 실금과 혀 깨문 상처, lactate 상승까지 종합해보면, 알츠하이머형 치매에 동반된 경련발작 → postictal state에 따른 의식장애 + 토드마비로 생각했다(→p.250).
- 경과관찰 목적으로 입원시켰고, 다음 날 의식장애 · 좌측 상지 근력저하는 호전되어 항경련제 투여를 시작하고 퇴원시켰다.

A **뇌경색에 의식장애가 동반되는 경우는 드물기 때문에, 다른 원인이 없는지 찾아본다.**

증례 ❹ 특별한 과거력 없는 78세 남성.

TV를 보던 중 1분 정도 무반응 상태가 있어 119 구급차 통해 내원. 의식 명료, 체온 36.5℃, 혈압 110/70 mmHg, 맥박 40/분 · 규칙적, 호흡수 16/분, SpO_2 96%(room air). 간이혈당측정에서 100 mg/dL.

Q **원인 감별을 위해 추가해야 할 문진은?**

철칙 4 **병력청취로 의식장애와 실신을 구별한다**

철칙 5 **실신은 반드시 심장원인을 제외한다**

- 실신(syncope)은 일시적인 전뇌허혈로, 의식장애와는 감별진단이 다르기 때문에 구별해서 대응한다.

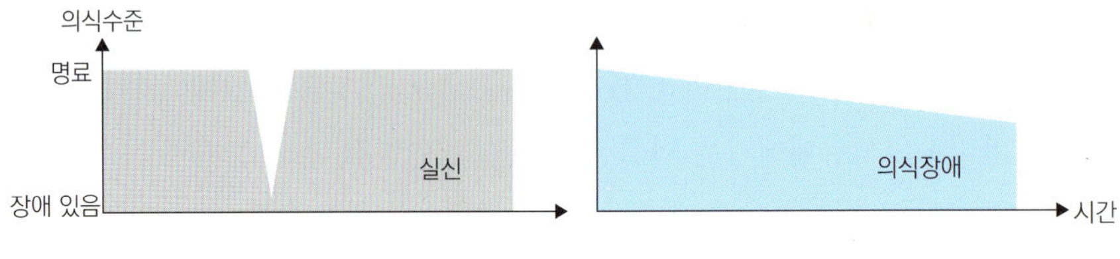

- 실신의 특징으로 ① 급성 발병, ② 단시간, ③ 완전회복을 들 수 있으므로, 목격자가 있는 경우 반드시 확인한다.
- 실신은 아래와 같은 문진을 추가하고, 모든 증례에서 심전도를 시행해 반드시 심장성(아래 표에서 볼드체)을 놓치지 않도록 주의한다.

실신의 문진

직전 행동·체위	앉은 자세, 선 자세를 취했다 → 기립성 저혈압, 혈관미주신경반사 고개를 틀었다 → 경동맥동증후군 기침, 배뇨, 배변, 식후 → 상황성 실신 **누워있던 상태, 운동 중 → 심장성**
전구증상	오심, 발한, 안면창백 → 혈관미주신경반사 **흉통 → 심장성(급성심근경색, 폐동맥색전증, 급성대동맥박리)** **전구증상 없음, 심계항진 → 심장성(부정맥·대동맥판막협착증)**
혈관내 탈수 유무	경구섭취불량, 혈변, 이뇨제, 항혈소판제, 항응고제 사용 → 기립성 저혈압
실신 과거력 유무	실신 과거력 → 재발성 미주신경반사, 부정맥
가족력	**돌연사 가족력 → 부정맥(QT연장증후군, Brugada 증후군)**

- 심장성 실신의 평가에는 몇 가지 스코어가 제안되고 있지만, 아직 널리 인정되는 것은 없다. 심전도에서 이상이 없는 경우에도 심장성 실신 위험도가 높으면 홀터 심전도 등 정밀 검사를 한다.

이 증례에서는…

- 본인과 아내의 진술에 따르면, 갑자기 눈앞이 캄캄해졌고, 정신을 차려보니 탁자 위에 쓰러져 있었다고 한다. 발작은 1분 정도였고, 직후 의식은 명료했다. 혀를 깨물거나 실금도 없었다. 의식장애보다는 실신으로 생각된다.
- 흉통·호흡곤란·경련 등 전구증상은 없었고, 최근 한 달간 의자에 기댄 채 반응이 없었던 경우가 몇 차례 있었다고 한다.
- 내원 시 심전도에서 완전방실차단이 발견되어 심장성 실신으로 진단했고, 즉시 순환기내과에 컨설트 후 응급 입원했다.

A **의식장애와 실신의 감별진단이 다르기 때문에 무반응 상태에서 회복된 직후의 의식수준을 확인한다. 실신이라면 심장성 실신을 감별한다.**

더 알고 싶다!

실신의 원인과 빈도

① 심장성 실신(18%): 대동맥판막협착증, 비후성심근병증, 부정맥 등

② 비심장성 실신(48%): 혈관미주신경반사(18%), 기립성저혈압(8%), 신경질환, 정신질환 등

③ 원인불명(34%)

- 실신으로 입원한 환자의 17%에서 폐동맥색전증이 있었다는 보고도 있다(N Engl J Med 375:1524-1531, 2016).
- 약 20%를 차지하는 심장성 실신을 놓치지 않는 것이 중요하다.

실신의 원인과 장기예후

- 심장성 실신은 다른 실신에 비해 예후가 현저히 안 좋다.

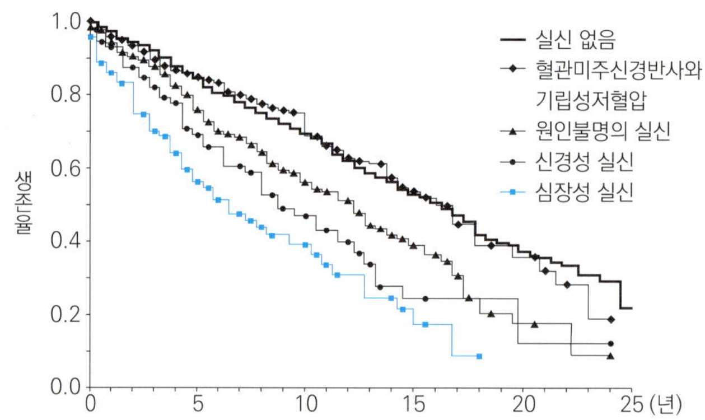

[Soteriades ES, et al. N Engl J Med 347:878-885, 2002]

응급실 실신 예후 예측 점수 - Canadian Syncope Risk Score

캐나다 실신 위험 점수

분류	포인트
임상평가	
미주신경반사 의심 병력	−1
심장질환 병력	1
SBP(수축기 혈압) <90 or >180 mmHg	2
검사	
트로포닌 상승	2
이상 QRS축(<−30도 or >100도)	1
QRS폭 >130 ms	1
QTc>480 ms	2
응급실 진단	
미주신경반사	−2
심장성 실신	2
합계(−3 to 11)	

- −3~−2를 Very Low, −1~0을 Low, 1~3을 Medium, 4~5를 High, 6점 이상을 Very High로 하여 30일 이내 사망률과 중증 심혈관 사건 발생률을 예측하는 점수도 있다[JAMA Intern Med 180:737-744, 2020].

● 참고문헌

1) Schabelman E, Kuo D. Glucose before thiamine for Wernicke encephalopathy: a literature review. J Emerg Med 42:488-494, 2012 [PMID: 22104258].
   - 비타민 B_1을 보충하기 전에 혈당을 교정하는 것이 나쁜지 연구한 논문으로, Case series이긴 하지만 한 번쯤 읽어보면 좋을 것 같다.

2) Terry AR, et al. CASE RECORDS of the MASSACHUSETTS GENERAL HOSPITAL. Case 5-2016. A 43-Year-Old Man with Altered Mental Status and a History of Alcohol Use. N Engl J Med 374:671-680, 2016 [PMID: 26886525]
   - 현병력 부분까지만 읽어도 실제 의식장애의 워크업이 어떻게 이루어지는지 이미지화 할 수 있다.

3) Edlow JA, et al. Diagnosis of reversible causes of coma. Lancet 384:2064-2076, 2014 [PMID: 24767707] [PMID: 24767707].
   - 한 걸음 더 나아가 의식장애의 감별법을 알고 싶은 분들을 위해.

4) Kidd SK, et al. Syncope(Fainting). Circulation 133:e600-e602, 2016 [PMID: 27142609] [PMID: 27142609] ·실신의 요점이 간결하게 정리되어 있다.
   - 실신의 요점이 간결하게 정리되어 있다.

5) Albassam OT, et al. Did This Patient Have Cardiac Syncope ?: The Rational Clinical Examination Systematic Review. JAMA 321:2448-2457, 2019 [PMID: 31237649] [PMID: 31237649].
   - 심장성 실신의 감별을 위해 더 자세히 알고 싶은 분들을 위해.

6) Brignole M, et al. 2018 ESC Guidelines for the diagnosis and management of syncope. Eur Heart J 39:1883-1948, 2018 [PMID: 29562304] [PMID: 29562304].

7) Shen WK, et al. 2017 ACC/AHA/HRS Guideline for the Evaluation and Management of Patients With Syncope: A Report of the American College of Cardiology/ American Heart Association Task Force on Clinical Practice Guidelines and the Heart Rhythm Society. J Am Coll Cardiol 70:e39-e110, 2017 [PMID: 28286221] [PMID: 289
   - 6), 7)은 미국과 유럽의 실신 가이드라인. 순환기내과나 응급의학과에 관심이 있는 사람은 국내 가이드라인과 함께 살펴보자.

(후지노 다카히사)

5 빈맥 · 서맥
불안정한 부정맥을 파악한다!

철칙

1. 빈맥 · 서맥을 보면 '불안정한 징후'가 있는지 확인한다
2. 빈맥을 보면 QRS폭과 리듬에 주목해 동성빈맥 여부를 판단한다
3. 불안정한 심실성 부정맥은 우선 심장율동전환(cardioversion)
4. 발작성 상심실성 빈맥(PSVT)은 ATP 제제(아데노신)
5. 심부전이나 저혈압을 동반한 빈맥성 심방세동에는 칼슘차단제가 금기이다
6. 불안정한 서맥은 아트로핀과 심장박동조율(pacing)

증례 ❶ 건강검진에서 특별히 부정맥이 없었던 74세 남성.

며칠 전부터 기침과 인후통이 있었고, 두근거림을 느꼈는데 증상이 지속되어 응급실로 내원했다. 내원 시 활력징후는 체온 37.8℃, 혈압 126/80 mmHg, 맥박 128/분 · 규칙적, 호흡수 18/분, SpO_2 98%(room air)였다.

Q 먼저 어떻게 평가해야 할까?

철칙 1 빈맥 · 서맥을 보면 '불안정한 징후'가 있는지 확인한다

- 맥박 > 100/분을 빈맥, 맥박 < 50/분을 서맥이라고 한다.
- 빈맥 · 서맥은 때때로 활력징후 파탄을 초래하기 때문에 우선 혈역학적으로 '불안정'한 빈맥 · 서맥인지 판단할 필요가 있다.
- 구체적으로 의식, 혈압, 산소화가 유지되고 있는지를 확인한다. 여기에 이상이 있다면 '불안정'으로 판단한다.
- 그 외 쇼크 징후, 호흡곤란, 흉통이 동반된 경우에는 '불안정'한 징후이므로 반드시 그 유무를 확인하고 빠르게 대응한다.

이 증례에서는…

- 의식과 혈압은 유지되고 있고, 혈역학적 '불안정'을 의심할 만한 소견은 특별히 없어서 안정된 빈맥으로 판단했다.

A 빈맥 · 서맥을 보면 우선 안정인지 불안정인지를 확인한다.

Q 의식, 혈압 등 활력징후는 유지되고 있다. 다음으로 확인해야 할 것은?

철칙 2 빈맥을 보면 QRS폭과 리듬에 주목해 동성빈맥 여부를 판단한다

- 빈맥 · 서맥을 보면 반드시 12유도 심전도를 확인한다(단, 불안정한 경우 치료를 서둘러야 하므로 우선 모니터 심전도로 대응하면서 12유도 심전도를 준비한다).
- 빈맥에서 주목해야 할 것은 QRS폭(narrow? or wide?)과 리듬이다.
- QRS가 120 ms 이상인 것을 wide QRS, 그렇지 않은 것을 narrow QRS로 판단한다.

빈맥의 감별

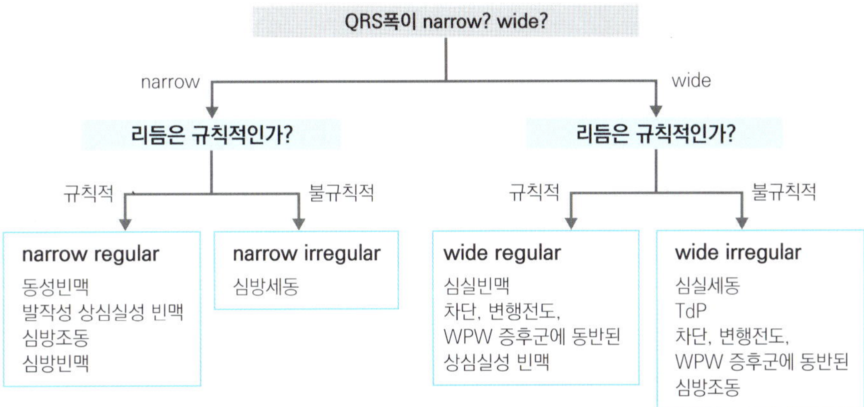

WPW 증후군: Wolff-Parkinson-White syndrome

- 빈맥의 경우 동성빈맥은 보상반응의 결과인 경우가 많아서, 맥박수를 낮추면 오히려 활력징후의 악화를 초래할 수 있으므로 가장 먼저 감별해 배제한다.

동성빈맥

- 12유도 심전도를 찍어서 정상 P파의 유무를 확인한다.
- 정상 P파(II, III, aVF에서 양성 P파)를 확인할 수 있고, QRS파의 폭이 좁고(narrow QRS), 리듬이 일정하다면 동성빈맥일 가능성이 높다.
  ※ 정상 P파는 동결절에서의 조율을 의미하는데, 정확히는 II, III, aVF, V_4~V_6에서 양성 P파, aVR에서 음성 P파이다. 여기서는 편의상 II, III, aVF에서 양성인 P파라고 기억해 두자.
- 일반적으로 동성빈맥의 맥박수는 '220−나이/분'을 넘지 않으므로, 이를 초과하는 경우에는 동성빈맥 이외를 고려한다.
- 또한 심방조동 등에서는 동성빈맥과의 감별이 어려운 경우도 있는데, 이때 후술할 ATP 제제(아데노신®)의 정맥투여를 시행하면 감별에 도움된다.
- 동성빈맥으로 판명되면, 이제 그 원인을 찾는다.

동성빈맥의 주요 원인 'HI EDGE'
Hyperthyroidism(갑상선기능항진증), Heart failure(심부전)
Infection(감염증), Infaction(심근경색), Inflammation(발열, 염증)
Embolism(폐색전)
Dehydration(탈수·빈혈), Delirium(섬망)
Gas(저산소혈증)
Electrolytes(전해질이상), Endocrine(pheochromocytoma)[내분비질환(갈색세포종)]

이 증례에서는…

- 12유도 심전도는 아래와 같았고, 동성빈맥으로 판단했다.

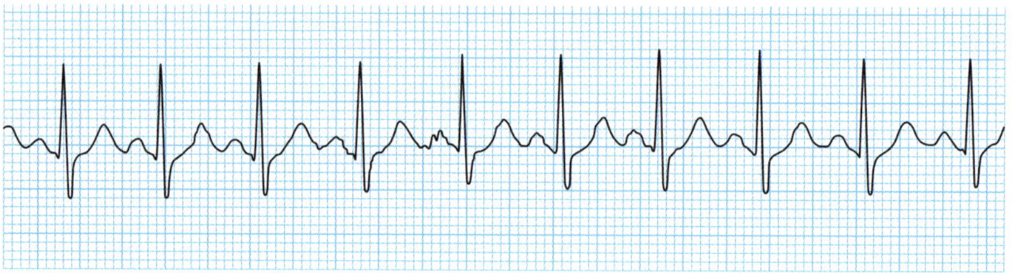

- 발열과 상기도 증상을 보였고, 흉부 단순X선사진에서 폐렴 소견을 보였으므로 감염증과 발열에 의한 동성빈맥으로 판단했다.

A 모니터 심전도와 12유도 심전도로 QRS폭과 리듬을 확인한다.

증례 ❷ 68세 남성. 흡연력, 이상지질혈증 병력이 있다.

갑작스러운 두근거림과 흉통을 주소로 내원했다. 내원 시 활력징후는 의식수준 JCS II-20(큰 소리나 몸을 흔들어야 반응), 체온 36.2℃, 혈압 78/50 mmHg, 맥박 180/분·규칙적, 호흡수 18/분, SpO_2 96%(room air). 모니터 심전도는 아래 그림과 같았다.

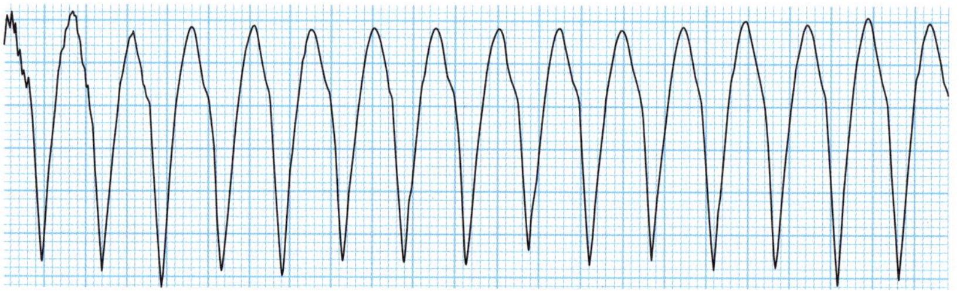

Q 이 빈맥은 어떻게 판단하고, 대응해야 할까?

철칙 3 불안정한 심실성 부정맥은 우선 심장율동전환(cardioversion)

- 활력징후의 파탄을 초래하는 부정맥에서 중요한 것은 심실성 부정맥인 심실빈맥(ventricular tachycardia, VT)과 심실세동(ventricular fibrillation, VF)이다. 심전도 모니터에서 넓은 QRS파(wide QRS)를 보이므로 주의해야 한다. 혈압이 유지되고 있는 VT도 pulseless VT나 VF로 이행할 가능성이 있으므로 신속한 대응이 필요하다. 반드시 도와줄 사람을 부르고, 순환기내과에 연락한다.
- 혈압 유지가 안 되는 것 같으면 망설이지 말고 심장율동전환을 시행한다. 의식이 있는 경우에는 진정(sedation)이 필요하다.
- 혈압이 유지되고 있고 시간적 여유가 있다면, 아미오다론 등의 약물요법도 고려한다.
- 심기능이 저하된 경우, 심방세동 등 좁은 QRS파(narrow QRS)를 보이는 상심실성 부정맥에서도 혈압저하와 산소화저하가 발생할 수 있다. 상심실성 부정맥이라도 혈역학적으로 불안정한 경우에는 심장율동전환을 고려한다.

전기충격

- 전기충격은 치명적인 부정맥에 대해 QRS에 동기화하지 않고 시행하는 제세동(defibrillation)과 빈맥성 부정맥에 대해 QRS에 동기화하여 시행하는 전기적 제세동(cardioversion)이 있다.

  동기화 필요 : 상심실성 부정맥, 자기맥이 있는 심실빈맥

  동기화 불필요 : 심실세동, 무맥성 심실빈맥

  ※ 동기화란 QRS파를 인식하여 R파 직후에 방전하는 것을 말한다. 예를 들어, 심근수축의 상대적 불응기로 넘어갈 때 전기충격이 이루어지면 Shock on T파가 되어 VF를 유발할 위험이 있으므로 주의가 필요하다.
- 의식이 있는 경우 진정(sedation)

  〈처방 예〉 프로포폴(포폴®) 4~5 mL(40~50 mg) 정맥주사

  〈처방 예〉 미다졸람(미다졸람®) 4~5 mg 정맥주사(1A : 10 mg/2 mL를 생리식염수 8 mL에 희석하여 1 mg/mL로 사용)

  〈처방 예〉 티오펜탈(펜토탈®) 2~4 mL(2.5% 용액으로 50~100 mg) 정맥주사 도입 시
- 에너지량

  수동식 및 자동제세동기(AED)는 대부분 2상성이다. 상심실성 부정맥에서는 50 J부터 시작해 단계적으로 150~200 J까지 출력을 높인다. 치명적인 부정맥에서는 150~200 J로 전기충격을 가한다.

제세동기 사용법

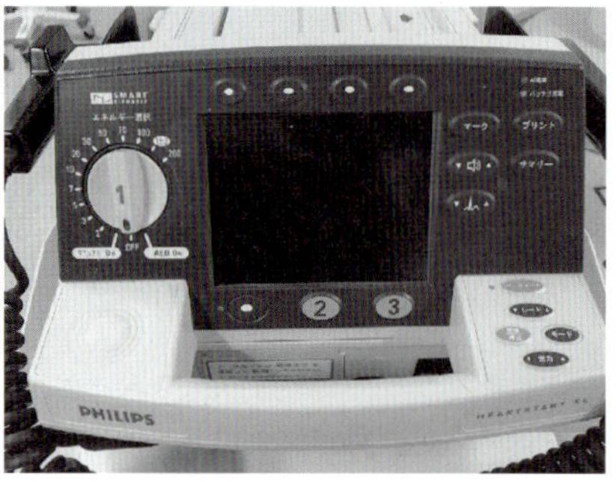

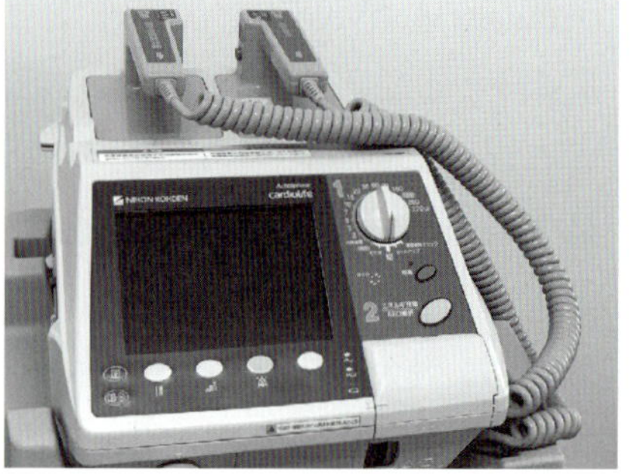

1. 제세동기의 심전도 모니터를 부착
2. 유도는 II 유도로 설정
3. 동기 모드 선택(R파에 맞춰 충격을 주기 위해) (VF, pulseless VT에서는 비동기 모드 사용)
4. 에너지량 설정
5. 흉벽에 패들을 대고 충전
6. 주변 사람들이 떨어져 있는 것을 확인하고, 파형을 보면서 방전

- 심방세동이나 심방조동의 경우 혈전색전 위험에 주의. 발병 48시간 이내인지와 항응고요법 중인지 확인한 후 시행한다.
- 발병 후 48시간 이상 경과한 경우에는 심장율동전환을 시행하기 전에 최소 3주 이상 연속으로 항응고요법을 시행하는 것이 권장되고, 그렇지 않은 경우에는 경식도 심장초음파로 좌심방 내 혈전 평가를 시행해 혈전이 없는 경우 고려한다.

심실성 부정맥에 사용하는 약물

〈처방 예〉 아미오다론(코다론®) 125 mg을 5% 포도당액 100 mL(생리식염수에서는 침전물을 형성함)에 용해시켜 10분에 걸쳐 투여한다.

〈처방 예〉 리도카인(리도카인®) 100 mg(1A : 5 mL)의 경우 절반(2.5 mL)을 생리식염수로 희석하여 2분 이상에 걸쳐 투여한다.

- 부정맥 치료와 동시에 원인을 찾는다.
- 심실성 부정맥에서 신속하게 찾아야 하는 원인은 전해질이상과 허혈성 심질환이다. 혈액검사, 12유도 심전도, 심장초음파로 평가한다.
- torsades de pointes의 경우 저칼륨혈증, 저마그네슘혈증 등 전해질이상뿐만 아니라 항부정맥제, 항생제 등 QT 연장의 원인이 될 수 있는 약물 사용이 없는지 확인한다.

이 증례에서는…

- 혈압저하를 동반한 VT이며 불안정한 빈맥으로 판단했다. 티오펜탈(펜토탈®)을 투여해 진정시킨 후 200 J로 제세동 시행 결과 동조율로 돌아왔다.

- 동조율 회복 후 심전도에서 전흉부 유도에 ST depression이 관찰되어 응급 관상동맥 조영술을 시행했고, 심근경색으로 진단됐으며, 이것이 부정맥의 원인으로 판단했다. 경피적 관상동맥 중재술(PCI)을 시행했고, 이후 부정맥의 재발은 없었다.

A 불안정 빈맥으로 판단하고, 전기적 제세동을 시행한다.

증례 ③ 28세 여성. 반복되는 두근거림.

반복되는 두근거림이 있었는데, 이번에는 증상이 지속되어 응급실로 내원했다. 내원 시 활력징후는 의식 명료, 체온 36.5℃, 혈압 110/60 mmHg, 맥박 180/분·규칙적, 호흡수 14/분, SpO_2 98%(room air). 모니터 심전도는 아래 그림과 같았다.

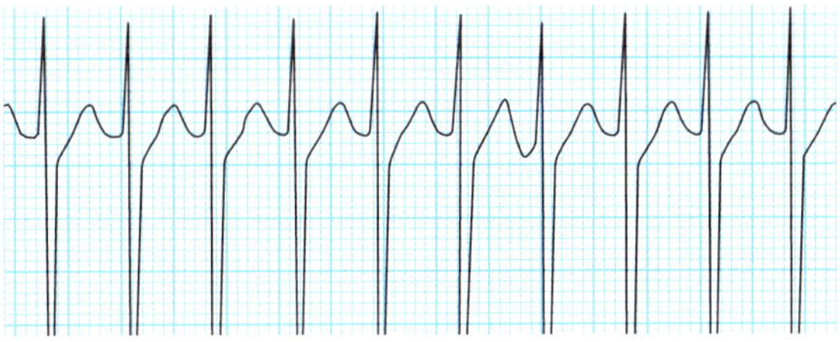

Q 이 빈맥은 어떻게 판단하고, 대응해야 할까?

철칙 4 발작성 상심실성 빈맥(PSVT)은 ATP 제제(아데노신)

- Valsalva maneuver의 성공률은 약 50% 정도로 결코 높지 않지만, 성공하면 약물 투여가 필요없게 되므로 한번 시도해 볼 가치가 있다.
- ATP 제제(아데노신)는 비교적 안전하게 사용할 수 있는 약물이지만, 수 초간 완전 방실 차단이 되기 때문에 심전도 모니터가 필수이다. 환자에게도 순간적으로 기분이 이상해질 수 있다는 것을 미리 알려두자. 응급카트와 제세동 준비도 잊지 않도록.
- ATP 제제로 효과가 없는 경우에는 베라파밀, 딜티아젬 등을 투여한다(각 약물의 사용방법은 p.60, 61 참조).
- 혈역학적으로 불안정한 경우에는 심장율동전환(cardioversion)을 시행한다.

narrow QRS를 보이는 발작성 상심실 빈맥 정지의 흐름도

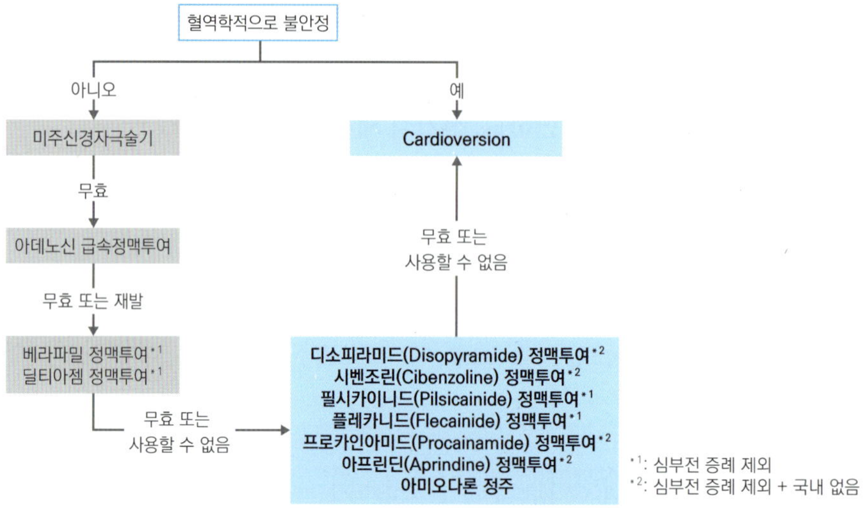

[일본심장학회/일본부정맥심전도학회. 2020년 개정판 부정맥 약물치료 가이드라인. https://www.j-circ.or.jp/cms/wp-content/uploads/2020/01/JCS2020_Ono.pdf. 2023년 8월 열람]

Valsalva maenuver

- 환자를 똑바로 눕히고 숨을 들이마시게 한 후 약 10초간 숨을 참게 한다.
- 숨을 들이마신 후 참아서 흉강 내압을 높이면 정맥환류량이 감소해 일시적으로 빈맥이 되는데, 숨 참는 것을 멈추면 정맥혈이 갑자기 심장으로 되돌아오면서 1회 박출량이 증가한다. 결과적으로 경동맥 동맥동 압력이 상승해 미주신경이 자극되어 서맥이 된다.

  ※ Modified Valsalva maneuver : 환자를 45도 반좌위 상태에서 Valsalva maneuver를 시행한 후, 곧바로 누운 자세를 취하고 하지 거상을 시켜 정맥 환류량을 증가시킨다. 기존의 Valsalva maneuver에 비해 동조율 회복률이 높다는 보고가 있다[Lancet 386: 1747-1753, 2015].

ATP 제제(아데노신®)

- 첫 투여는 10 mg을 급속 정맥주사. 그래도 멈추지 않으면 20 mg을 2회까지 추가 투여할 수 있다.
- 투여 후 일시적으로 맥이 늘어지는 경우가 있기 때문에 심전도 모니터 감시하에 투여한다.
- 이를 통해 심방조동이나 심방세동 등을 감별하는 데 도움을 받을 수 있다.
- 기관지 천식이 있는 경우 금기(기관지 연축 작용).
- 반감기가 짧기 때문에(10초 이하), 구체적으로 다음과 같이 투여한다.

1. 라인에 3way stopcock을 2개 이어서, 하류측 3way에 아데노신 주사기를 연결한다.
2. 상류측에 푸쉬용 생리식염수 주사기를 연결한다.
3. 아데노신을 급속 정맥주사한 후 바로 생리식염수를 밀어 넣는다.

   ※ 이때, 아데노신을 천천히 주사하거나 생리식염수 푸쉬가 늦어지면 반감기가 짧아 약효가 약해지기 때문에 주의.
4. 유지침은 가급적 심장에 가까운 상지의 혈관에 넣는다.

이 증례에서는…

- 혈역학적을 안정되어 있었기 때문에 심장율동전환은 시행하지 않았다.
- 먼저 Valsalva maneuver를 시행했으나 빈맥이 개선되지 않았고, 아데노신 급속정맥주사 후 개선되었다.

A 안정된 빈맥이었고, 심전도 상 PSVT를 의심해 아데노신 투여 후 부정맥 소실

더 알고 싶다!

발작성 상심실성 빈맥의 예방치료

- 발작의 지속시간이 짧고 증상이 가벼운 경우에는 재발 예방 치료는 필수적이지 않으며, 다음과 같은 항부정맥약물의 필요시 복용 등으로 대응한다.
- 발작 예방이 필요한 경우, 근치요법으로는 카테터 절제술(catheter ablation)이다.
- PSVT의 배경에 WPW 증후군 유무에 따라 대응이 달라지는 점에 주의가 필요하다. WPW 증후군이 없는 경우에는 심기능에 따라 베라파밀이나 딜티아젬, 베타차단제를 사용하고, WPW 증후군이 있는 경우에는 다른 항부정맥제를 사용한다.

증례 ④ 78세 여성. 두근거림과 운동 시 호흡곤란.

내원 1주일 전부터 하지부종이 있었고, 두근거림을 느꼈다. 그 후, 운동 시 호흡곤란이 나타났고, 점차 더 숨이 차서 응급실로 내원했다. 내원 시 활력징후는 의식 명료, 체온 36.2℃, 혈압 140/90 mmHg, 맥박 150/분·불규칙, 호흡수 18/분, SpO_2 90%(room air). 모니터 심전도는 아래 그림과 같았다.

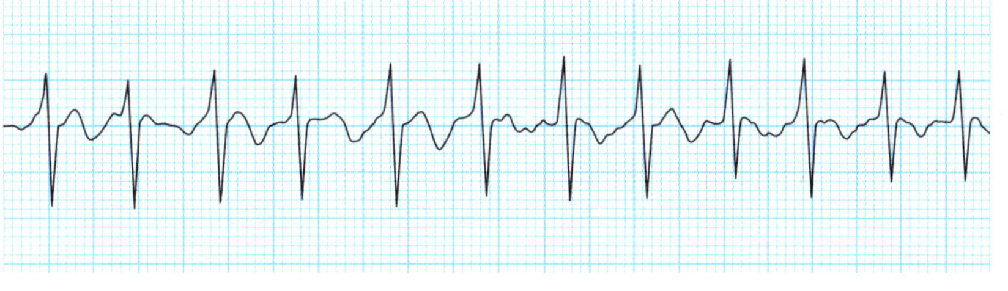

Q rate control을 위해 어떤 약물을 선택해야 할까?

철칙 5 심부전이나 저혈압을 동반한 빈맥성 심방세동에는 칼슘차단제가 금기이다

- 발작성 심방세동(발병 7일 이내)은 자연 호전되는 경우도 있으므로 활력징후가 안정적이라면 경과를 지켜볼 수도 있지만, 이 증례처럼 '불안정'한 증상인 경우 먼저 안정화를 위해 심박수를 낮추는 치료(rate control)를 하는 것이 원칙이다. 또한, 동성빈맥과 마찬가지로 동시에 원인을 찾아서 신속하게 원인을 제거하는 노력도 중요하다.

- 처음부터 혈역학적으로 불안정한 경우에는 직류 제세동을 시행한다.
- 심부전이나 저혈압을 동반한 빈맥성 심방세동에 칼슘차단제를 투여하면 심근수축을 억제해 상태를 악화시킬 수 있으므로 주의가 필요하다.
- 심부전을 동반한 심방세동의 경우, 급성기에는 정맥주사제인 란디올롤(Landiolol, 국내 없음. 에스몰롤로 대체)이나 디곡신으로 rate control을 하고, 이뇨제로 심부전을 안정시킨 후 경구 베타차단제 등을 선택한다.
- 또한, 부정맥 진료 시에는 항상 전해질에 대한 고려도 필요하며, 저칼륨혈증이 있다면 교정한다. 예를 들어 심부전에서는 일반적으로 K 4~5 mEq/L가 하나의 기준으로서 권장된다[J Am Coll Cardiol 75:2836-2850, 2020].

발작성 심방세동의 rate control

빈맥성 심방세동에 대한 심박수조절요법의 치료 방침

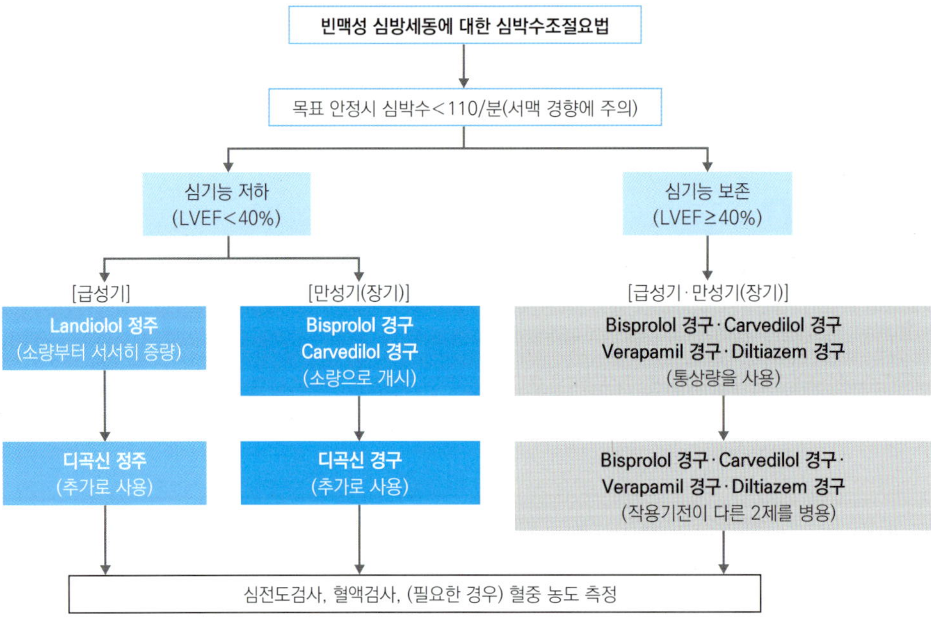

[일본심장학회/일본부정맥심전도학회 2020년 개정판 부정맥 약물치료 가이드라인. https://www.j-circ.or.jp/cms/wp-content/uploads/2020/01/JCS2020_Ono.pdf. 2023년 8월 열람]

- 심방세동에 대한 치료는 약물요법과 카테터 절제술이 있다.
- 약물요법으로는 심기능이 저하된 경우 베타차단제인 란디올롤을 소량부터 시작하고, 효과가 불충분한 경우에는 디기탈리스 제제의 병용을 검토한다.

  *역자 주: 국내에는 란디올롤이 없으므로, 에스몰롤 등을 사용할 수 있다.
- 특히 박출률 감소(LVEF 40% 이하)에서 칼슘차단제는 위에서 언급한 바와 같이 혈역학을 불안정하게 만들기 때문에 혈역학적으로 불안정한 경우에는 박출률이 보존된 경우에만 제한적으로 사용한다는 것을 알아두자.
- 제세동을 고려하면서 rate control 목적으로 심박수를 조절하는 경우에는 아미오다론을 사용할 수 있다.

- 박출률 보존 심부전에서는 경구약이나 패치제가 기재되어 있지만, 실제로는 란디올롤이나 베라파밀 등의 정맥주사제를 사용하는 경우도 있다. 사용방법은 다음 페이지의 'rate control에 사용하는 약물 사용법'을 참고한다.

발작성 심방세동의 rhythm control

심방세동에 대한 제세동 시행 흐름도

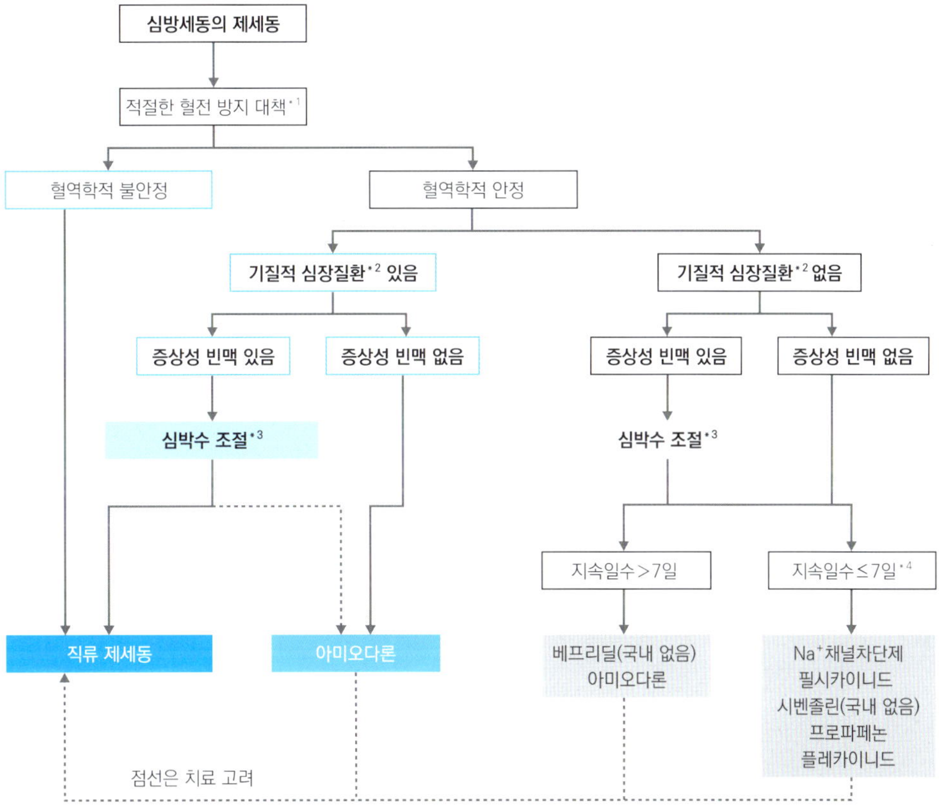

*1: 48시간 이내에 발병을 확인할 수 없는 증례에서는 경식도 심장초음파로 심장 내 혈전을 배제하거나, 3주 이상 적절하고 충분한 항응고요법을 시행한다. 자세한 내용은 3. 항응고요법을 참조.

*2: 심장비대, 심부전, 심근허혈

*3: 혈역학적 불안정이 없더라도 증상성 빈맥을 일으킨 증례에서는 적절한 심박수 조절을 병행한다. 자세한 내용은 4. 심박수 조절요법을 참조.

*4: 유효성과 혈전색전 합병증 감소 측면에서 48시간 이내에 시행하는 것이 바람직하다.

[일본심장학회/일본부정맥심전도학회 2020년 개정판 부정맥 약물치료 가이드라인. https://www.j-circ.or.jp/cms/wp-content/uploads/2020/01/JCS2020_Ono.pdf. 2023년 8월 열람]

- 심방세동 정지(제세동) 시에는 반드시 심방 내 혈전에 의한 색전증 발생에 유의해야 하며, 충분한 항응고요법이 시행되지 않은 경우에는 경식도 심장초음파를 고려한다.
- 응급 상황을 제외하고는 색전증 발생을 최소화하는 것이 중요하다.
- 혈역학적으로 불안정한 경우에는 제세동을 선택하고, 혈역학적으로 안정된 경우에는 기질적 심장질환이 있으면 아미오다론, 그렇지 않다면 다른 항부정맥약물을 선택한다.
- 이때, 증상성 빈맥이 있는 경우에는 심박수 조절을 시행하고, 즉시 효과가 나타나는 직류 제세동을 고려한다.

rate control에 사용하는 약물의 사용법

- 모든 약물이 혈역학적으로 영향을 주기 때문에 심전도, 혈압을 모니터링하면서 투여한다.

정맥주사제

① 베타차단제

〈처방 예〉 Esmolol(브레비블록®): 처음 1분간 부하용량으로 0.5 mg/kg 정맥주사하고 다음 4분간 유지용량으로 50 mcg/kg/min을 정맥주사.

- 효과 발현이 빠르다. 투여 중단 후 효과 소실도 빨라 사용하기 쉽다.
- 혈압저하에 주의한다.

*역자 주: 일본은 이런 경우 베타차단제로 란디올롤을 사용하는데, 국내에는 없음.

② 칼슘차단제

〈처방 예〉 베라파밀(이솝틴®) 5 mg(1A 2 mL)을 생리식염수 8 mL에 용해시켜 2 mL(1 mg)부터 정맥주사하고, 10분 정도 후 효과판정을 한다. 효과가 불충분한 경우 추가로 2~4 mg을 정맥주사.

- 주의점: 심장수축이 양호한 것을 전제로 한다. 심기능이 나쁘면 반대로 심장 수축이 억제되어 쇼크가 발생할 수 있다. 반드시 사용 전에 심장초음파로 중증 심장기능장애가 없는지, 혈압은 유지되고 있는지 확인한다. 심부전이나 저혈에서는 사용하지 않는다.

〈처방 예〉 딜티아젬(헤르벤®) 10 mg을 생리식염수 50 mL 등에 용해하여 약 3분 정도에 걸쳐 서서히 정맥주사.

- 베라파밀과 마찬가지로 음성변력작용(negative inotropic effect)에 주의가 필요하며, 심장기능이 저하된 경우에는 주의할 필요가 있다.

③ 디곡신(디곡신®)

〈처방 예〉 0.25 mg(1A)을 서서히 정맥주사하거나 생리식염수 50 mL에 희석해 정맥주사.

- 주의점: 사용 전 신기능장애와 WPW 증후군 유무를 확인한다.
- 작용발현까지 다소 시간이 걸린다는 점(15~30분 정도)을 알고 있어야 한다.
- 혈중농도 0.5~0.9 ng/mL를 기준으로 투여량을 조절한다.

④ 아미오다론(코다론®)

〈처방 예〉 125 mg을 5% 포도당액 100 mL에 녹여 10분에 걸쳐 투여한다. 그 후 750 mg을 5% 포도당액 500 mL에 용해하여 33 mL/hr로 6시간 동안 투여하고, 나머지는 17 mL/hr로 42시간 동안 지속 투여.

- 일반적으로 rhythm control 약물로 알려져 있지만, rate control 작용도 있다.
- 심장기능이 저하된 증례나 심부전 증례에서도 사용할 수 있다.
- 사용 전 간기능과 갑상선기능, 그리고 KL-6(간질성 폐렴)을 검사해야 한다.

경구약

- 급성기 이후에는 서서히 경구약으로 이행한다.
- 과거에는 디기탈리스 제제나 non-DHP 칼슘차단제도 사용했으나, 최근에는 심장보호효과도 있는 베타차단제의 사용 빈도가 증가하고 있다.

① 베타차단제

〈처방 예〉 카르베딜롤(딜라트렌®) 속방형 1회 3.125~25 mg 1일 2회 경구투여
서방형 1회 8 mg 1일 1회 경구투여. 2주마다 평가해서 효과가 불충분한 경우 16, 32, 64 mg까지 증량

〈처방 예〉 비소프롤롤(콩브럭®) 1회 1.25 mg 1일 1회 경구투여 단계적으로 1회 총 10 mg까지 증량.

- 약리학적으로는 카르베딜롤 속방형 20 mg이 비소프롤롤 5 mg 정도에 해당함.
- 심장보호효과와 생명예후개선효과 등도 있어 현재도 널리 사용되고 있다.

② 칼슘차단제

〈처방 예〉 베라파밀(이솝틴®) 속방형 1회 40~120 mg 1일 3회 경구투여
서방형 1회 120~480 mg 1일 1회 경구투여

〈처방 예〉 딜티아젬(헤르벤®) 속방형 1회 30~120 mg 1일 3회 경구투여
서방형 1회 90~180 mg 1일 1회 경구투여

- 모두 음성변력작용이 있으므로 심장기능이 저하된 환자에서의 사용에 주의한다.

③ 디곡신(디고신®)

〈처방 예〉 0.0625~0.25 mg 1일 1회 경구 투여

- 장기 투여 시 사망률이 높아진다는 보고가 있으므로 장기 투여에는 적합하지 않다.
- 디기탈리스 중독에 주의.

④ 아미오다론(코다론®)

〈처방 예〉 1일 400 mg을 1~2주간 투여한 후 효과와 부작용의 발현 여부를 보면서 유지용량인 1일 100~200 mg까지 점진적으로 감량해서 계속 투여한다.

- 정맥주사제와 마찬가지로 사용 전에 간기능과 갑상선기능, 그리고 KL-6(간질성 폐렴)를 검사해야 한다.
- 위의 약물 및 전해질 교정에도 호전이 없는 경우 제세동을 고려한다.
- 심방세동 · 심방조동은 발병 48시간 이상 경과한 경우, 동조율 복귀 시 좌심방이(left atrial appendage) 내 혈전이 날아가 뇌경색을 일으킬 위험이 있기 때문에 전기적 제세동으로 인한 영향을 잘 고려해야 한다.
- 약물적 제세동(rhythm control)도 마찬가지로 고려해야 한다.
- 만약 혈역학적으로 불안정해서 꼭 제세동을 시행해야 하는 경우, 항응고요법과 함께 경식도 심장초음파를 통해 심장 내 혈전이 없다는 것을 확인한 후 시행해야 한다.

이 증례에서는…

- 우선 베타차단제(에스몰롤) 정맥투여를 시작했고, 혈압이 유지되는 것을 확인하면서 맥박은 100/분 이하가 되도록 조절했다.

A **심부전을 동반한 빈맥성 심방세동으로 음성변력작용이 강한 칼슘차단제의 사용을 피하고 정맥주사용 베타차단제를 사용했다.**

더 알고 싶다!

심방세동의 항응고요법

- 심방세동은 앞서 설명한 것처럼 발병 48시간 이상 경과하면 심방 · 심이 내 혈전이 형성될 수 있기 때문에 항응고요법을 고려해야 한다.
- 판막성과 비판막성으로 나누어 생각하며, 판막성에서는 와파린에 의한 항응고요법이 적응[DOAC(direct oral anticoagulant, 경구용 항응고제)의 적응증은 없다].
- 비판성에서는 비후성 심근증, $CHADS_2$ 점수 ≥ 1점, $CHADS_2$ 점수 0점에 CHA_2DS_2-VASc 점수 ≥ 2점인 경우 항응고요법 적응증이다.
- 항응고요법 중 HAS-BLED 점수 ≥3점 이상은 출혈성 합병증에 주의하며 추적 관찰한다.

$CHADS_2$ score

	위험인자		점수
C	Congestive heart failure/LV dysfunction	심부전, 좌심기능부전	1
H	Hypertension	고혈압	1
A	Age ≥ 75y	75세 이상	1
D	Diabetes mellitus	당뇨병	1
S_2	Stroke/TIA	뇌경색, TIA 과거력	2
		합계	0~6

TIA: 일과성 뇌허혈발작
[Gage BF, et al. JAMA 285:2864-2870, 2001]

심방세동에서 항응고요법 권장사항

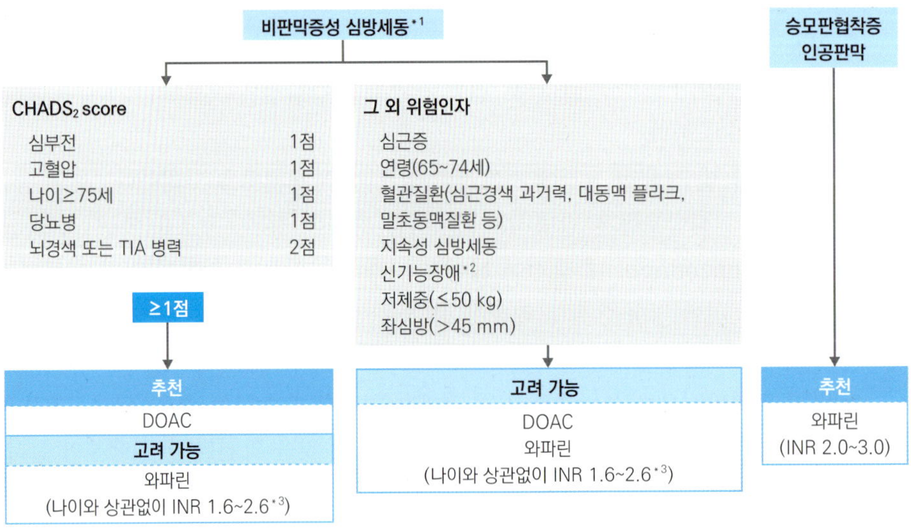

*1 : 생체판막은 비판막성 심방세동에 포함된다.
*2 : 신기능에 따른 항응고요법은 3.2.3 어느 DOAC을 사용할지 선택 및 **표 36**을 참조.
*3 : 비판막성 심방세동에 대한 와파린의 INR 1.6~2.6 관리 목표는 가급적 2에 가깝게 한다. 뇌경색 과거력이 있는 2차 예방 환자나 고위험군($CHADS_2$ 3점 이상) 환자의 와파린 요법에서 70세 미만은 INR 2.0~3.0을 고려.

[일본심장학회/일본부정맥심전도학회 2020년 개정판 부정맥 약물치료 가이드라인. https://www.j-circ.or.jp/cms/wp-content/uploads/2020/01/JCS2020_Ono.pdf. 2023년 8월 열람]

CHA_2DS_2-VASc score

	위험인자		점수
C	Congestive heart failure/LV dysfunction	심부전, 좌심기능부전	1
H	Hypertension	고혈압	1
A_2	Age ≥ 75y	75세 이상	2
D	Diabetes mellitus	당뇨병	1
S_2	Stroke/TIA/TE	뇌경색, TIA, 혈전색전증 과거력	2
V	Vascular disease (prior myocardial infarction, Peripheral artery disease, or aortic plaque)	혈관질환 [심근경색 과거력, 말초동맥질환, 대동맥 경화반(plaque)]	1
A	Age 65-74y	65세 이상 74세 이하	1
Sc	Sex category (i.e. female gender)	성별(여성)	1
		합계	0~9*

*나이에 따라 0, 1, 2점이 배분되므로 합계는 최고 9점
TIA: 일과성뇌허혈발작
[Camm AJ. et al: Eur Heart J 31:2369-2429, 2010]

HAS-BLED score

	임상상		점수
H	Hypertension	고혈압*1	1
A	Abnormal renal and liver function	신기능장애, 간기능장애(각 1점)*2	2
S	Stroke	뇌졸중	1
B	Bleeding	출혈*3	1
L	Labile INRs	불안정한 국제표준치(INR)*4	1
E	Elderly	고령자(>65세)	1
D	Drugs or alcohol	약물, 알코올(각 1점)*5	2
		합계	9

*1 수축기혈압>160 mmHg. *2 신기능장애: 만성투석, 신장이식, 혈청 Cr 200 μmol/L(2.26 mg/dL) 이상. 간기능장애: 만성간장애(간경변 등), 검사치 이상(빌리루빈>정상 상한×2배, AST/ALT/ALP>정상 상한×3배). *3 출혈력, 출혈경향(출혈소인, 빈혈 등). *4 INR 불안정, 높은 수치, TTR(time in therapeutic range)<60%. *5 항혈소판제와 NSAIDs 병용, 알코올 의존증.
[Pisters R, et al: Chest 138:1093-1100, 2010]

비판막성 심방세동에 대한 DOAC의 용법 및 용량 설정 기준

	다비가트란	리바록사반	아픽사반	에독사반
용법·용량	150 mg 1일 2회	15 mg 1일 1회	5 mg 1일 2회	60 mg 1일 1회
감량 용법·용량	110 mg 1일 2회	10 mg 1일 1회	2.5 mg 1일 2회	30 mg 1일 1회
감량 기준	• CCr<50 mL/min • P당단백억제제 • 나이 ≥ 70세 • 위장관출혈 과거력 (다비가트란에서는 감량 고려 기준)	CCr<50 mL/min	다음 중 2개 이상에 해당: • 혈청 Cr ≥ 1.5 mg/dL • 나이 ≥ 80세 • 체중 ≤ 60 kg	다음 중 어느 것이든 해당: • CCr<50 mL/min • P당단백억제제 • 체중 ≤ 60 kg
신기능 저하에 따른 금기	CCr<30 mL/min	CCr<15 mL/min	CCr<15 mL/min	CCr<15 mL/min

[일본심장학회/일본부정맥심전도학회 2020년 개정판 부정맥 약물치료 가이드라인 https://www.j-circ.or.jp/cms/wp-content/uploads/2020/01/JCS2020_Ono.pdf. 2023년 8월 열람]

Rate control과 rhythm control

- 심방세동에서는 rate control vs. rhythm control에 대해 몇 가지 보고가 있다.
- CAST trial(N Engl J Med 321:406-412. 1989), AFFIRM trial(N Engl J Med 347:1825-1833, 2002), AF-CHF trial(N Engl J Med 358:2667-2677, 2008)에서 rate control(심박수조절)과 rhythm control(동조율유지) 간 예후에 유의한 차이는 없는 것으로 보고됐다.
- 그러나 최근에는 AF에 대한 절제술(ablation)이 널리 보급되면서 2020년 EAST-AFNET4 trial 결과, 절제술을 포함한 rhythm control 요법이 rate control 요법에 비해 심혈관 이벤트를 감소시키는 것으로 나타났다. 현재는 AF에 대한 조기 rhythm control 요법의 중요성이 강조되고 있다[N Engl J Med 383:1305-1316, 2020].

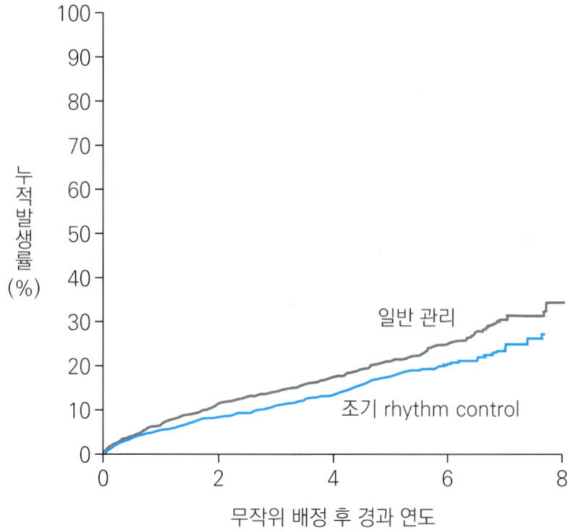

위험 인수(명)					
일반 관리	1,394	1,169	888	405	34
조기 rhythm control	1,395	1,193	913	404	26

증례 ❺ 74세 남성. 어지럼증.

반복적으로 어지러운 증상을 호소하던 중 일시적인 의식소실을 일으켜 내원했다. 내원 시 활력징후는 의식명료, 체온 36℃, 혈압 75/55 mmHg, 맥박 34/분, 호흡수 12/분, SpO_2 95%(room air). 모니터 심전도는 아래 그림과 같았다.

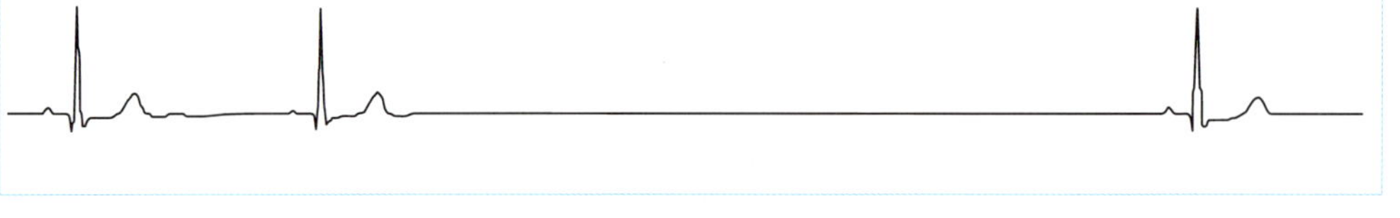

Q 이 부정맥은 안정인가 불안정인가? 대응은?

철칙 6 불안정한 서맥은 아트로핀과 심장박동조율(pacing)

- 서맥도 빈맥과 마찬가지로 '안정'인지 '불안정'인지 판단하는 것이 중요하다.
- 빈맥과 마찬가지로 원인 찾기도 중요한데, 원인 중 반드시 급성관상동맥증후군(ACS)의 유무를 평가하면서 전해질과 약물도 확인한다.
- 치료로는 혈압저하, 의식장애, 심부전이 있으면 아트로핀 0.5 mg(1A)을 정맥주사한다.
- 단, 방실차단에서는 아트로핀이 효과가 없으므로 신속하게 경피적 심장박동조율을 시행한다.
- 경피적 심장박동조율은 진정 하에 시행한다.
- 순환기내과에 연락한 후, 경정맥 일시적 심박조율기 또는 필요에 따라 영구적 심박조율기를 고려한다.

이 증례에서는…

- 불안정한 서맥으로 판단했고, 우선 아트로핀을 투여했다. 그 후 맥박과 혈압이 호전되었다.
- 순환기내과에 연락해 임시 심박조율기를 삽입하기로 했다.

A 불안정한 서맥으로 아트로핀 투여와 심장박동조율을 고려한다.

참고 문헌

1) 日本循環器学会ほか: 2020年 改訂版 不整脈薬物治療ガイドライン. 2020 (http://www.j-circ.or.jp/cms/wp-content/uploads/2020/01/JCS2020_Ono.pdf) (2023년 8월 열람)
   - 일반적인 부정맥에 관한 약물치료에 대해 잘 나와 있다.
2) 日本循環器学会ほか: 不整脈非薬物治療ガイドライン(2018年 改訂版). 2018 (https://www.j-circ.or.jp/cms/wp-content/uploads/2018/07/JCS2018_kurita_nogami.pdf) (2023년 8월 열람)
   - 일반적인 부정맥에 대한 비약물 치료에 대해 잘 나와 있다.
3) Michaud GF, Stevenson WG, Atrial Fibrillation. N Engl J Med 384:353-361, 2021 [PMID: 33503344].
   - 심방세동에 대한 최신 리뷰, 실제 임상에 유용한 내용이 알기 쉽게 정리되어 있다.
4) Helton MR. Diagnosis and Management of Common Types of Supraventricular Tachycardia. Am Fam Physician 92:793-800, 2015 [PMID: 26554472]
   - 상심실성 부정맥의 진단과 관리. 상심실성 부정맥의 초기대응과 관리가 정리되어 있다.
5) Al-Khatib SM, et al. 2017 AHA/ACC/HRS Guideline for Management of Patients With Ventricular Arrhythmias and the Prevention of Sudden Cardiac Death: A American College of Cardiology/American Heart Association Task Force on Clinical Practice Guidelines and the Heart Rhythm Society의 보고서. J Am. Coll Cardiol 72:e91-e220, 2018 [PMID: 29097296].
   - 심실성 부정맥의 관리와 심장돌연사 예방에 관한 가이드라인.

(스즈키 다카히로)

6 흉통

5 killer chest pain을 놓치지 말 것!

철칙

1. 흉통을 보면 우선 5 killer chest pain(급성관상동맥증후군, 급성대동맥박리, 폐색전증, 긴장성 기흉, 특발성 식도파열)을 감별해야 한다
2. 급성관상동맥증후군(ACS)이 의심되면 12유도 심전도를 시행하고, ACS가 의심되는 경과라면 주저하지 말고 순환기내과에 연락한다
3. 폐색전증(PE)이 의심되면 D-dimer와 modified Well's criteria를 참고하여 CT 등의 영상검사를 시행한다
4. 폐색전증의 중증도는 PESI 점수와 우심실기능부전 소견/심근 바이오마커로 판단한다
5. 기흉에서는 긴장성 기흉 감별이 최우선이다

증례 ❶ 74세 남성. 갑자기 발생한 흉통.

고혈압을 치료하지 않고 지내던 74세 남성. 내원 당일, 겨울철 공사장에서 야간작업 중 갑작스러운 흉통을 느꼈고, 이후 등쪽에도 통증이 나타났는데 호전되지 않아 응급실로 내원했다. 내원 시 활력징후는 의식 명료, 체온 37.2℃, 혈압 190/130 mmHg, 맥박 116/분·규칙적, 호흡수 24/분, SpO_2 94%(room air).

Q 어떻게 대응해야 할까?

철칙 1 **흉통을 보면 우선 5 killer chest pain(급성관상동맥증후군, 급성대동맥박리, 폐색전증, 긴장성 기흉, 특발성 식도파열)을 감별해야 한다**

- 흉통 환자를 보면 먼저 활력징후를 확인한다. 불안정한 경우 바이탈 안정화를 우선하며 문진, 검사, 치료를 신속하게 진행해 나간다.

흉통 환자 대응 알고리즘

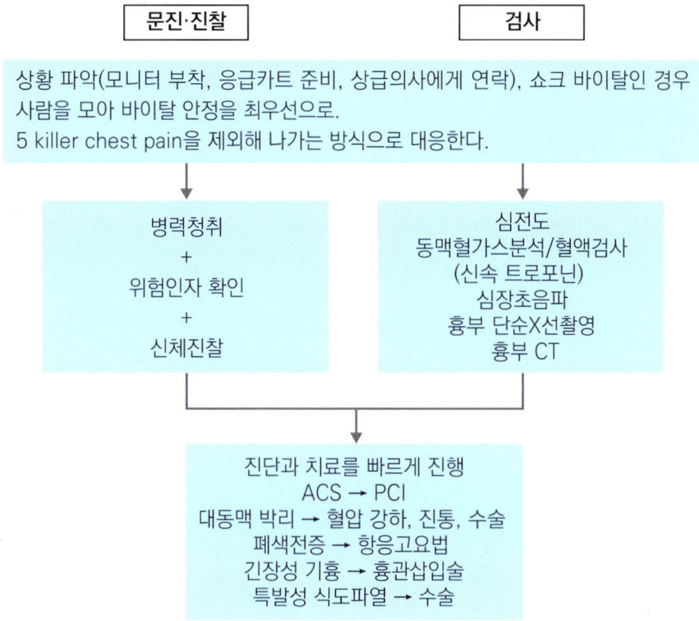

흉통의 응급성 판단 및 초기대응

- 먼저 서둘러 환자에게 간다.
- 활력징후 확인과 동시에 심전도를 지시. 바이탈이 달라질 수 있으므로 모니터도 필수. 심폐정지(cardiopulmonary arrest, CPA)가 발생할 수 있으므로 제세동기, 응급카트를 준비.
- 흉통은 신속한 대응이 필요하므로 문진 및 신체진찰을 하면서 심전도 및 동맥혈가스분석과 혈액검사를 실시한다. 혈액검사 결과가 나오기 전까지 심장초음파 및 필요에 따라 흉부 단순X선사진, 흉부 CT 등의 검사를 병행한다.
- 흉통 환자 대응은 먼저 12유도 심전도를 시행해 ST상승형 심근경색을 배제하는 것이 중요하며, 그 후 5~10분 간격으로 심전도를 추적 관찰한다.
- 동일한 조건에서 평가하기 위해 심전도 전극 부착 부위에 매직으로 마킹해 둔다.
- 이전 심전도가 있으면 반드시 비교한다. 응급실 등 본원에 이전 심전도 결과가 없는 경우 이전 병원에 연락해서 알아 본다.
- Calibration은 1/2 mV가 아닌 1 mV로 설정(비교를 위해).
- 말초라인을 확보한다.
- 병력청취, 신체진찰, 각종 검사를 진행하면서 상급의사를 부른다. 순환기질환이 의심되는 경우 순환기내과를 호출한다. 절대 주저하지 말자.

문진

① 활력징후

흉통+혈압↑	급성심근경색, 대동맥박리, 울혈성 심부전
흉통+혈압↓	급성심근경색, 심장성 쇼크, 대동맥박리, 폐색전증, 심장압전, 긴장성 기흉
흉통+SpO_2↓	심부전, 급성심근경색, 폐색전증, 긴장성 기흉
흉통+심박수↓	급성심근경색(특히 하벽경색, 우심실경색)
흉통+심박수↑	급성심근경색, 대동맥박리, 폐색전증, 심방세동, 긴장성 기흉
흉통+의식수준↓	심장성 쇼크, 대동맥박리, 폐색전증

- 활력징후는 응급도 평가에 필수적이며, 혈압저하, SpO_2 저하, 현저한 빈맥, 호흡곤란, 의식수준 저하 등이 나타나면 응급도가 높다고 판단해야 한다.

② 환자 배경

- 각 질환군의 위험을 평가한다.
- 급성관상동맥증후군: 연령(남성 55세 이상, 여성 65세 이상), 당뇨병, 고혈압, 이상지질혈증, 흡연, 비만, 가족력
- 급성대동맥박리: 고령, 남성, 고혈압, 외상, 결합조직질환(Marfan 증후군 등)
- 폐색전증: 장시간 앉아 있거나 누워 있는 경우, 악성종양, 수술/외상력, 흡연, 임신, 비만, 피임약 복용력, 카테터 등 이물 삽입
- 긴장성 기흉: 마른 젊은 남성, 폐기종, 외상, 폐암, 간질성 폐렴
- 특발성 식도파열: 구토 후 극심한 통증
- 기타 동맥경화 위험: 만성신장병(CKD) 및 투석환자, 뇌경색

흉통의 감별 질환

- 장기별로 접근하면 다음과 같다.

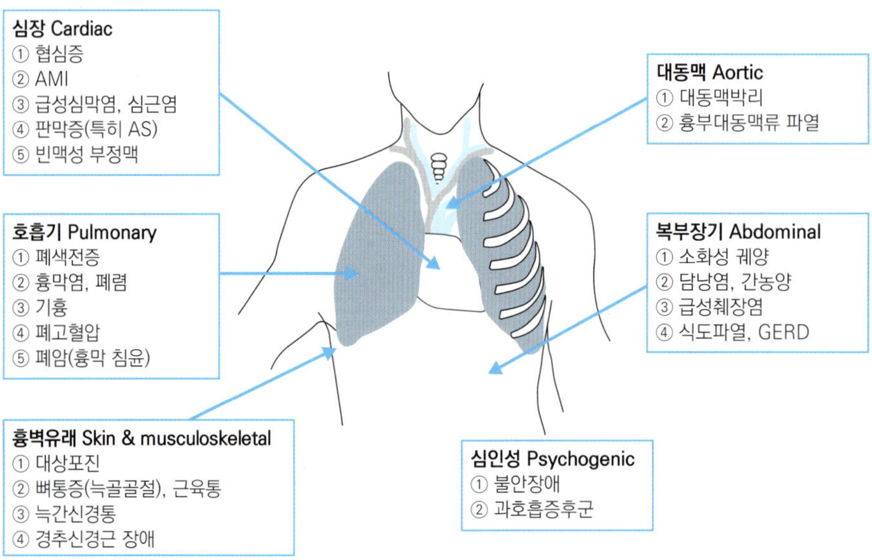

① 문진·병력청취

- 병력은 매우 중요하며, 시간이 없는 상황이더라도 효율적으로 청취한다. 특히 통증 평가는 'OPQRST'를 기준으로 한다.

OPQRST

O	Onset(발병 시각)
P	Position/Provocative/Palliative factor(부위/악화/완화요인)
Q	Quality(양상)
R	Radiation(방사통 유무)
S	Severity(중증도)
T	Time course(시간 경과)

O: Onset & T: Time course

이른 아침 안정 시: 관상동맥 연축성 협심증 ↔ 운동시: 기질적 협착에 의한 협심증
갑자기 발생: 대동맥박리, 폐색전증, ACS
지속: 협심증(2~10분) ↔ 급성심근경색(30분 이상)
공복시: GERD, 십이지장궤양 ↔ 식후: 위궤양, 담낭염, 식후협심증
흡기시: 폐색전증, 흉막염, 심막염
움직일 때: 근골격계

P: Position/Provocative/Palliative factor

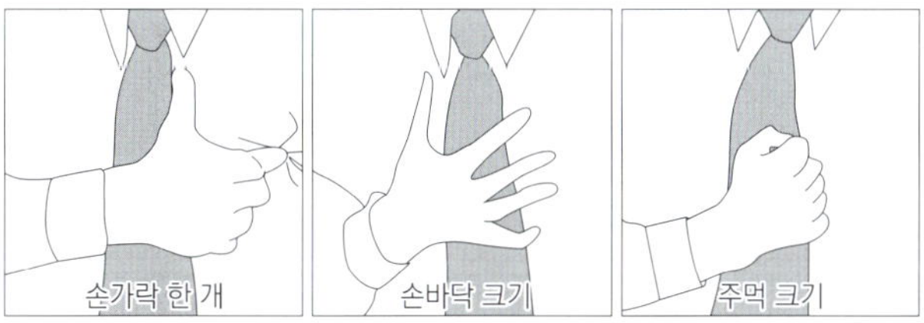

흉부불쾌감 손 표현

손가락 1개: 허혈성 심질환은 부정적. 손바닥 크기·주먹 크기는 심장유래.
안정 시 호전: 협심증
NTG로 호전: 협심증(5분 이내), GERD, 담석발작(10분 이상)
※ NTG는 다른 장기의 평활근에도 작용하기 때문
앉거나 앞으로 기울이면 호전: 심외막염(epicarditis)
누우면 악화: GERD

Q: Quality

쥐어짜는 듯함, 압박감: 허혈성 심질환
작열감: 식도연축, 역류성 식도염, 대상포진
찢어지는 듯한 날카로운 통증: 대동맥박리
이동성: 대동맥박리

R: Radiation

어깨: 허혈성 심질환(좌측 손, 양쪽 팔에도 방사, 그 외 경부, 인두, 치아, 하악으로도 방사될 수 있다), 담낭염
등: 대동맥박리, 허혈성 심질환
경부와 승모근 하연(특히 좌측): 심막염, 허혈성 심질환

S: Severity

NRS(Numerical Rating Scale), VAS(Visual Analogue Scale)로 점수화
※ 단, 흉통의 중증도와 허혈성 심질환 유무는 상관이 없으므로 주의!(특히 고령, 여성, 당뇨병 환자는 전형적인 증상이 부족하다)

② 신체진찰

- 시진: 전신상태를 확인. 괴로운 표정이나 식은땀을 많이 흘리는 것은 중증 질환의 징후이다. 위에서부터 아래로 진찰.

- 신경 : 의식수준, 동공
- 경부 : **경정맥 팽창(심부전)**, hepato-jugular reflux(심부전), 기관편위(기흉)
- 흉부 : 악설감(기흉), 호흡음 저하 · 좌우차이(기흉), 노력호흡, crackle · wheeze(심부전, 폐렴, 흉막염), III음 · IV음(심부전), **심잡음(AS, AR, MR, 심실중격천공)**, 심막마찰음(심막염)
- 복부 : 혈관잡음(대동맥질환), 장음, 심와부 압통(소화기계 질환), 우측 늑골하부통증(담낭염)
- 사지 : 좌우 차이, 부종 · 통증(DVT 유무), **하지부종(심부전)**, 식은땀

③ 검사

- 흉통 검사로는 12유도 심전도, 혈액검사(신속 트로포닌), 동맥혈가스분석, 흉부 단순X선사진, 심장초음파, 흉복부 조영 CT 등을 순차적으로 진행한다.

흉통 검사

① 12유도 심전도
② 혈액검사 · 동맥혈가스분석
③ 흉부 단순X선사진
④ 심장초음파 검사
⑤ 흉복부 조영 CT 촬영

① 12유도 심전도

- 흉통 환자에서는 필수이며, 가장 먼저 시행하는 검사이다. 포인트는 반드시 이전 검사와 비교하고, 5~10분마다 반복 검사하는 것이다. ST 변화뿐만 아니라 이상 Q파, 음성 T파, 새로 생긴 좌각차단에도 주목한다. 급성관상동맥증후군이 의심되면 즉시 순환기내과에 연락한다.
- ST 변화의 기준은 기저선(baseline)과 J점으로 한다[J점 : QRS의 날카로운 파형에서 완만한 커브로의 이행부(QRS파의 종말점)].
- ST 변화 : 해부학적으로 연속된 2개 이상의 유도에서 ST 편위가 있는 경우를 허혈성 변화로 판단한다.
- ST 상승의 감별 : 급성관상동맥증후군, 스트레스성(타코츠보) 심근병증, 변이형(관상동맥연축성) 협심증, 심막염 · 심근염, 좌심실류, 조기재분극증후군.
- 심전도의 ST 변화를 판독할 때는 반드시 관상동맥의 지배영역을 의식하고, 그에 해당하는 유도의 조합별로 소견을 확인한다.

② 혈액검사 · 동맥혈가스분석

- WBC, CRP, AST, LDH, 심근효소(CK, CK-MB, 트로포닌T 또는 트로포닌I), D-dimer를 검사한다.
- CK-MB는 4~6시간에 상승해 12시간에 최고치에 도달하고, 3-4일 후에 정상화된다.

- CK-max는 심근경색의 경색범위를 반영하여 예후 예측에 유용하다.
- 트로포닌T/I는 2~4시간에 상승, 12~18시간에 최고치, 4일 후 다시 최고치(2상), 10~14일 후 정상화. 트로포닌T와 트로포닌I의 심근경색 발병 후 혈중농도의 시간적 변화는 대체로 유사하다.
- 트로포닌은 심부전, 신부전, 투석환자, 횡문근융해증(골격근 트로포닌과의 교차반응)에서 위양성이 나타날 수 있으므로 주의가 필요하다.
- 발병 초급성기(특히 3시간 이내)에는 위음성이 될 수 있으므로 반복 재검사가 권장된다(2018년 일본심장학회 가이드라인에서도 1~3시간 후 재검을 권장).

③ 흉부 단순X선사진

- 심장비대, 폐부종, 상부 종격동 확장, 기흉, 피하기종, 종격동기종을 신속하게 확인.
- 폐렴(침윤음영), 흉수저류도 동시에 확인.

④ 심장초음파

- 흉통의 경우 심장초음파에서 ACS에 따른 심실벽운동 저하, 대동맥박리에 따른 AR이나 플랩, 심장압전을 시사하는 심낭액 저류, 심실중격천공이나 유두근파열에 따른 MR 소견, 폐색전증에 따른 우심실부하소견(우심실에 의한 좌심실 압박소견)을 놓치지 않도록 한다. 가능하면 경부 및 쇄골절흔 접근을 통한 대동맥궁 및 삼분지 박리도 확인한다.

⑤ 흉복부 CT 혈관조영술

- 대동맥박리가 의심되는 경우: 대동맥 CT 혈관조영술(3D/2D). 수술 가능성이 높다면 처음부터 3D로 촬영.
- 폐색전증이 의심되는 경우: PE CT로 폐동맥상과 정맥상(복부~하지)을 확인한다.

이 증례에서는…

- 갑작스럽게 발생한 흉통으로 5 killer chest pain을 생각하고 대응했다.
- 현저한 혈압 상승을 보였고, 흉통 양상으로 Onset & Time course는 갑작스러운 발병, Position은 가슴에서 등쪽으로, Quality는 찢어지는 듯한 통증, Radiation은 이동성 통증, Severity는 10/10이었다.
- 12유도 심전도에서는 동성빈맥 이외에 뚜렷한 ST변화는 없었다.
- 흉부 단순X선사진에서 기흉은 없었고, 종격동 확장을 확인하였으며, 경흉부 심장초음파에서 대동맥에 대동맥박리를 시사하는 플랩을 확인했다.
- 조영 CT에서 Stanford A형 대동맥박리가 진단됐고, 혈압강하와 통증 조절을 시작하면서 심장혈관외과/순환기내과 당직의에게 연락했다.

A **우선 5 killer chest pain을 생각하고 문진, 신체진찰, 검사를 동시에 진행하면서 치료를 시작한다.**

더 알고 싶다!

트로포닌 신속 키트*

- TROPT Sensitive®: 심근 트로포닌T 농도 0.1 ng/mL 이상에서 양성. 고감도 트로포닌T의 컷오프 값이 0.014 ng/mL인 것을 고려하면, 발병 3시간 이내의 민감도(58%)는 낮다[J Fam Pract 49:550-556. 2000].
- Rapid Check® H-FABP: H-FABP 6.2 ng/mL 이상에서 양성. 발병 3시간 이내의 민감도(96.4%)가 우수하다[Am J Med 115:185-190, 2003].

*역자 주: 상기 키트들은 국내에 없고, HEALTH MATE TnI Rapid Test 등 허가된 키트가 있으나 아직 널리 쓰이고 있지 않다.

증례 ❷ 64세 남성. 갑자기 발생한 흉통.

흡연력, 당뇨병, 이상지질혈증 병력이 있는 64세 남성. 수개월 전부터 운동 시 흉통을 자각하고 있었으며, 1주일 전부터 안정 시에도 흉통을 느끼게 되었다. 내원 당일 기상 시부터 지속되는 흉통을 호소하여 응급실로 내원했다. 내원 시 활력징후는 의식 명료, 체온 37.0℃, 혈압 148/80 mmHg, 맥박 110/분·규칙적, 호흡수 16/분, SpO_2 96%(room air). 통증 양상으로 Onset & Time course는 갑자기 발생, Position은 흉골 중앙, 범위는 손바닥 크기, Quality는 쥐어짜는 듯한 압박감, Radiation은 왼쪽 어깨로 방사통, Severity는 7~8/10 정도였다. 그 외 호흡음의 좌우 차이는 없었다.

Q 급성관상동맥증후군(ACS)이 의심되는데, 어떻게 대응하면 좋을까?

철칙 2

급성관상동맥증후군(ACS)이 의심되면 12유도 심전도를 시행하고, ACS가 의심되는 경과라면 주저하지 말고 순환기내과에 연락한다

급성관상동맥증후군(acute coronary syndrome, ACS)

- 급성관상동맥증후군(ACS)은 경화반(plaque) 파열에 따른 관상동맥 협착 · 폐색에 의해 발생하는 연속적인 질환 개념이다.
- ST 상승형 심근경색(STEMI), 비ST 상승형 심근경색(NSTEMI), 불안정형 협심증(UAP)의 세 가지 분류로 나뉜다.
- 중요한 것은 **심전도 변화 유무**와 **심근효소 상승 유무**이다.

	안정형 협심증	UAP	NSTEMI	STEMI
심전도 변화 (ST 변화)	없음	ST 하강·T파 변화	ST 하강·T파 변화	ST 상승
심근경색 (심근효소 상승)	없음	없음	있음	있음

■STEMI

- Primary PCI(percutaneous coronary intervention)의 절대적 적응증, **망설이지 말고 순환기내과 당직의에게 연락한다.**

- 심근경색은 쇼크, 치명적 부정맥, 심실중격천공, 좌심실 자유벽 파열, 유두근 파열에 의한 승모판폐쇄부전증 등 심각한 합병증을 유발할 수 있으므로 신속한 대응이 필요하다.
- 재관류요법까지 걸리는 시간이 중요하며, 혈류가 중단된 후 **시간**이 경과할수록 심근 손상은 비가역적이 되므로, door to balloon time은 90분 이내를 목표로 한다.
- 따라서 ACS 대응은 시간과의 싸움이므로, 신속한 대응을 평소 염두에 두고 준비할 필요가 있다.
- 초기대응은 **MONA**

  M: Morphine(모르핀)

  염산모르핀 정맥주사 2~5 mg 투여 → 5~15분 정도 후 통증 평가

  O: Oxygen(산소)

  저산소증이 있는 경우 산소투여(SpO_2 90% 미만에서 투여, 90% 이상이면 루틴하게 투여하지 않음)

  N: Nitroglycerin(니트로글리세린)

  니트로글리세린 설하정 1정 또는 스프레이 설하 분무

  A: Aspirin(아스피린)

  아스피린 200~300 mg 씹어서 복용
- 여기에다 바로 PCI를 시행하는 경우,

  클로피도그렐(플라빅스®) **300 mg**(75 mg 4정)으로 로딩 또는 프라수그렐(에피언트®) **20 mg**(20 mg 1정)으로 로딩. 그리고 미분획 헤파린(unfractionated heparin) **3,000~5,000단위**(70~100단위/kg) bolus 정맥 투여(ACT 250초 이상 유지).

※ 위 사항은 응급실에서 투여할지, 심장카테터 직전에 카테터실에서 투여할지 반드시 **순환기내과와 상의**해야 한다. 각 병원의 ACS 프로토콜을 미리 확인해 두자. 본원에서는 STEMI는 원칙적으로 DAPT, UAP/NSTEMI일 경우 아스피린만 로딩하는 경우가 많다.

■ 확인사항

- **출혈성 병변**(소화성궤양, 뇌출혈)의 병력 유무(신속한 항혈전요법을 도입하기 위해)
- **신기능**(조영제 사용을 위해)
- **흉부 단순X선사진** 및 **심장초음파**(대동맥박리, 기흉 외에 유두근 파열/심실중격천공 등 심근경색의 합병증을 배제하기 위함)

■ 협심증/심근경색에서의 심전도 변화

관상동맥의 분포와 대응 유도

부위	관상동맥 → 대응 유도
전벽중벽	**좌전하행지**(중격지) → V_1~V_4 유도
전벽	**좌전하행지** → V_2~V_4 (V_1 이외) 유도
측벽	**좌회선지**(일부는 전하행지) → I, aV_L, V_5, V_6 유도
후벽	**좌회선지** 또는 **우관동맥** → V_1~V_4 유도에 거울상(ST 저하), V_7~V_9(등쪽 유도)도 유효
하벽	**우관동맥**(때로는 좌회선지) → II, III, aV_F 유도
하벽중격	**우관동맥**(후하행지) → II, III, aV_F 유도

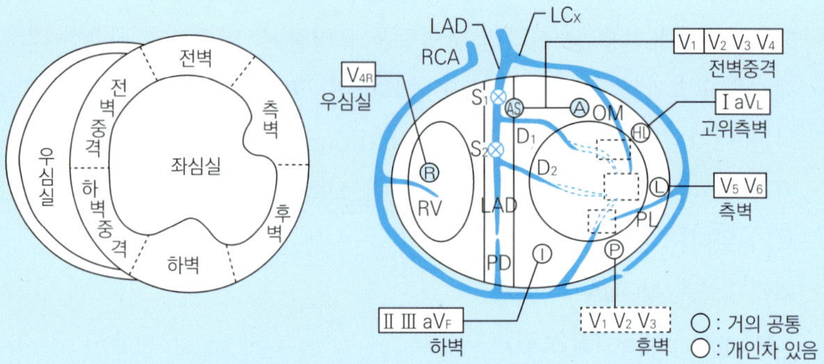

[스기야마 히로아키: 심전도 보는 법. 사고방식, 응용편. p.122(그림 5-19), p.303(그림 12-20), 중외의학사, 2014]

ST 상승의 출현유도와 심근경색의 명칭

	I	II	III	aV_R	aV_L	aV_F	V_1	V_2	V_3	V_4	V_5	V_6
전벽중격							○	○	○	○		
전벽								○	○	○		
하벽		○	○			○						
측벽	○				○						○	○
고위측벽	○				○							
순후벽*							●	●	●			
광범위 전벽	○				○		○	○	○	○	○	○
하측벽		○	○			○					○	○
하후벽		○	○			○	●	●	●			
후측벽	○				○		●	●	●		○	○

증례에 따라서는 일부가 빠지는 경우도 있음. ○: ST 상승, ●: ST 저하. * : 「고위후벽」으로 표현하는 경우도 있음
[스기야마 히로아키: 심전도 보는 법. 사고방식, 응용편. p.256(그림 11-1), 중외의학사, 2014]

이 증례에서는…

- ACS가 의심되어 초기대응으로 12유도 심전도를 시행한 결과 II, III, aV_F(하벽유도)의 ST 상승을 확인했다.
- 경흉부 심장초음파에서 하벽의 벽운동 저하가 관찰되어 STEMI 의심으로 순환기내과 협진을 통해 응급 PCI 치료를 시행했다.

A **흉통 환자에서 급성관상동맥증후군이 의심되면 망설이지 말고 순환기내과 당직의에게 연락한다.**

더 알고 싶다!

신기능 저하 환자에서는 '트로포닌 상승=급성심근경색'이 아닐 수 있다

- 신기능장애가 있으면 신장에서 배출되어야 할 트로포닌이 배출되지 못해 일반적으로 트로포닌이 상승해 있다.
- 급성심부전에서도 심내막하허혈의 영향으로 트로포닌이 상승해 있는 경우가 있다. 이 경우 급성심근경색에 동반된 급성심부전과 감별이 어렵다. 판단이 어려울 때는 순환기내과와 상의하자.
- 반대로 트로포닌이 기준치 이내라 하더라도 급성심근경색을 배제할 수는 없다. 증상 발생부터 검사까지의 시간이 영향을 준다. 아래에 제시된 다른 소견과 함께 종합적으로 판단할 것.

주의해야 할 ST 변화

- Reciprocal change = 대칭성 ST 하강
  ST 상승을 보이는 경색이 발생한 좌심실벽 유도와 180도 정반대 유도에서 나타나는 ST 하강
  전벽경색: I, aV_L에서 ST 상승 ↔ II, III, aV_F에서 ST 하강
  하벽경색: II, III, aV_F에서 ST 상승 ↔ I, aV_L, V_5, V_6에서 ST 하강
  → 관상동맥 근위부 폐색을 시사하는 중증 징후(sign)라는 것에 주의
- 광범위한 ST 하강을 동반한 aV_R 상승→좌관상동맥 주간부(left main trunk, LMT) 폐색이나 다혈관 병변

증례 ③ 78세 여성. 갑자기 발생한 흉통과 호흡곤란.

요추 압박골절로 입원해 1주일 정도 침상 안정을 취하고 있었으며, 다른 병력은 없었다. 물리치료를 위해 보행을 시작한 후 갑작스러운 흉통과 호흡곤란을 느꼈다. 활력징후는 의식 명료, 체온 36.8℃, 혈압 110/65 mmHg, 맥박 100/분·규칙적, 호흡수 18/분, SpO_2 88%(room air). 청진상 호흡음 이상 없음. 신장 160 cm, 체중 50 kg.

Q 병력상 가장 먼저 의심해야 할 질환과 시행해야 할 검사는?

철칙 3 **폐색전증(PE)이 의심되면 D-dimer와 modified Well's criteria를 참고하여 CT 등의 영상검사를 시행한다**

- PE는 병력으로 의심하는 것이 중요하며, 앞서 언급한 장기 와상상태나 수술/외상 후 등 위험인자가 있는 경우 주의해야 한다.
- 흉통이나 산소화저하가 전면에 나타나지 않고, 실신을 주소로 내원하는 증례도 적지 않기 때문에 원칙적으로 D-dimer 음성을 확인하기 전까지는 감별진단으로 고려하는 것이 중요하다.
- 응급 질환 중 PE는 신체소견이나 흉부 단순X선사진 소견이 부족하고, 심장초음파는 참고가 되지만 보통 흉부 조영 CT까지 시행해야 확진할 수 있다.
- 12유도 심전도는 흉통의 정밀검사에서 필수적이다. 우측 전흉부 유도의 음성 T파와 동

성빈맥이 많다. 우심부하 소견이 강한 경우 우각차단이나 S1Q3T3 등이 나타날 수 있다.

- 흉부 조영 CT 시행 여부는 D-dimer와 다른 소견을 종합한 검사 전 확률 정도(modified Well's criteria)를 참고하여 결정한다.
- D-dimer는 민감도는 높지만 특이도가 낮기 때문에 진단을 배제하는 데 유용하다.
- 경흉부 심장초음파는 유용한 검사이며, 중증 PE에서는 우심계의 확대와 좌심실의 압박상(D-shape)을 볼 수 있다.
- 급성 폐색전증에서 CT는 민감도가 83%, 특이도가 96%로 유용한 검사이며, 하지 심부정맥혈전증의 평가에도 유용하다[N Engl J Med 354:2317-2327, 2006].

Modified Well's criteria

심부정맥혈전증(DVT)의 임상증상	3.0
폐색전증(PE)이 다른 감별진단에 비해 더 가능성 높음	3.0
심박수>100/분	1.5
최근 4주 이내 수술 또는 3일 이상 장기와상(bed-ridden)	1.5
DVT 또는 PE 병력	1.5
객혈	1.0
악성종양	1.0

PE 가능성 낮음(≤4)
D-dimer 음성 → 치료 불필요
D-dimer 양성 → 조영 CT
PE 가능성 높음(>4) → 조영 CT
조영 CT → PE 없음: 치료 불필요
조영 CT → PE 있음: 치료

[van Belle A, et al. JAMA 295:172-179, 2006]

이 증례에서는…

- 장기간 침상 안정의 병력이 있고, 기립 시 갑작스러운 흉통이 있어 PE를 의심했다.
- 혈액검사에서 D-dimer가 21.0 μLg/mL로 상승되어 있었고, 심장초음파에서 우심실의 압박상을 확인했다.
- 조영 CT를 시행하여 우측 폐동맥 주간부에 혈전을 확인해 PE로 진단했다.

A PE를 의심하고 D-dimer와 modified Well's criteria로 영상검사를 검토한다.

Q PE 진단 후 중증도 판단은 어떻게 할까?

철칙 4

폐색전증의 중증도는 PESI 점수와 우심실기능부전 소견/심근 바이오마커로 판단한다

PE의 중증도 판정/치료 알고리즘

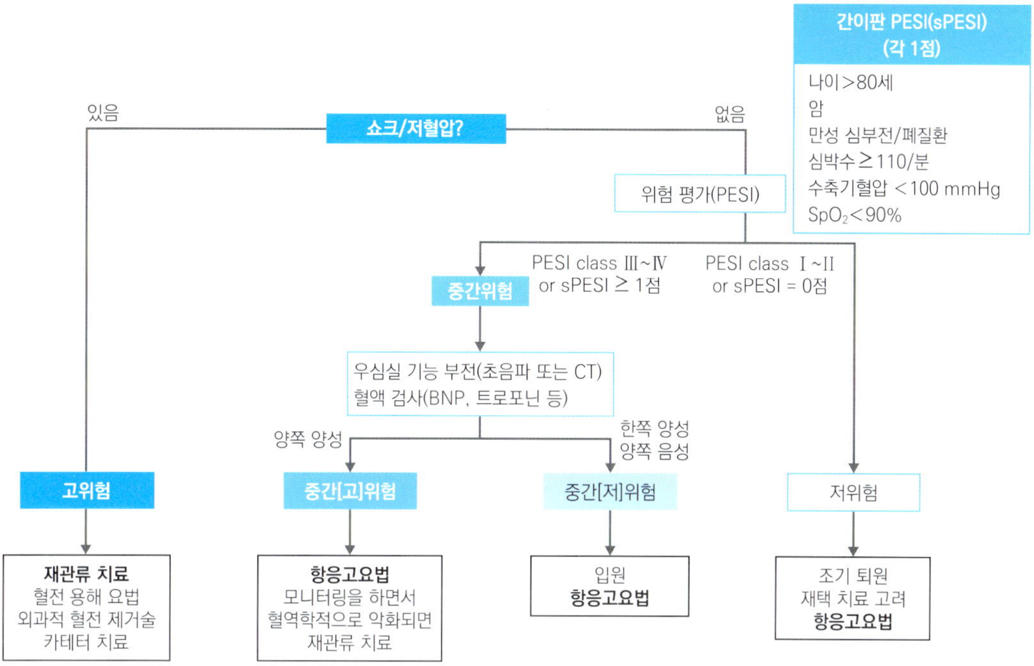

[Konstantinides KV, et al. Eur Heart J 35:3033-3069, 2014]

■ PESI score

가산 점수

	점수	
	PESI	간이판 PESI
나이	+ 나이	1(>80세)
남성	+10	-
암	+30	1
만성심부전	+10	1
만성폐질환	+10	
맥박수 110회/분 이상	+20	1
수축기혈압 100 mmHg 미만	+30	1
호흡수 30회/분 이상	+20	-
체온 36℃ 미만	+20	-
정신상태의 변화	+60	-
SpO_2 90% 미만	+20	1

[일본순환기학회. 폐색전증 및 심부정맥혈전증의 진단, 치료, 예방에 관한 가이드라인(2017년 개정판). https://www.j-circ.or.jp/cms/wp-content/uploads/2017/09/JCS2017_ito_h.pdf. 2023년 8월 열람]

합계 점수

Class	점수(PESI)	30일 사망 위험	%
Ⅰ	≤65	매우 낮음	0~1.6
Ⅱ	66~85	낮음	1.7~3.5
Ⅲ	86~105	중등도	3.2~7.1
Ⅳ	106~125	높음	4.0~11.4
Ⅴ	>125	매우 높음	10.0~23.9

점수(간이판 PESI)	30일 사망 위험
0	1.0%(95% CI 0.0~2.1)
≥1	10.9%(95% CI 8.5~13.2)

[Aujesky D, et al. 2005[49], Jiménez D, et al. 2010[50], Righini M, et al. 2010[51]을 참고하여 작성]

- 조영 CT로 진단을 내린 후 중증도를 판정해 치료 옵션을 검토한다.
- PESI 점수로 중간위험으로 판정했다면 혈액검사로 심장 바이오마커(트로포닌/NT-proBNP)의 상승을 측정하고, 영상검사로 우심실기능장애(심장초음파/CT) 유무를 평가한다.

- PE 대응에서 중요한 것은 모든 가이드라인에서 쇼크가 동반된 경우 위험도가 높고, 산소화 정도보다 혈역학적 안정/불안정성을 중시하고 있다는 점이다.
- 심정지 증례에서는 기계적 순환보조장치 도입을 검토하고, 쇼크가 있는 증례에서는 고위험군으로 대응한다. 쇼크가 없는 증례에서는 PESI score(간이판 PESI score)를 이용하여 중증도 판정을 한다.
- PE 치료의 중심은 항혈전요법이며, 중간[고]위험 증례까지는 원칙적으로 항응고요법을 시행하고, 고위험 증례에서는 혈전용해요법이나 수술적/카테터 혈전제거술을 검토한다.

폐색전증(PE) 치료

- 고위험→항응고요법+혈전 용해요법 또는 외과적 혈전제거술 또는 카테터 치료
- 중간[고]위험→항응고요법(DOAC도 가능), 중환자실 치료
- 중간[저]위험, 저위험→항응고요법
- 급성기 항응고요법은 미분획 헤파린 또는 DOAC/와파린을 사용한다.
- DOAC는 와파린과 달리 최고 혈중 농도에 도달하는 시간이 짧고 효과가 빠르기 때문에 여러 가이드라인에서 사용을 권장하고 있다.
- 리바록사반과 아픽사반은 유지용량의 2배를 사용하는 고용량 투여 기간이 설정되어 있어 치료 초기부터 DOAC 단독요법도 가능해졌다.

■ 미분획 헤파린

- 용량 : 80 U/kg을 1회 정맥주사하고, 이후 18 U/kg/hr로 지속정맥투여한다.
- 목표 APTT : 베이스라인의 1.5~2.5배를 목표로 조정한다.
- 본원 조성 : 미분획 헤파린 10,000단위/10 mL+생리식염수 90 mL
  → 100단위/mL로 사용하는 경우가 많다.

■ DOAC

- 혈액검사를 통한 모니터링이 필요없고 즉각적인 효과가 있어 급성기 치료에 사용한다.
- 신기능 및 병용약물에 따라 감량/중단한다.

일반명	에독사반	리바록사반	아픽사반
상품명	릭시아나®	자렐토®	엘리퀴스®
치료 용량	초기치료(미분획) 헤파린 투여 후 시작해야 한다. 체중 60 kg 이하: 30 mg/day 1일 1회 체중 60 kg 초과: 60 mg/day 1일 1회	초기 21일 동안 15 mg 1일 2회로 시작, 투여 21일째 이후 15 mg 1일 1회	초기 7일 동안 10 mg 1일 2회로 시작, 투여 7일째 이후 5 mg 1일 2회

■ 와파린

- 투여 시작부터 치료 범위에 도달하기까지 수일 이상이 소요되므로 급성기에는 미분획 헤파린으로 치료를 시작하고, 혈액검사를 통해 PT-INR 1.5~2.5로 조절한다.
- PT-INR이 안정된 후 4~6주마다 정기적으로 모니터링하면서 추적 관찰한다.
- 신기능장애가 있는 경우에도 사용할 수 있다.

이 증례에서는…

- 혈역학적으로 안정적이었고, 간이판 PESI는 1점/PESI 98점이었다.
- 심장초음파와 조영 CT에서 우심실기능장애를 동반하고 있었기 때문에 중간[고]위험으로 판단했다. 항응고요법으로 헤파린 5,000단위 투여 후 헤파린 지속정맥투여 900 U/hr로 시작했고, 혈역학적 악화에 대비해 중환자실에서 모니터링을 시작했다.

A 혈역학적 안정/불안정 및 PESI 점수, 우심실기능장애/심근 바이오마커의 상승 유무에 따라 치료 방침을 선택한다.

더 알고 싶다!

암환자의 항응고요법

- 암환자의 항응고요법은 암이 완치되지 않는 한 계속해야 한다.
- 전 세계적으로 저분자량 헤파린이 제1선택이며, 와파린에 비해 재발을 유의하게 예방했다[N Engl J Med 349:146-153, 2003].
- 경구용 약물로는 소화기암이 아닌 경우, 리바록사반과 에독사반이 재발 억제에 있어 비열등성을 확인했다. 소화기암에서는 저분자량 헤파린보다 임상적으로 심각한 출혈이 더 많이 발생했다[J Clin Oncol 36:2017-2023, 2018/N Engl J Med 378:615-624, 2018].
- 소화기암을 제외하면 아픽사반도 저분자량 헤파린과 동등하게 혈전증 재발을 억제하고, 대량 출혈은 적었다[J Thromb Haemost 18:411-421, 2020].

증례 ❹ 23세 남성. 갑작스러운 흉통.

내원 3일 전 직장에서 갑자기 왼쪽 등 통증이 발생했다. 이후에도 등 통증이 지속되고 호흡곤란이 동반되어 내원했다. 내원 시 활력징후는 의식 명료, 체온 36.8℃, 혈압 110/65 mmHg, 맥박 84/분·규칙적, 호흡수 24/분, SpO_2 95%(room air). 청진상 좌측 상부 폐야에서 호흡음이 감소해 있었고, 심음은 정상이었다.

Q 진단과 대응은?

철칙 5 **기흉에서는 긴장성 기흉 감별이 최우선이다**

기흉/긴장성 기흉

- 기흉은 원발성 자연기흉과 이차성 기흉이 있으며, 전자는 키가 크고 마른 젊은 남성에게 많으며, 후자는 폐기종 환자에서 가장 많다.
- 기흉이 심해져 흉강 내압이 상승하면, 정맥환류 장애가 생겨 순환부전에 이르는데 이런 병태를 긴장성 기흉이라고 한다.
- 신체소견은 유용한 정보가 많다. 청진 시 환측의 호흡음이 감소해 있고, 타진 시 과공명음이 들린다. 기흉의 일부에서 피하로 공기가 진전되면 피하기종을 악설감으로 촉지할

수 있다. 긴장성 기흉에 이르렀을 경우에는 정맥 환류 장애의 결과로 경정맥 팽창이 나타난다.

- 긴장성 기흉은 호흡부전뿐만 아니라 혈역학적 불안정(쇼크)도 동반하기 때문에 응급도가 높으며, 의심되는 경우에는 흉부 단순X선사진을 하기 전 신체소견과 초음파 등으로 진단하고 응급 감압이 필요하다.

기흉의 허탈도에 따른 분류

- 흉부 단순X선사진에서 폐의 허탈 정도에 따라 다음과 같이 분류한다.

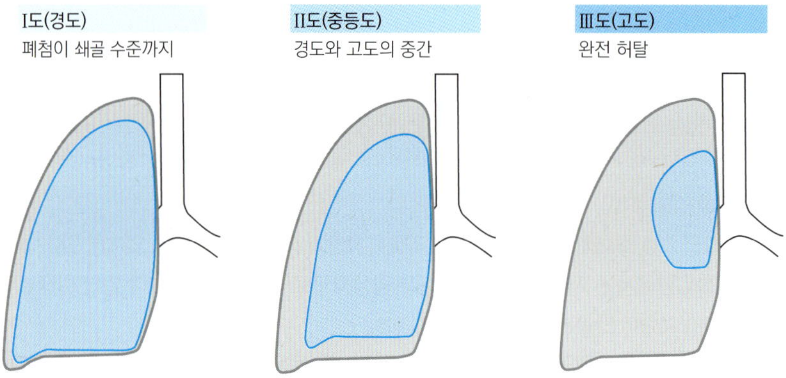

기흉의 대응

- 임상증상과 신체소견으로 기흉을 의심하고 각종 검사를 진행한다.
- 긴장성 기흉에 이르렀을 경우에는 응급 감압이 필요하므로 흉부 단순X선사진, 흉강 배액 등의 준비 시간도 아깝다. 단시간에 감압하기 위해 전흉부 쇄골 중선 2~3번째 늑골 사이를 기준으로 16~18 게이지 유치침을 삽입해 시간을 확보한다.

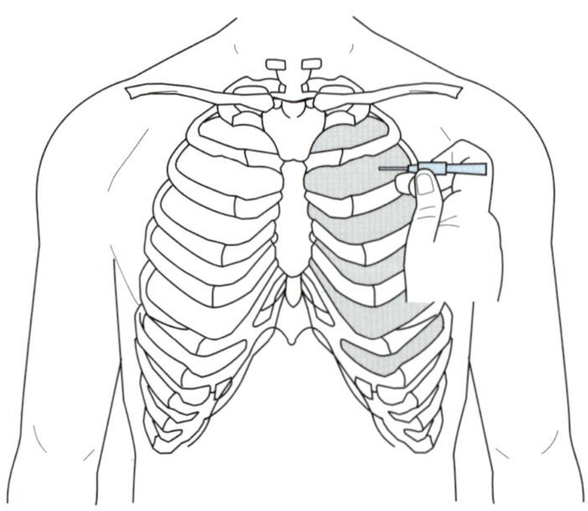

- 동맥혈가스분석: 즉시 결과를 얻을 수 있으며, 중증도에 따라 PaO_2의 저하를 동반한다.
- 흉부 단순X선사진: 기립(erect) 흉부 단순X선사진에서 측흉벽과 폐첨을 향해 볼록한 선이 관찰되며, 그 바깥쪽 흉막강 내 폐혈관음영이 소실된다. 또한, 앙와위(supine) 흉부 단순X선사진에서는 경미한 기흉이 잘 보이지 않으며, 횡격막의 고랑이 깊어지는 deep sulcus sign이 관찰될 수 있다.

- 초음파 검사 : bedside에서 신속하게 시행할 수 있으며, lung sliding(호흡운동에 따른 흉막의 움직임)의 소실이나 seashore sign(M-mode에서 정상 폐실질이 모래사장처럼 보이는 소견)이 소실되는데, 검사자의 기술이 요구된다.
- CT : 기흉의 유무뿐만 아니라 기포(bulla), 유착, 종양성 병변 등 동반된 기저질환 찾기에 유용하다.

기흉의 치료

- 기본은 안정, 흉강천자(감압), 흉강배액술(drainage)을 응급실에서 시행한 후 흉막유착술이나 기관지경하 기관지색전술 등의 수술을 검토한다.
  - Ⅰ도 기흉 :
    경과 관찰이 가능하다. 이차성 기흉의 경우 폐질환의 정도에 따라 경과 관찰을 한다. 안정 목적으로 입원하는 경우도 있다.
  - Ⅱ도-Ⅲ도 기흉 :
    흉강배액술로 배액관을 삽입하는 경우가 많으며, 원칙적으로 입원치료를 한다.
  - 긴장성 기흉 :
    바늘천자를 통해 혈역학적으로 안정화시킨 후 흉강배액술을 시행한다.

이 증례에서는…

- 병력 및 신체소견 상 기흉이 의심되었다.
- 혈역학적으로 안정적이어서 긴장성 기흉에 이르지 않았다고 판단하고, 기립 자세에서 흉부 단순X선촬영을 시행했다.
- Ⅱ도 기흉으로 진단하고 흉강배액술로 배액관 삽입을 시행하고 호흡기내과 당직의에게 연락했다.

A 긴장성 기흉에 이르지 않았다고 판단해 영상검사 후 흉강배액술을 시행하기로 결정했다.

참고 문헌

1) 日本循環器学会ほか: 大動脈瘤・大動脈解離診療ガイドライン(2020年 改訂版). 2020 (https://www.j-circ.or.jp/cms/wp-content/uploads/2020/07/JCS2020_Ogino.pdf) (2023년 8월 열람)

2) 日本循環器学会ほか: 急性冠症候群ガイドライン(2018年 改訂版). 2019 (https://www.j-circ.or.jp/cms/wp-content/uploads/2018/11/JCS2018_kimura.pdf) (2023년 8월 열람)

3) 日本循環器学会ほか: 肺血栓塞栓症および深部静脈血栓症の診断, 治療, 予防に関するガイドライン(2017年 改訂版). 2018 (https://js-phlebology.jp/wp/wp-content/uploads/2019/03/JCS2017_ito_h.pdf) (2023년 8월 열람)
   - 위 세 가지 가이드라인은 각 질환에 대한 대응이 자세하게 나와 있으므로 한 번쯤은 읽어볼 필요가 있다.

4) Anderson JL, Morrow DA. Acute Myocardial Infarction. N Engl J Med 376:2053-2064, 2017 [PMID: 28538121] [PMID: 28538121].
   - 급성심근경색의 진단과 치료를 정리하는 데 유용하다.

5) Baumann MH, et al. Management of spontaneous pneumothorax: an American College of Chest Physicians Delphi consensus statement. 2001 [PMID: 11171742].
   - 국제적인 가이드라인으로 기흉에 대한 기본적인 관리가 플로우 차트로 기재되어 있다.

(스즈키 다카히로)

7 복통

복통진료는 급성복증을 배제하는 것부터 시작한다

철칙

1. 복통진료의 첫 번째 단계는 급성복증을 배제하는 것부터 시작한다
2. 급성복증의 키워드는 '파열', '폐색', '염전'
3. 젊은 여성의 복통은 임신과 부인과 질환을 배제한다
4. 복부진찰 시 통증 부위와 양상, 환자 배경을 의식한다

증례 ❶ 63세 남성. 충수염 수술 병력.

직장에서 근무 중 갑작스러운 복통이 반복되고, 구토를 했다. 몸부림칠 정도로 고통스러워해 직장 동료가 119를 불러 응급실로 이송. 내원 시 활력징후는 의식수준 JCS I-2(장소, 시간, 날짜를 잘 대답하지 못함), 체온 37.2℃, 혈압 140/68 mmHg, 맥박 120/분·규칙적, 호흡수 24/분, SpO_2 99%(room air)였다. 복부 중앙을 중심으로 광범위하게 압통, 반동압통이 있었고, 근성방어가 동반되었다.

Q 복통진료에서 가장 먼저 해야 할 일은?

철칙 1 복통진료의 첫 번째 단계는 급성복증을 배제하는 것부터 시작한다

- 복통을 보면, 먼저 응급성이 높은 질환부터 감별한다. 특히 급성복증(acute abdomen, surgical abdomen)을 배제한다.
- 급성복증은 발병 1주일 이내의 급성으로 수술 등 신속한 대응이 필요한 복부(흉부도 포함) 질환으로 정의한다.
- 진단이 늦어지면 치명적인 결과를 초래할 수 있으므로, 우선 급성복증을 염두에 두고 진찰, 검사를 하는 것이 중요하다.
- 급성복증을 의심할 수 있는 임상경과는 갑작스럽게 발생한 심한 복통이다.
- 급성복증을 의심할 수 있는 신체소견은 rebound(반동압통), defense(근성방어)이다. 이른바 범발성 복막염을 시사하는 소견이다.
- 조기 수술적 치료 개입이 필요한 경우, 일각을 다투기 때문에 검사를 진행하면서 외과콜을 주저하지 말자.

이 증례에서는…

• 내원 당일 갑자기 발생한 복통으로 반동압통과 근성방어 등 복막 염증이 의심되어 급성복증을 염두에 두고 대응했다.

A **급성복증이 의심되는 경과이며, 각종 검사를 진행하기로 했다.**

Q 급성복증에서 떠올려야 할 질환 키워드는?

철칙 2 급성복증의 키워드는 '파열', '폐색', '염전'

급성복증을 일으키는 대표적인 질환

파열: 복부대동맥류파열, 대동맥박리, 소화관천공, 간세포암파열, 비장파열, 자궁외임신, 난소낭종파열
폐색: 급성장관허혈, 장중첩증, 급성심근경색, 급성폐색성화농성담관염
염전: 장폐색, S장결장염전, 난소낭종염전

복통의 응급성 판단

• 복통진료에서 전신상태, 활력징후의 확인은 매우 중요하다.
• 특히, 고통스러운 모습과 말초냉감이 현저하거나 활력징후가 변화하는 경우, 급성복증의 가능성을 항상 고려해야 한다.
• 상황에 따라 심전도 모니터, SpO_2 모니터, 혈압 모니터를 부착한다.
• 보통 통증에 동반되어 혈압 상승, 맥박 증가, 호흡수 증가가 나타나는 경우가 많다.
• 반대로 혈압이 저하된 경우에는 복부대동맥류파열, 위장관출혈, 복강내출혈, 장천공, 패혈증 등 심각한 복부질환의 가능성이 있으므로 주의가 필요하다. 발열도 마찬가지.
• 복통 환자에서는 향후 대량 수액보충이나 투약이 필요한 경우가 많으므로 말초 라인을 확보해 둔다.
• 또한, 대증요법으로 통증을 조절하기 위해 복통의 진단 전 진통제를 사용하는 것이 진단을 방해하지 않으므로 적절히 사용하자[J Clin Med Res 11:121-126, 2019]. 본원에서는 아세트아미노펜, 이부프로펜, 펜타닐 등의 점적 주사제를 사용하는 경우가 많다.
• 급성복증으로 응급 수술이 예상되는 경우, 응고, 혈액형, 크로스매치, 감염증 검사를 해두는 것도 잊지 말자.

복통의 신체진찰

• 복부진찰의 순서는 시진→청진→타진→촉진.
• 통증이 있는 부위는 마지막에 촉진한다.
• 복벽의 긴장을 풀기 위해 무릎을 굽혀서 세우는 것도 잊지 말자.

- 특히 응급성이 있는 신체소견으로 반동압통, 근성방어는 복막염을 시사하므로 놓치지 말자. 그러나 고령자, 당뇨병 환자, 면역저하자는 복막염에서도 이러한 소견이 나타나지 않을 수 있으므로 주의해야 한다. 확인해야 할 복부 소견은 다음과 같다.

시진: 수술흉터(장폐색), 복부팽만(장폐색·변비·복수)
청진: 장음(항진, 정상, 감약, 소실), 혈관잡음
타진: 가스팽만음(tympanic sound), 간 타진통, CVA 타진통(CVA tenderness)
촉진: 단단한 정도(부드러움, 단단함, 판처럼 딱딱함), 압통부위(McBurney 압통점, Murphy 징후 등), 근성방어·반동압통·Carnett 징후 유무(복막염 시사), 탈장(서혜부, 대퇴부), 박동성 종괴(대동맥류)

이 증례에서는…

- 임상경과와 신체소견에서 급성복증이 의심되어 복부 조영 CT를 시행했다.
- 복부 조영 CT에서 복부 정중앙에 국소적으로 확장된 소장이 보였고, closed loop가 확인됐기 때문에 교액성 장폐색(strangulation ileus)으로 진단했다.
- 외과를 호출했고, 응급수술을 위해 이송되었다.

A 급성복증은 '파열', '폐쇄', '염전'의 세 가지 키워드를 염두에 두고 감별을 고려한다.

더 알고 싶다!

급성복증에서 중요한 신체소견

- Carnett 징후(abdominal wall tenderness test)
  바로 누운 자세(앙와위)에서 머리와 어깨를 들어 올리고 복부 근육에 힘을 주었을 때, 통증 감소→복강 내 병변 시사/통증 악화→복강 내 병변 배제(복벽 병변 가능성이 높음).
- 복통에서는 복부진찰 이외의 소견도 단서가 될 수 있으므로 다음 부위에도 주목한다.
  두부: 안검결막창백[출혈(위장관, 부인과) 관여], 안구결막황달(간담도계 질환 관여)
  흉부: 호흡음, 심음(심혈관 질환 관여)
  직장: 직장수지검사[종괴 촉지(대장암), 부착변의 양상(대장암), 대변잠혈(대장암), 자궁경부의 가동 시 통증(부인과 질환)]

증례 ❷ 26세 남성. 서서히 악화되는 복통.

특별한 병력은 없음. 내원 전날부터 오심이 있었고, 여러 차례 음식물 잔여물을 토했다. 이후 심와부 불편감이 나타났고, 통증이 악화되어 본원 응급실로 내원했다. 내원 시 활력징후는 의식 명료, 체온 37.2℃, 혈압 120/64 mmHg, 맥박 110/분·규칙적, 호흡수 20/분, SpO_2 97%(room air). 신체소견상 장음은 정상이었고, 심와부에서 우측 복부에 걸쳐 압통이 있었다. 통증이 가장 심한 곳은 우하복부였으며, 이 부위를 중심으로 반동압통과 근성방어가 관찰되었다.

Q 급성복증이 의심되면 해야 할 검사는?

복통 대응 알고리즘

① 상황 파악

- 외과적 개입이 필요한 급성복증을 먼저 의식해서 대응한다.
- 젊은 여성에서는 임신 및 부인과 질환을 항상 고려한다.

② 문진 · 진찰

- 전신상태, 활력징후를 확인한다.
- 신체진찰에서는 특히 응급성을 시사하는 '반동압통, 근성방어, Carnett 징후' 등을 놓치지 않는다.

③ 초기대응

- 정맥 라인을 확보하고, 필요에 따라 점적을 준비한다.
- 급성복증이 의심되는 경우에는 검사를 진행하면서 외과 컨설트를 검토한다.

④ 검사

- 혈액검사, 동맥혈가스분석.
- 흉부 단순X선사진, 12유도 심전도.
- 복부초음파 · 조영 CT.

⑤ 치료

- 감별진단이 이루어지면 필요에 따라 외과 등 각 과에 진료를 의뢰한다.

혈액검사, 동맥혈가스분석

- 전혈구검사(CBC), 생화학[신기능, 간담도계 효소, CK(장관허혈 유무), CK-MB(반드시 심근경색 배제), P-amylase(췌장염 감별), 응고[D-dimer(동맥박리, 장간막혈전증 등)], CRP].
- 급성복증으로 수술을 전제로 하는 경우, 응고검사(APTT, PT), 혈액형, 크로스매치, 감염증(HBs 항원, HCV 항체, HIV 항체, 매독 검사)을 미리 검사한다.
- 범발성 복막염, 패혈증, 교액성 장폐색 등이 의심되는 경우 동맥혈가스분석(lactate)도 시행.
- 소변검사(요로결석 유무, 요로감염증, 케톤산증), 임신반응검사(신속키트), 클라미디아, 임균 등 성매개감염(STI) 검사도 필요에 따라 추가한다. 특히 골반내 염증성 질환(PID)이 의심되는 경우 고려한다.

12유도 심전도

- 심와부 통증을 주소로 내원하는 급성관상동맥증후군 환자가 일정 비율로 존재한다.
- 관상동맥질환 위험인자를 가진 환자에서는 특히 주의해서 심전도 변화가 없는지 확인한다. 수술이 필요한 경우에는 수술 전 스크리닝으로 시행한다.
- 또한 장간막이나 신장 등의 경색성 병변이 의심되는 경우에는 심방세동 유무에 대한 평가가 필요하다.

복부 · 흉부 단순X선사진

- 장폐색이나 소화관천공, 요로결석의 진단에 유용하다. 기립위(erect), 앙와위(supine)

로 촬영한다. 기립위가 곤란한 경우, decubitus 촬영(좌측와위)으로 대신할 수 있다. Free air는 흉부 단순X선사진에서 더 잘 보이고, 민감도도 높다[Radiol Clin North Am 31:1219-1234, 1993].

- 흉부 단순X선사진은 위와 같이 소화관천공이 의심되는 경우, 폐렴이나 심막염 등의 흉부 질환이 의심되는 경우 추가를 검토한다.
- 복부 단순X선사진은 진단 능력이 제한적이기 때문에 루틴하게 시행하지 않고, 의심되는 경우에는 복부초음파나 CT 검사를 고려한다.

복부초음파

- 급성복증에 대한 스크리닝 검사로 시행한다.
- 간, 담낭, 신장, 비장, 방광, 소장을 평가한다. 대동맥류 · 박리, 하대정맥(IVC)도 함께 평가한다.

• **소장폐색:**	keyboard sign, to-and-fro sign, 복수 유무
• **담낭염:**	sonographic murphy sign, 담낭비대, 담낭벽비후
• **총담관결석:**	총담관확장, 간내담관확장, 총담관결석
• **복부대동맥류:**	동맥류(5 cm 이상은 파열 위험성)
• **요로결석:**	수신증 유무, 신장 부위의 무에코대 유무(요관파열 유무)
• **복강내출혈:**	FAST(Focused Assessment of Sonography for Trauma) (심낭, 양측 흉강, Morrison's pouch, 비장주위, rectovesical pouch)

CT

- 급성복증은 CT 적응증이 되므로, 방사선 피폭에 대한 고려도 필요하지만 검사 역치를 낮게 설정할 필요가 있다.
- 단순 · 조영으로 둘 다 촬영한다. 출혈성 질환이 의심되는 경우, 조기상과 지연상을 추가한 3상 촬영을 의뢰한다.
- 조영 전 신기능, 심기능, 알레르기는 반드시 확인한다.
- 장폐색이 의심되는 경우, 각종 탈장 감돈 가능성을 염두에 두고 대퇴골경부 하부까지를 촬영 범위로 한다.
- 특히 고령, 다산 여성에서는 폐쇄공 탈장을 잊지 말아야 한다.

■ 단순 or 조영 CT?

- 복부 단순 CT가 유용한 경우: 요관결석, 총담관결석, 급성충수염, 복강 내 유리가스(free air)는 단순 CT로 평가할 수 있는 경우가 많다.
- 복부 조영 CT가 유용한 경우: 장기의 허혈이나 혈관성 병변, 급성췌장염의 중증도 판정 등에서 고려한다.

[평가항목]

- 장기별(간담췌, 비장, 신장, 부신, 소화관, 골반장기, 근골격, 흉강)
- 지방조직[**장기 주위의 지방조직 농도 상승(dirty fat sign)은 염증을 시사**]
- Extravasation(조영제 혈관외 누출)
- 복수, free air(lung setting으로 확인)
- 조영불량영역(허혈 평가)

이 증례에서는…

- 심와부의 불편감과 우하복부 통증이 주 증상으로 충수염을 염두에 두고 위궤양, 췌장염, 급성심근경색 등을 감별하기 위해 혈액검사 및 12유도 심전도를 시행했다.
- 혈액검사에서는 WBC 18,000/μL, CRP 12.4 mg/dL로 염증반응이 있었고, 혈액상에서 핵의 좌방이동을 확인했다.
- 지금까지의 정보를 토대로 급성충수염을 의심했고, 복부 CT를 시행한 결과, 우측 하복부에 지방조직의 농도 상승, 복수 저류, 주변에 농양 형성을 시사하는 소견이 관찰되었다.
- 급성충수염 진단으로 소화기외과 당직의에게 연락하고, 입원시켰다.

A 급성복증에서는 CT 검사 및 복부초음파 검사를 염두에 두고 혈액검사, 12유도 심전도 등을 포함한 평가를 시행한다.

더 알고 싶다!

충수염

- **식욕저하→심와부 통증→오심 · 구토→우하복부로 통증 이동→발열→백혈구 상승** 순서로 증상이 변화한다.
- 반나절에서 이틀 사이에 이러한 증상들이 나타난다. **통증이 오심 · 구토보다 먼저 나타나는 것**이 포인트이다.
- 특징적인 신체소견은 Heel drop jarring test(**발뒤꿈치 낙하 검사**), McBurney 압통점, psoas 징후, obturator 징후, Rovsing 징후(좌하복부를 압박하면 우하복부의 통증이 심해짐), Rosenstein 징후(좌측와위에서 우하복부 압통점을 압박하면 통증이 심해짐).
- 충수의 위치가 정상과 다른 경우, 통증의 부위나 양상이 다를 수도 있으므로 주의.
- 혈액검사에서는 특별한 특징은 없으며, 주로 염증반응의 상승이 관찰된다.
- 복부초음파는 검사자의 숙련도에 좌우되는 것이 문제이지만, 민감도 85%, 특이도 90%라는 보고가 있다. 복부 CT는 민감도 96%, 특이도 96%로 진단 정확도에서 초음파보다 우수하다. MRI 검사는 민감도 95%, 특이도 92%로 역시 진단능력이 우수하며, 임산부 등 방사선 피폭을 피해야 하는 경우에 고려한다[Comparative Effectiveness Review 157, 2015].
- Alvarado score(MANTRELS score) 7점 이상에서 민감도 84%, 특이도 74%이며, 9점 이상에서는 충수염을 강하게 의심한다. 3점 이하에서는 충수염 가능성은 부정적이다. 따라서 4~10점일 때는 초음파나 CT, MRI 등의 영상검사를 시행한다.

신체소견	우하복부 압통	2
	발열(37.3℃ 이상)	1
	반동압통	1
증상	식욕부진	1
	오심·구토	1
	우하복부로 이동하는 통증	1
혈액검사	백혈구 증가(WBC>10,000)	2
	좌방이동(호중구>75%)	1
		총 10점

[Ann Emerg Med 15:557-564, 1986]

psoas 징후
대퇴의 신전으로 통증 심해짐 → 장요근 염증

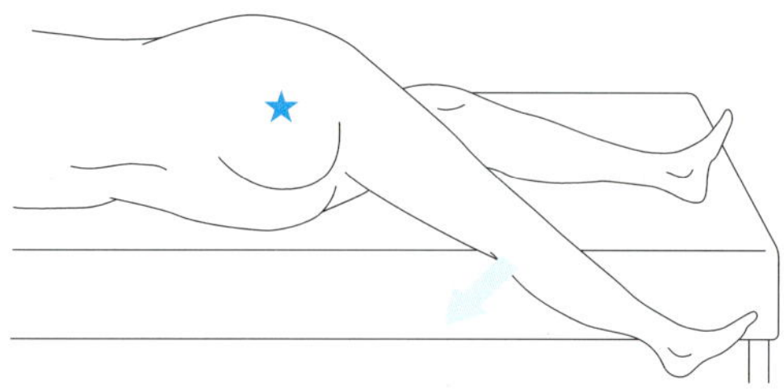

obturator 징후
고관절 내전으로 통증 심해짐 → 골반 내 염증

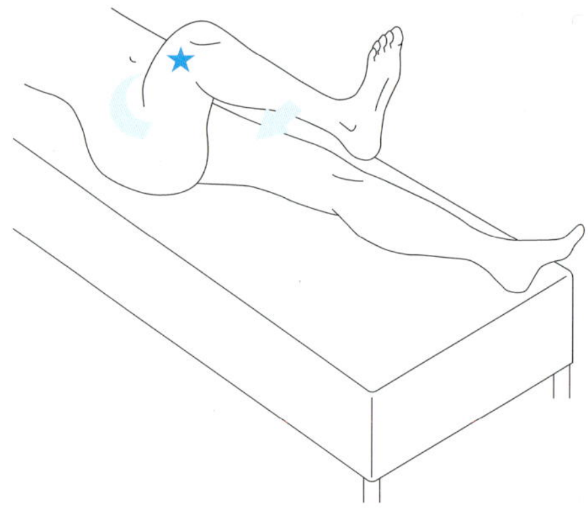

FAST(focused assessment with sonography for trauma)

- 외상환자 진찰 시 체강 내 무에코공간(echo-free space)을 찾아 출혈 유무를 평가하는 것이다.
- 그 외에도 복수, 농양 등도 무에코공간으로 보이기 때문에 응급 시 평가에 유용하다.
- ① 심막강→② 모리슨와→③ 우흉강→④ 비장주위→⑤ 좌흉강→⑥ 더글러스와 순으로 평가한다.

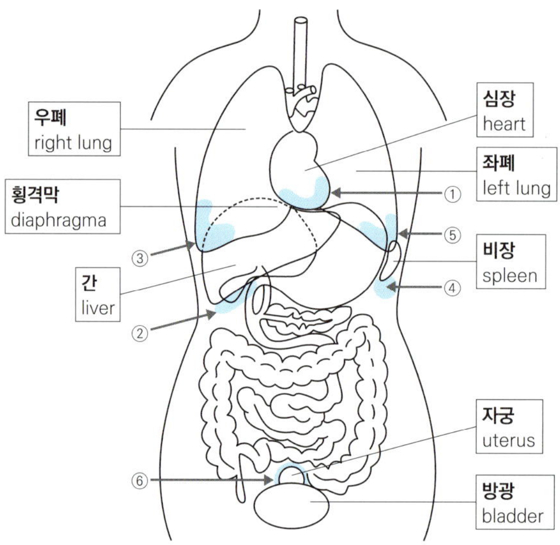

증례 ❸ 26세 여성. 하복부 통증.

특별한 병력 없음. 내원 전날 저녁에 갑자기 하복부 통증이 나타났다. 몇 시간 동안 안정을 취했으나 이후에도 우하복부를 중심으로 통증이 지속되어 응급실로 내원했다. 내원 시 활력징후는 의식 명료, 체온 37.2℃, 혈압 110/60 mmHg, 맥박 110/분·규칙적, 호흡수 20/분, SpO_2 97%(room air)였다. 신체소견상 장음은 정상이었고, 좌하복부에 강한 압통이 있었다. 며칠 전 성관계를 했었고, 마지막 월경은 18일 전부터 4일 동안이었다. WBC 14,500/μL, CRP 2.4 mg/dL.

Q 먼저 무엇을 해야 할까?

철칙 3 젊은 여성의 복통은 임신과 부인과 질환을 배제한다

- 복통을 보면 환자의 배경에 주목한다.
- 여성의 하복부 통증은 우선 임신 및 월경력 확인이 필수이다.
- 문진이나 진찰만으로는 임신을 배제할 수 없으므로 여성의 급성복증에 대한 정밀검사에서는 임신반응검사를 고려한다.

여성의 급성복증에서 우선 감별해야 할 질환	
임신 관련	자궁외임신, 유산, 진통, 상위태반조기박리, 자궁파열, 원인대통(round ligament pain), 융모양막염, HELLP 증후군
임신 비관련	충수염, 담낭염, 장폐색, 급성췌장염, 요로결석, 난소염전, 자궁근종, 난소출혈

■ 가임기 여성의 복통진료

Step 1: 임신 평가를 시행. 자궁외임신 여부 확인.
Step 2: 복부초음파로 난소출혈, 난소염전 등 여성의 급성복증 질환을 평가한다. 이때 일반 복통진료로 충수염 등의 평가도 함께 시행한다.
Step 3: 자궁외임신이나 난소염전, 난소출혈, PID 등이 의심되는 경우에는 산부인과 컨설트를 검토한다.

- 젊은 여성이나 임신 중 복통에서는 초음파검사가 필수이며, FAST로 복강 내 출혈, 난소, 자궁 등을 평가한다. PID나 감염증이 의심되는 경우 앞서 언급한 바와 같이 클라미디아, 임균 검사도 시행한다.

이 증례에서는…

- 성관계 과거력이 있었고, 환자 동의를 얻은 후 간이임신판정키트로 검사를 시행했으나 임신반응은 음성이었다. 복부진찰 시 우측 난소 부위에 압통이 있었다.
- 복부초음파검사에서 더글라스와에 무에코공간이 관찰되었다. 부인과 당직의에게 연락했고 최종적으로 좌측 난소출혈로 진단되었다.

A 우선 임신 여부를 확인하고, 부인과 질환을 포함해 평가한다.

증례 ❹ 54세 남성. 우상복부 통증.

이상지질혈증 병력. 내원 당일 저녁 무렵에 갑자기 우상복부에 찌르는 듯한 통증을 느꼈다. 이후 발열과 오한이 있어 본원 응급실로 내원했다. 내원 시 활력징후는 의식 명료, 체온 37.6℃, 혈압 122/76 mmHg, 맥박 110/분·규칙적, 호흡수 18/분, SpO_2 97%(room air)였다. 신체소견상 장음은 정상, 안검결막에서 황달 소견이 관찰되었다. 우상복부에 압통이 있었고, 반동압통이나 근성방어는 보이지 않았다.

Q 감별진단을 어떻게 좁혀나갈까?

철칙 4 복부진찰 시 통증 부위와 양상, 환자 배경을 의식한다

복통의 감별질환

① 해부학적 부위 접근

- 지금까지 복통진료의 흐름을 살펴보았는데, 가장 중요한 것은 신체소견을 통해 응급성을 판단하고 그 소견으로 감별질환을 추정하는 것이다. 여기서는 신체진찰의 포인트를 차근차근 설명하겠다.
- 먼저 해부학적 부위별로 접근하면 아래 그림과 같다.

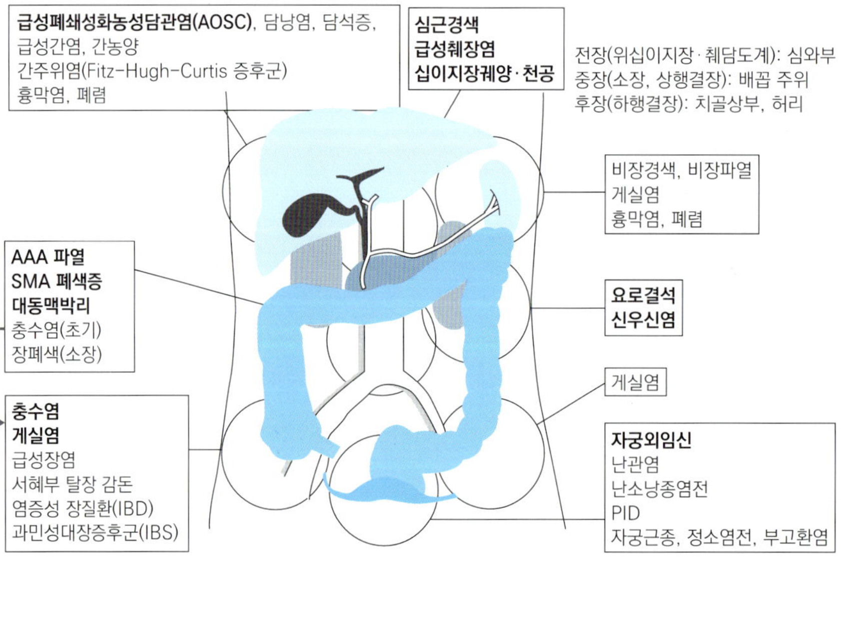

- 그 외 해부학적 부위와 무관하게 복통을 일으키는 질환으로 당뇨병성케톤산증(DKA), 급성간헐성포르피린증, 고칼륨혈증, 부신기능부전, 납중독, 과민성대장증후군 등이 있다.

② 복통의 문진 · 병력청취

- 복통진료에서도 흉통과 마찬가지로 통증 평가는 'OPQRST'에 근거해 실시한다(→p.69).

O: Onset & T: Time course

갑자기 : 소화관천공, 복부대동맥류파열, 혈전색전성질환, 장폐색 등
급성 : 급성담관염, 급성췌장염
서서히 : 충수염, 게실염, 장염, PID
발작적 : 결석질환(담석, 요관결석)
간헐적→내장통증(위~대장, 소화관연동, 자궁수축을 반영): 장폐색, 충수염, 장염, 자궁근종
지속적→체성통증(고형장기, 복막에 파급된 염증 반응): 복막염

P: Position/Provocative/Palliative factor

특정 음식 섭취: 고지방식→담낭염, 알코올→급성췌장염
움직이거나 보행으로 **호전→내장통증**
움직이거나 진동으로 **악화→체성통증**

Q: Quality

Sharp pain	: **체성통증**, 점막관련, 염증관련
Dull pain	: **내장통증**, 관강장기관련, 종괴성 질환
심와부→배꼽주위→하복부	: 대동맥박리
심와부→배꼽주위→우하복부	: 급성충수염, 게실염
우측 늑간하부→우측 복부→우하복부	: 십이지장궤양천공, 요관결석

R: Radiation

등으로	: 급성췌장염
우측 어깨로	: 급성담낭염, 간농양
좌측 어깨로	: 췌장미부, 비장
견갑골 부위로	: 급성췌장염, 담낭염, 횡격막하농양
정소로	: 요로결석, 급성충수염, 복부대동맥류파열

S: Severity

NRS(Numerical Rating Scale), VAS(Visual Analogue Scale)로 점수화

더 알고 싶다!

내장통증 · 체성통증 · 연관통증

- 내장통증(visceral pain)
  장기를 둘러싼 신경섬유가 소화관수축이나 과신전으로 인해 늘어남으로써 발생한다. 간헐적인 둔통, 국소적이지 않고 미만성의 막연한 통증.
- 체성통증(somatic pain)
  벽측복막의 신경섬유에 화학적 자극이 가해져 발생한다. 지속적이고 예리한 통증, 비교적 국소성이 있는 국한된 통증. 다양한 원인(출혈, 화학물질 자극, 감염)에 의한 복막의 염증을 나타내며, 중증 질환을 시사.
- 연관통증(referred pain)
  내장으로부터 통증 자극이 척수에 전달될 때, 내장신경구심로와 피부로부터 뇌척수신경구심로 사이의 단락에 인접한 신경섬유를 자극해 같은 레벨의 척수피부분절(dermatome) 영역에 통증을 자각.

복통진료의 문진

- 복통의 환자배경, 감별 시 다음 항목을 확인한다.
  - 심혈관계 위험인자: 고령, 고혈압, 당뇨병, 이상지질혈증, 흡연력, 중증 흡연력
  - 혈관색전성질환(상장간막동맥폐색, 신장경색, 비장경색)의 위험인자: 심방세동 병력
  - 장폐색 위험인자: 수술력
  - 부인과 질환: 임신력, 성관계력, 월경주기, 경구피임약 사용 유무
  - 위, 십이지장궤양: NSAIDs 사용력, 헬리코박터 제균력, 스트레스
  - 급성담낭염: 담석 병력, 담석발작 병력, 고지방식 섭취 후 악화
  - 급성췌장염: 알코올 섭취력, 담석 병력, 가족성 이상지질혈증 유무
  - 급성 장염: 해외방문력, 날음식 섭취력, 유사한 증상의 가족력
  - 요관결석: 요관결석 과거력, 선행하는 혈뇨, 고요산혈증

병력청취 시 확인해야 할 사항

식사내용, 마지막 식사, 마지막 배변, 마지막 가스배출(장폐색) 유무
구토: 장폐색, 충수염, 심근경색, 담석, 요로결석 (위액 양상: Vater 유두보다 위쪽, 녹색 양상: Vater 유두보다 아래쪽, 분변 양상: 회장말단폐색)
변비: 장폐색, 골반내농양, 변비증, 허혈성 장염
설사: 급성장염, 충수염, PID
토혈: 위·십이지장궤양
혈변: 허혈성 장염, 대장염 흑색변: 위·십이지장궤양 백색변: 폐색성 황달
부정자궁출혈: 부인과 질환
배뇨 시 통증, 혈뇨, 빈뇨, 잔뇨감: 비뇨기질환

이 증례에서는…

- 갑자기 발생한 우상복부 통증에 발열과 황달이 동반되어 담관염을 의심했다.
- 혈액검사에서 WBC 13,000/μL, CRP 4.7 mg/dL로 염증반응의 상승을 보였다.
- 복부 조영 CT에서 담관 내 감돈결석이 관찰되었고, 담관 주변 지방조직 농도의 상승, 간실질의 일과성 조기 조영증강(transient early enhancement)이 관찰되어 소화기내과에 컨설트를 했다.

A 환자배경을 의식한 문진과 진찰을 통해 얻은 복통 정보로 감별질환을 좁혀나간다.

더 알고 싶다!

급성담관염

- 급성담관염은 결석이나 종양 등의 원인으로 담도가 막혀 담즙이 정체되고, 이 담즙에 감염이 발생하여 생기는 감염증이다.
- 진단은 「전신 염증소견」「혈액검사에서 황달 · 염증소견」「영상소견」의 3가지를 조합하여 다음의 표와 같이 진단한다.

급성담관염 진단기준

A. 전신 염증소견	A-1. 발열(오한전율을 동반할 수 있음)
	A-2. 혈액검사: 염증반응소견
B. 담즙 정체소견	B-1. 황달
	B-2. 혈액검사: 간기능검사 이상
C. 담관 병변의 영상소견	C-1. 담관 확장
	C-2. 담관염의 원인: 담관협착, 담관결석, 스텐트 등

확진: A 중 하나+B 중 하나+C 중 하나
[Kiriyama S, et al. J Hepatobiliary Pancreat Sci 25:17-30, 2018]

급성담낭염

- 급성담낭염 원인의 90%는 담석이다. 진단은 '국소 염증소견', '전신 염증소견', '영상소견' 세 가지를 조합해 아래와 같이 한다.

급성담낭염 진단 기준

A. 국소 염증소견	A-1. Murphy sign
	A-2. 우상복부 종괴/통증/압통
B. 전신 염증소견	B-1. 발열
	B-2. CRP 상승
	B-3. 백혈구수 상승
C. 급성담낭염의 특징적 영상소견	

확진: A 중 1개 이상+B 중 1개 이상+C
의증: A 중 1개 이상+B 중 1개 이상
단, 급성간염, 그 외의 급성복증, 만성담낭염을 제외할 수 있는 경우에 한함.
Murphy sign: 염증이 있는 담낭을 검사자의 손으로 촉지 시 통증을 호소하며 호흡을 완전히 할 수 없는 상태가 되는 것.
[Yokoe M, et al. J Hepatobiliary Pancreat Sci 19:578-585, 2012]

참고 문헌

1) Gans SL, et al. Guideline for the diagnostic pathway in patients with acute abdominal pain. Dig Surg 32:23-31, 2015 [PMID: 25659265] [PMID: 25659265].
   - 복통 진단의 흐름을 알 수 있는 그림은 참고할 만하다.
2) Cartwright SL, Knudson MP. Evaluation of acute abdominal pain in adults. Am Fam Physician 77:971-978, 2008 [PMID: 18441863] [PMID: 18441863]
   - 성인의 복통에 대한 체계적 진찰에 대해 기술.
3) 急性腹症診療ガイドライン出版委員会(編): 急性腹症診療ガイドライン2015. 医学書院, 2015
   - 급성 복통의 치료에 대한 근거를 검토.
4) Vaghef-Davari F, et al. Approach to Acute Abdominal Pain: Practical Algorithms. Adv J Emerg Med 4:e29, 2019 [PMID: 32322797].
   - 복통진료의 흐름도가 복통을 일으키는 부위별로 기재되어 있다.

(스즈키 다카히로)

8 두통

먼저 이차성 두통부터!

철칙

1. 우선 뇌혈관질환의 가능성이 있는지 확인한다
2. 응급대응이 필요한 이차성 두통에 주의한다
3. 광범위한 이차성 두통에 대한 세심한 스크리닝
4. 이차성 두통을 배제했다면, POUND score를 이용하여 편두통을 중심으로 일차성 두통을 감별한다
5. 편두통으로 진단했다면 트립탄제가 필요한지를 신속하게 판단한다

증례 ❶ 편두통 병력이 있는 52세 여성.

내원 당일 저녁 식사를 하던 중 갑자기 두통이 발생하여 응급실로 내원하였다. 내원 시 활력징후는 의식 명료, 체온 36.6℃, 혈압 178/102 mmHg, 맥박 60/분, 호흡수 18/분, SpO_2 99%(room air).

Q 두통 환자를 보면 가장 먼저 주의해야 할 질환은? 어떻게 대응해야 할까?

두통 대응 흐름도

"SPOONS" (→ p.97)에 따른 이차성 두통 가능성 평가

뇌혈관 질환 체크 특히 **지주막하출혈**	• 두통의 양상(특히 **벼락두통**), Cushing 현상, 신경학적 이상소견, 외상력에 주의 • 지주막하출혈, 뇌출혈, 경막외/경막하 혈종, 척추뇌저동맥 박리, 뇌하수체졸중, 뇌정맥동 혈전증, RCVS(가역성 뇌혈관수축증후군), PRES(가역성 후백질뇌병증)
+	
기타 응급 이차성 두통 체크 (특히 **세균성 뇌수막염**에 주의)	• 중추신경계 감염증(뇌수막염, 뇌염, 뇌농양) • 녹내장 발작 • 거대세포동맥염(눈 증상이 있는 경우) • 안면대상포진(삼차신경 1분지), 안와봉와직염 • 고혈압성 응급
상기 외 이차성 두통을 폭넓게 스크리닝	• 해부학적 부위로 나누어 감별할 것 • 약물과용두통을 놓치지 말 것
↓	
일차성 두통 감별·대응	• POUND score(→ p.101) 참고하여 편두통을 축으로 감별하고 대응할 것

철칙 1 우선 뇌혈관질환의 가능성이 있는지 확인한다

- 두통 환자 중 응급성이 높고, 발생 빈도도 높은 질환은 뇌혈관장애이므로 가장 먼저 그 가능성을 평가한다.
- 두통 양상에 대한 문진이 가장 중요하다. 활력징후, 신경학적 소견, 병력을 확인한다. 다음과 같은 소견에 주의한다.

두통의 양상	"생애 가장 심한 두통" "갑자기 발생한 심한 두통" "평소와 다른 두통" "처음 겪는 두통"
활력징후	고혈압+서맥(소위 "Cushing 현상")
신경학적 이상 소견	의식장애, 경련, 실어증 및 구음장애, 운동장애, 감각장애, 마비 등
병력	두통 과거력 없음, 두부 외상 후, 고혈압

- Cushing 현상이란 두개내압 상승 시 나타나는 고혈압+서맥을 말한다. 두개내압이 상승하면 뇌의 관류를 유지하기 위해 혈압이 상승하고, 이에 대한 압수용체 반사로 서맥이 발생한다.
- 뇌혈관질환이 의심되는 경우 조기에 두부 CT 검사를 시행한다. 단순 CT 검사로 원인을 알 수 없거나 동맥박리가 의심되는 경우 조기에 두부 MRI(MRA) 또는 혈관조영 CT를 시행한다.
- 두통을 유발하는 뇌혈관장애로는 지주막하출혈, 뇌출혈, 경막외/경막하 혈종, 척추뇌저동맥 박리, 뇌하수체졸중, 뇌정맥동 혈전증, 가역성 뇌혈관수축증후군(reversible cerebral vasoconstriction syndrome, RCVS), 가역성 후백질뇌병증(posterior reversible encephalopathy syndrome, PRES) 등이 있다.
- 뇌경색은 기본적으로 두통이 발생하지 않지만, 동맥박리가 원인인 경우에는 두통이 발생한다.
- 벼락두통(갑자기 발생하여 1분 이내에 극심한 통증이 최고조에 도달)에 특히 주의하고, 지주막하출혈이나 뇌출혈을 의심한다. CT 영상에서 이러한 소견이 없으면 RCVS, PRES, 뇌정맥동 혈전이나 동맥박리, 뇌하수체졸중 등의 가능성을 고려한다.

이 증례에서는…

- 자세히 문진해 보니 편두통 병력은 있었지만, 갑작스럽게 발생한 인생에서 가장 심한 두통이었고, 평소의 편두통 양상과는 다르다고 느껴 내원하였음을 알 수 있었다. Cushing 현상이 있고, 뚜렷한 마비 증세는 없었다.
- 지주막하출혈이 의심되어 즉시 두부 CT를 시행한 결과 지주막하출혈에 부합하는 소견을 보였다.
- 즉시 신경외과에 컨설트 후 입원하여 클리핑 수술을 시행하였다.

A 어떤 두통 환자라도 우선 뇌혈관장애에 주의해야 한다. 두통의 병력과 양상, 활력징후, 신경학적 소견을 확인하고 의심되는 경우 조기에 영상검사를 시행한다.

더 알고 싶다!

지주막하출혈 진단 시의 주의점

- 지주막하출혈은 10만 명당 8명 꼴로 발생하고 사망률이 높아 놓치면 안 되는 질환이지만, 실제로는 오진이나 진단 지연이 있는 것으로 알려져 있다. 따라서 진단 시의 주의점을 파악해 두어야 한다.
- 먼저, '생애 가장 심한 두통'이나 '갑자기 발생한 극심한 두통'과 같은 전형적인 두통은 절반(최대 80% 정도) 정도에서만 나타난다.
- 따라서 전형적인 두통이 없더라도 원래 두통 과거력이 없거나, 호발 연령(평균 50세), 여성, 고혈압, 흡연력, 가족력 등 리스크가 있는 환자의 경우 적극적으로 의심해 볼 필요가 있다.
- 경고두통(동맥류 파열 2~8주 전 미세출혈로 인해 발생하는 두통)은 10~40%, 오심 · 구토는 70~80% 정도로, 반드시 나타나는 것은 아니다. 의식장애는 26~53%에서만 나타나며, 국소 신경학적 소견도 동반되지 않는 증례가 많다.
- 두통이 비교적 경미하고 오심 · 구토가 심한 경우에는 두통이 아닌 오심 · 구토에 대한 접근 및 대응하는 경우도 있다.
- 따라서 조금이라도 의심되는 상황이라면 두부 CT를 촬영한다. CT의 발달로 특히 발병 6시간 이내 민감도가 98~100%로 매우 높아 CT로 배제 가능한 수준에 이르렀다.
- 그러나 발병 6시간 이내에 CT를 촬영해도 최대 5%까지 놓칠 수 있다는 보고도 있으며, CT는 시간이 지남에 따라 민감도가 낮아지고, 빈혈 환자(Hb 10 g/dL 미만)에서도 민감도가 낮아진다는 점에 주의해야 한다.
- 두부 MRI는 CT가 음성인 경우에도 소견이 보이기도 하나(FLAIR 영상에서 혈종이 고신호), MRI에서 소견이 없다고 해서 완전히 배제할 수는 없다.
- 혈관조영 CT도 동맥류 확인과 동시에 지주막하출혈의 진단에 기여할 수 있지만, 적절한 해석이 가능한 전문의가 필요하다.
- 지주막하출혈이 강하게 의심되는데 영상검사에서 소견이 나타나지 않는 경우, 뇌척수액 검사를 시행하여 출혈이나 황색변조(xanthochromia)가 없는지 확인하는 것을 가이드라인에서도 권장하고 있다. 민감도는 100%에 가깝다고 알려져 있는데, 이는 검사실에서 분광분석을 이용한 경우이고, 육안만으로는 놓칠 수도 있다. Trauma tap과 구별하는 방법은 일반적으로 뇌척수액 배출과 함께 그 색이 점차 옅어지는지 여부로 감별을 하는데, 판단이 어려운 경우도 많다.
- 즉, 검사는 두부 CT→요추천자(시설에 따라 MRI나 혈관조영 CT도 사용)의 순서로 진행되지만, CT의 발달로 요추천자를 하는 경우는 상당히 줄어들고 있다.
- 진료 시 가장 주의해야 할 점은 CT 판독이다. 위에서 언급한 민감도는 영상의학과 전문의가 판독하는 것이 기본이기 때문에, 스스로 놓치지 않고 판독할 수 있는지 여부가 가장 중요한 문제이다. 가급적 영상의학과 전문의와 함께 판독하는 것이 바람직하다. 또한 자신의 판독에 자신이 없다면 요추천자의 역치를 낮춰 시행을 고려할 필요가 있다.

[Lancet 400:846-862, 2022/Stroke 43:1711-1737, 2012를 참고하여 작성]

증례 ❷ 두통 과거력이 없는 76세 남성.

내원 3주 전부터 권태감과 미열이 있었고, 내원 10일 전부터 오른쪽 측두부 통증이 지속되어 응급실로 내원하였다. 전신 상태는 양호하였으며, 내원 시 활력징후는 의식 명료, 체온 37.8℃, 혈압 145/72 mmHg, 맥박 90/분, 호흡수 14/분, SpO_2 98%(room air). 신체소견상 수막자극징후나 신경학적 이상 소견은 없었다. 혈액검사에서는 WBC 12,000/μL, CRP 5.4 mg/dL, 두부 CT 검사상 뇌출혈이나 뚜렷한 이상 소견은 없었다.

Q 뇌혈관장애가 배제된 두통 환자에서는 다음으로 무엇에 주의해야 할까?

철칙 2 응급대응이 필요한 이차성 두통에 주의한다

- 뇌혈관장애 가능성을 검토하는 것과 동시에 그 외 응급대응이 필요한 이차성 두통을 감별한다.
- 일반적으로 **"SPOONS"**는 일차성 두통과 이차성 두통을 감별하는 데 유용하다. 이에 해당하는 경우 위에서 기술한 응급성이 높은 이차성 두통일 가능성이 높아진다.

S	Systemic symptoms	전신 증상(발열, 체중감소, 권태감)
P	Pattern change	이전과 다른 두통, 빈도·통증의 양상·중증도(특히 생애 가장 심한 두통), 경과(악화 경향) 등
O	Onset: sudden	벼락두통, 급격한 악화
O	Onset: older	40세 이상 첫 발병(특히 50세 이상)
N	Neurologic symptoms	신경증상 및 신경학적 이상 소견 (혼란, 의식변화, 경련, 마비, 유두부종, 수막자극징후 등)
S	Systemic disease	전신 질환(악성종양, HIV, 면역억제자)

- 구체적으로는 아래 표에 제시된 두통의 원인에 따라 증상과 소견을 확인한다. 뇌혈관장애 외 **특히 주의해야 할 것은 세균성 뇌수막염**으로, 의심되면 조기에 배양 검사를 하고 항생제 투여, 요추 천자를 시행한다(16장 「세균성 뇌수막염」 p.199 참조).

응급대응이 필요한 이차성 두통의 원인	주의해야 할 증상 및 소견
뇌혈관장애	"갑작스러운 두통", "최악의 두통", Cushing 현상, 신경학적 이상 소견, 외상력, 고혈압
뇌종양, 뇌수막 파종, 수두증, 뇌탈출	기상 시 두통, 악화 경향의 두통, 악성종양 병력, 경련, 오심·구토, 신경학적 이상 소견
중추신경계 감염증(뇌수막염, 뇌염, 뇌농양)	발열, 오심·구토, 의식장애(변화), 수막자극징후
녹내장 발작	안통, 시야 장애, 모양체 충혈
거대세포동맥염(측두동맥염)	발열, 시력장애, 턱 파행, 측두동맥의 경결성 확장, 류마티스성 다발근통
안면 대상포진(제1분지), 안와봉와직염	신경통, 피부발진, 발열, 안구운동장애
고혈압성 위기	어지럼증, 오심·구토, 안저유두부종, 신기능장애, 중증 고혈압(이완기 혈압 ≥ 130 mmHg)

이 증례에서는…

- SPOONS를 체크한 결과, 두통 병력이 없던 고령자이고, 발열과 권태감 등의 전신 증상을 동반하여 이차성 두통의 가능성이 높다고 판단했다.
- 응급대응이 필요한 이차성 두통 체크 시, 턱 파행이 있었고, 우측 측두동맥의 경결이 관찰되었다. 또한, 양 눈을 한 쪽씩 확인해 본 결과, 오른쪽 눈의 시력 저하가 뚜렷하게 나타났다.
- 류마티스내과에 의뢰 후, 초음파에서 우측 측두동맥벽의 비후를 확인했다. 안과적 증상이 있었기 때문에 즉시 안과 진찰이 이루어졌고, 전방 허혈성 시신경병증으로 진단되었다.
- 거대세포동맥염 진단으로 입원하여 스테로이드 펄스요법을 실시했다.

A 뇌혈관장애가 배제된 두통 환자에서는, 다음으로 응급성이 높은 이차성 두통에 주의해야 한다.

증례 ❸ 류마티스 관절염으로 면역억제 치료 중인 50세 여성.

류마티스 관절염으로 메토트렉세이트 16 mg, 프레드니솔론 5 mg 복용 중. 내원 2일 전부터 좌측 후두부 통증이 발생하여 내원 전날 동네 의원에서 진찰을 받았다. 두부 CT를 촬영하였으나 원인을 알 수 없었고, 아세트아미노펜을 처방받은 후 호전되지 않으면 종합병원에 내원하라는 지시를 받았다. 이후 하루 경과를 보았으나 호전되지 않아 내원하였다. 내원 시 활력징후는 의식 명료, 체온 36.9℃, 혈압 136/72 mmHg, 맥박 70/분, 호흡수 14/분, SpO_2 98%(room air)였다. 두통은 좌측 후두부에서 강하게 나타나고, NRS(numerical rating scale) 5/10 정도였으며, 갑작스럽게 발병하지 않았고, 뚜렷한 악화 경향은 없었다. 오심이나 탈력 등의 신경 증상도 없었다. 진찰상 수막자극징후는 없었고, 신경학적 이상 소견도 발견되지 않았다. 체중 50 kg.

Q 응급대응이 필요한 두통은 아닌 것 같을 때, 이후 두통의 감별은 어떻게 진행할까?

철칙 3 광범위한 이차성 두통에 대한 세심한 스크리닝

- 응급성이 높은 두통을 배제했다면, 이차성 두통을 세심하게 스크리닝한다.
- 구체적으로 다음 페이지의 그림과 같이 해부학적 부위로 나누어 원인을 생각해 보면 좋다.
- 통증 부위를 세심하게 확인하고, 발병 양상과 동반 증상을 확인함으로써 어느 부위가 원인인지 파악할 수 있다.
- 다음 페이지의 그림 중 약물 과다 사용으로 인한 두통은 놓치기 쉬우므로 주의한다('더 알고 싶다!' p.100 참조).

두통의 감별(굵은 글씨는 응급성이 높은 질환)

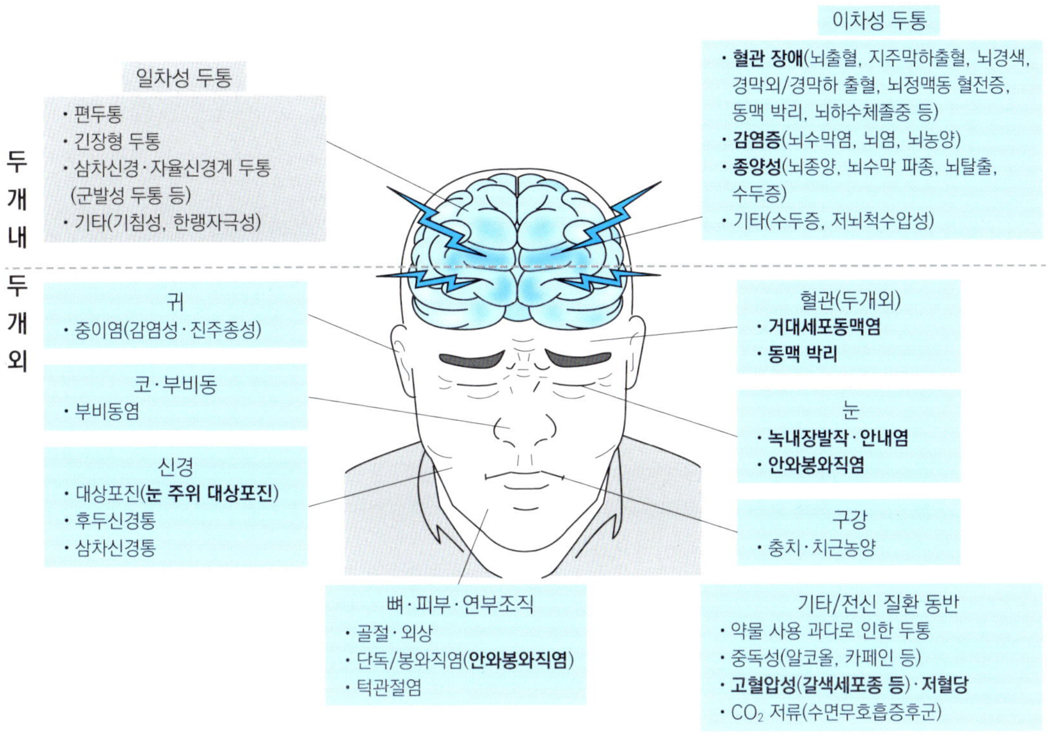

이 증례에서는…

- 통증이 후두부에 국한되어 있기 때문에 같은 부위의 피부, 근골격, 신경, 동맥 등에 의한 원인을 감별질환으로 생각했다. 또한 면역억제 치료를 받고 있는 환자였기 때문에 감염증에 주의하며 진찰을 했다.
- 재차 문진을 해보니 통증은 찌릿찌릿한 통증으로 좌측 후두부를 만지기만 해도 아프다고 했다.
- 진찰 결과, 좌측 후경부, 귓바퀴 뒤쪽부터 정수리에 걸쳐 C2의 신경 지배 부위에 홍반을 동반한 소수포의 군집을 발견했다. 해당 부위의 피부를 만지면 통증이 악화되었다.
- 두통은 피부 발진 부위와 일치하고, 뇌수막염을 의심할 만한 소견은 없었으며, 다른 두통의 원인은 명확하지 않았다.
- 위와 같은 이유로 대상포진으로 진단하였고, 면역억제 환자임을 고려하여 입원 치료를 하기로 결정했다. 신기능은 정상이었으며, 아시클로버 1회 250 mg(5 mg/kg)을 1일 3회 정맥투여하기 시작했다.

A 응급대응이 필요 없는 두통은 장기별로 광범위하게 이차성 두통을 감별한다.

더 알고 싶다!

약물 과다 사용으로 인한 두통(약물 남용 두통)

- 이전에는 약물 남용 두통이라고 불렸으나, '약물 남용'이 불법 약물 등을 연상시키기 때문에 '약물 과다 사용으로 인한 두통'이라는 명칭으로 변경되었다.
- 원래 일차성 두통이 있는 환자에게 두통약(아세트아미노펜, NSAIDs, 트립탄제 등)을 일정 기간 이상 고빈도로 사용하면 원래의 두통이 악화되거나 새로운 유형의 두통이 발생할 수 있는데, 이를 약물 과다 사용으로 인한 두통이라고 한다.
- 진통제의 과도한 사용이 중추성으로 통증 역치를 낮추는 것이 원인으로 여겨진다.
- 복용 빈도는 약에 따라 다르지만 대체로 2~3일에 1회 이상, 기간은 3개월 이상을 기준으로 한다.
- 이 두통은 기본적으로 만성적이며, 한 달에 15일 이상 두통이 발생한다. 야간이나 이른 아침에도 두통이 발생하며, 기상 시 두통과 구분해야 한다.
- 치료는 원인 약물의 중단이다. 원인 약물의 중단 후 48시간 이내에 일단 두통이 악화되지만 1주일 이내에 사라진다.
- 그 후에는 원인이 되는 진통제의 사용을 줄이기 위해 가능한 한 원래의 두통을 예방한다.
- 만성 두통 환자의 경우 약물의 가능성을 잊지 않는 것이 중요하며, NSAIDs는 약물성 무균성 뇌수막염의 원인이 될 수 있으므로 특히 주의해야 한다.

증례 ❹ 편두통 병력이 있는 32세 여성.

내원 3시간 전부터 두통이 발생하여 내원하였다. 두통은 박동성이며, 좌측 안구 안쪽에서 느껴지고 NRS는 7/10이었다. 오심을 동반하고 움직이기 힘들어 가만히 있고 싶다고 하였다. 빛이 전체적으로 눈부신 느낌은 있었으나, 시야가 흐려지거나 반짝이는 것이 보이지는 않았다. 두통은 갑자기 발생했으나 통증의 종류는 이전에 진단받은 편두통과 유사했다. 내원 시 활력징후는 의식 명료, 체온 36.2℃, 혈압 120/68 mmHg, 맥박 84/분, 호흡수 14/분, SpO_2 99%(room air)였다. 신체소견상 수막자극징후나 신경학적 이상 소견은 없었다. 다른 이차성 두통을 시사하는 소견은 없었다.

Q 이 환자의 두통의 원인은 무엇일까? 이차성 두통이 음성인 두통 환자의 경우 어떻게 대응해야 할까?

철칙 4 이차성 두통을 배제했다면, POUND score를 이용하여 편두통을 중심으로 일차성 두통을 감별한다

- 이차성 두통 의증 소견이 있으면 일차성 두통(주로 편두통, 긴장성 두통, 군발성 두통)을 감별한다.
- 편두통의 특징을 먼저 파악하고, 이를 기준으로 긴장성 두통과 군발성 두통의 특징을 이해하는 것이 좋다.
- 유병률은 편두통이 8%, 긴장성 두통이 20%, 군발성 두통이 0.1%로 군발성 두통은 매우 드물다.
- 기본적으로 응급실을 방문할 정도의 두통은 편두통이나 군발성 두통이며, 유병률로 볼

때 응급실에서 접하는 일차성 두통은 편두통이 많다.

① 편두통

- 편두통의 특징으로 "POUND score"를 파악한다. 두통의 특징과 정도, 지속시간, 동반 증상으로 구성되어 있으며, 편두통 진단에 있어 문진이 가장 중요하다는 것을 알 수 있다. 또한 가족력도 위험인자가 된다.

편두통에 대한 POUND score

P(Pulsating)	박동성
O(Hour)	지속시간(4~72시간) ※ 대략 "3"시간~"3"일로 생각하면 기억하기 쉽다.
U(Unilateral)	편측성, 반복되는 경우 좌우가 바뀌는 경우가 많다.
N(Nausea)	오심·구토
D(Disabling)	일상 생활에 지장

4항목 이상 해당될 때는 편두통일 가능성이 매우 높은 것으로 알려져 있다.
항목 수: 우도비(95% CI)
4항목 이상: 24(1.5~388), 3항목: 3.5(1.3~9.2), 2항목: 0.41(0.32~0.52)

- 편두통의 전조증상으로는 섬광암점이 유명하지만, 실제로는 전조증상이 없는 편두통이 더 많다('더 알고 싶다!' p.104 참조). 또한 편측성이나 박동성이 특징이라고 알려져 있지만, 둘 다 50% 정도이다.
- 편두통의 특징으로 오심·구토가 있지만, 뇌출혈(특히 소뇌), 뇌수막염의 가능성에 대해서도 재차 주의해야 한다.
- 또한 유발인자나 악화인자로는 다음과 같은 것들이 있다. 향후 예방에도 중요하므로 반드시 확인해야 한다.

신체 관련	스트레스, 피로, 수면 부족, 수면 과다, 월경
식사 관련	알코올(특히 와인), 치즈, 초콜릿
환경 관련	기온과 기압의 변화, 날씨의 변화

② 긴장성 두통

- 긴장성 두통은 전형적으로 양측성이며, 압박감이나 조이는 것 같은 느낌이 특징적이다. 지속시간은 수십 분에서 며칠 동안 지속될 수 있으며, 일정하지 않다.
- 통증은 경증에서 중등도 정도이며, 응급실을 찾는 경우는 많지 않다.
- 편두통과 달리 신체 움직임에 의한 악화나 오심 등의 동반 증상은 적지만, 광과민증이나 청각과민증을 보일 수 있다.
- 저녁으로 갈수록 악화되는 경우가 많으며, 편두통과 달리 아침에 증상이 나타나는 경우는 드물다.
- 운동이나 핫팩, 목욕, 마사지 등이 효과적일 수 있다.

③ 군발성 두통

- 군발성 두통은 젊은 남성에게 흔한 편측성이 매우 강한 두통으로, 한쪽 안와, 안와 상부, 측두부에 통증이 발생한다.
- "군발성"이라는 이름에서 알 수 있듯이, 1회 지속시간이 15분~3시간인 두통이 하루에

2~8회 발생하며, 편두통에 비해 지속시간이 짧은 것이 특징이다.

- 두통 부위와 같은 쪽의 결막 충혈, 눈물, 코막힘이나 콧물, 안검부종, 안면 발한, 동공 수축, 안검하수 등 자율신경증상을 동반하거나 흥분된 모습을 보인다.
- 편두통은 움직임에 의해 두통이 악화되기 때문에 환자는 어두운 곳에서 안정을 선호하지만, 군발성 두통은 통증 때문에 가만히 있지 못하고 움직이게 된다.

■ 주요 일차성 두통 요약

	편두통	긴장성 두통	군발성 두통 (삼차신경·자율신경성 두통)
호발	**10~20대** 발병이 많음 50세 이후 유병률 감소	10~50대까지 폭넓게 분포되어 있으며, 고령에 발병하는 경우도 많음	20~40세가 많음
	여성이 많음(남녀 비율 1:3~4)	여성이 다소 많지만 거의 동등	**남성**이 많음(남녀 비율 5:1)
두통의 특징	편측성(양측성 40%) 박동성(절반은 박동성 없음) 중등도~고도 **일상적인 움직임으로 악화**됨	**양측성** 압박감과 조이는 듯한 느낌 경증~중등도 움직임으로 악화되지 않음	편측(**양측은 거의 없음**) 안와부, 안와상부, 측두부 움직임으로 악화되지 않음
경과	**4~72시간** 지속	**수십 분에서 며칠간** 지속	1회 발작은 **15분~3시간** 발작 빈도: 2~8회/일 발작이 일어나는 군발기(수주~수개월)와 발작이 일어나지 않는 관해기(수개월~수년)가 있음
기타	20~30% 정도에서 전조증상 동반 **오심·구토**, 광과민, 청각과민증 동반 움직임으로 악화되기 때문에 **어두운 방에서의 안정을 선호**	광과민성, 청각과민증을 동반하기도 함	두통 부위와 같은 쪽의 **충혈, 눈물, 코막힘, 발한, 동공축소 등의 증상**이 나타남. 두통이 극도로 심하여 누워있지 못하고 **안절부절 못하며 돌아다님**

이 증례에서는...

- 두통 병력이 있고, 문진 및 진찰 결과 이차성 두통은 아닐 가능성이 높았다.
- 다시 POUND score를 체크해보니 박동성, 편측성, 오심, 일상 생활 지장에서 최소 4점 이상이었고, 지속시간도 일관성이 있었다.
- 병력에서 광과민증은 있으나 섬광암점은 없어 전조증상은 없는 것으로 판단했다.
- 두통의 양상이나 정도에서 긴장성 두통은 배제했고, 눈물이나 콧물이 없고, 환자가 안정을 요구하여 군발성 두통도 아니라 판단하였다.
- 따라서 전조증상이 없는 편두통으로 진단하였다.

A **이차성 두통이 음성인 환자의 경우 POUND score를 이용하여 편두통을 중심으로 감별을 진행한다.**

Q 이 증례는 어떻게 치료해야 할까?

철칙 5 **편두통으로 진단했다면 트립탄제가 필요한지를 신속하게 판단한다**

- 편두통은 조기 치료가 증상 완화에 중요하다. 전조증상만 있는 환자에게는 효과가 없는 경우가 많기 때문에 두통이 발생하면 조기에 약물을 투여하는 것이 원칙이다.
- 경증~중등도인 경우 NSAIDs(경증인 경우 아세트아미노펜도 선택 가능), 중등도~중증 두통이나 NSAIDs가 효과가 없었던 병력이 있는 환자에게는 트립탄제를 사용한다. NSAIDs와 트립탄제를 병용해도 좋다.
- 트립탄제에는 피하주사나 비강주사도 있어, 오심이 심한 환자에게도 쉽게 사용할 수 있다. 또한 주사제는 효과 발현이 빠르다는 장점이 있다.
- 또한 오심·구토의 치료도 병행하는데, 메토클로프라미드(정맥주사)는 메타분석에서 편두통 자체에도 효과가 있다는 보고[BMJ 329:1369-1373, 2004]가 있으므로 특히 오심이 심한 환자에게 적극적으로 사용한다.
- 급성기 치료 후에는 청취한 유발인자나 악화인자를 바탕으로 생활지도를 실시한다. 또한 발작 빈도가 높은 환자에게는 예방약을 투여하기도 한다(상세 내용은 '참고 문헌 2 등' 참조).

① 일차성 두통의 급성기 치료

	편두통	긴장성 두통	군발성 두통
치료 예	아세트아미노펜 1회 500 mg 복용 록소프로펜나트륨(록소닌®) 1회 60 mg 복용 수마트립탄(이미그란®)정 50 mg 복용(2시간 이상 간격을 두고 1일 2회까지)* 수마트립탄 피하주사 1회 3 mg 1시간 이상 간격을 두고 1일 2회까지* 수마트립탄 점비약 1회 20 mg 점비(분무) 2시간 이상 간격을 두고 1일 2회까지*	아세트아미노펜 1회 500 mg 복용 록소프로펜나트륨 1회 60 mg 복용 보험적용이 되지 않지만 근육이완제를 사용하는 경우도 있음. 에페리손염산염(뮤렉스®) 1회 50 mg 1일 3회 티자니딘염산염(솝튼®) 1회 1~3 mg 1일 3회	아세트아미노펜 1회 500 mg 복용 록소프로펜나트륨 1회 60 mg 복용 수마트립탄(이미그란®) 주사 1회 3 mg 피하주사 1시간 이상 간격을 두고 1일 2회까지 100% 산소(7 L/min 이상)를 15분 이상 흡입
기타	오심에는 메토크로프라미드(맥페란®) 10 mg 정맥주사 돔페리돈(하미돈®) 1회 10 mg 복용	항불안제나 항우울제 등을 사용하는 경우도 있음	보험이 적용되는 것은 수마트립탄 피하주사제와 산소요법뿐이지만 트립탄제를 복용하는 경우도 있음

트립탄제는 리자트립탄(맥살트®), 수마트립탄(이미그란®), 졸미트립탄(조믹®), 엘레트립탄(국내 없음), 나라트립탄(나라믹®) 등이 있으며, 어느 것을 사용해도 무방하다.
*역자 주: 국내에는 주사제, 점비약 없음

② 트립탄제의 금기 사항

- 트립탄제는 혈관을 수축시키는 작용이 있기 때문에 뇌혈관질환, 허혈성 심장질환, 조절이 잘 안 되는 고혈압 환자에게는 금기이다. 또한 MAO 억제제나 프로프라놀롤도 상호작용으로 인해 금기이다.
- 또한 SSRI, SNRI와의 병용은 세로토닌의 효과를 높이기 때문에 병용에 주의해야 한다.

이 증례에서는…

- 이전 편두통에는 NSAIDs가 별로 효과가 없었다고 한다.
- 뇌혈관질환, 허혈성 심장질환 등 트립탄제의 금기 사항이 없음을 확인했다.
- 오심으로 인해 복약이 어렵다고 판단하여 이미그란® 3 mg을 피하주사하고, 맥페란® 10 mg을 정맥주사한 결과, 두통과 오심이 호전되었다.
- 다시 이야기를 들어보니 최근 일이 바쁘고 수면시간도 짧고, 초콜릿과 와인 섭취량도 늘어 편두통 유발 및 악화인자에 대한 설명과 생활지도를 실시하였다.
- 평소 발작 시부터 오심이 심하다고 하여 이미그란® 점비약 20 mg을 처방하고, 주치의에게 의뢰하였다.

A **편두통의 경우 트립탄제의 적응증인지 검토하고 가능한 한 조기에 치료한다.**

더 알고 싶다!

편두통의 자세한 분류와 전조증상에 대해

- 편두통의 전조증상이란 두통이 발생하기 60분 전~직전에 발생하는 완전히 가역적인 재발성 중추신경 증상을 말한다.
- 편두통의 전조증상은 섬광암점이 유명하지만, 실제로는 전조증상이 없는 편두통이 더 많다. 전조증상이 있는 경우와 없는 경우의 진단 기준이 다르다는 것을 알아두면 좋다.
- 아래 표의 전조증상이 없는 두통에서 알 수 있듯이 일상적인 움직임으로 악화되는 중등도~중증의 두통이라면 그 성질은 따지지 않는다. 즉, 긴장성 두통과 같은 조이는 듯한 양측성 통증이라도 중증 및 일상적인 움직임으로 악화되며, 오심이 있고 지속시간이 4~72시간이면 편두통으로 분류된다.
- 또한 전조증상이 없는 경우 5회, 있는 경우에도 2회 발작이 필요하며, 첫 발생의 경우 명확한 진단을 내릴 수 없다.

국제 두통 분류 제3판에 따른 편두통 분류

전조증상이 없는 편두통	전조증상이 있는 편두통
1. 지속시간은 4~72시간(치료하지 않은 경우, 치료 효과가 없는 경우) 2. 다음 중 2개 이상 해당하는 경우 편측성, 박동성, 중등도~중증의 두통, 일상적인 움직임으로 악화되어 일상 활동을 피함 3. 두통 발작 중 오심·구토 또는 광과민, 청각과민 발생	1. 다음 중 1개 이상 해당하는 경우 감각 증상, 언어 증상, 운동 증상, 뇌간 증상, 망막 증상 2. 다음 중 3개 이상 해당하는 경우 ① 한 가지 전조증상이 5분 이상에 걸쳐 악화 ② 두 가지 이상의 전조증상이 연속적으로 발생 ③ 전조증상이 5~60분간 지속 ④ 적어도 한 가지 전조증상이 편측성일 때 ⑤ 적어도 한 가지 전조증상이 양성증상일 때 ⑥ 전조증상과 함께 또는 전조증상 발현 후 60분 이내에 두통 발생
그 외 질환을 제외하고 상기 1, 2, 3을 충족하는 두통 발작이 **5회 이상** 있음	그 외 질환을 제외하고 상기 1, 2를 충족하는 두통 발작이 **2회 이상** 있음

※ 전조증상은 기본적으로 두통 발작 전에 나타나지만, 두통 후에 시작되거나 두통기에 들어간 후에도 지속될 수 있다.

- 보고에 따라 비율은 다르지만, 우리나라에서는 대략 10~30% 범위 내에서 전조증상이 나타나는 것으로 알려져 있으며, 다음과 같은 것들이 있다. 섬광암점과 광과민증은 별개라는 것이 포인트이다. 광과민증은 긴장성 두통에서도 볼 수 있지만, 섬광암점은 원칙적으로 편두통에서만 볼 수 있다.

편두통의 전조증상

시각 증상: 전조증상이 있는 편두통의 90% 이상에서 발생한다. 섬광암점이 양성 현상으로 유명하다. 암점만 있는 경우도 존재한다.

감각 증상: "찌릿찌릿한 감각"으로 나타난다. 얼굴, 혀, 몸의 한쪽에 다양한 범위로 퍼진다. 감각 둔화가 나타날 수도 있다.

언어 증상: 실어증 증상이 나타난다.

운동 증상: 주로 마비 증상, 탈력이 나타난다.

뇌간 증상: 구음장애, 회전성 어지럼증, 이명, 난청, 복시, 운동 실조, 의식수준 저하(GCS≤13).

망막 증상: 한쪽 눈의 시각 이상(섬광암점, 시각 소실 등)이 반복적으로 발생한다.

참고 문헌

1) Headache Classification Committee of the International Headache Society(IHS). The International Classification of Headache Disorders, 3rd edition(beta version). Cephalalgia 33:629-808, 2013[PMID: 23771276]
   - 국제두통분류 제3판

2) 日本神経学会・日本頭痛学会・日本神経治療学会(監):頭痛の診療ガイドライン 2021. 医学書院, 2021
   - 현재는 2021년도 판이다. 일본두통학회 홈페이지에서 이 가이드라인도 다운로드할 수 있다. 일차성 두통에 대해 자세히 기술되어 있다. 두통 환자를 볼 때 적절히 참고하는 습관을 기르면 좋다.

3) Connolly ES, et al. Guidelines for the Management of aneurysmal subarachnoid hemorrhage: a guideline for healthcare professionals from the American Heart Association/American Stroke Association. Stroke 43:1711-1737, 2012 [PMID: 22556195] [PMID: 22556195].
   - 미국심장협회, 미국뇌졸중학회의 지주막하출혈 가이드라인. 특히 증상과 진단 부분을 한 번 읽어볼 것을 추천한다.

4) Claassen J, Park S. Spontaneous subarachnoid haemorrhage. Lancet 400:846-862, 2022 [PMID: 35985353] [PMID: 35985353].
   - 지주막하출혈에 대한 최신 리뷰, 응급실 로테이션 중에 읽어보자.

(후쿠이 쇼)

9 오심 · 구토

「NAVSEA」로 감별을

철칙

1. 오심을 보면 먼저 원인부터 파악, 안이하게 투약부터 하지 않도록 한다
2. 오심의 6가지 원인은 'NAVSEA'
3. 마약성 진통제 사용 시에는 반드시 오심 대책이 필요하다
4. 암환자의 오심 감별을 잊지 않도록 한다
5. 오심·구토에서 급성관상동맥증후군(ACS)을 놓치지 않는다

증례 ❶ 72세 여성. 오심·구토.

내원 5일 전부터 복부팽만감, 배변 없었다. 내원 전날부터 가스도 나오지 않고, 복통, 오심·구토가 심해져 본원 외래로 내원. 내원 시 활력징후는 의식 명료, 체온 36.8℃, 혈압 140/85 mmHg, 맥박 120/분·규칙적, 호흡수 20/분, SpO_2 99%(room air). 신체소견상 장음 항진과 금속음(metalic sound), 복부 전체에 압통이 있었고, 반동압통은 없었으며, 타진 시 가스팽만음(tympanic sound)이 뚜렷했다.

Q 일단 항구토제 투여!?

철칙 1 오심을 보면 먼저 원인부터 파악, 안이하게 투약부터 하지 않도록 한다

- 오심 · 구토에는 바로 항구토제로 대증요법만 하기 쉽다. 그러나 오심 · 구토 진료에서 가장 중요한 것은 '원인을 파악하고 그 원인을 제거하는 것'이다.

철칙 2 오심의 6가지 원인은 'NAVSEA'

오심의 6가지 원인 'NAVSEA(NAUSEA가 아님!)'

N: Neuro	중추신경자극, 장애나 두개내압상승, 뇌순환장애: 두개내압상승(**뇌종양, 뇌출혈, SAH**, 뇌경색, 폐렴) 뇌수막자극[**뇌수막염(감염성·암성)**]
A: Abdominal	소화관복막계 위내용물 정체, 소화관신전, 장막신전: **장폐색, 변비, 위점막장애,** 담석발작, **담관염, 췌장염, 신우신염**
V: Vestibular	전정신경: 돌발성 난청, BPPV, 전정신경염, 메니에르병
S: Sympathetic Somatopsychiatric	교감신경·부교감신경 이상: **ACS, 녹내장발작,** 정신신체장애(psychosomatic disorder), **신경성 식욕부진증**, 시각후각 자극
E: Electrolyte Endocrinologic Disorder	전해질, 내분비질환: **고칼슘혈증**, **저나트륨혈증**, 갑상선기능항진증, 부갑상선기능항진증·저하증, Addison병, **임신**, **케톤산증**, 신부전, 간부전, 유발물질[감염에 의한 내독소(endotoxin), 종양에 의한 사이토카인]
A: Addiction	**약물중독**(마약성 진통제, 디곡신, 테오필린, 리튬, 알코올), 항암화학요법(chemotherapy induced nausea and vomiting, CINV), 마취(posto perative nausea and vomiting, PONV)

이 증례에서는…

- 증상과 신체소견으로 보아 우선 장폐색이 의심되었다.
- 자세한 문진 결과, 7년 전 대장암으로 개복수술을 시행한 병력이 있었다.
- 복부 단순X선사진, 복부 CT에서 air-fluid level을 동반한 장관가스상, 장확장상이 관찰되어 장폐색으로 진단했다.
- 비위관을 삽입해 감압을 실시하자 증상은 호전되었다.
- 장폐색(특히 완전폐색에 이른 증례)에 메토클로프라미드(맥페란®), 돔페리돈(하미돈®) 등의 항도파민제(D_2)를 투여하면 장의 연동운동을 항진시켜 복통, 오심·구토를 더 악화시킬 수 있다. 최악의 경우 위장관 천공으로 이어질 우려가 있어 금기사항은 아니지만 충분한 주의가 필요하다.

A 우선 오심·구토의 원인을 파악하고, 제거한다. '일단 항구토제'는 바람직하지 않다!

더 알고 싶다!

오심·구토의 기전

- 오심·구토의 기전은 아직 완전히 밝혀지지 않았지만, 대략 어느 부위에 어떤 수용체가 존재하는지는 약물선택 시 유용하므로 알아두면 도움이 된다.
- 구토중추(vomiting center): 연수 외측 망상체 부위에 존재하며, 고립로핵, 소뇌, 전정신경핵, 화학수용기(chemoreceptor trigger zone, CTZ)로부터의 입력이나 대뇌피질 및 변연계로부터의 직접 입력에 의해 구토반사가 발생한다.
- 화학수용기(CTZ): 연수 배측의 제4뇌실 중중구의 양측에 위치. 혈액뇌관문이 발달해 있지 않으므로, 항상 혈장 내 유해성분을 감지한다.

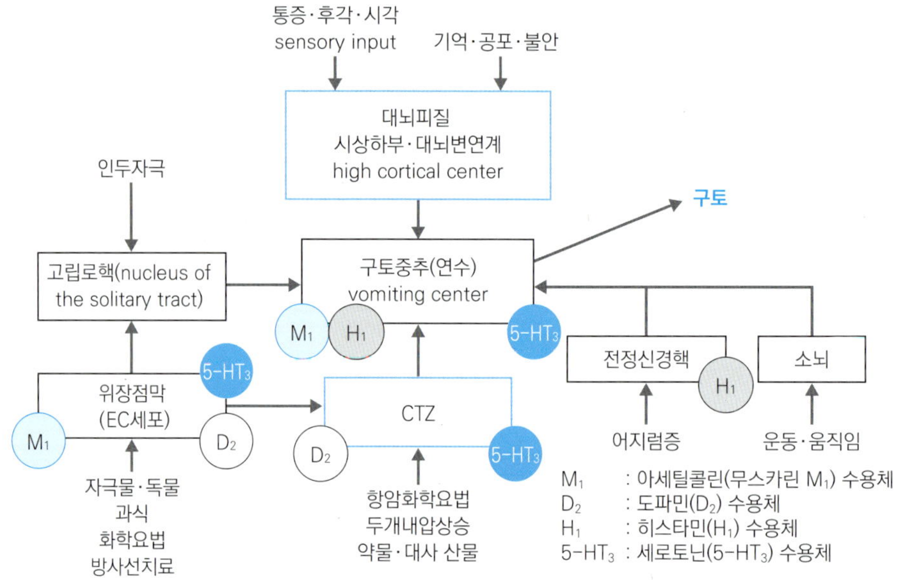

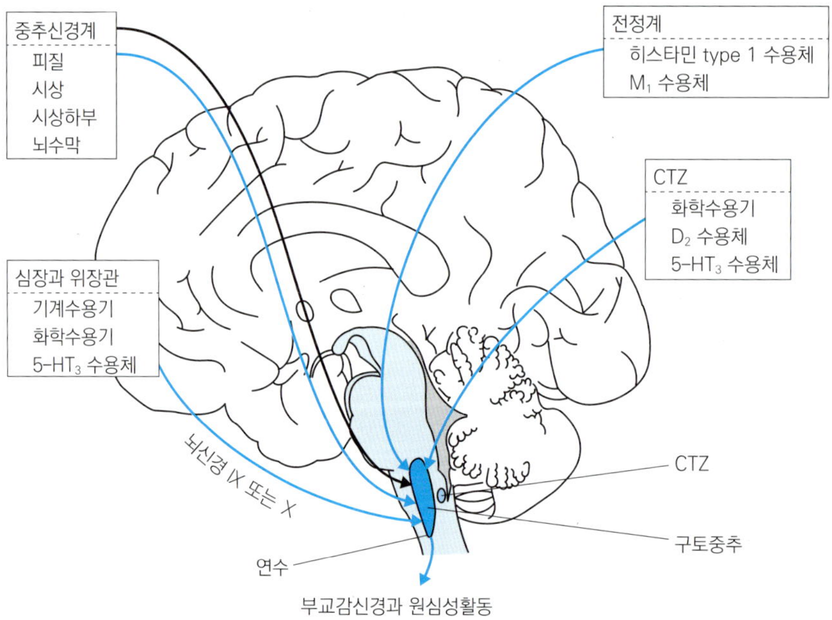

중추성 구토와 말초성 구토

- 중추성 구토
  구토중추에 직접 자극
  대뇌피질 · 시상하부 · 변연계→구토중추
  CTZ→구토중추
- 말초성 구토
  위장관→미주신경 및 교감신경→구토중추
  미로자극→전정신경→구토중추

증례 ❷ 전립선암으로 암성통증이 있는 80세 남성. 오심.

전립선암으로 항암화학요법 시행 중. 내원 약 2주 전부터 요통이 심해져 시행한 영상검사 결과, 척추에 골전이가 확인되었다. 자택에서 통증 조절이 어려워 통증관리 목적으로 입원했고, 강력한 마약성 진통제 투여를 시작했다. 마약성 진통제 투여 2일째 "오늘 아침부터 메슥거리더니 구토도 했어요."라는 콜을 받았다. 활력징후는 의식 명료, 체온 36.4℃, 혈압 110/70 mmHg, 맥박 90/분, 호흡수 12/분·규칙적, SpO_2 96%(room air).

Q 병력에서 오심·구토의 원인으로 가장 의심해야 할 감별진단은?

철칙 3 마약성 진통제 사용 시에는 반드시 오심 대책이 필요하다

- 우선 NAVSEA로 감별한다.
- 마약성 진통제 도입 후 1주일 이내에는 마약성 진통제가 과량이 아니더라도 오심 부작용이 흔하다. 따라서 마약성 진통제 도입 시에는 루틴하게 항구토제를 처방해야 한다.
- 마약성 진통제에 의한 오심:
  CTZ μ 수용체 자극→D_2 수용체 활성화→구토중추 활성화
  전정기관 μ 수용체 자극→히스타민 유리→구토중추 활성화
  위장관 μ 수용체 자극→D_2 수용체 활성화→위장관 운동 억제→구토중추 활성화
- 위와 같은 기전으로 발생하기 때문에 특히 D_2 수용체 길항제가 마약성 진통제에 의한 오심·구토에 효과적이다. 항히스타민제도 효과가 있지만, 졸음 부작용이 있어 마약성 진통제와 부작용이 겹치게 된다.

이 증례에서는…

- 병력으로부터 마약성 진통제로 인한 오심이 가장 의심됐다. 프로클로르페라진(prochlorperazine, 국내 없음) 복용으로 증상이 호전되었다.
- 마약성 진통제로 인한 오심은 7일 전후로 내성이 생길 수 있으므로, 항구토제를 7일간 지속하고 그 후 중단할 방침을 세웠다.

A 마약성 진통제에 의한 오심. 마약성 진통제를 도입한 환자에게는 오심 예방을 잊지 않는다!

더 알고 싶다! 오심·구토에 대한 약물적 접근법

- 먼저 오심·구토의 병태에 따라 원인 제거에 힘쓴다. 원인 제거가 어려운 경우에는 약물요법을 시행한다.
- 다음으로 중요한 점은 원인에 따라 어떤 작용 기전의 약물이 효과가 있는지를 생각하면서 처방하는 것이다. 같은 작용 기전의 약물을 중복해서 복용하는 경우 효과는 적고, 부작용이 나타나기 쉽다.

- 구토와 관련된 신경전달물질 수용체를 아래 표에 정리했다. 각각 길항제(항구토제)가 존재한다.
- 항구토제를 처방하는 경우에는 원칙적으로 소량부터 시작해, 효과를 보면서 적절히 증량 · 감량한다. 항구토제에 의한 부작용(특히 도파민 길항제에 의한 추체외로증상이나 항히스타민제에 의한 졸음, 섬망 등)이 발생하지 않았는지 자주 평가한다.

수용체·기전	분포	병태	대표적 약물	수용체길항제의 특징
아세틸콜린 (무스카린: M_1) 수용체	구토중추	장연동항진 복부종양 등 미주신경으로부터 구토중추 자극	Scopolamine (부스코판®)	• 연축성·긴장성 장관 통증, 담석산통, 요관결석, 분만통에 효과 • 항콜린작용(구갈, 변비, 장폐색, 배뇨장애, 산동, 빈맥, 두근거림)에 주의 ※ 녹내장, 전립선비대에는 금기
도파민(D_2) 수용체	CTZ, 소화관	마약성 진통제나 요독물질이 혈류로부터 직접 CTZ 자극	Metoclopramide (맥페란®) Domperidone(모티리움®) Prochlorperazine (노바민®: 국내 없음) Haloperidol(페리돌®)	아래 참조
히스타민(H_1) 수용체	구토중추, 전정신경핵	전정신경이 자극	Diphenhydramine (디렌스®) Dimenhydrinate (드라마민®)	• 돌발성 난청, BPPV, 메니에르병, 멀미 등 전정신경자극, 두개내압상승 등에 사용 • 움직일 때 오심에도 유용 • 부작용으로 졸음과 항콜린작용 ※녹내장, 전립선비대에는 금기
세로토닌 ($5\text{-}HT_3$) 수용체	구토중추, CTZ, 소화관	항암화학요법, 방사선요법에 의한 세로토닌 유리	Granisetron(카이트릴®) Ondansetron(조프란®) Palonosetron(알렉시®) Azasetron(세로톤®)	• 항악성종양제·방사선치료로 유발되는 오심·구토에 적응. • 특히 급성 구토에 효과 • 과민증에 주의.
Substance P →Neurokinin (NK_1) 수용체	의문핵 주변부 망상체(CTZ, 구토중추)	화학요법에 의한 substance P 방출	Aprepitant(에멘드캡슐®) Fosaprepitant(에멘드주®)	• 항암화학요법 유발성 구토에 효과. 지발성 구토까지 억제
다차원 수용체 (MARTA)			Olanzapine(자이프렉사®)	• 세로토닌 수용체·도파민 수용체·무스카린 수용체·히스타민 수용체·α_1 수용체 등 다양한 수용체에 동시에 작용·multi blocker이므로 단일 제제로 효과 불충분한 경우 1제로 대응 가능해 편리하다. 지발성 구토에도 효과. ※ 당뇨병에는 금기

항도파민 수용체(D_2) 길항제

① 말초성

〈처방 예〉 Metoclopramide(맥페란®) 5 mg 1회 1~2정 1일 3회 식전 복용 · 10 mg 1일 1회 정주/근주

〈처방 예〉 Domperidone(모티리움®) 10 mg 1회 1정 1일 3회 식전 복용

- 말초의 D_2, $5\text{-}HT_3$ 수용체에 작용해 **위·십이지장운동 촉진**, **위내용 배출 촉진** 작용. 위내용 정체 시 효과가 있으므로, **식사 중이나 식후의 오심·구토**, 당뇨병성 위부전에 효과적. CTZ의 D_2 수용체에도 약하지만 작용.

- 부작용:
  - **약물성 파킨슨증후군**[추체외로증상, 정좌불능(akathisia), 이상운동증(dyskinesia)], 고프로락틴혈증. Metoclopramide가 domperidone보다 파킨슨 증후군이 많다(**Domperidone은 뇌 내 이행하기 어렵기 때문**). 특히 고령자와 젊은 여성은 약물성 파킨슨증후군 위험이 있다[Mov Disord 26 : 2226-2231, 2011].
  - 악성 증후군: 갑작스럽게 중단할 경우 발생할 수 있다. Domperidone은 부정맥 유발의 위험성.
  - 둘 다 소화관연동을 촉진하므로 장폐색 여부를 주의한다.
  - Metoclopramide는 수유부, domperidone은 임신부에서 피하는 것이 바람직하다.

② 중추성

Phenothiazine계

〈처방 예〉 Prochlorperazine(노바민®: 국내 없음) 5 mg 1회 1정 1일 3~4회 식전 복용 · 5 mg 근주 · 5 mg+생리식염수 50 mL 정주

- CTZ의 D_2 수용체와 구토중추의 H_1 수용체에 작용. **마약성 진통제나 전해질의 직접 CTZ 자극으로 생기는 오심 · 구토**에 효과. 카테콜아민(α_1) 수용체에도 작용하므로, 저혈압 등의 부작용에 주의.
- **노바민®은 정주도 가능**[5 mg 생리식염수 50 mL에 녹여, 30분 이내 투여(첨부문서에는 미기재)]

Butyrophenone계

〈처방 예〉 Haloperidol(페리돌®) 1.5 mg 0.5정 1일 1회 취침 전

→서서히 증량해서 유지량은 3~6 mg/day

- CTZ의 D_2 수용체에 강하게 작용. **마약성 진통제 유발, 화학적 · 대사성 오심 · 구토**에 효과.
- 항구토 작용이 강한 반면, 구갈, 졸음, 추체외로 증상 등 부작용 발현빈도도 높다.
- 반감기가 길기 때문에 1일 1회 투여.
- QT 연장이 발생할 가능성이 있다. 심실성 부정맥의 위험이 증가하므로 사전에 심전도를 확인해야 한다.

증례 ❸ 원발성 폐암 Stage IV의 77세 남성. 오심 · 구토.

뼈에 전이가 있는 폐암 말기 상태. 암성 통증에 대해 옥시콘틴®을 1개월 전부터 사용하고 있다. 며칠 전부터 식욕이 저하되고 내원 전날부터 구토를 반복했다. 맥페란®과 페리돌®을 사용해도 별로 호전되지 않았다. 내원 시 활력징후는 의식수준 JCS I-1(지남력은 있으나 완전히 명료하지는 않은 상태), 체온 36.9℃, 혈압 160/92 mmHg, 맥박 50/분 · 규칙적, 호흡수 18/분, SpO_2 98%(room air).

Q 구토의 원인은? 위 대응의 문제점은?

철칙 4 암환자의 오심 감별을 잊지 않도록 한다

• 암환자에서 오심 · 구토는 고빈도(30~75%)로 나타난다. 하지만 암환자에서 오심 · 구토의 원인은 마약성 진통제 사용에만 국한되지 않는다. 암환자에서도 반드시 'NAVSEA'에 따라 감별하는 것이 중요하다.

암환자의 오심·구토 원인

• 반드시 감별할 수 있도록 정리해 둔다.
• 암환자에서는 'NAVSEA' 중 특히 다음과 같은 질환을 떠올린다.
  · Neuro : 뇌전이
  · Abdominal : 위장관장애(장폐색, 점막장애, 악성복수), 변비
  · Vestibular : 빈도는 적다.
  · Sympathetic, Somatopsychiatric : 정신적 문제
  · Electrolyte, Endocrinologic disorder : 고칼슘혈증
  · Addiction : 항암화학요법, 방사선요법, 마약성 진통제

오심·구토 시 시행하는 검사

① 혈액검사, 동맥혈가스분석, ② 소변검사, 임신 반응, ③ 12유도 심전도 검사,
④ 영상검사(복부 단순X선사진, 복부초음파, 복부 CT, 두부 CT, 두부 MRI)

① 혈액검사, 동맥혈가스분석, ② 소변검사, 임신 반응

• CBC, 생화학검사[신기능, 간담도계 효소, CK, CK-MB, Troponin-T, P-amylase, 전해질(특히 Na, Ca), 혈당].
• 동맥(정맥)혈가스분석도 시행한다. 필요에 따라 갑상선호르몬, 부신호르몬, 정맥케톤분획을 추가.
• 소변검사[요로결석, 신우신염 유무, DKA(당뇨병케톤산증)의 케톤체].
• 여성인 경우 임신을 배제하기 위해 임신신속키트도 동시에 실시.

③ 12유도 심전도

• 오심 감별에서 심근경색이 있다는 것을 절대 잊지 말자. 흉통이 동반된 경우나 심혈관 질환 위험이 높은 사람에서는 반드시 시행한다.

④ 영상검사

• NAVSEA로 감별할 때 중추신경계 질환과 소화기계 질환은 반드시 감별해야 한다.
• 중추신경계 질환 의심 시→두부 CT, 두부 MRI
• 소화기계 질환 의심 시→복부 단순X선사진, 복부초음파, 복부 CT

이 증례에서는…

- 마약성 진통제는 이전부터 복용하고 있었기 때문에 이미 내성이 생겼을 것이라 판단했다. 대증요법에 반응하지 않으므로 다른 원인이 있다고 생각했다.
- 활력징후에서 혈압 상승과 서맥이라는, 이른바 Cushing 현상이 확인됐다.
- 복부 단순X선사진에서 장폐색 소견은 없었고, 혈액검사에서 Na와 Ca도 정상 범위였다.
- 두개내압 상승이 의심되어 두부 CT를 촬영한 결과, 우측 측두엽에 전이가 있어 전이성 뇌종양으로 진단했다.
- 글리세린 200 mL를 8~12시간마다, 베타메타손 8 mg을 12~24시간마다 점적 투여한 결과, 오심은 완화되었다.

A **NAVSEA로 원인 감별! 암에 얽매이지 않고 감별한다!**

더 알고 싶다!

스테로이드

- **항암화학요법으로 인한 오심**에 효과적이며, 예방적 투여로도 널리 사용되고 있다. 항암화학요법 시 실제 사용방법에 대해서는 가이드라인을 참고하자.
- 뇌종양에 의한 **두개내압 상승**에 대해서는 항구토작용과 함께 부종을 줄이는 효과도 기대할 수 있다.
- 뇌종양에 방사선 조사를 실시할 때, 조사 시작 후 부종이 일시적으로 악화되어 두통, 오심·구토 등이 심해질 수 있으므로, 예방을 위해 미리 투여하는 경우도 많다.
- 항구토 목적으로 단기간 사용하는 경우, 부작용은 적지만 불면증, 고혈당, 정신증상에 주의한다.

증례 ❹ 68세 남성. 오심, 심와부 불편감.

고혈압, 이상지질혈증으로 약 복용 중. 특별한 유발요인 없이 불쾌한 느낌과 오심이 있어 본원 응급실로 내원했다. 전흉부에서 심와부에 걸쳐 어딘지 모르게 불편감이 있다고 했다. 내원 시 활력징후는 의식 명료, 체온 36.8℃, 혈압 146/92 mmHg, 맥박 102/분·규칙적, 호흡수 18/분, SpO_2 97%(room air). 신체소견은 식은땀을 흘리며 괴로운 모습을 보였다.

Q 구토의 원인은? 어떻게 대응해야 할까?

철칙 5 오심 · 구토에서 급성관상동맥증후군(ACS)을 놓치지 않는다

- 여기서도 'NAVSEA'에 따라 감별하는 것이 중요하다.
- NAVSEA 중에서도 특히 놓치기 쉬운 것이 급성관상동맥증후군(ACS)이다.

이 증례에서는…

- 통증이라고 하기는 어려웠지만, 흉부 불편감을 동반했고, 고혈압, 이상지질혈증 등 관상동맥질환의 위험이 높았기 때문에 우선 12유도 심전도 검사를 시행했다. II, III, aV_F에서 ST 저하가 있어 ACS로 순환기내과를 호출했다. 동시에 복부초음파 검사를 실시했으나, 담석이나 간내담관확장증은 발견되지 않았다.
- 심전도 이상과 더불어 심근효소 상승도 확인되었고, 응급 PCI를 시행했다.

A NAVSEA 중에서도 ACS는 놓치기 쉬운 응급질환이다! 명백한 흉통이 없더라도 고위험군이라면 심전도 검사를 시행한다!

참고 문헌

1) Anderson WD 3rd, Strayer SM. Evaluation of nausea and vomiting: a case-based approach. Am Fam Physician 88:371-379, 2013 [PMID: 24134044] [PMID: 24134044].
   - 오심 · 구토의 발병 양식부터 자세하게 설명하고 있어 이해를 깊게 해주는 논문.

2) Navari RM, Aapro M. Antemetic Prophylaxis for Chemotherapy-Induced Nausea and Vomiting. N Engl J Med 374: 1356-1367, 2016 [PMID: 27050207].
   - 항암화학요법에 따른 오심 · 구토에 대한 리뷰.

3) 日本癌治療学会(編): 制吐薬適正使用ガイドライン 第2版. 金原出版, 2015
   - 암환자의 항구토제 사용에 관한 일본 가이드라인. 일본 실정에 맞춰져 있어 활용하기 쉽다.

4) Hesketh PJ, et al. Antiemetics:ASCO Guideline Update. J Clin Oncol 38:2782-2797, 2020 [PMID: 32658626] [PMID: 32658626].
   - 미국 임상 주요 학회의 최신 가이드라인 업데이트. 일본에서 사용되지 않는 약물도 소개되어 있다. 최신 항암화학요법 약물의 구토 위험 등도 나와있어 도움이 된다.

5) NCCN Clinical Practice Guidelines in Oncology Antiemesis Version 2. 2017 (https://oncolife.com.ua/doc/nccn/Antiemesis.pdf) (2023년 8월 열람)
   - 종양학을 지망하는 사람들에게는 익숙한 NCCN 가이드라인이다. 위의 ASCO와 참고하면 좋다.

6) Krakauer EL, et al. Case records of the Massachusetts General Hospital. Weekly clinicopathological exercises. Case 6-2005. N Engl J Med 352:817-825, 2005 [PMID: 15728815] [N Engl J Med 352:817-825, 2005 [PMID: 15728815].
   - NEJM의 증례보고. 암환자 증례를 통해 오심 · 구토에 대해 깊이 있게 배울 수 있는 좋은 논문이다. 특히 Figure가 우수하다!

(후지노 다카히사)

10 혈당이상

낮아도, 높아도 주의!

철칙

1. 저혈당 시 신속하게 포도당 보충을 하면서 'ABCDEF'로 원인을 찾는다
2. 인슐린 치료의 절대적 적응증, 상대적 적응증을 확인한다
3. 생체의 인슐린 분비를 모방해 초속효성과 지속형 인슐린을 분배한다
4. 인슐린으로 혈당조절할 때는 책임인슐린을 의식한다
5. 고혈당 응급상황이 발생하면 즉시 탈수교정 및 인슐린 지속정맥주사한다

증례 ❶ 글리메피리드 복용 중인 79세 여성.

당뇨병으로 시타글립틴(DPP-4 억제제) 50 mg과 글리메피리드(SU제) 2 mg을 복용 중. 내원 2일 전부터 감기 증상이 생겼고, 식사섭취도 줄었다. 내원 당일 아침부터 발한이 심하고 의식장애를 보였으며, 사지 탈력도 있어 구급차로 이송되었다. 내원 시 활력징후는 의식수준 JCS II-30(통증자극에 간신히 반응), 체온 36.5℃, 혈압 128/78 mmHg, 맥박 56/분·규칙적, 호흡수 12/분, SpO_2 96%(room air).

Q 의식장애의 원인은? 초기대응은?

철칙 1 저혈당 시 신속하게 포도당 보충을 하면서 'ABCDEF'로 원인을 찾는다

- 의식장애를 보면 반드시 저혈당 여부를 확인한다(4장 「의식장애」 p.39 참조).
- 저혈당이 의식장애의 원인인 경우, 포도당 투여로 즉시 의식을 회복할 수 있다.
- 저혈당 상태가 일정 시간 이상 지속되면 비가역적인 뇌세포 변화를 일으키기 때문에 생명과 직결되는 문제이므로 빠른 대응이 필요하다.
- 특히 의식장애를 포함한 중추신경증상(경련, 마비 등)이 있는 경우는 응급상황으로 신속히 대응한다.

저혈당 대응

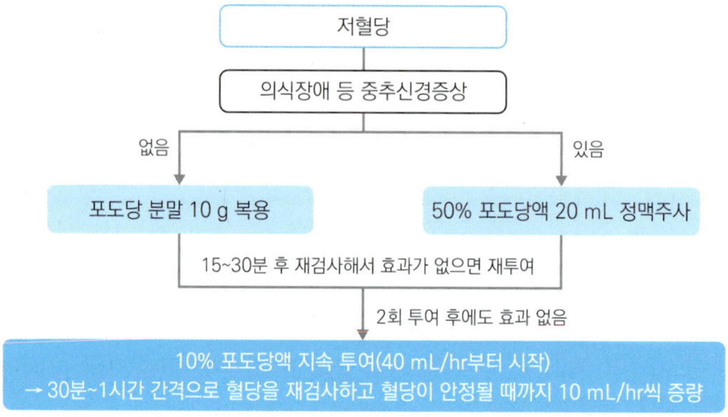

<의식장애가 없고, 무증상~경미한 경우>

- 경구섭취가 가능한 경우 포도당 분말 10 g을 복용한다. 경구섭취가 불가능하면 의식장애가 있는 경우에 준해서 대응한다.
  →15~30분 후 재검사해서 효과 없으면 다시 포도당 분말 10 g 복용(과자나 주스도 가능)

<의식장애가 있거나 중추신경증상이 있는 경우>

- 50% 포도당액 20 mL를 정맥주사, 정맥라인 확보가 어려운 경우 글루카곤 1 mg 근육주사
  →15~30분 후 재검사해서 효과 없으면 다시 50% 포도당액 20 mL 정맥주사

- 위와 같은 대응 후에도 저혈당이 지속될 때는 무엇인가 저혈당이 지속되는 요인이 관여하고 있을 가능성이 높다. 지속적으로 당을 투여하면서 원인을 찾는 것이 바람직하다.
- 10% 포도당액 지속투여(40 mL/hr부터 시작)를 시작하고, 30분~1시간 간격으로 혈당을 재검사하고, 혈당이 안정될 때까지 10 mL/hr씩 증량한다(고혈당이 될 위험보다 저혈당이 더 무섭기 때문에 투여량을 줄이지 않는다. 고령자 등에서는 용량부하로 인한 심부전에 주의한다).
- 글루카곤 1 mg을 근육주사 또는 정맥주사 또는 글루카곤 3 mg 점비투여(국내 없음)하면 간 글리코겐의 방출에 의해 혈당이 상승한다. 투여 후 10분 정도면 효과가 나타난다. 단, 알코올 과음 등 간경변 환자에서는 간 글리코겐 방출이 어려워 효과를 기대할 수 없다.

저혈당 증상

- 혈당치가 저하됨에 따라 부교감신경자극증상→교감신경자극증상이 주를 이루며, 이후 중추신경증상이 발생한다.
- 저혈당이 자주 발생하는 환자나 당뇨병 조절이 불량한 환자, 베타차단제 복용 환자에서는 자각증상이 없는 경우가 있으므로(무증상성 저혈당) 주의해야 한다.
- 저혈당에서는 탈력이 발생한다. 대부분 양측성이지만, 일부는 편측성으로 마치 뇌경색처럼 보이기도 한다. 뇌경색 증상이 있는 환자를 볼 때, 특히 떨림이나 발한 등 다른 저혈당 증상이 있을 때는 저혈당을 가장 먼저 확인한다.

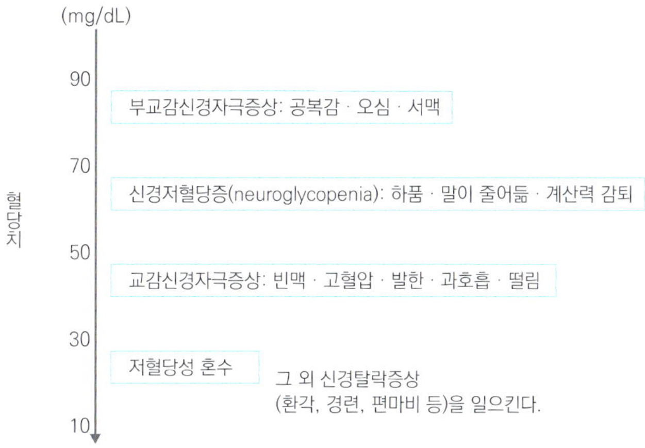

저혈당 감별 ABCDEF

- 저혈당이 호전됐더라도 안심하지 말고, 반드시 원인을 찾는다. 'ABCDEF'가 알기 쉽다.

> A : Alcohol (알코올)
> B : Bacteria (패혈증)
> C : Cancer (암)
> D : Drug (지속형 인슐린, SU제 - 작용시간이 길다)→**압도적으로 많음**
> E : Endocrine (인슐린종, 인슐린자가면역증후군, 갑상선질환, 부신기능부전)
> F : Failure [간부전, 신부전(인슐린 배설지연)]

- 인슐린이나 SU제에 의한 의인성 저혈당이 많다. 고령자나 치매환자에서 복용 실수나 경구섭취 불량에 주의.
- 의식이 없는 환자 본인만 이송된 경우, 당뇨병 병력이나 복용중인 약물 정보를 얻을 수 없는 경우도 있다.
- 글리메피리드 등의 SU제나 지속형 인슐린에 의한 저혈당에서는 약효 지속시간이 길기 때문에 포도당 보충을 통해 일시적으로 혈당치가 상승해도 다시 저혈당에 빠지는 경우가 많다. 포도당액을 지속적으로 투여하고 경과관찰 목적으로 입원한다.
- 인슐린 오투약이나 식사섭취 불량 등으로 모든 증례에서 입원이 필요한 것은 아니며, 약물 감량이나 투여방법 재교육으로 해결되는 경우도 있다.
- 그러나 고령자나 치매환자 등 저혈당이 다시 발생할 위험이 높은 경우나 독거 등으로 의식장애가 발생했을 때 위험한 경우는 입원해 약물조정, 교육, 복약관리체제 등의 환경정비를 실시한다.

이 증례에서는…

- 혈당 측정 결과 46 mg/dL의 저혈당이었다. 당뇨병 병력이 있고, 경구섭취 불량 및 SU제에 의한 저혈당으로 생각되었다.
- 50% 포도당액 20 mL를 투여 후 93 mg/dL까지 상승했고, 의식수준도 회복되었으나, SU에 의한 저혈당이 다시 발생할 수 있어 10% 포도당액 지속투여(40 mL/hr)를 입원치료로 시행했다.
- 그 후 저혈당은 발생하지 않았고, 다음날 수액 투여를 중단하고도 재발하지 않았다. 식사섭취도 양호해져 글리메피리드를 절반으로 감량하고 외래에서 경과 관찰했다.

A 원인은 저혈당. 초기치료는 50% 포도당액 20 mL 정맥주사, SU에 의한 저혈당은 지속될 수 있어 원칙적으로 입원해서 경과 관찰한다.

더 알고 싶다!

경구혈당강하제

- 경구혈당강하제는 주로 인슐린 비의존 상태(인슐린 분비능이 유지되는 것을 전제)인 제2형 당뇨병에 사용된다.
- 식이요법과 운동요법을 시행한 후의 치료라는 점에 주의한다.
- 크게 ① 인슐린 저항성 개선제, ② 인슐린 분비 촉진제, ③ 당 흡수 · 당 배설 조절제의 3종류로 나누면 정리하기 쉽다.

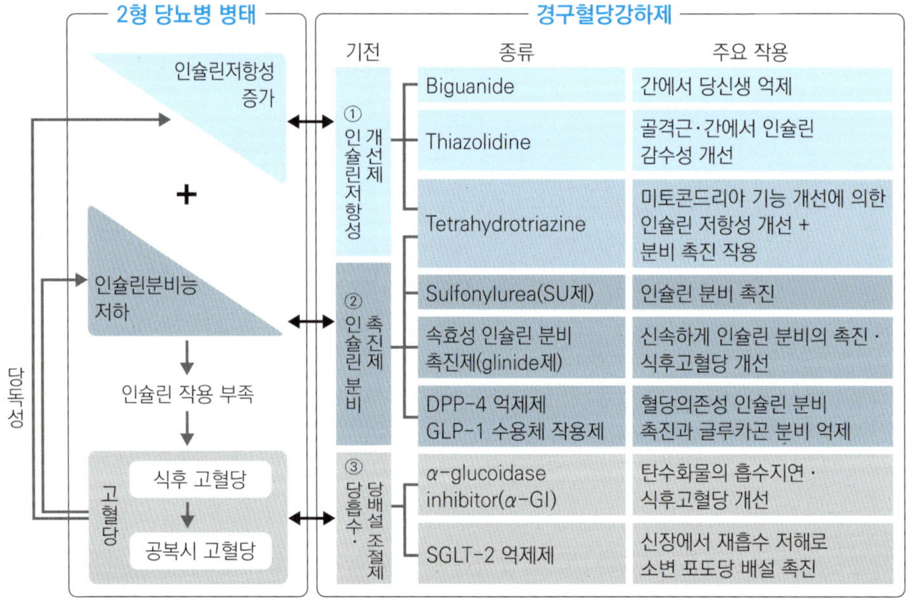

병태에 따른 경구혈당강하제 선택

[일본당뇨병학회 편저: 당뇨병치료가이드 2022-2023. 문광당, 2022를 참고하여 작성]

경구혈당강하제의 우선 순위

- 최근 근거 축적에 따라 약물 선택은 더욱 복잡해지고 있으며, 가이드라인이나 지침에 따라 달라지기도 한다.
- 일반적으로 1차선택약으로는 약값과 효과, 미세혈관 합병증과 대혈관사건 억제 효과가 있는 비구아나이드계(메트포르민)를 권장하는 경우가 많다(합병증에 따라서는 다른 약물이 제1선택이 될 수도 있다).
- 제2선택약은 병태와 안전성에 따라 처방이 요구되는데, 명확하게 정해진 바는 없다. 과거에는 제2선택약으로 DPP-4 억제제를 사용하는 경우가 많았기 때문에 현재도 많은 환자들이 사용하고 있다.

질환 및 병태에 따른 사용 구분

비만이 아닌 증례(인슐린 분비 장애가 있는 경우): DPP-4 억제제, α-GI
체중감량이 필요한 경우: GLP-1 작용제, SGLT-2 억제제
심혈관계질환 병력이나 고위험군: SGLT-2 억제제나 GLP-1 작용제
심부전: SGLT-2 억제제
만성신장병: SGLT-2 억제제(어려운 경우에는 GLP-1 작용제)

안전성 관점에서 사용 구분

고령자 및 저혈당 위험이 높은 환자: SU제나 글리니드는 피한다.
신기능장애: 비구아나이드, SU제, TZD, 글리니드는 피한다(중증 장애가 있는 경우 SU, 비구아나이드, TZD 금기).
심부전 환자: TZD 금기, 심부전이 심할 경우 비구아나이드도 금기이다.
요로감염증, 탈수 및 뇌경색 위험: SGLT-2 억제제는 피한다.
고령자 중 식사량이 적거나 마른 증례: SGLT-2 억제제 및 GLP-1 작용제는 피한다.

- 최근에는 SGLT-2 억제제나 GLP-1 작용제 등 비교적 새로운 약물이 특히 심장이나 신장 합병증이 있는 경우에 권장되고 있는데, 약가가 상대적으로 고가여서 실제 임상에서는 경제적인 측면을 고려할 필요도 있다.

① 인슐린 저항성 개선제

- 비구아나이드: 메트포르민(다이아벡스®)
  인슐린 저항성을 개선시킨다. 용량을 늘리면 효과가 높아진다. 체중을 증가시키지 않으며, 혈관 합병증에 대한 근거도 있다.
  부작용: 소화기증상(위장장애). 요오드조영제 사용 시 젖산산증(검사 당일과 전후 2일간 총 5일간 휴약이 기본). 예정된 수술 수술 전후에도 휴약. 신기능장애, 간기능장애 시에도 사용하지 않는다.
- 티아졸리딘(TZD): 피오글리타존(액토스®), 로베글리타존(듀비에®)
- 부작용: 부종, 심부전(금기), 체중증가, 골다공증(※폐경 후 골밀도 추적관찰), 방광암 위험

② 인슐린분비촉진제

- 설포닐우레아(SU)제: 글리클라지드(디아미크롱®), 글리메피리드(아마릴®)
  이미지는 지속형 인슐린제제의 경구약 버전.
  부작용: 체중증가, 지속성 저혈당(작용 시간이 길기 때문에 고령자 등에서는 가급적 사용하지 않는 것이 좋다)
- 글리니드(속효성 인슐린분비촉진제): 나테글리니드(파스틱®), 미티글리니드(글루페스트®), 레파글리니드(노보넘®)
  이미지는 속효성 인슐린제제의 경구약 버전.
  부작용: 체중증가, 저혈당
- DPP-4 억제제:
  신장대사: 시타글립틴(자누비아®), 알로글립틴(네시나®), 아나글립틴(가드렛®), 삭사글립틴(온글리자®), 트레라글립틴, 오말리글립틴
  (*역자 주: 트레라글립틴, 오말리글립틴 등은 주 1회 투여하는 약물인데, 국내에는 없음)
  간대사: 빌다글립틴(가브스®), 테네리글립틴(테넬리아®)
  담즙배설: 리나글립틴(트라젠타®)
  식사섭취에 따라 인슐린 분비를 촉진하는 인크레틴(GLP-1과 GIP)이 분비된다. 이 약물은 인크레틴을 분해하는 효소인 DPP-4를 억제한다. 단일제로는 저혈당이 잘 생기지 않는다.

부작용: 저혈당 강화, 위장장애, 급성췌장염

- GLP-1 수용체 작용제: 경구용 세마글루티드(리벨서스®, 국내 없음), 주사제(위고비®, 오젬픽®)
  인크레틴의 아날로그 제제, DPP-4와 마찬가지로 단일제 사용 시 저혈당 발생이 적고, 체중감량 효과가 있는 것이 특징이다.
  부작용: 위장증상, 급성췌장염, DPP-4 억제제와 병용하지 않는다.
- 테트라히드로트리아진: 이메글리민(트위미그®, 국내 없음)
  미토콘드리아 기능 개선으로 인슐린 저항성 개선+분비 촉진의 2가지 작용을 겸비한 약물로, 일본에서는 2021년 보험등재되었다.
  부작용: 소화기증상, 저혈당(주로 SU나 글리니드와 병용 시), 비구아나이드(메트포르민)와 공통된 작용이 있어 병용 시 소화기증상이 증가할 수 있으므로 주의

③ 당 흡수 · 당 배설 조절약

- α-glucosidase inhibitors(α-GI): 보글리보스(베이슨®), 아카보스(글루코바이®), 미글리톨(미그보스®)
  소장에서의 당 흡수를 억제. 식후 고혈당 개선. 당질 섭취가 많은 환자에게 적응증.
  부작용: 복부팽만감, 방귀, 변비, 설사 등의 소화기증상이 있을 수 있으며, 식욕부진으로 이어질 수 있으므로 특히 고령자에서 주의.
- SGLT-2 억제제: 이프라글리플로진(슈글렛®), 다파글리플로진(포시가®), 엠파글리플로진(자디앙®), 카나글리플로진(인보카나®), 루세오글리플로진(루세피®, 국내 없음), 토포글리플로진(애플웨이®, 데베르자®, 국내 없음)
  근위세뇨관에서 포도당 재흡수를 억제하고 소변으로 당 배설을 촉진해 혈당 강하. 체중감량 작용이 있으며, 신장보호작용과 심부전관리 등에도 효과가 있어 폭넓게 사용되고 있다. 인슐린 분비에는 관여하지 않기 때문에 저혈당 위험이 적다.
  부작용: 정상혈당 케톤산증, 구강건조증, 다뇨, 요로생식기 감염증(탈수에 주의가 필요하며, 체중도 감소시키므로 특히 물을 적게 마시거나 식사섭취가 불안정한 고령자에서는 신중한 처방이 필요함)

증례 ❷ 새로 인슐린 치료를 시작한 72세 여성.

근처 의원에서 고혈당으로 제2형 당뇨병이 의심된다고 들었으나 병원 정기 진찰은 받지 않았다. 이번에 중증 폐렴으로 입원했는데, 입원 당시 혈당 270 mg/dL, HbA1c를 측정한 결과 12.6%로 제2형 당뇨병으로 진단했다. 원래 만성신장병으로 Cr 2.5 mg/dL(CKD grade 4)이었고, 입원 중 혈당관리를 하게 되었다. 신장 155 cm, 체중 68 kg, GAD 항체 음성.

Q 혈당 치료는 어떻게 할까? 인슐린의 적응증은?

철칙 2 인슐린 치료의 절대적 적응증, 상대적 적응증을 확인한다

- 당뇨병 치료력이 없는 환자가 내원한 경우, 초기부터 인슐린으로 혈당을 더 빠르게 조절할 것인지, 경구약으로 천천히 조절할 것인지를 판단할 필요가 있다.
- 아래의 인슐린 적응증을 파악해두고, 인슐린 필요성을 판단한다.

인슐린의 절대적/상대적 적응증

절대적 적응증	상대적 적응증
인슐린 의존 상태	인슐린 비의존적이지만, 현저한 고혈당이 있는 경우
고혈당성 혼수상태	(공복 시: ≥250 mg/dL, 수시: ≥350 mg/dL)
중증 간장애 또는 신장장애	경구약으로 조절이 불가능
중증 감염증, 외상	마른 체형에 영양상태가 안좋은 경우
전신마취가 필요한 수술 시	스테로이드 치료 시
당뇨병이 있는 임신부	당독성 해소 목적
정맥영양 시 혈당조절	

[일본당뇨병학회(편, 저): 당뇨병 치료 가이드 2022-2023, 문광당, 2022를 참고하여 작성]

이 증례에서는…

- 제2형 당뇨병으로 의식장애는 없었지만, 현저한 신기능장애가 있었고, 중증 감염증을 동반했다.
- 또한 수시 혈당도 270 mg/dL로 고혈당인 점을 감안하여 인슐린으로 혈당조절을 실시하기로 했다.

A 신장장애와 중증 감염증으로 인슐린요법의 적응증

Q 인슐린은 무엇을, 어떻게, 몇 단위로 시작해야 할까?

철칙 3 생체의 인슐린 분비를 모방해 초속효성과 지속형 인슐린을 분배한다

- 당뇨병 치료의 전제는 저혈당을 일으키지 않는 것이다. 따라서 특히 경험이 많지 않은 의사는 처음부터 엄격한 조절을 목표로 하지 말고, 서서히 조절하는 것을 의식하자.
- 인슐린 치료는 정상인의 인슐린 분비에 대한 이미지를 갖는 것이 중요하다.
- 정상인의 인슐린 분비는 다음 페이지의 그림처럼 기초분비와 추가분비로 구성된다. 전자를 지속형 인슐린제제, 후자를 초속효성 인슐린제제로 대용함으로써 정상인의 인슐린 분비 패턴을 모방할 수 있다.

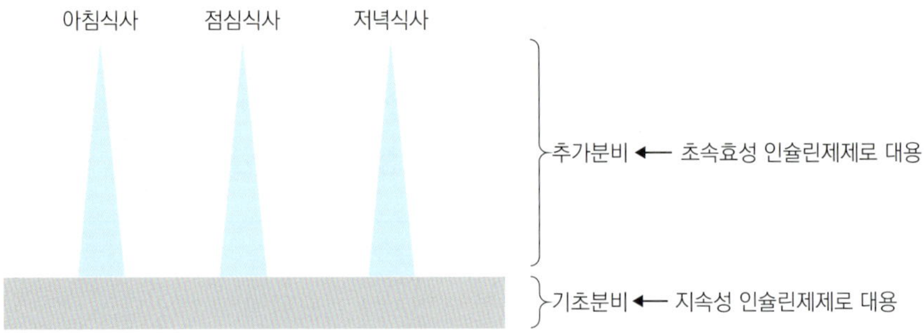

■ 초기 인슐린 투여량 설정법

Step 1: 1일 총 인슐린 필요량 결정

- 나이, 신기능, 인슐린저항성에 따라 먼저 1일 총 인슐린 필요량을 계산.
- **기본은 체중(kg) × 0.2~0.3단위/kg.**

나이	신기능	인슐린저항성	설정양
70세 이상	이상		0.2단위/kg/day
70세 미만	정상	경도(혈당치 140~200 mg/dL)	0.2~0.3단위/kg/day
		중증(혈당치 201~400 mg/dL) 1형 당뇨병	0.3~0.5단위/kg/day

Step 2: 지속성과 초속효성으로 분배

- 1일 총 인슐린 필요량을 기초분비분과 추가분비 3회분으로 분배.
- 비율은 기초분비(30~50%), 추가분비(50~70%).
- 추가분비분을 아침, 점심, 저녁 식사 전 3회분으로 균등하게 분배한다.

이 증례에서는…

- 70세 이상이고 신기능장애도 있기 때문에 1일 총 인슐린 필요량을 체중(kg) × 0.2단위로 계산했다.
- 1일 총 인슐린 필요량은 60 kg × 0.2단위/kg/day = 12단위/일이다.
- 총 필요량을 지속성과 초속효성에 각각 50%씩 분배하기 위해 지속형 인슐린을 6단위, 초속효성 인슐린을 2단위-2단위-2단위로 했다.

A 인슐린 초기투여는 나이, 신기능장애 유무, 인슐린저항성에 따라 달라지는데, 일반적으로 체중×0.2~0.3의 양을 초속효성, 속효성 인슐린으로 분배해 투여한다.

더 알고 싶다!

인슐린제제의 종류

- 인슐린에는 다음과 같은 세 종류의 제제가 있다.
  - 프리필드 제제: 가장 많이 사용되는 일회용 피하주사키트, "~~펜"이라는 이름이 많다.
  - 카트리지 제제: 카트리지를 교체하는 피하주사, "~~카트", "~~펜필"이라는 명칭이 많다.
  - 바이알 제제: GI 요법이나 고혈당 응급증 등의 정맥투여에 사용된다. "~~주"라는 이름이 붙어 있다.

- 인슐린제제는 작용시간에 따라 '초속효성', '속효성', '중간형', '지속형'으로 나뉜다.
- 기초분비용으로 사용하는 것은 주로 '지속형', 추가분비용으로 사용하는 것은 '초속효성' 또는 '속효성' 이다.

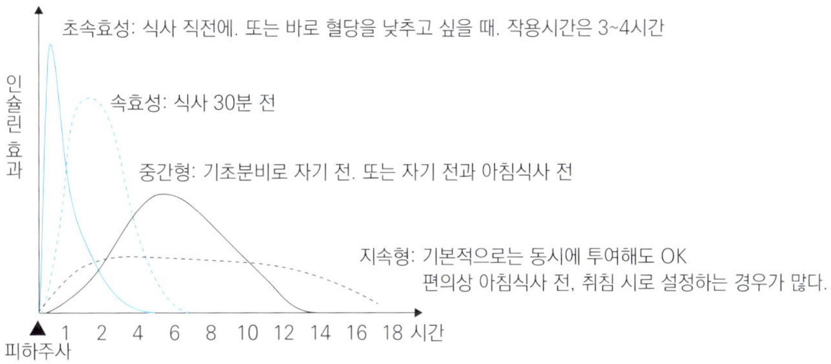

- 대표적인 제제는 다음과 같다.

	일반명	상품명	발현시간	최대작용시간	지속시간
초속효성	Aspart	노보래피드®	10~20 분	1~3시간	3~5시간
	Lispro	휴마로그®	15분 이내	0.5~1.5시간	3~5시간
	Gluisine	애피드라®	15분 이내	0.5~1.5시간	3~5시간
속효성	Human insulin	휴물린® R	0.5~1시간	1~3시간	5~7시간
중간형	Human insulin	휴물린® N	1~3시간	8~10시간	18~24시간
지속형 (지속 24시간 이하)	Detemir	레버미어®	1 시간	뚜렷한 peak 없음	약 24시간
	Glargine	란투스®	1 시간	뚜렷한 peak 없음	약 24시간
지속형 (지속 24시간 이상)		투제오®	1~2시간	뚜렷한 peak 없음	>24시간
	Degludec	트레시바®	없음	뚜렷한 peak 없음	>42시간

- 상기 표에 있는 것 외에도 초속효성이나 속효성과 중간형 인슐린을 혼합한 제제, 초속효성과 지속형 인슐린을 배합한 제제 등이 있으며, 주사횟수를 줄이는 경우 등에서 사용된다.
- 초속효성 인슐린 종류에 따라 효과발현시간 등 다소 차이는 있지만, 대체로 동등한 효과라고 생각해도 무방하다.
- 지속형은 지속시간이 24시간 이하인지, 24시간 이상인지에 따라 크게 두 가지로 구분하면 쉽다. 예를 들어, glargine을 아침식사 시에 투여하면 24시간 후 아침식사 시의 혈당을 측정하면 효과가 떨어져 혈당이 높아지는 경우가 있다. 그런 경우에는 더 오래 작용하는 제제로 변경하면 혈당이 안정화된다.

인슐린 처방 시 주의사항

- 인슐린제제를 처방할 때 필요한 물품이나 주의사항이 몇 가지 더 있다.
- 인슐린: 바늘의 장착과 공기를 빼는 목적으로 매번 2단위의 빈 주입을 할 필요가 있다. 따라서 이것까지 고려해 처방할 필요가 있다. 예를 들어, 란투스®를 취침 시 6단위, 휴마로그®를 아침, 점심, 저녁 3단위로 처방하는 경우, 1일당 란투스®는 6+2=8단위, 휴마로그®는 (3+2)×3=15단위를 처방한다.
- 주삿바늘: 14개입이 기본이므로 14의 배수로 처방하며, 4회 주사하는 환자에게 30일분 처방하려면 120개가 필요하며, 이 경우 14×9=126개를 처방하게 된다.
- 천자침, 센서: 혈당 측정 횟수×일수만큼 처방한다.
- 그 외, 소독용 알코올솜과 혈당측정기도 필요하다.

증례 ❸ 당뇨병 교육을 위해 입원한 65세 남성.

당뇨병으로 외래 치료를 받고 있었으나, 조절이 잘 되지 않아 교육을 위해 입원하게 되었다. 적절한 식사량과 인슐린양을 결정하는 것이 이번 입원의 목적이다. 전날 혈당치와 인슐린양은 다음과 같다.

	아침식사 전	점심식사 전	저녁식사 전	취침 시
혈당치	220 mg/dL	198 mg/dL	300 mg/dL	220 mg/dL
휴마로그®	6단위	6단위	6단위	
란투스®				4단위

Q 인슐린을 어떻게 조절할까?

철칙 4 인슐린으로 혈당조절할 때는 책임인슐린을 의식한다

- 책임인슐린이란 특정 혈당치에 가장 큰 영향을 미치는 인슐린을 말한다.
- 예를 들어, 아침식사 직전에 투여한 초속효성 인슐린의 효과는 점심식사 전 혈당에 가장 많이 나타난다. 따라서 점심 전 혈당에 대한 책임인슐린은 아침식사 직전의 인슐린이 된다.
- 마찬가지로 저녁식사 전과 취침 전의 혈당치는 그 이전 식사(점심, 저녁)의 추가분비에 대한 결과를 반영하는 것이라 생각할 수 있다.
- 따라서 점심, 저녁식사 전, 취침 전, 취침 시 혈당이 높거나 낮으면 그 앞의 초속효성 인슐린의 투여량을 조절한다.
- 아침식사 전 혈당이 높은 경우, 기초분비에 대한 혈당을 반영하는 것이라 생각할 수 있으므로 지속형 인슐린 투여량을 조절한다.
- 지속형 변경 후, 아침식사 전 혈당은 2~3일에 걸쳐 서서히 안정되므로, 이러한 지연을 고려해 변경한다.
- 기본적으로 인슐린 1단위에는 20~40 mg/dL의 혈당강하작용이 있다고 알려져 있는데, 환자의 인슐린 저항성에 따라 효과에는 개인차가 있으므로 투여량 변경 시 혈당치

의 변동을 주의 깊게 관찰하는 것이 중요하다.

- 저혈당을 피하기 위해 서서히 조절한다는 의식을 가지고, 특히 입원 중에는 혈당치를 보면서 서서히 변경하는 것이 좋다.

이 증례에서는…

- 아침식사 전을 포함해 전반적으로 혈당이 높기 때문에 기초분비 인슐린이 부족하다고 생각되어 책임인슐린인 지속형 인슐린 란투스®로 기저혈당을 낮출 필요가 있다고 생각해서 4→6단위로 증량했다.
- 또한 저녁식사 전 혈당치가 다른 시간에 비해 특히 높아서 기저혈당이 낮아져도 저녁식사 전의 혈당치는 높을 것으로 예상됐다. 책임인슐린인 점심 전(저녁 식사 전이 아닌) 휴마로그®의 단위 수를 늘리기로 하고, 6→8단위로 증량했다.
- 저녁식사 전부터 취침 전까지는 혈당이 낮아 저녁식사 전 휴마로그®를 6→4단위로 감량했다.
- 혈당을 모니터링하면서 계속 인슐린 양을 조절하기로 했다.

A 인슐린치료에 의한 혈당조절은 책임인슐린에 주목하고, 저혈당에 주의하면서 조금씩 조절한다.

더 알고 싶다!

슬라이딩 스케일(Sliding scale)

인슐린 지시 ①
교정 인슐린·BMI 25 미만

<혈당치>	<인슐린양>
~70	하기* 저혈당 대응
71~140	없음
141~180	없음
181~230	2단위
231~280	4단위
281~499	6단위

혈당치 500 이상 or 활력징후 악화 or 의식장애가 있으면 Dr. call

인슐린 지시 ③
식전 섭취 안정·강화 인슐린요법

<혈당치>	<인슐린양>
~70	하기* 저혈당 대응
71~140	없음
141~180	정기 인슐린+1단위
181~230	정기 인슐린+2단위
231~280	정기 인슐린+3단위
281~499	정기 인슐린+4단위

혈당치 500 이상 or 활력징후 악화 or 의식장애가 있으면 Dr. call

인슐린 지시 ②
교정 인슐린·BMI 25 이상

<혈당치>	<인슐린양>
~70	하기* 저혈당 대응
71~140	없음
141~180	2단위
181~230	4단위
231~280	6단위
281~499	8단위

혈당치 500 이상 or 활력징후 악화 or 의식장애가 있으면 Dr. call

인슐린 지시 ④
금식 시, 경관영양지속투여 시

<혈당치>	<인슐린양>
~70	하기* 저혈당 대응
71~140	없음
141~180	없음
181~230	2단위
231~280	4단위
281~499	6단위

혈당치 500 이상 or 활력징후 악화 or 의식장애가 있으면 Dr. call

*[저혈당 시]
(1) 의식명료하고 경구섭취 가능하다면 10 g 포도당 섭취시키고 Dr. call. 30분 후 혈당 재검해서 Dr. call.
(2) 의식수준 저하가 있고, 경구섭취 불가능하다면 50% 포도당 20 mL 정주하고 Dr. call. 30분 후 혈당 재검해서 Dr. call.

- 검사나 수술 전후 금식 중인 환자나 식사량이 불안정한 환자에서 현저한 고혈당인 경우 혈당치에 따라 초속효성 인슐린의 투여량을 조절해 주사하는 방법을 슬라이딩 스케일이라고 한다.
- 혈당치 예측이 어려운 경우에 사용하기는 쉽지만, 이미 발생한 고혈당에 대한 사후 치료이므로 가급적 단기간만 사용하도록 한다.
- 혈당 상승을 사전에 예측하고 예방하는 인슐린 고정주사가 혈당조절이 안정적이기 때문에 바람직하다. 본원에서는 앞 페이지와 같은 슬라이딩 스케일을 사용하고 있지만, 실제로는 증례에 따라 구체적인 단위 수를 조절하는 경우가 많다.

증례 ❹ 당뇨병 68세 여성. 의식장애.

제2형 당뇨병으로 경구혈당강하제 복용 중. 최근 뇌경색이 있었고, ADL은 침대에 누워서 생활하는 상태였다. 며칠 전부터 기침과 가래가 생겼고, 경구 섭취가 원활하지 않았다. 내원 당일 아침부터 의식장애가 있어 본원 응급실로 내원했다. 내원 시 활력징후는 의식수준 JCS III-100(통증자극에 대해 뿌리치는 동작), 체온 38.6℃, 혈압 100/52 mmHg, 맥박 112/분·규칙적, 호흡수 18/분, SpO_2 94%(room air). 키 155 cm, 몸무게 50 kg, 구강 내 혀 건조가 현저함.

Q 상황에 따라 주의해야 할 병태는? 초기치료는?

철칙 5 고혈당 응급상황이 발생하면 즉시 탈수교정 및 인슐린 지속정맥주사한다

- 저혈당은 물론이고, 고혈당에서도 의식장애가 발생할 수 있음을 잊지 말자.
- 고혈당 응급증에는 당뇨병케톤산증(DKA)과 고혈당고삼투질상태(HHS)가 있는데, 둘 다 응급질환이므로 신속한 대응이 필요하다.

■ DKA와 HHS

- DKA는 제1형 당뇨병을 비롯해 주로 인슐린 의존성 환자에서 발생한다. 극도의 인슐린 결핍과 인슐린길항호르몬의 증가로 인해 고혈당(≥250~300 mg/dL), 고케톤혈증(β-hydroxybutyrate 증가), 산증(pH 7.3 미만)을 초래하는 상태이다.
- 한편, HHS는 주로 고령의 제2형 당뇨병 환자에서 발생한다. 현저한 고혈당(≥600 mg/dL)과 심한 탈수로 인한 고삼투압혈증으로 순환부전을 초래한 상태인데, 현저한 산증은 일으키지 않는다(pH 7.3~7.4).

• 다음은 DKA와 HHS의 대략적인 감별 포인트이다.

	DKA	HHS
환자	젊은 나이, 제1형 또는 인슐린 의존 상태	고령, 인슐린 비의존 상태
병태	인슐린 결핍, 산증이 메인	더 심한 탈수 및 고삼투압혈증이 메인
혈당(mg/dL)	>300	>600
동맥혈 pH	≤7.30 이하(중증화될수록 저하)	>7.30
중탄산(mEq/L)	≤18	>18
소변 케톤	양성	음성(~경도 양성)
유효혈장삼투압(Osm)	≤320	>320
음이온 갭	증가	다양함
전형적인 수분결핍량(mL/kg)	100	100~200

[성누가국제병원 내과 레지던트(편): 내과 레지던트 매뉴얼 제9판. 의학서원, 2019에서 수정하여 작성]

■ DKA/HHS의 병태

• 공통적인 병태를 알아두는 것이 중요하다.

• 감염증이나 구토 · 설사, 수분섭취 부족 등으로 인한 탈수나 인슐린 등의 약물치료를 잘못하면 혈당이 높아진다.

→ 고혈당이 되면 삼투성 이뇨로 더욱 탈수가 진행되고, 세포외액량은 감소한다.
(동시에 고삼투압으로 세포 내 수분도 세포 밖으로 이동하기 때문에 세포내액량 저하도 발생)

→ 이로 인해 순환혈장량이 저하되면 교감신경 우위가 되면서 혈당은 더욱 상승한다.

→ 삼투성 이뇨로 인해 탈수상태는 더 심해지고, 혈당도 더 상승한다.

• 이 병태가 단순하게 악화되어 가는 것이 HHS이다.

• 한편, DKA는 위의 과정에서 인슐린 작용 부족이 문제가 되어 세포가 당을 이용하지 못하고, 대신 지방산이 케톤체가 되어 에너지원으로 사용된다. 이로 인해 현저한 케톤산증을 초래하고, 이 산증으로 인해 상태는 더욱 악화된다.

• 이러한 병태의 균형은 환자마다 차이가 있어 명확하게 구별할 수 없는 증례도 경험한다.

■ DKA/HHS의 원인

• 위의 병태를 생각하면 알 수 있듯이, 감염증, 췌장염, 심근경색, 뇌경색 등의 중증질환, 외상, 수술, 임신, 약물(특히 인슐린), 고칼로리 수액, 스테로이드 사용으로 인한 혈당 상승이 원인이 된다.

• 원인을 쉽게 기억하기 위해 "I"를 강조하면 다음과 같다. Infection(감염), Infarction(심근경색이나 뇌경색), Inflammation(심한 염증성질환: 췌장염 등), Insulin deficiency(인슐린 부족, 부적절한 사용), Iatrogenic(의인성: 고칼로리 수액, 스테로이드 등), Infant(임신부).

• 또한, 수분섭취 부족, 구토, 설사 등으로 인한 탈수가 고혈당을 악화시키는 중요한 기전이기 때문에 고령자나 ADL이 저하된 환자 등 충분한 수분섭취가 불가능한 환자에서

발생하는 경우가 많다.

- 당뇨병 환자는 심근경색이나 뇌경색의 위험도 높아 DKA/HHS의 원인이 되기도 하는데, 실제로 의식장애로 내원했을 때 증상이나 소견을 알기 어려운 경우가 많으므로 주의해야 한다.

■ DKA/HHS 검사

- 혈당치, HbA1c(최근 혈당조절 상태 파악), 항GAD 항체(제1형과 제2형 구별), 요정성(요중 케톤체 검출), 정맥혈케톤분획을 검사한다.
- 감별을 위해 동맥혈가스분석(산혈증 유무)도 필요하다.
- 혈청 Na는 저하(고혈당에 의한 저나트륨혈증)되어 있는 경우가 많기 때문에, 오히려 Na가 정상이거나 상승한 경우에는 탈수가 더 심할 가능성이 높다는 것을 기억해 두자 (22장 「저나트륨혈증」 p.269 참조).

■ 요/정맥혈 케톤검사

- 인슐린 결핍 상태에서는 TG 분해 →β 산화 항진, 케톤 생성. 아세토아세트산, 3-하이드록시부티르산(3-hydroxybutyrate, 3-OHBA), 아세톤의 총칭.
- DKA에서 특히 상승하는 것은 3-OHBA인데, 이는 요중 케톤 검사에서는 반응하지 않고 음성으로 나올 수 있기 때문에 요중 케톤 검사가 음성이라도 DKA를 배제할 수는 없다.
- 정맥혈검사로도 3-OHBA를 검사할 수 있지만, 결과가 바로 나오지는 않는다. 의심이 되면 확인을 위해 검사할 수 있지만, 그 결과를 기다리지 않고 치료를 시작하는 것이 중요하다.

■ DKA/HHS 치료

- 고혈당 응급을 보면, **생리식염수 급속투여(500~1,000 mL/hr)와 인슐린 초기+지속 점적투여(0.1단위/kg 투여 후 0.1단위/kg/hr로 지속투여)**를 시작한다. 이것이 가장 중요하다.
- 지속형 인슐린제제는 '휴물린®R 50단위/0.5 mL를 생리식염수 49.5 mL에 용해하여 1단위/mL'로 사용한다. 예를 들어 체중 50 kg의 환자라면 5단위(5 mL)를 bolus로 투여한 후, 5단위(5 mL)/시간으로 지속투여한다.
- 이때 반드시 K를 체크한다. 인슐린을 투여하면 K는 급격하게 저하되므로, 원래 K가 낮으면 인슐린 양을 줄이거나, 점적에 K를 추가하는 등 유연하게 대처한다.
- 위와 같이 하면서 원인에 대해서도 신속하게 개입한다. 예를 들어 감염증이라면 배양검사와 항생제 투여를 신속하게 실시한다. 또한 자주 혈액(가스)의 추적관찰이 필요하므로 조기에 동맥라인을 확보한다.
- 이후 치료의 포인트는 '탈수교정(수액)', '고혈당 교정(인슐린)', '전해질 교정(K 교정)', '원인 제거(산증 교정)'이다. 다음 페이지에 각각의 치료의 흐름을 나타냈다.

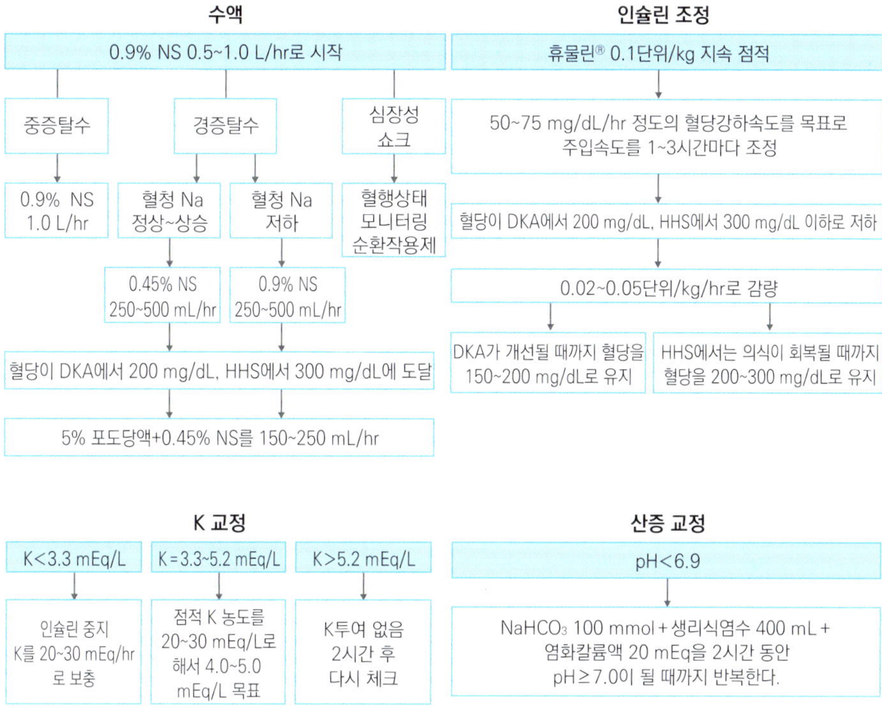

[Kitabchi AE, et al. Diabetes Care 32:1335-1343, 2009로부터 수정]

- 수액: 기저에 고혈당으로 인한 고삼투압이 있으므로, Na가 높은 경우 1/2 생리식염수(half saline)을 사용해도 좋다. 심장질환 유무를 확인하고, 탈수교정 후 심부전이 발생하지 않도록 주의한다.
- 혈당 교정: 특히 초기 혈당이 높은 경우, 급격한 혈당 저하는 삼투압 변화에 의한 뇌부종을 초래할 수 있으므로 서서히 낮추도록 한다. 200~300 mg/dL 정도가 되면 무리하게 낮추려 하지 말자. 음이온 갭 등도 참고해 포도당을 보충하면서 인슐린을 계속 투여한다. 혈당이 200 mg/dL 전후로 안정되면 피하주사로 전환하는 경우가 많다.
- 전해질/K 교정: K는 병태개선에 따라 현저하게 감소할 수 있으므로 주의가 필요. K 4~5 mEq/L를 목표로 K 보충, 2시간마다 체크해 수액 1 L에 대해 20~30 mEq의 K 보충을 한다. 또한 Mg, P 등 다른 전해질도 부족한 경우가 많으므로 적절히 보충한다.
- 산증: pH < 6.9에서 $NaHCO_3$를 투여하는데, 수액과 인슐린을 시작하면 개선되는 경우도 많기 때문에 과도한 보정이 되지 않도록 주의한다. 특히 산증으로 인한 순환부전(카테콜아민 불응증)이 있을 때 유용한 것으로 알려져 있다.

이 증례에서는…

- 동맥혈가스분석 결과 pH 7.234의 산혈증이 있었고, 소변검사에서 케톤 양성이어서 DKA로 진단했다.
- 즉시 생리식염수 1 L/hr로 투여를 시작하였고, K는 5.8 mmol/L이었으므로 휴물린® 1단위/mL를 5단위(5 mL) bolus로 투여하고, 5단위(5 mL)/hr로 지속투여를 시작하

였다. pH는 7.2였으므로 $NaHCO_3$의 보충은 실시하지 않았다.

- 병력상 DKA 유발 원인은 폐렴으로 생각되어 객담+혈액배양을 채취하고 항생제 투여를 시작했다.

A 고혈당 응급증에 주의하고 수액과 인슐린을 조기에 시작한다!

더 알고 싶다!

SGLT-2 억제제에 의한 정상혈당 케톤산증

- 기본적으로 케톤산증의 경우, HHS만큼은 아니지만 고혈당이 나타난다.
- 그러나 SGLT-2 억제제를 복용하고 있는 환자에서는 혈당이 소변으로 배설되기 때문에 혈당이 정상이라도 케톤산증인 경우가 있다. 따라서 전신상태가 좋지 않다면 적극적으로 동맥혈가스분석을 시행한다. 그 외에도 응급실 내원 전 인슐린을 자가주사한 경우나 경구 섭취가 적은 환자에서도 혈당이 정상일 수 있다.

Sick day(아픈 날) 대응

- 당뇨병 환자가 감염증 등으로 인해 식사를 충분히 섭취할 수 없는 상태를 sick day라고 한다.
- 식사섭취가 불량하면 저혈당이 될 수 있다. 한편, 발열이나 감염이 고혈당을 유발하고, 수분섭취 부족, 구토, 설사 등으로 탈수증이 발생하면 고혈당이 되기도 한다.
- 따라서 아픈 날에는 충분한 수분섭취를 하고, 죽 등 가능한 한 식사(특히 탄수화물)를 섭취하도록 지도한다.
- 위에서 언급한 바와 같이 케톤산증 등이 발생할 수 있으므로 SGLT-2 억제제는 중단하고, 젖산산증을 유발하는 비구아니드(메트포르민)도 중단한다.
- 속효성 인슐린이나 인슐린분비촉진제는 식사량에 따라 감량하거나 중단한다. 한편, 지속형 인슐린은 계속 투여한다.

당독성

- 극단적인 고혈당에는 ① 베타세포에 이상을 일으켜 인슐린 분비가 극도로 저하시키고, ② 인슐린에 대한 세포 수준에서의 당 흡수를 저하(인슐린 저항성)시키는 작용이 있는데, 이를 일반적으로 당독성이라고 부른다.
- 이 당독성에 의한 인슐린 분비능 저하와 인슐린 저항성으로 인해 고혈당은 더욱 악화되는 악순환에 빠지게 된다.
- 적절한 치료로 혈당치가 낮아져 당독성이 해소되면 혈당조절은 급격히 개선된다. 따라서 당독성을 의식하지 못한채 인슐린이나 치료제를 증량하면 갑자기 저혈당이 발생할 수 있다.
- 혈당이 낮아진 환자에서는 당독성이 해소될 가능성을 염두에 두고 인슐린을 감량하는 등 저혈당을 예방하는 것이 중요하다.

감염과 혈당조절

- 감염증 환자에서 고혈당은 세포성 면역과 탐식 능력의 저하를 초래한다.
- 세균의 경우, 고혈당은 영양상태를 향상시켜 증식을 촉진한다.
- 당뇨병 환자에서는 혈관장애를 동반하는 경우가 많으며, 혈류장애가 감염을 악화시킨다.
- 또한 고혈당의 배경에는 인슐린 결핍 · 저항성이 있으며, 이로 인해 단백질의 이화작용이 항진되기 때문에 외상, 수술 후 환자에서는 상처 치유가 지연된다.
- 위와 같이 감염을 비롯한 급성기 병태에서는 혈당조절을 하는 것이 바람직하다. 그렇다면 혈당을 어느 정도까지 낮추면 좋을까? 기본적으로 급성기에는 140~180 mg/dL 정도로 조절하는 것이 좋다. 최소한 아래의 흐름을 알아두면 도움될 것이다.

① 원래 Leuven I trial [N Engl J Med 345:1359-1367, 2001]에서 엄격한 혈당조절(목표: 80~110 mg/dL)이 ICU 환자의 예후를 개선시킬 가능성이 시사되었으나, 너무 엄격한 혈당조절은 저혈당이나 그로 인한 예후 저하 등을 유발할 가능성도 제기됐다.

② 이에 NICE-SUGAR trial [N Engl J Med 360:1283-1297, 2009]에서는 6,104명의 내과/외과 ICU 환자를 엄격하게 혈당치를 조절(목표: 81~108 mg/dL)하는 군과 그보다 더 높게 혈당치를 조절(목표: 144~180 mg/dL)하는 군으로 나누어 RCT를 시행했다. 엄격한 혈당조절군에서 오히려 90일 사망률이 유의하게 높았고(27.5% vs 24.9%, $p=0.02$), 중증 저혈당(≤ 40 mg/dL)도 유의하게 많았다(6.8% vs 0.5%, $p<0.001$).

- 이런 결과로부터 급성기 혈당 관리에서는 혈당치의 목표치를 너무 낮추지 않고 144~180 mg/dL 정도를 목표로 조절하는 것이 일반적이게 되었다.

③ 이후에도 뇌경색에서 보다 엄격한 혈당 관리에 대한 연구[JAMA 322:326-335, 2019] 등이 진행되었는데, 역시 140~180 mg/dL 정도의 조절로 충분하다는 결과가 나왔다. 현재로서는 목표를 144~180 mg/dL로 잡아도 충분하다고 생각된다.

참고 문헌

1) 日本糖尿病学会(編・著): 糖尿病治療ガイド 2022-2023. 文光堂, 2022

- 당뇨병의 진단부터 비약물치료, 약물치료까지 요점이 기재되어 있다. 기본적으로 모든 레지던트는 반드시 소지하고, 통독할 것을 권장한다. 이 학회에서 당뇨병 진료 가이드라인도 나와 있는데, 이쪽은 근거 등을 포함해 더 자세히 알고 싶을 때 참고하면 좋을 것이다.

2) Ahmad E, et al. Type 2 diabetes. Lancet 400:1803-1820, 2022 [PMID: 36332637] [PMID: 36332637].

- 제2형 당뇨병에 대한 최신 리뷰. 진단부터 합병증, 치료까지 망라되어 있다. 위의 일본어 문헌으로 개요를 파악한 후에 이것을 읽는 것이 좋다.

3) ElSayed NA, et al. 9. Pharmacologic Approaches to Glycemic Treatment: Standards of Care in Diabetes-2023. Diabetes Care 46:S140-S157, 2023 [PMID: 36507650]

- 미국당뇨병학회의 당뇨병 가이드라인. 합병증이 있는 경우의 치료에 대해 더 자세한 데이터를 포함해서 알고 싶을 때.

4) Kitabchi AE, et al. Hyperglycemic crises in adult patients with diabetes. Diabetes Care 32:1335-1343, 2009 [PMID: 19564476] [PMID: 19564476].

- 오랫동안 사용되어 온 DKA/HHS 치료의 흐름도. 지금도 기본으로서 중요한 문헌.

(후쿠이 쇼)

11 불면과 섬망

'일단 수면제 처방'에서 벗어나자!

철칙

1. 불면증을 보면 5P에 따라 반드시 원인을 평가한다
2. 수면제는 불면증 유형에 따라 투여한다
3. 수면제 처방 전 CO_2 저류 위험도와 간·신기능을 체크한다
4. 섬망이 의심되면 지남력, 주의력, 인지기능의 장애를 체크한다
5. 섬망의 경우 약물치료와 더불어 요인들을 평가하여 적절히 개입한다
6. 특히 갑자기 발생한 섬망의 경우, 새로운 병태의 합병에 주의한다

증례 ❶ 불면증을 호소하는 54세 남성.

특이병력 없던 환자로 오늘 게실염으로 입원해서 금식 및 수액, 세프메타졸 투여로 치료 중이다. 새벽 1시가 넘어 '잠이 오지 않는다'고 호소해 당직 콜을 받았다. 활력징후는 의식명료, 체온 37.3℃, 혈압 120/80 mmHg, 맥박 80/분·규칙적, 호흡수 12/분, SpO_2 98%(room air).

Q 불면증으로 인한 콜, 대응은 어떻게 할까?

철칙 1 불면증을 보면 5P에 따라 반드시 원인을 평가한다

- 불면증은 빈도가 높은 증상이지만, '불면증→수면제 처방'이라는 안일한 대응은 그 배경이 되는 원인 병태를 놓쳐 환자에게 불이익을 줄 수 있다.
- 섬망, 호흡곤란, 통증, 가려움증 등 다양한 병태가 '불면증'이라는 형태로 나타나 콜이 올 수 있는데, 그 원인에 따라 대응이 크게 달라진다.
- 불면증을 호소하는 환자를 보면, 반드시 '왜 잠을 못 자는가?'를 생각하자.
- 5P에 따라 원인을 평가하고, 입원 환자에서는 특히 신체적·약물 요인에 주의를 기울인다.
- 불면증의 원인이 통증이나 가려움증이라면, 그 원인을 개선하는 것만으로도 잠을 잘 수 있는 경우가 많다.
- 그 외에도, 예를 들어 입원 환자라면 평소 사용하던 침구를 가져오게 한다든지, 활력징후 측정 횟수를 줄이거나, 정맥주사 시간을 조정하여 병실 방문을 최소하거나, 환자의 불안과 긴장을 줄이는 것도 수면을 개선하는 데 도움이 된다. 이러한 관점을 잊지 않도록 한다.

불면증의 원인 5P

Physical (신체적)	Physiologic (생리적)	Psychological (심리적)	Psychiatric (정신과적)	Pharmacologic (약물)
발열, 통증, 가려움증, 빈뇨, 호흡곤란, 두근거림, 수면무호흡증후군, 하지불안증후군	시차 부적응, 환경의 변화, 교대근무, 소음, 빛, 불쾌한 온도	정신생리적 불면, 정신적 스트레스, 걱정, 긴장, 심각한 질병으로 인한 정신적 충격	알코올의존증, 불안장애, 우울증	스테로이드, 이뇨제, 카페인, 항파키슨병약(도파민제제 등), 인터페론, 항부정맥제(베타차단제 등), 이상지질혈증(클로피브레이트)

이 증례에서는…

- 이야기를 들어보니 전신에 가려움증이 있어 잠을 잘 못 잔다고 했다. 따라서 가려움증에 따른 입면장애로 생각되었다.
- 꼼꼼하게 진찰해 보니, 전신에 옅은 발진이 있었고 병력상 항생제에 의한 약물발진이 의심되었다.
- 항생제를 변경하고 항히스타민제 복용 후 불면증은 사라졌고, 수면제는 필요하지 않았다.

A 불면증은 반드시 원인을 찾고, 우선적으로 그 원인을 치료한다.

더 알고 싶다!

약물 관련 불면증

- 입원 환자에서 약물에 의한 불면증은 예상외로 많다(위의 '불면증의 원인 5P' 표 참조).
- 그 중에서도 흔히 볼 수 있는 예가 이뇨제와 스테로이드 사용이다.
- 이뇨제는 야간에 효과가 나타나지 않도록 투약시간을 조절한다. 남성의 경우, 항히스타민제 등에 의한 전립선비대증의 급성악화가 원인이 되기도 한다.
- 스테로이드도 야간 투여를 피하고, 작용시간이 짧은 것을 선택하며, 2회 투여하는 경우 아침과 점심에 투여한다.
- 특히 스테로이드를 새로 투여하는 환자의 경우, 불면증 가능성을 미리 환자에게 설명하고, 필요시 복용할 수 있도록 prn 수면제 오더를 내두는 것도 좋은 방법이다.
- 그 외 다른 약물들도 불면증을 유발할 수 있다. 예를 들어 베타차단제(메토프롤롤)는 멜라토닌 분비를 감소시키는 것으로 알려져 있으며[Acta Med Scand 223:525-530, 1988], 클로피브레이트는 트립토판 대사를 통해 뇌에서 세로토닌 합성을 증가시켜 불면증을 유발할 수 있다[Pharmacol Res Commun 6:163-173, 1974]고 알려져 있다. 그러나 임상에서 실제로 문제가 되는 경우는 드물어 우선 다른 원인을 찾는 것이 중요하다.

(*역자 주: 국내에는 클로피브레이트 대신 페노피브레이트를 사용하는데, 위와 같은 기전은 가지고 있지 않아 불면증은 덜하다.)

불면증에 대한 비약물요법

- 원인에 따른 대응, 수면제 사용과 더불어 비약물요법도 효과가 있다는 것을 이해한다.
- 비약물요법에는 수면위생교육, 인지행동치료, 정신치료, 고조도 광선요법 등이 있다.
- 이 중 수면위생교육은 환자교육의 일환으로, 환자에게 수면과 불면증, 수면제 등에 대해 이해시킴으로써 수면을 향상시키는 것이다. 이는 비전문가도 실시할 수 있고, 일차 진료에서도 자주 활용되며, 레지던트를 포함한 모든 의료인이 실시할 수 있다. 다음 페이지의 지침을 참고하자.

수면장애 대처 12지침

수면장애 대처 12지침	포인트
1. 수면시간은 사람마다 다르며, 낮에 졸음에 시달리지 않는다면 충분	수면시간에 집착하지 않는다. 사람마다 적절한 수면 시간은 다르고, 계절에 따라서도 달라진다. 나이가 들수록 필요한 수면 시간은 짧아진다.
2. 자극적인 것을 피하고 잠들기 전 나만의 이완요법	카페인 섭취는 취침 4시간 전까지만. 취침 1시간 전부터 흡연 피하기. 음악, 반신욕, 아로마, 근육이완훈련 등을 잘 활용한다.
3. 졸릴 때 잠자리에 들고, 취침 시각 자체에 너무 집착하지 않기	잠을 자야 한다는 생각이 오히려 잠을 못 자게 할 수 있다. 잠자리에 들었는데, 잠이 오지 않는다면 일단 일어나서 안정을 취한다.
4. 매일 같은 시간에 일어나기	일찍 자고 일찍 일어나는 것이 아니라 같은 시간에 일찍 일어나는 것이 수면 리듬을 만든다.
5. 빛을 활용해 좋은 수면 만들기	기상 후 가능한 한 빨리 햇빛을 쬔다. 눈을 통해 들어오는 햇빛은 생체시계의 리듬을 재설정한다. 집에 있는 시간이 많으면 햇빛 노출이 적어지기 때문에 적당히 야외로 나가야 한다.
6. 규칙적인 세끼 식사와 운동습관	아침식사를 하면 각성을 촉진한다. 반대로 야식은 가급적 피한다. 낮 시간대 운동은 수면을 개선하기 위해 규칙적으로 하는 것이 좋다.
7. 낮잠을 잘 때는 15시 이전에 20~30분	낮잠은 너무 늦지 않은 시간대에 30분 이내로. 저녁 식사 후 졸음에 주의하자.
8. 잠이 오지 않을 때는 오히려 적극적으로 늦게 자고 일찍 일어나기	잠자리에서 너무 오랜 시간을 보내면 숙면을 취하지 못하기 때문에 우선은 잠자리에서 보내는 시간을 줄인다.
9. 수면 중 심한 코골이, 무호흡, 다리 떨림이나 가려움증 등 불편감에 주의	수면무호흡증이나 하지불안증후군에 주의하고, 전문가에게 적절히 의뢰한다.
10. 충분히 잠을 자도 낮에 졸음이 심할 때는 전문의 진료	주간 졸음이 교통사고 등의 위험을 높인다는 사실에 주의한다. 낮에 졸음이 심할 경우 전문의 진료가 필요하다.
11. 수면제 대신 취침 전 음주는 만성불면증의 원인	술을 마시면 잠은 잘 오지만, 후반부 수면을 얕게 하고, 중도각성을 증가시켜 결국 수면의 질을 악화시킨다.
12. 수면제는 의사의 지시에 따라 올바르게 사용하면 안전	다양한 종류의 수면제가 있는데, 적절히 사용하면 안전하다. 스스로 판단해서 급격하게 감량하거나 중단하지 않는다. 특히 벤조디아제핀 계열은 술과의 병용을 피한다.

[후생노동성 정신·신경질환연구위탁비 수면장애의 진단·치료 가이드라인 작성과 그에 대한 실증적 연구, 2001년도 연구보고서에서]

증례 ❷ **COPD 급성악화로 치료 중인 68세 남성.**

5일 전부터 발열과 호흡곤란이 점차 심해져 내원했고, COPD 급성악화 진단 하에 입원. 메틸프레드니솔론 40 mg 1일 2회(8시, 20시), 피페라실린-타조박탐으로 치료를 시작. 22시에 잠이 오지 않는다고 당직 콜이 왔다. 활력징후는 의식 명료, 체온 37.6℃, 혈압 110/60 mmHg, 맥박 80/분·규칙적, 호흡수 18/분, SpO_2 92%(비강캐뉼라 2 L/min).

➡ 5P에 따라 원인을 확인했다. 신체적으로 호흡곤란은 없었고, 알코올 의존이나 우울증 등의 병력도 없었다. 약물로는 스테로이드 투여, 그리고 입원에 따른 환경 변화와 긴장도 영향을 미친 것으로 생각되었다. 환자는 수면제를 원하고 있다.

Q 어떻게 대응해야 할까? 이 환자에서 주의해야 할 것은?

철칙 2 수면제는 불면증 유형에 따라 투여한다

- 수면제는 부작용(낙상 위험 등)이 있으므로 불면증의 원인과 정도, 환자의 희망 등을 고려해 필요한 경우에만 수면제를 처방한다.
- 수면제를 처방할 때는 불면증 유형에 따라 처방하는 것이 기본이다.
- 예를 들어, 잠들기는 어렵지만 일단 한 번 잠들면 그대로 잘 수 있는 경우(입면장애)에는 장시간 작용하는 약물은 불필요하다. 반대로, 잠이 들긴 하는데 여러 번 깨는(중도각성) 환자에게 단시간 작용하는 약물은 효과가 부족할 수 있다.
- 불면증의 유형은 아래 표와 같이 4가지로 나누어 생각한다. 이 외에도 과수면증(낮 동안 과도한 졸음, 주간 졸음이 매일 반복적으로 나타남, 섬망 · 치매, 비전형적 우울증, 기면증 등이 원인인 경우)이 있다. 또한 조조각성 환자는 우울증에 주의한다.

<table>
<tr><th colspan="6">불면증 유형</th></tr>
<tr><th colspan="2"></th><th>입면장애</th><th>중도각성</th><th>조조각성</th><th>숙면장애</th></tr>
<tr><td colspan="2">특징</td><td>잠들기까지 30분 이상 소요</td><td>야간각성 2회 이상</td><td>예정 기상시각보다 2시간 이상 일찍 깨버림</td><td>수면이 얕음
잠을 잤는데도 졸림</td></tr>
<tr><th colspan="6">수면제 선택</th></tr>
<tr><td colspan="2">1. 고령자, CO_2 저류, 섬망 위험이 높은 경우
→ 벤조디아제핀계 수면제를 피하고, 소량부터 시작</td><td colspan="4">렘보렉산트(국내 없음) 5 mg(병용투여 시 2.5 mg)
→ 트라조돈(트리티코®) 25~50 mg, 수보렉산트(국내 없음) 10~15 mg(고령자는 15 mg까지)
→ 불충분한 경우 렘보렉산트 또는 수보렉산트와 트라조돈 병용, 또는 미안세린(볼비돈®) 10 mg (증량 가능) 등</td></tr>
<tr><td rowspan="4">2. 상기 위험이 없는 경우</td><td rowspan="2">경증</td><td>렘보렉산트
5~10 mg</td><td colspan="3">스보렉산트 20 mg</td></tr>
<tr><td colspan="4">트라조돈 50 mg</td></tr>
<tr><td rowspan="2">중등도 이상</td><td>졸피뎀(스틸녹스®)
5~10 mg</td><td colspan="2">브로티졸람(렌돌민®) 0.25 mg</td><td></td></tr>
<tr><td colspan="4">렘보렉산트 5~10 mg+트라조돈 50~100 mg,
미안세린 10 mg(증량 가능) 등</td></tr>
</table>

[성누가국제병원 심장내과 야마다 유이, 다네모토 요코의 자료를 참고하여 작성함]

철칙 3 수면제 처방 전 CO_2 저류 위험도와 간 · 신기능을 체크한다

- 기본적으로 모든 수면세에 어느 정도 호흡억제 및 근이완작용이 있다고 생각되지만, 특히 벤조디아제핀계 수면제는 주의가 필요하다.
- 이러한 작용은 중증 COPD나 신경근육질환[ALS(근위축성 측삭경화증), 중증 근무력증 등]에서는 CO_2 narcosis와 호흡부전을 유발할 수 있다.
- CO_2 저류 위험이 있는 환자에서는 가급적 수면제 사용을 피하고, 부득이하게 수면제가 필요한 경우에는 호흡억제가 적은 수면제를 선택한다. 따라서 벤조디아제핀계 수면제는 피하고, 트라조돈이나 수보렉산트 등 호흡억제가 적은 수면제를 사용한다.
- 특히 고령자에서는 근이완작용에 의해 낙상 위험이 증가하므로 가급적 벤조디아제핀계 수면제는 피해야 한다.
- 의식장애가 나타날 수 있는 환자(저나트륨혈증 등)에서는 의식장애가 생겼을 때 수면제

효과인지 병태의 악화가 원인인지 판단이 어려워지므로 가급적 수면제를 처방하지 않는다.

- 처방 시에는 반드시 간·신기능을 확인해 약물의 과잉투여나 작용지연이 일어나지 않도록 한다.

불면증 유형과 수면제의 초기 선택 예시

- 이전 페이지 표와 같이 불면증 유형과 환자의 배경에 따라 수면제를 선택한다.
- 지금까지 벤조디아제핀계 수면제를 많이 사용했는데, 내성이나 의존성 등이 문제가 되어 왔다. 최근에는 다른 작용기전의 약물이 등장해 널리 사용되면서 벤조디아제핀계 수면제 사용 빈도는 감소하고 있다.
- 고령자의 경우 앞서 언급한 바와 같이 벤조디아제핀계 수면제는 피하는 경우가 많다. 젊은층에서는 문제없이 사용할 수 있지만, 의존의 계기가 되지 않도록 필요한 경우에만 단기간 사용으로 제한한다. 경증 불면증이고, 다른 작용기전의 약물을 사용할 수 있다면 그 약물을 우선적으로 사용한다.
- 처음부터 2제 병용은 하지 않는다. 1제로 효과가 불충분한 경우에는 약물을 변경하거나 이전 페이지 표와 같이 병용하되, 이때 벤조디아제핀계 수면제의 병용은 하지 않는다.
- 위와 같은 위험이 없는 환자, 중등도 이상의 불면증에 따른 대응에도 수면을 취하지 못하는 경우에는 브로티졸람 0.25 mg(취침 시) + 미안세린 10~30 mg(취침 2시간 전)을 병용하거나 일시적으로 트리아졸람(트리람®) 0.25~0.5 mg(취침 시)을 사용하기도 한다.
- 경구 복용이 어려운 경우, 사용이 가능하다면 졸피뎀이나 브로티졸람 등의 구강붕해정을 타액으로 녹여 복용할 수 있다. 또한 주사제만 가능한 경우 할로페리돌(페리돌®), 히드록시진, 플루니트라제팜 등이 후보가 된다.

  *역자 주: 한국에는 이 중 할로페리돌만 주사제가 있음.
- 또한 수면제를 시작하더라도 원인 제거와 개선, 수면 지도와 환경정비를 잊지 않고 실시해서 수면제의 감량, 중단을 목표로 한다.
- 입원을 계기로 불면증이 생긴 환자는 상태가 호전되면 수면제를 중단할 수 있으므로, 퇴원 후에도 무분별하게 수면제를 처방하지 않도록 주의한다.

수면제의 종류와 특징

■ 벤조디아제핀계 수면제, 비벤조디아제핀계 수면제

- GABA 수용체를 활성화시킴으로써 진정작용을 나타내어 수면제로 사용된다.
- 중간시간~장시간 작용약은 반나절~1일 이상 효과가 있기 때문에 수면제로는 사용하기 어려워 주로 초단시간~단시간 작용약이 사용된다.
- 다음 페이지 표의 2가지 약물을 사용할 수 있도록 한다(벤조디아제핀계 수면제와 비벤조디아제핀계 수면제의 차이점은 '더 알고 싶다!' p.139 참조).
- 초단시간 작용형 벤조디아제핀계 수면제로는 트리아졸람이 있는데, 심한 불면증에 사용하는 경우가 있지만, 의존성이 있으므로 단기간만 사용하도록 한다.

비벤조디아제핀계 수면제	
졸피뎀(스틸녹스®) 5 mg 1~2정 그 외 초단시간 작용형 에스조피클론(조피스타®)	• 초단시간 작용형 • 반감기가 2시간으로 짧아 입면장애에 사용 • 5 mg부터 시작해 필요시 10 mg까지 증량한다. • 벤조디아제핀계 수면제에 비해 호흡억제는 약하다. • 중증 간기능장애 환자에서는 금기
벤조디아제핀계 수면제	
브로티졸람(렌돌민®) 0.25 mg 1~2정 기타 단시간 작용형 에티졸람(데파스®)	• 단시간 작용형 • 반감기가 7시간으로 졸피뎀보다 길어 중도각성이나 조조각성에도 사용 가능 • 0.25 mg부터 시작하여 필요에 따라 0.5 mg까지 증량한다. • 구강붕해정을 사용하면 금식 환자도 사용 가능

부작용 및 주의사항

- 섬망을 유발할 수 있으므로 섬망 위험이 높은 환자에서는 피하거나 섬망에 대한 약물과 함께 투여한다.
- 특히 벤조디아제핀계 수면제는 근이완작용과 호흡억제작용이 있으므로 CO_2 저류 위험이 있는 COPD 환자나 수면무호흡증후군이 있는 환자에게는 원칙적으로 사용하지 않는다. 또한 중증 근무력증과 같은 신경근육질환 환자에게도 투여하지 않는다. 항콜린작용 때문에 급성폐쇄각녹내장 환자에게도 금기이다.
- 고령자에서는 근이완작용과 평형기능장애로 인한 낙상에 주의한다.
- 중증 간기능장애가 있는 경우 졸피뎀은 금기이다. 간기능장애 환자에서 농도가 상승하는 약물이므로 용량 조절을 한다. 절반 용량 정도로 시작하는 경우가 많다.
- 알코올도 GABA 수용체에 작용하기 때문에 약물 작용이 증강된다. 따라서 음주를 피하도록 지도한다.
- 이러한 약물들은 급격한 중단 시 일시적으로 이전보다 더 심한 불면증(반동성 불면증)을 유발할 수 있으므로, 중단 또는 전환 시 이에 대해 미리 설명한다.

■ 오렉신(orexin) 수용체 길항제(*역자 주: 국내에는 아직 승인되지 않았음)

- 주간에 활성화되어 각성에 기여하는 오렉신 수용체를 억제해 수면작용을 나타낸다.
- 병용금기 약물이 있으므로 주의가 필요하지만, 비교적 안전하게 사용할 수 있다.

수보렉산트 (suvorexant) 15~20 mg 1정	• Tmax 1.5시간, 반감기 10시간 • 20 mg을 취침 시 내복, 고령자는 15 mg까지 • 증상에 따라 10 mg으로 감량 가능 • 반감기가 길어 밤 중에 급작스럽게 복용하기에는 적합하지 않음 • 주간 졸음이 있을 경우, 감량하거나 복용시각을 앞당긴다. • 섬망유발도 없고, 호흡억제도 약해 사용하기 용이 • 병용금기에 주의!(CYP3A4의 대사를 억제하기 때문에 클래리스로마이신, 아졸계 항진균제, 항HIV약 등이 병용금기) • 악몽이 1~5%에서 나타난다.

렘보렉산트 (lemborexant) 2.5~10 mg 1정	• Tmax 1~1.5시간, 반감기 50시간(그렇다고 해서 장시간 효과가 있는 것은 아님) • 취침 시 5 mg을 복용, 10 mg까지 증량 가능 • CYP3A4를 억제하는 약물(아졸계 항진균제, 클래리스로마이신, 베라파밀 등)과 병용 시 2.5 mg으로 감량 • 간기능장애 시에는 5 mg까지 • 입면잠복시간을 단축시켜서 입면장애에 유용하게 사용할 수 있음 • 인지기능에 대한 영향이나 섬망유발이 적고 호흡억제도 약해 사용하기 용이 • 수보렉산트와 마찬가지로 악몽을 꿀 수 있다.

- 렘보렉산트는 2020년에 일본에서 허가되었다. 효과 발현이 빠르고 입면장애에 사용 가능하며 졸피뎀보다 효과적이었다는 RCT[JAMA Network Open 2:e1918254, 2019]도 있다.
- 일본의 전문가 컨센서스[Front. Psychiatry 14:1168100, 2023]에서도 추천이 강화되고 있어, 앞으로 더욱 널리 사용될 것으로 보인다.

■ 멜라토닌 수용체 작용제 (*역자 주: 라멜테온, 타시멜테온 등 국내에 없음)

- 멜라토닌은 일주기 리듬을 형성하는 호르몬으로, 야간에 분비가 증가하여 수면을 유도한다. 이 수용체를 활성화시켜 수면 작용을 나타내는 것이 라멜테온이다.
- 전반적으로 효과는 약한 편이지만, 안전성이 높아 안심하고 사용할 수 있다.

라멜테온 (ramelteon) 8 mg 1정	• 1시간 이내에 최고 농도에 도달하고, 반감기는 1~2시간 • 효과는 약한 편이지만, 안전성은 매우 높다. • 시차 적응을 위해 사용하는 경우가 많다. • 입면장애에 사용하지만, 시차 적응과 같이 입면장애뿐만 아니라 기상곤란 등을 동반하는 경증에 더 적합하다. • 중증 간기능장애에서는 금기

■ 진정성 항우울제

트라조돈

- SSRI(선택적 세로토닌 재흡수 억제제)의 특성을 가진 항우울제이다.
- 히스타민 수용체 억제 작용에 의한 수면 작용이 있어 수면제로도 사용할 수 있다. 참고로 불면증에 대한 보험급여 적응증은 없다.
- 벤조디아제핀계의 근육이완이나 의존성 등의 부작용이 없어 폭넓게 사용하기 용이하다.

트라조돈 (트리티코®) 50 mg 1정	• 반감기는 6시간 • Tmax는 3~4시간이지만, 효과 발현이 비교적 빠르며 prn으로도 사용할 수 있다. • 50 mg을 1일 1회 취침 시 복용한다. 최대 200 mg까지 증량할 수 있지만, 항우울제의 요소가 더 강해진다. • 호흡억제나 섬망의 위험이 높은 환자에서도 사용 가능

미안세린

- 원래는 SNRI(세로토닌 노르아드레날린 재흡수 억제제)에 가까운 항우울제이다.

  *역자 주: 현재 국내에는 생산중단.
- 세로토닌과 히스타민의 억제 작용이 있어 진정 작용을 나타내므로 불면증에서 사용하기도 한다. 참고로 불면증에 대한 보험급여 적응증은 없다.

미안세린 (볼비돈®) 10 mg 1~3정	• 효과 발현에 2시간 걸리고, 반감기가 18시간으로 길어 prn으로는 적합하지 않음. 취침 2시간 전이나 저녁식사 후 복용하는 것이 효과적 • 10 mg로 시작해 필요에 따라 30 mg까지 증량(우울증에는 최대 60 mg까지 사용) • 벤조디아제핀계처럼 근육이완작용은 없고, 섬망유발도 하지 않아 위험성이 높은 환자에게 사용 용이 • MAO 억제제는 병용금기이다.

- 이 외에도 비정형 항정신병약물인 쿼티아핀(쎄로켈®)도 진정작용이 있어 수면제로 사용할 수 있다. 섬망의 위험이 높은 환자에서 좋은 적응증이 된다.

이 증례에서는…

- CO_2 저류 위험 때문에 수면제를 처방하지 않는 것도 환자에게 제안했지만, 환자의 요구가 강했다.
- 간기능 · 신기능, 상호작용이 있는 약물사용 없음을 확인하고, 수보렉센트 10 mg을 처방한 결과 CO_2 저류 없이 수면을 취할 수 있었다.
- 스테로이드가 야간에 투여되고 있어 담당의에게 감량이나 시간 변경이 가능한지 문의했다.

A 이 환자는 CO_2 narcosis의 위험이 있으므로 호흡억제가 적은 수면제를 선택했다.

더 알고 싶다!

벤조디아제핀계 수면제와 비벤조디아제핀계 수면제의 차이점은?

- 중추신경계의 벤조디아제핀 수용체에는 중추성 ω_1과 ω_2, 말초성 ω_3의 세 가지 아형이 있으며, 이 중 두 가지가 특히 중요하다.
- ω_1수용체는 소뇌, 흑질, 담창구 등에 분포하며 **진정, 수면, 항경련 작용**에 관여한다.
- ω_2수용체는 해마, 척수, 선조체에 분포하며 **근이완, 항불안 작용**과 관련이 있다.
- 기존의 벤조디아제핀계 수면제는 ω_1, ω_2 모두에 친화성을 가지고 있다. 근이완작용이 있기 때문에 기상 후 어지럼증 등의 위험이 있다. 항불안 작용은 불안이 심해 잠을 잘 못자는 환자에게 효과적이지만, 의존성이 생기기 쉽다.
- 한편, 비벤조디아제핀계 수면제는 ω_1 수용체 선택적으로 작용하여 근이완작용이 적고 안전성이 높기 때문에 고령자에게도 사용하기 적합하다.
- 그러나 이 수용체 선택성은 어디까지나 상대적인 것으로, 비벤조디아제핀계 수면제라고 해서 근이완작용이 전혀 없는 것은 아니다. 비벤조디아제핀계 수면제 중에서도 종류에 따라 친화성이 다르다.
- 따라서 벤조디아제핀계 수면제와 비벤조디아제핀계 수면제를 무리해서 구분하지 않는 것이 정리하기 쉽다.

증례 ❸ 82세 여성. 야간 불안행동.

혼자 살고 있으며, ADL은 독립적이지만, 뇌경색 병력과 인지기능 저하가 있다. 내원 전날부터 발열과 가래가 있어 내원했고, 폐렴 진단으로 입원해 항생제 투여를 시작했다. 입원 2일째 22시경 "집에 가겠다"며 스스로 라인을 뽑았다는 당직 콜이 왔다. 활력징후는 의식수준 JCS I-3(이름과 생년월일을 대답하지 못함), 체온 37.8℃, 혈압 100/60 mmHg, 맥박 90/분·규칙적, 호흡수 16/분, SpO_2 95%(비강캐뉼라 2 L/min).

Q 갑자기 무슨 일이 생긴 것일까?

철칙 4 섬망이 의심되면 지남력, 주의력, 인지기능의 장애를 체크한다

- 레지던트 초기에는 섬망에 대한 이미지가 잘 잡히지 않기 때문에 먼저 개념부터 정리해 둔다.
- 섬망이란 "**원래 뇌 기능이 저하된 치매 환자나 고령자에게 발생하기 쉽다. 질병, 약물, 환경변화 등에 의한 심신의 부담이 일으키는 가역적인 급성 뇌부전**"이다.
- 처음에는 치매와 혼동될 수 있지만, 치매는 만성 병태이고, 섬망은 급성 병태이다. 만성신부전과 급성신부전과 비슷한 관계라고 생각하면 된다.
- 구체적으로 의식장애, 주의력장애, 인지기능장애가 발생하며, 급성 발병과 변동성, 가역성이 특징이다.
- 섬망이 의심되면 아래와 같이 지남력, 주의력, 인지기능 장애를 확인한다.

지남력장애	• 의식수준의 저하보다는 의식 내용의 변화가 두드러지게 나타나는 경우가 많다. • 시간→장소→사람 순서로 장애가 발생한다. 시간: "지금 몇 시쯤인가요?", "낮인가요? 밤인가요?" (시계 등이 보이지 않도록) 장소: "여기가 어딘지 아시나요?" 사람: "지금 대화하고 있는 제가 누구인지 아시나요?"
주의력장애	• 대화에 집중하지 못하거나, 대화 내용을 기억하지 못하거나, 다른 것에 신경을 빼앗기는 등의 모습이 보인다. • 치매는 진행되기 전까지는 주의력장애가 없는 경우가 많고, 갑자기 나타나는 경우는 섬망이 많다.
인지기능장애	• MMSE(Mini-Mental State Examination) 및 HDS-R(Hasegawa식 간이지능평가척도)로 평가 가능하다. • 편의성 측면에서는 1분 동물 스크리닝검사('더 알고 싶다!' p.144 참조)가 유용하다.

- 다음으로 이러한 장애가 '**급성**'이고 '**변동이 큰지**'가 중요하다. 만약 그렇다면 섬망 가능성이 높아진다.
- 자신의 담당 환자가 아니라면 평소 상태를 알고 있는 간호사나 가족 등에게 평소 모습을 확인한다. 인지기능은 입원 전이나 입원 시 평가가 이루어졌다면, 그 변화를 통해 급성 변화가 있는지 판단할 수 있다.

이 증례에서는…

- 환자에게 지남력을 확인해본 결과 시간, 장소, 사람 모두 장애가 있었다. 안절부절못하고 대화가 잘 이루어지지 않았으며, 1분 동물 검사('더 알고 싶다!' p.144 참조)에서도 5마리로 양성이었다. 지남력, 주의력, 인지기능 장애가 있다고 판단했다.
- 간호사에게 물어보니 오늘 저녁 무렵부터 다소 불안한 모습을 보였고, 어제 입원했을 때와는 분명히 다른 모습이었다고 한다. 급성이고, 증상의 변동이 크다고 판단했다.
- 위 내용을 종합해서 환자는 섬망상태라고 평가했다.

A **급격한 지남력, 주의력, 인지기능 장애를 보이므로, 섬망이 발생한 것으로 판단된다.**

Q **이 섬망 환자에 대해 어떻게 대응해야 할까?**

철칙 5 **섬망의 경우 약물치료와 더불어 요인들을 평가하여 적절히 개입한다**

- 섬망 상태는 라인 제거나 낙상 등의 위험이 있어 치료에 지장을 초래한다. 또한 의료진의 부담으로 이어지기 때문에 적절한 대응이 요구된다.
- 섬망에 대한 대응은 ① 섬망에 대한 약물요법, ② 원인 질환이나 약물에 대한 대응, ③ 환경정비로 구분하면 이해하기 쉽다.

① 섬망에 대한 약물요법

- 섬망은 낙상 등으로 환자를 위험에 빠뜨릴 수 있으므로 안전을 확보하기 위해 증상을 조절한다.
- 주로 항정신병약물의 진정작용이나 항환각작용을 통해 섬망에 대응한다.
- 섬망 증상이 심할 때나 야간에는 진정효과가 있는 약물을 사용한다. 이때는 경구복용이 가능한가? 당뇨병이 있는가?에 따라 다음 페이지의 알고리즘대로 처방한다.
- 쿠에티아핀(쎄로켈®)은 여러 작용을 가지고 있고, 작용 발현도 1시간으로 빠르며, 작용 지속의 위험도 낮기 때문에 당뇨병이 없고 경구복용이 가능하다면 1차 선택이 된다.
- 한편, 낮에 증상이 심하지 않은 경우에는 진정작용이 약한 리스페리돈(리스페달®)을 처방하는 경우가 많다.
- 섬망에 대한 약물 투여를 시작한 경우에도 아래의 유발 요인이 해소되면 감량 및 중단한다. 집에서 다시 섬망에 빠질 가능성은 낮기 때문에 퇴원 시에는 원칙적으로 약물을 중단한다.

섬망에 대한 진정요법

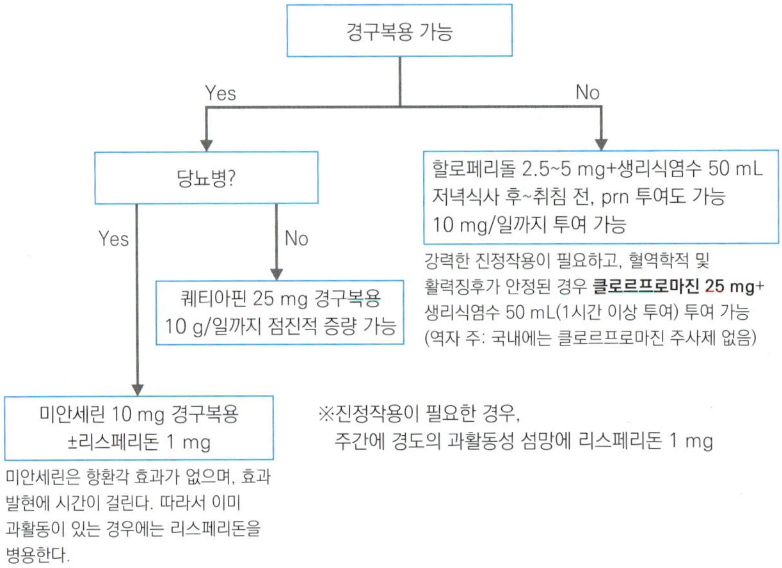

[야마다 유이(편): Medical alliance 특집 섬망. 학연 메디컬 슈쥰사, 2015년 6월호에서 수정하여 작성]

섬망에 사용하는 약물의 특징

내복약	
퀘티아핀(쎄로켈®) 25~100 mg 1일 1회 저녁식사 후 또는 취침 전 복용	• MARTA(multi-acting receptor targeted antipsychotic)로 항도파민(항환각), 항히스타민(진정), 세로토닌(진정, 항불안) 작용을 겸비하고 있다. • 작용 발현까지 약 1시간, 반감기 4시간 정도 • 25 mg(또는 50 mg)으로 시작해 상태에 따라 100 mg까지 증량한다. • 1~2시간 후 효과가 없으면 추가 투여해도 좋다. • 당뇨병에는 금기
미안세린(볼비돈®) 10~30 mg 1일 1회 저녁식사 후(취침 전) 복용	• 효과 발현까지 2시간, 반감기는 18시간 정도로 길다. • 반감기가 길기 때문에 prn으로는 적합하지 않으며, 저녁식사 후나 취침 시 정기적인 투여가 기본이다. • 10 mg부터 시작해 필요에 따라 최대 30 mg까지 증량 가능 • 진정작용이 강한 반면, 항환각작용은 거의 없다. • 우울증과 통증에도 효과가 있다. • 당뇨병에도 사용할 수 있지만, 입마름, 전립선비대증에 주의해야 한다. MAO 억제 약물과 병용 금기
리스페리돈(리스페달®) 0.5~1 mg을 1일 1~2회 점심식사 후, 저녁식사 후 등	• 최대 혈중 농도는 1시간 정도에 도달하고, 반감기는 4시간 정도. • 1회 0.5~1 mg을 사용하고, 1시간 후 효과가 없으면 추가 투여한다. • 3 mg 이상에서는 추체외로증상이 나타나기 쉬우므로, 3 mg 이내로 제한하는 것이 좋다. • 환각, 망상에 강하지만 진정효과가 약해 낮에도 사용하기 편하다. • 당뇨병 환자도 사용 가능

(계속)

정맥주사	
할로페리돌(할로페리돌®) 5~10 mg+생리식염수 50 mL 정맥주사	• 효과 발현이 빠르다. 반감기가 14시간으로 약효가 지연될 위험이 있다. • 진정작용도 있지만, 항도파민에 의한 항환각작용이 주효과이다. • 정맥투여는 추체외로증상이 나타나기 어렵다. • 용량의 상한선을 잘 모른다. • QT 연장에 주의, 파킨슨병, 중증 심부전 등에는 금기
클로르프로마진(국내 없음) 25 mg+생리식염수 50 mL 정맥주사	• 퀘티아핀과 마찬가지로 여러가지 작용을 가지고 있다. • 진정효과는 강하고, 반감기가 30시간으로 길어서 낮 동안 졸음이 지속되기 쉽다. • 혈압이 저하될 수 있으므로 활력징후가 불안정한 환자에게는 사용하지 않는다. • 입마름, 변비 등을 유발할 수 있다.

• 난치성 환자의 경우, 이러한 치료와 더불어 수면제를 병용해 진정시키는 경우도 있다. 그럼에도 불구하고 안전이 확보되지 않으면 준중환자실 등에서 더 강력한 진정요법을 시행한다.

② 원인 질환 및 약물에 대한 대응

• 섬망의 위험요인으로 다음과 같다.
• 배경요인이 있는 환자에서는 섬망 위험이 높다는 것을 인식하고, 아래와 같은 환경정비를 실시한다. 또한 섬망을 가능한 한 조기에 발견해서 심해지기 전에 약물치료를 실시하도록 한다.
• 유발요인에 대해서는 적극적으로 치료 및 개입을 한다.

배경요인	유발요인
고령(75세 이상) 치매 섬망 과거력 시력 및 청력장애 ADL 저하 뇌혈관질환 병력 알코올 다량 섭취	• 증상과 병태: 감염증(패혈증, 요로감염, 복강내감염), 발열, 통증, 요폐, 변비, 탈수, 전해질이상(Na, K 등), 산염기평형이상, 혈당이상, 악성종양, 뇌혈관장애, 심부전, 호흡부전, 간부전, 신부전 • 약물: 수면제(특히 벤조디아제핀계), 스테로이드, 마약성 진통제, 항히스타민제, 항콜린제, 항파킨슨병약, 삼환계 항우울제 등 • 환경: 신체억제, 요도카테터, 정맥주사 라인 등 • 기타: 수술, 응급입원, 외상 등

③ 환경정비

• 섬망의 위험이 높은 환자에서는 위의 치료뿐만 아니라 환경정비를 통해 개선 및 섬망 진행을 예방하는 것이 중요하다.
• 가족, 간호사, 재활담당자, 병원 내 섬망팀과 정보를 공유하고 협력하는 것이 중요하다.

섬망 예방을 위한 환경정비

• 낮과 밤의 일주기 리듬을 잘 잡는다.
• 커튼을 열어 경치를 볼 수 있도록 해서 하루의 주기를 명확히 한다.
• 달력, 시계 등을 두어 날짜와 시간을 명확히 한다.
• 낮 동안의 각성을 촉진하고, 재활운동 등으로 활동도를 높인다.
• 적절한 배변 리듬을 만든다.
• 안경이나 보청기를 사용하는 등 시청각 기능을 정비한다.
• 집에서 쓰던 익숙한 물건을 늘리고, 가족사진을 배치하는 등 편안한 환경을 조성한다.

- 가족이 함께하는 등 지속적인 의사소통을 한다.
- 불필요한 의료장비는 제거한다.
- 불편한 증상을 적극적으로 완화한다.
- 섬망을 악화시키는 약물 등을 중단 또는 변경한다.

이 증례에서는…

- 경구복용이 가능했기 때문에 당뇨병이 없는 것을 확인하고 쎄로켈® 25 mg 1정을 복용하게 한 후 취침했다.
- 다음날부터 점심 · 저녁 식사 후 리스페달® 1 mg의 예방 복용을 시작했고, 환경정비를 실시하여 섬망의 재발 없이 경과했다.
- 상태가 호전됨에 따라 리스페달®은 감량 및 중단했다.
- 이 증례는 뇌혈관장애의 병력이 있는 고령자이고, 감염증, 비강캐뉼라를 통한 산소 공급도 있어 섬망의 위험이 매우 높았던 것으로 생각된다. 저녁에 조금 이상했던 타이밍에 섬망을 조기에 발견해 리스페달®을 복용하고, 필요시 쎄로켈®을 투약할 수 있도록 했다면, 라인 제거는 막을 수 있었을 것이다.

A 섬망에 대해서는 안전확보를 위해 진정요법을 시행하고, 개입 가능한 요인이 없는지 확인하고, 환경정비를 한다.

더 알고 싶다!

치매에 대한 1분 스크리닝

- 섬망과 치매를 구분하기 위해서는 인지기능의 급격한 변화가 있는지 여부가 중요하다. 따라서 고령자에서는 입원 시 인지기능을 체크해두는 것이 좋다. 그러나 HDS-R 등은 시간이 걸리기 때문에 모든 환자에게 시행하기는 어렵다.
- 동물 이름을 이용한 1분 스크리닝이 있는데, 매우 간단하고 시간도 오래 걸리지 않는다.
- 치매나 섬망 위험 평가를 위해 고령자가 입원했을 때 이 스크리닝을 해보면 좋다.

방법: 1분 동안 가능한 한 많은 동물의 이름을 말하게 한다.
해석:
- 13마리 이상이면 건강 고령자, 12마리 이하이면 알츠하이머형 치매의 가능성이 높아진다(민감도 91%, 특이도 81%).
- 14마리 이상일 경우 MCI(mild cognitive impairment: 경도인지장애)와의 감별에 유용하다(민감도 81%, 특이도 69%).

- 그 외 10마리를 컷오프로 하면 인슐린 자가주사를 문제없이 할 수 있는지 신뢰성 판단에 유용하다고 한다.

증례 4 70세 여성. 야간 불안행동.

원래 ADL은 독립적이며, 고혈압 병력이 있었다. 울혈성 심부전으로 입원하여 치료를 시작했고, 경과는 양호했다. 입원 7일째, 밤중에 침대의 사이드가드를 넘어 복도에 나와 있는 것이 발견되어 당직 콜을 받았다. 활력징후는 의식수준 JCS I-3(이름과 생년월일을 대답하지 못함), 체온 37.7℃, 혈압 105/50 mmHg, 맥박 100/분 · 규칙적, 호흡수 20분, SpO_2 97%(room air).

Q 갑자기 발생한 섬망, 무엇을 주의해야 할까?

철칙 6 특히 갑자기 발생한 섬망의 경우, 새로운 병태의 합병에 주의한다

- 섬망은 상태가 나쁠 때 발생하는 경우가 많기 때문에, 안정된 환자에서 갑자기 발생하는 경우에는 새로운 원인이 생긴 경우가 많다.
- 섬망을 "상태 악화를 시사하는 신호"로 인식하는 것이 중요하다.
- 여러 연구에서 섬망이 발생한 환자는 그렇지 않은 환자에 비해 예후가 좋지 않은 것으로 알려져 있다.
- 갑자기 발생한 섬망의 절반 가까이가 감염증에 의한 것으로 알려져 있으며, 그 외 뇌혈관장애, 약물, 전해질이상, 혈당이상 등이 중요한 원인이다.

이 증례에서는…

- 당일 기록을 살펴보니 혈액검사에서 염증반응이 상승해 있었고, 요중 WBC와 아질산염이 양성으로 나왔었다. 또한 2일 전까지는 울혈성 심부전 치료를 위해 요도카테터를 삽입하고 있었다.
- 다시 진찰해 보니 좌측 CVAT가 있어 신우신염이 의심되었다. 혈액배양과 소변배양을 시행하고 항생제 투여를 시작했다.
- 뇌혈관장애나 전해질이상 등 섬망을 유발할 수 있는 다른 원인은 명확하지 않았다.
- 경구 약 복용에 비협조적이었기 때문에 할리페리돌 5 mg을 점적투여한 결과, 환자의 상태는 안정되었고, 이후 취침했다.
- 다음날 혈액배양 2세트 4/4병에서 *Escherichia coli*가 검출되어 요로감염증, 균혈증에 의한 섬망으로 판명됐다.

A 갑자기 발생한 섬망은 상태 악화의 신호! 신중하게 원인을 찾아야 한다!

더 알고 싶다!

저활동형 섬망에 대해 더 알아보기

- 섬망에는 위 증례와 같은 과활동형 섬망 외에 저활동형 섬망, 혼합형 섬망이 있다.
- 저활동형 섬망은 활동성 저하, 식욕 저하, 졸음 경향을 보이며 '간과하기 쉬운 섬망'으로 유명하다. 그러나 활동형 섬망보다 예후가 나쁜 것으로 알려져 있다[J Gerontol A Biol Sci Med Sci 62:174-179, 2007].

- 진정작용이나 항환각작용의 효과가 적기 때문에 약물 치료가 어려우며, 환경정비를 실시하고 낮 동안의 활동성을 높여 서서히 개선되도록 유도하는 것 외에는 방법이 없는 경우가 많다.
- 드물게 갑상선기능저하증, 부신기능부전, 만성경막하혈종 등의 질환이 숨어있는 경우가 있으므로 주의해야 한다.
- 우울증과의 감별이 필요한 경우도 있는데, 섬망은 일중 변동이 있는 반면 우울증은 월 단위로 진행된다는 점으로 구별할 수 있다.

과활동형	저활동형	혼합형
• 안절부절못함 • 과각성, 불면증 • 초조 • 환각, 망상 • 흥분 · 과민성 · 배회	• 졸음 • 무기력, 활동성 저하 • 자발 운동 저하 • 발화 감소 • 식사섭취 저하	• 24시간 이내에 과활동형과 저활동형 증상이 모두 나타남

가족에 대한 섬망 설명

- 가족이 섬망상태의 환자와 전화 등으로 대화를 나누거나 면회를 하면, 평소와 다른 모습에 놀라고 충격을 받아 병원이나 의료진과의 신뢰관계를 해칠 수 있다. 특히 고위험군 환자의 경우 입원 시 미리 섬망 가능성에 대해 설명해 주는 것이 좋다.

예: "고령자 입원 환자의 경우 10% 정도에서 '섬망'이라는 상태가 나타날 수 있습니다. 고령자나 특히 인지기능이 저하된 분의 경우, 신체적 불편함이나 스트레스, 치료에 필요한 약물 등의 영향으로 갑자기 상황을 이해하지 못하거나 주의력이 산만해지고 인지기능이 저하되는 경우가 있는데, 이를 섬망이라고 합니다. 평소와 다른 모습에 놀라는 가족들도 많지만, 입원한 고령 환자들에게서 흔히 발생하는 일반적인 현상입니다. 또한 기본적으로 일시적이라 병세가 호전되고 원래 익숙한 환경으로 돌아가면 섬망도 호전되니까 안심하셔도 됩니다. 다만, 잠을 자다가 스스로 링거를 뽑거나 넘어지는 경우가 있기 때문에 환자의 안전을 최우선으로 해 진정제를 사용하는 경우도 있습니다. 가족과 면회하거나 대화를 나누는 것도 섬망 예방에 도움이 될 수 있으니, 무리하지 않는 범위 내에서 협조해 주시면 감사하겠습니다."

● 참고 문헌

1) 内山 真(編): 睡眠障害の対応と治療ガイドライン 第3版. じほう, 2019
   • 수면장애 관련 한 권 가지고 있으면 좋을 책이다. 병태, 약물요법, 비약물요법까지 폭넓게 설명되어 있다.
2) Perlis ML, et al. Insomnia. Lancet 400:1047-1060, 2022 [PMID: 36115372] [PMID: 36115372].
   • 불면증에 대한 리뷰, 약물 등에 대해서도 자세히 다루고 있다. 시리즈로 되어 있으며, 주간 졸음과 일주기 리듬 이상에 대한 리뷰도 전후에 있기 때문에 보다 넓은 개념을 파악하기 위해 함께 읽으면 좋다.
2) Marcantonio ER. Delirium in Hospitalized Older Adults. N Engl J Med 377:1456-1466, 2017 [PMID: 29020579] [PMID: 29020579]
   • 섬망의 관리 포인트가 간결하게 정리되어 있다.
4) Wilson JE, et al. Delirium. Nat Rev Dis Primers 6:90, 2020 [PMID: 33184265].
   • 섬망의 임상적 정리부터 자세한 병태 기전까지 설명되어 있어 심화학습을 원하는 사람에게 적합하다. 위험인자 등의 그림이 깔끔하게 정리되어 있어 이것만이라도 봐두면 좋다.

(후쿠이 쇼)

12 병동에서 경험하는 알레르기

I형? 중증?

철칙

1. 아나필락시스가 의심되면 즉시 에피네프린 근육주사 0.5 mg
2. 알레르기성 피부발진이 의심되면 우선 I형인지 비I형인지 구분한다
3. 항생제 알레르기는 교차성에 주의한다
4. 비I형 알레르기의 경우 전신증상(발열, 권태감)과 피부발진 패턴(특히 점막발진)으로 중증도를 평가한다

증례 ❶ 천식 병력이 있는 44세 여성. 항생제 정맥 투여 중 피부발진과 호흡곤란.

3일 전부터 발생한 배뇨통, 요통, 발열로 내원해 신우신염 진단으로 입원했다. 입원 후 세포탁심을 정맥 투여하기 시작했다. 30분 후 몸통~사지에 두드러기가 나타나고, 호흡곤란이 생겼다며 콜이 왔다. 내원 시 활력징후는 의식 명료, 체온 37.8℃, 혈압 100/58 mmHg, 맥박 110/분·규칙적, 호흡수 26/분, SpO_2 92%(room air)였다. 신체소견상 체간부터 사지 근위부에 융합성 팽진이 관찰되었고, wheeze가 들렸다. 체중 55 kg.

Q 진단과 그 근거는? 치료는 어떻게 해야 할까?

철칙 1 아나필락시스가 의심되면 즉시 에피네프린 근육주사 0.5 mg

- 아나필락시스는 빠르게 진행해서 사망에 이를 수도 있는 심각한 전신성 과민반응이다.
- 아나필락시스는 응급상황이며, 아래 기준을 참고해 아나필락시스가 의심되면 도와줄 사람을 부르고 신속히 대응한다.
- 중요한 것은 에피네프린만이 즉각적인 효과가 있다는 점이다. 에피네프린 투여의 지연은 사망과 관련되어 있기 때문에 활력징후를 유지하면서 에피네프린 투여를 최우선으로 한다.
- 일단 항히스타민제도 투여하는 경우가 많지만, 아나필락시스 상태에서는 히스타민 수용체가 포화되어 약물 자체가 히스타민 수용체에 결합하지 못해 효과 발현이 느리다. 피부 증상은 개선시키지만 생명을 구하는 효과는 없는 것으로 알려져 있다.

아나필락시스의 진단기준

- 아나필락시스의 기준은 다음과 같은 두 가지가 있다. 피부 증상 외에 기도 및 호흡기 증상, 순환기 증상, 소화기증상을 의식한다.

1. 피부 증상이 있는 경우

- **급격한 피부 점막 증상**: 전신 두드러기, 가려움증, 홍조, 또는 입술, 혀, 구개수 부종

  에 더하여

- **기도/호흡기 증상**: 호흡곤란, wheeze, 호기유량 저하, SpO_2 저하
- **순환기 증상**: 혈압저하 및 그에 동반된 장기 장애, 근긴장 저하, 실신, 실금 등
- **소화기증상**: 복통, 구토(특히 음식 이외의 알레르기인 경우)

  중 하나라도 존재하는 경우

2. 피부 증상이 없는 경우

알려진 알레르겐에 노출(예: 약물 투여) 후 수 분에서 수 시간 내에 발생

- **혈압저하**: 수축기혈압<90 mmHg 또는 평소 혈압보다 30% 이상 저하
- **기관지 경련 증상**: 호흡곤란, Wheeze, SpO_2 저하 등
- **후두 증상**: stridor, 변성, 연하 시 통증

  중 하나라도 존재하는 경우

[World Allergy Organization J 13:100472, 2020으로부터 작성]

아나필락시스 초기대응

1. 도움을 요청하고 에피네프린 준비를 지시, 모니터를 부착하면서 활력징후 유지를 시작한다.
2. 가능한 경우 원인 물질에 대한 노출을 제거한다(예 : 항생제 중단).
3. 에피네프린 0.01 mg/kg(성인 0.5 mg, 6세 이상 소아 0.3 mg)을 **대퇴부 중앙 전외측에 근육주사한다.**
   - 21~23 게이지 정도의 주사침을 사용하는 경우가 많지만 정해진 것은 없다.
   - 아나필락시스 시 에피네프린 투여의 금기는 없으므로 투여를 주저하지 않는다(대동맥류나 조절이 잘 안 되는 고혈압 등에 대한 고려가 필요하지만 금기는 아니다).

※에피네프린 투여 후에도 효과가 불충분한 경우 5~15분 간격으로 반복 투여한다.

※환자가 베타차단제를 복용하고 있는 경우 에피네프린 효과를 충분히 얻지 못할 수 있으므로 글루카곤(가르콘®, 현재 국내 없음) 1~5 mg 정맥주사도 고려한다(투여 시 5분 이상에 걸쳐 천천히 투여하고, 소화기계 부작용이 있으므로 특히 구토에 주의하여 얼굴을 옆으로 돌려 둔다).

[World Allergy Organization J 13:100472, 2020에서 작성]

- 위와 병행하여 다음을 수행한다.
  - 환자를 평가(A : 기도, B : 호흡, C : 순환)하고, A가 유지되지 않으면 삽관을 고려한다.
  - 산소 6~8 L를 마스크로, 없으면 비강캐뉼라로 투여한다.
  - 환자를 앙와위로 눕히고, 특히 혈압저하가 있는 경우 하지를 들어 올린다(앙와위 자세가 힘들면 좌위, 구토가 있는 경우 측와위 등 유연하게 대응).
  - 정맥 라인 확보(가급적 굵은 바늘을 사용)하고, 생리식염수 1~2 L 급속 투여(1시간 정도)를 시작한다(성인의 경우, 처음 5~10분 동안 5~10 mL/kg, 즉 500 mL의 백

을 0.5~1개 투여한다).

· 항히스타민제 투여. 히스타민 H_1 수용체 차단제인 클로르페니라민(페니라민®) 5 mg과 히스타민 H_2 수용체 차단제인 파모티딘(가스터®) 20 mg을 생리식염수 50 mL에 녹여 투여(혈압저하 가능성이 있으므로 쇼크 환자에서는 주의하여 30분 이상에 걸쳐 투여한다).

· 에피네프린을 투여한 후에도 Wheeze가 개선되지 않으면 벤토린®(살부타몰)을 흡입 투여한다.

· 스테로이드를 투여하는 경우도 있다(아래의 '더 알고 싶다!' 참조).

이 증례에서는…

- 두드러기 외에 호흡곤란과 SpO_2의 저하가 있어 아나필락시스로 판단했다. 평소 수축기 혈압은 120 mmHg 정도였고, 빈맥도 고려하면 순환기 계통에도 영향을 미친 것으로 생각되었다. 복통이나 구토는 없었다.
- 그 외 새로 투여한 약물은 없었으므로, 원인은 세포탁심이라고 생각했다.
- 도와줄 사람을 모으고, 에피네프린 0.5 mL 준비를 최우선으로 하도록 지시했다.
- 세포탁심 투여를 중단하고 환자를 앙와위로 눕힌 후 다리를 들어 올리고 페이스마스크 6 L로 산소투여를 시작했다.
- 응급카트가 도착했고, 에피네프린 1 mg/mL 주사기 키트를 0.5 mL까지 버리고 23 게이지 주사바늘을 장착하여 대퇴부 외측에 근육주사했다.
- 정맥주사 라인에 남아있는 약액을 주사기로 흡입한 후 생리식염수의 급속 투여를 시작했다.
- 항히스타민제(페니라민® 5 mg, 가스터® 20 mg)를 정맥 투여했다.
- 에피네프린 투여 후 5분 정도 지나자 호흡곤란과 두드러기는 호전 양상을 보였다. 모니터를 부착하고 경과 관찰을 했다.

A 피부+호흡기 증상을 통해 아나필락시스로 진단하고 조기에 에피네프린 근육주사를 시행했다!

더 알고 싶다!

아나필락시스의 이상성 반응(biphasic reaction)

- 이상성 반응이란 아나필락시스 증상이 일단 한 번 호전된 후 다시 증상이 나타나는 경우를 말하며, 성인의 0.4~23%에서 발생한다.
- 첫 번째 반응이 심각한 경우에 발생하기 쉽다.
- 6~12시간 이내에 약 절반이 발생하는데, 24시간 이후에도 발생할 수 있다.
- 에피네프린을 필요로 하는 심각한 반응은 초기(중앙값 1.7시간)에 많고, 이러한 반응의 3/4은 4시간 이내에 발생한다.
- 아나필락시스 후에는 원칙적으로 1일간의 경과 관찰을 위한 입원이 바람직하다. 귀가 시에는 충분히 설명하고, 최소 4시간, 가능한 한 장시간 경과 관찰을 하는 것이 좋다.
- 이상성 반응을 예방하기 위해 스테로이드를 투여하는 경우도 있으나, 상반된 증거가 있어 일률적인 사

용은 권장되지 않는다. 에피네프린을 여러 번 투여해야 하는 중증 증례나 원래 천식 환자, 천식 증상이 심한 환자 등에서는 스테로이드 효과가 높을 가능성이 있어 스테로이드를 투여하는 경우도 많다.

- 스테로이드의 양과 종류에 대한 일정한 견해는 없다. 경증에서는 프레드니솔론(소론도®) 20 mg 경구 복용이 이루어진다. 중증에서는 히드로코르티손 숙시네이트(코티소루®) 250 mg 점적 투여나 메틸프레드니솔론 숙시네이트(솔루메드롤®) 1 mg/kg(40~60 mg) 점적 투여를 한다. 아스피린 천식이 있는 경우 숙시네이트 정맥주사나 급속 점적 투여가 발작을 유발할 수 있으므로 베타메타손(베타메타손®) 10 mg 점적 투여 등으로 변경한다.

아나필락시스양 반응(anaphylactoid reaction)

- 조영제나 반코마이신에 의해 아나필락시스와 유사한 양상의 두드러기, 호흡곤란 등이 나타나는 경우가 있는데, 이를 아나필락시스양 반응이라고 한다.
- 기전은 다양한데, 약물이 비만세포를 직접 자극해 히스타민 유리를 유발하는 것이 대표적이다.
- 알레르기 반응인 아나필락시스와는 달리 투여속도를 늦추거나, 약물 투여량을 줄이거나, 아세트아미노펜, 항히스타민제, 스테로이드로 전처치를 하면 사용 가능한 경우가 많다.
- 이 두 가지를 구별하기 어렵기 때문에 심각한 증상이 발생했던 약물을 투여하는 것은 위험성이 있지만, 주의해서 투여할 수도 있다는 사실을 기억해 두자.

증례 ❷ 45세 여성. 저녁식사 후 피부발진.

꽃가루 알레르기 병력이 있는 45세 여성. 그 외 알레르기 병력은 없다. 검진에서 폐에 종괴가 발견되어 기관지내시경 검사목적으로 입원했다. 입원 당일 저녁 식사 중 피부발진이 발생했다며 콜이 왔다. 활력징후는 의식 명료, 체온 36.3℃, 혈압 128/72 mmHg, 맥박 68/분·규칙적, 호흡수 14/분, SpO_2 100%(room air). 구강 내 뚜렷한 발진은 없었고, 전흉부, 등, 상완, 허벅지에 융합성 팽진이 관찰되었다. 그 외 입 안이 다소 가려운 듯한 느낌이 있다고 했다.

Q 어떻게 평가할까? 치료는?

철칙 2 알레르기성 피부발진이 의심되면 우선 I형인지 비I형인지 구분한다

알레르기 흐름도

- 알레르기성 피부발진에 대한 알레르기 흐름도는 아래와 같다.

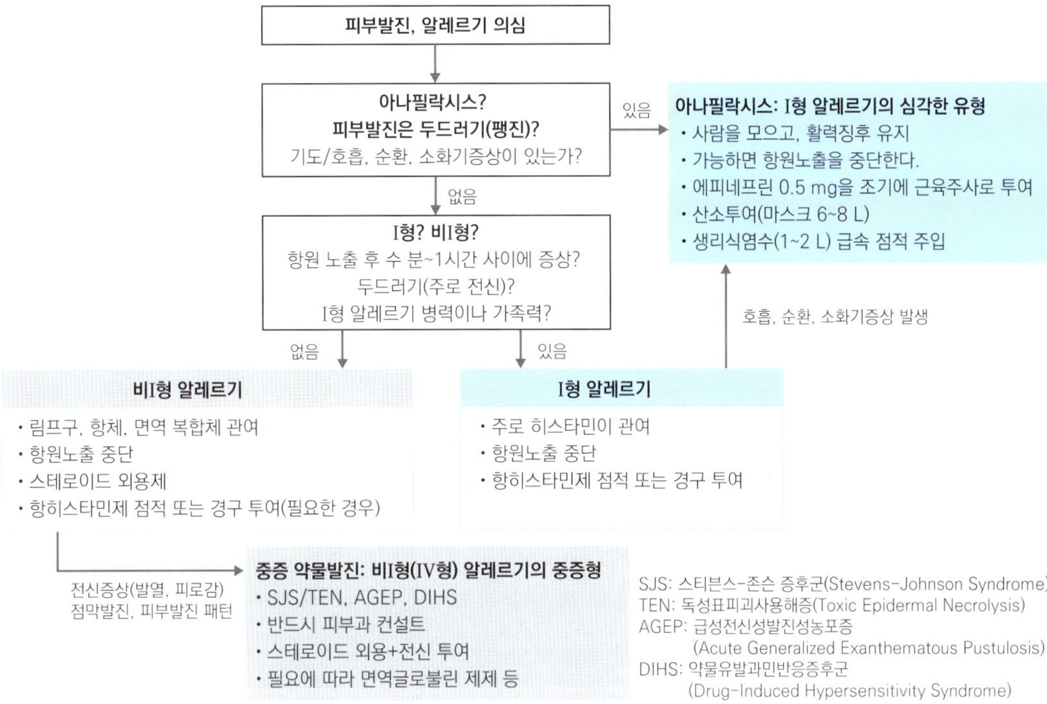

- 알레르기는 흔히 I형~IV형(또는 V형)으로 분류된다.
- I형은 즉시형 알레르기로 불리며, 피부발진으로 두드러기가 나타난다. IgE, 비만세포, 히스타민이 병태의 중심이다. I형 알레르기의 중증형이 아나필락시스이다.
- 한편, 다른 알레르기성 피부발진은 IV형 알레르기(일부는 III형 알레르기)이며, 림프구(또는 면역복합체)가 병태의 중심이 된다. 항원에 노출된 후 수일~1주일 정도 후에 나타난다. 약물발진에서는 이 비I형의 중증 증례가 이른바 중증 약물발진이다.
- I형 알레르기의 감별 포인트로 ① 발병까지의 시간이 수 분(1시간 이내인 경우가 많음), ② 하나의 피부발진 지속시간은 수 시간(시간이나 부위를 바꿔가며 지속될 수는 있음), ③ 발생 부위는 전신, ④ I형 알레르기의 과거력이 있는 경우, ⑤ 알레르기 질환의 가족력이 있는 경우, ⑥ 항히스타민제 효과가 있는 경우 등이 있다.
- 알레르기성 피부발진이 의심될 때는 반드시 ① 발병까지의 시간, ② 지속시간, ③ 발병 부위, ④ 과거력, ⑤ 가족력 등을 청취한다.

I형 알레르기에 의한 피부발진(두드러기) 대응

- 우선 아나필락시스가 아닌지 호흡기, 순환기, 소화기증상을 확인한다.
- 원인이 될 수 있는 약물을 투여 중이거나 식사 중이라면 즉시 중단한다.
- 새롭게 노출된 약물이나 음식에 대해 병력청취를 한다. 특히 증상이 나타나기 몇 시간 전까지 노출된 항원에 주의한다. 과거의 알레르기(의심) 에피소드도 청취한다.
- 의심되는 약물이나 음식 등이 밝혀지면 그에 대한 노출을 피한다.

- 검사로는 RAST(radioallergosorbent test)나 피부단자시험(skin prick test)이 있다 ('더 알고 싶다!' p.153 참조).
- 치료는 항히스타민제 경구 투여(3일 정도)이다. 초기대응으로 점적 투여를 하는 경우도 있다(**증례 1** 참조).
- 가려움증이 심한 경우에는 냉찜질을 하거나 '멘톨, 페놀, 글리세린, 에탄올, 증류수' 배합제 도포 등을 시행한다.
- 두드러기는 전신에 나타나는 경우가 많아 광범위한 도포가 필요하므로 외용제(특히 스테로이드)는 기본적으로 사용하지 않는다.

■ 항히스타민제 처방 예

〈처방 예〉 데스로라타딘(에리우스®) 5 mg 1일 1회 아침 또는 저녁

〈처방 예〉 펙소페나딘(알레그라®) 180 mg 1일 1회 아침 또는 저녁

〈처방 예〉 레보세티리진(씨잘®) 5 mg 1일 1회 취침 시

〈처방 예〉 루파타딘(루파핀®) 10 mg 1일 1회 식사 상관없음

〈처방 예〉 베포타스틴(투리온®) 10 mg 1일 2회 아침, 저녁

- 에리우스®, 알레그라®는 비교적 졸음이 적고, 첨부 문서에 운전 주의가 기재되어 있지 않다. 씨잘®은 비교적 졸음이 발생하기 쉬우므로 운전에 종사하는 환자에게 처방하지 않도록 주의가 필요하다.
- 임신부에게 에리우스®, 씨잘®은 안전하지만, 알레그라®는 안전성이 확립되지 않는 등 첨부문서 기재에도 차이가 있다. 처방할 때마다 첨부문서를 잘 확인할 필요가 있다.

이 증례에서는…

- 피부발진은 명백한 두드러기이고, 음식이 원인이라고 추정되는데 노출 후 바로 증상이 나타났다는 점과 꽃가루 알레르기 병력으로 보아 I형 알레르기라고 생각했다.
- 기도/호흡기, 순환기, 소화기증상이 없어 아나필락시스는 아닌 것으로 판단했다.
- 저녁 식사 중이었고, 구강 내 가려움증이 있는 것 역시 음식이 원인일 가능성이 높았다. 새로 추가된 약물은 없었다.
- 병력청취를 자세하게 해보니 이전에 과일을 먹었을 때 구강 내 가려움증을 느낀 적이 여러 번 있었고, 라텍스에도 가려움증이 나타난 적이 있다고 했다. 오늘 저녁에 먹은 키위가 원인일 가능성이 높다고 생각되었다.
- 투리온® 10 mg 1일 2회 경구 복용을 시작하였고, 알레르기내과 외래를 연결해줬다.

A **알레르기성 피부발진에서는 I형 알레르기인지 비I형 알레르기인지를 감별한다. I형 알레르기의 경우 항원노출 회피와 항히스타민제로 치료한다.**

더 알고 싶다!

알레르기 검사(RAST, skin prick test, patch test, DLST)

- 알레르기 검사는 직관적으로 알기 어렵고, 앞에 기술한 알레르기 분류와 마찬가지로 오해하고 있는 경우도 많다.
- RAST, skin prick test는 IgE 매개 I형 알레르기에만 적응증이 있고, 그 외 알레르기에서는 사용하지 않는다.

알레르기 분류	검사 종류	검사 설명	해석
I형 알레르기	RAST	Radioallergosorbent test(방사성 알레르겐 흡착시험)로 특정 항원에 환자혈청을 반응시켜 특이적 IgE 항체가를 측정하는 검사	검사 양성은 감작되었다는 것을 보여줄 뿐, 임상적인 알레르기 증상을 반영하지 못하는 경우가 있다.
	skin prick test	시약, 또는 음식물 등을 전완 굴측 부에 떨어뜨린 후 바늘로 찔러 팽진 발생을 평가하는 검사	
IV형 알레르기	patch test	원인물질이 부착된 패치를 피부에 부착해서 반응을 보는 검사	
I형, IV형 알레르기	DLST(drug-induced lymphocyte stimulation test)	약물을 환자 혈액에서 분리한 단핵구에 가해 림프구의 활성을 평가하는 검사	민감도는 낮지만, 특이도가 높아 병력을 통해 검사 전 확률을 적절하게 선별해서 시행하면 유용

증례 ❸ **68세 남성. 담관염으로 입원 중. 피페라실린-타조박탐(타조신®)으로 치료하던 중 피부발진.**

1주일 전 폐쇄성 담관염으로 인한 패혈증 쇼크로 입원하여 내시경적 역행성 담췌관 조영술(ERCP)로 결석 제거 후 피페라실린-타조박탐 투여를 시작했다. 투약 7일째 아침, 흉복부 및 등 부위에 홍반이 발생한 것을 확인했다. 환자 본인에게 확인한 결과, 전날 아침부터 복부에 피부발진이 생기기 시작했다고 한다. 활력징후는 의식 명료, 체온 36.4℃, 혈압 145/78 mmHg, 맥박 67/분·규칙적, 호흡수 17/분, SpO_2 99%(room air). WBC 6,900/μL(호산구 1,030/μL), CRP 0.45 mg/dL, AST 52 IU/L, ALT 41 IU/L.

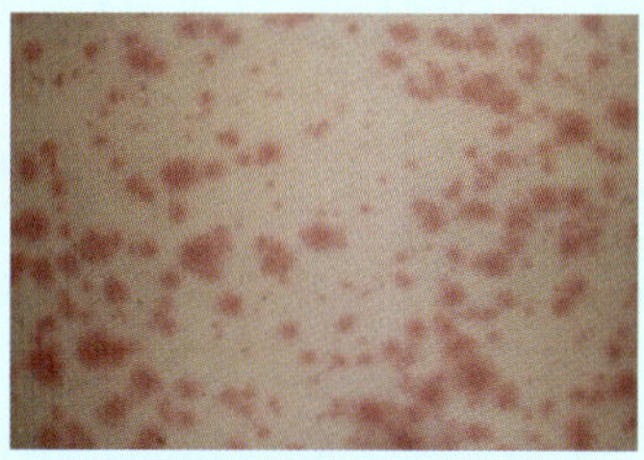

(참고: 약물발진 사례)
성누가국제병원 피부과 아라이 사토루 제공 사진

Q 어떤 유형의 알레르기일까? 치료는?

이 증례에서는…

- **"철칙 2: 알레르기성 피부발진이 의심되면 우선 I형인지 비I형인지 구분한다"**에 따라 I형인지 비I형인지를 검토한다.
- 이 증례는 피부발진이 생기기 직전에 특별한 약물 투여나 음식물 섭취가 없었고, 장시간 발진이 지속되었으며, I형 알레르기 병력 등은 없었다. 또한 발진 양상도 팽진이 아니었다.

- 또한 새로운 약물은 피페라실린-타조박탐만 있었기 때문에 원인으로 의심했다. 이 경우, 항원노출 후 증상 발생까지 1주일이 경과하여 I형 알레르기 가능성은 낮다고 생각되었다.

비I형 알레르기에 의한 피부발진(약물발진)

- 비I형 약물발진의 종류는 다양하지만, 가장 많은 것은 급성전신성발진성농포증(AEGP)이다.
- 원인으로는 항생제, 항경련제, 향정신병약, 설파제, NSAIDs 등이 많다.
- I형 알레르기와는 달리 감작에 시간이 걸리기 때문에 항원노출 후 7~10일경에 발생한다. 항생제를 시작하고 상태가 안정될 무렵에 약물발진이 나타나는 것이 전형적이다.
- 그러나 이전에도 같은 약물을 사용한 적이 있어 이미 감작된 경우에는 투여 시작 당일이나 며칠 이내에도 발생할 수도 있다.
- 주로 IV형 알레르기가 관여하며, 병태의 중심이 되는 것은 림프구이다.
- 따라서 치료는 항원 회피(의심되는 약물의 중단)와 함께 스테로이드 외용제를 도포하는 것이다.
- 히스타민은 병태의 중심이 아니지만, 가려움증과 혈관 확장에 의한 병태의 악화에 관여하는 것으로 생각된다. 따라서 항히스타민제를 사용하는 것은 어디까지나 보조적이다. 병태를 직접적으로 개선시키는 I형 알레르기와는 역할이 다르다는 것을 이해하자.

A IV형 알레르기. 치료는 항원 회피와 스테로이드 외용제 도포.

Q 항생제 변경 시 주의사항은?

철칙 3 항생제 알레르기는 교차성에 주의한다

- 입원 중 발생하는 알레르기 중에는 항생제에 의한 경우가 많다. 베타락탐계 항생제, 마크로라이드, TMP-SMX, 테트라사이클린계 항생제 등의 빈도가 높다.
- 알레르기는 약물의 특정 구조에 대해 발생한다는 것을 의식한다. 예를 들어 베타락탐계 항생제는 베타락탐 고리에 발생하는 경우와 측쇄에 발생하는 경우가 있다.
- 베타락탐 고리에 대해 발생하는 경우, 같은 베타락탐 고리를 가진 항생제 모두 교차성이 있어 사용할 수 없다.
- 한편, 측쇄에 대한 알레르기라면 베타락탐계 항생제 모두를 사용할 수 없는 것은 아니며, 측쇄가 비슷한 교차성을 가진 항생제는 사용할 수 없다(다음 페이지의 '더 알고 싶다!' 참조).
- 베타락탐 고리에 대한 알레르기가 발생했을 가능성을 배제하기 어렵기 때문에 베타락

탐계 항생제에 알레르기가 발생한 경우에는 베타락탐계 항생제를 피하고 다른 계통의 항생제를 사용하는 것이 안전하다.

- 이 경우 그람양성균이라면 클린다마이신이나 일부 퀴놀론, 반코마이신, 그람음성균에는 퀴놀론이나 아미노글리코사이드, 혐기성균에는 메트로니다졸 등을 사용한다.
- 대체약물이 없는 경우, 감작투여나 점차 증량하면서 투여, 측쇄에 주의하여 같은 계통의 약물을 신중하게 사용하는 등의 대처를 고려하게 되지만, 원칙적으로 해당 전문의와 상의한 후 시행하는 것이 좋다.

이 증례에서는…

- 피페라실린-타조박탐이 원인으로 생각되었다.
- 다른 페니실린계는 사용할 수 없으며, 다른 베타락탐계 항생제도 가급적 피하는 것이 좋다고 생각했다.
- 혈액 배양에서 감수성이 양호한 *Escherichia coli*가 검출되었기 때문에 레보플록사신(크라비트®) 500 mg 경구약으로 변경했다.

A 항생제 알레르기가 있는 경우 다른 계통의 약물로 변경한다.

더 알고 싶다!

페니실린 알레르기가 있을 때 어떻게 해야 할까?

- 페니실린 알레르기의 발생 빈도가 높기 때문에 대응 방법을 알아둘 필요가 있다. 대응 원칙은 베타락탐계 항생제 이외의 계통으로 변경하는 것이다.
- 그러나 내성 등으로 인해 다른 베타락탐계 항생제를 사용할 수밖에 없는 상황에서는 환자에게 충분한 설명을 하고 동의를 얻은 후 투여할 수도 있다. 단, 원래부터 위험한 알레르기, 즉 I형(특히 아나필락시스)이나 중증 약물발진이 있는 경우에는 베타락탐계 항생제 사용을 피한다.
- 페니실린(계) 알레르기 병력이 있더라도 실제로 피부 검사에서 양성 반응을 보이는 페니실린 알레르기 환자는 10% 이하로 알려져 있다[JAMA 270:2456-2463, 1993/J Allergy Clin Immunol Pract 5:813-815, 2017].
- 페니실린은 대사산물에 대한 알레르기가 있기 때문에, 측쇄 등에 관계없이 하나의 페니실린계 항생제에 알레르기가 생긴 환자에서는 다른 페니실린계를 사용할 수 없다.
- 세파계의 경우 페니실린계 항생제 알레르기 병력이 있는 환자에서 금기가 아니다. 그러나 1세대 세파는 5~16%, 2세대 세파는 10%, 3세대 세파는 2~3%에서 교차반응이 나타나는 것으로 알려져 있다. 사용 시에는 새로운 세대의 세파를 선택한다. 또한 측쇄가 비슷한 것은 사용하지 않도록 한다(다음 페이지 표 참조).
- 모노박탐은 페니실린과의 교차반응이 적다고 알려져 있다(단, 세프타지딤과 측쇄의 교차반응이 있으므로 세파계 알레르기에 더욱 주의가 필요하다).
- 카바페넴에 대해서는 페니실린 알레르기 환자의 1%에서만 피부반응이 양성으로 나타나며, 피부반응이 양성으로 나타나지 않은 환자에게 페넴계를 투여했을 때 알레르기가 나타나지 않았다는 보고가 있다[N Engl J Med 354:2835-2837, 2006].

베타락탐계 항생제의 교차 반응

	페니실린 G	아목시실린 (암피실린)	피페라실린	세파졸린	세파클러	세프트리악손	세포탁심	세프타지딤	세페핌	메로페넴	아즈트레오남
페니실린 G				✓		✓	✓	✓	✓	✓	✓
아목시실린 (암피실린)				✓		✓	✓	✓	✓	✓	✓
피페라실린				✓		✓	✓	✓	✓	✓	✓
세파졸린	✓	✓	✓		✓	✓	✓	✓	✓	✓	✓
세파클러				✓		✓	✓	✓	✓	✓	✓
세프트리악손	✓	✓	✓	✓	✓					✓	
세포탁심	✓	✓	✓	✓	✓					✓	
세프타지딤	✓	✓	✓	✓	✓					✓	
세페핌	✓	✓	✓	✓	✓					✓	
메로페넴	✓	✓	✓	✓	✓	✓	✓	✓	✓		✓
아즈트레오남	✓	✓	✓	✓	✓					✓	

	동일 약물
	페니실린 대사 산물에 의한 알레르기
	R1 측쇄가 동일하고 교차반응 가능성 있음
	R1/R2 측쇄가 유사하거나 임상연구에서 교차반응 가능성 있음
✓	교차반응 없음

[Clin Microbiol Infect 29:863-875, 2023에서 수정하여 작성]

증례 ❹ 골절 후 24세 남성. 전신 홍반.

내원 10일 전 우측 요골 원위부 골절로 석고고정을 시행하고, 록소프로펜(록소닌®) 정기 경구 복용을 시작했다. 전날부터 몸통에서 사지까지 홍반이 발생하였다며 내원했다. 내원 시 활력징후는 의식 명료, 체온 38.4℃, 혈압 112/63 mmHg, 맥박 92/분·규칙적, 호흡수 20/분, SpO_2 100%(room air). 신체소견상 침윤이 느껴지는 표적모양 홍반이 산재해 있었다. 구강에도 미란이 관찰되었다. 눈점막에는 뚜렷한 미란이 없었다. WBC 9,300/μL, CRP 5.46 mg/dL, AST 132 IU/L, ALT 119 IU/L.

Q 이 환자에서 주의해야 할 점은 무엇일까?

철칙 4 비I형 알레르기의 경우 전신증상(발열, 권태감)과 피부발진 패턴(특히 점막발진)으로 중증도를 평가한다

중증 약물발진의 종류와 특징

- 비I형 알레르기에 의한 약물발진 중에서도 점막을 침범하거나 장기에 병변이 합병되어 심각한 결과를 초래하는 중증형을 중증 약물발진이라고 한다.
- 스티븐스-존슨 증후군(Stevens-Johnson syndrome, SJS)/독성표피괴사용해증(toxic epidermal necrolysis, TEN), 약물유발과민반응증후군(drug-induced hypersensitivity syndrome, DIHS), 급성전신성발진성농포증(acute generalized exanthematous pustulosis, AGEP)의 3가지를 기억할 필요가 있으며, 다음 페이지의 표와 같이 각각 다른 특징을 지니고 있다.
- 피부발진의 확산만 보고 중증 약물발진인지, 아니면 중증화될 위험이 높은지 판단하기는 어렵다. 조기 발견을 위해서는 전신 증상과 피부발진 패턴이 핵심이다.
- 전신 증상이 두드러지는 것이 중증 약물발진의 특징이다. 피부발진의 범위가 국소적이더라도 발열이나 권태감이 심하다면 중증 약물발진 위험이 높다고 생각하고 대응하는 것이 좋다. 전신 증상이 심한 환자에서는 단시간에 피부증상도 급격하게 악화되는 것을 경험하게 된다.
- 피부발진 패턴에서는 앞서 언급한 급성전신성발진성농포증에 비해 다형홍반(이른바 표적모양 홍반)이 SJS나 TEN이 될 위험성이 더 높다. 점막발진도 중요하며, 구강 점막뿐만 아니라 결막과 외음부에 대한 문진과 진찰을 시행한다. AGEP의 소농포와 DIHS의 홍역양 발진과 눈 주위가 창백해진 안면부종도 특징적이다.
- 검사에서는 백혈구(병태에 따라 호산구 또는 호중구) 상승, 간장애, 염증반응 증가가 심하다.
- 중증 약물발진이 의심되면 즉시 의심되는 약물을 모두 중단한다. 특히 DIHS는 수개월 전에 시작한 약물도 원인이 될 수 있으므로 장기간의 약물 관련 병력청취가 필요하다.
- 피부과, 알레르기내과, 눈 점막장애가 있는 경우 안과 등 전문의에게 조기에 컨설트를 내고 치료한다.

- 치료는 고용량 스테로이드 점적 투여나 스테로이드 펄스요법, 대량 감마글로불린요법 혈장교환 등이 시행된다.
- 이러한 면역억제치료나 피부장벽붕괴로 인한 감염증 때문에 사망하는 경우가 많으므로 감염 합병증에 항상 주의해야 한다.

	SJS/TEN	DIHS	AGEP
피부 발진	초기에는 다형홍반이 발생한다. → 이후 **점막 발진 및 피부의 괴사성 변화(수포 및 표피박리)**가 두드러짐. 점막발진(눈, 입술, 외음부)을 동반한 것이 SJS, 체표면적의 10% 이상에 괴사성 변화가 발생하면 TEN	급성전신성발진성농포증과 유사한 피부발진을 나타내며, 초기에는 경증으로 보인다. 피부발진은 융합양상을 보이며 자반이 동반되기도 한다. 이후 급속히 퍼져 홍피증처럼 될 수도 있다. 안면발진, 안면부종이 높은 비율로 발생한다. 눈 주위 창백을 동반한 특징적인 얼굴병변이 나타난다.	발열과 함께 무균성 소수포~모낭과 일치하지 않는 소농포가 전신에 분포한다. 간찰부(겨드랑이, 사타구니) 등을 중심으로 퍼진다.
피부 발진 외	고열, 권태감 눈병변(위막 형성 및 눈 표면 상피 결손을 동반한 각결막염) 음식 섭취 불량(구강 및 위장관 점막 장애) 드물게 점막에만 생기는 증례가 있으므로 주의	발열, 림프절비대 백혈구 증가(>11,000), **호산구 증가(>1,500), 이형림프구 증가(5%)** **중증 간장애** **사람헤르페스바이러스-6**(또는 거대세포바이러스)의 재활성화(발병 후 2~3주 후 항체 역가가 상승)	**고열(38℃ 이상)** 심한 권태감 **호중구 증가(>7,000)와 CRP 상승** 간기능장애는 경도
발병 시기	1~3주 후	2~8주 후(**시간 경과 후 발병**)	수 일에서 1주일 (**조기에 발병**)
원인 약물	**아래 외에도 다양한 약물이 유발한다.** 설파제, 항경련제, 알로푸리놀, 베타락탐계 항생제, 뉴퀴놀론계 항생제, 테트라사이클린계 항생제, 항결핵제, 비스테로이드성 소염진통제(NSAIDs) 마이코플라스마, 헤르페스 바이러스 등의 감염이 원인이 되기도 한다.	**원인 약물이 한정된 것이 특징** 항경련제(카르바마제핀, 발프로산 나트륨, 페니토인, 페노바르비탈) 설파제(조니사미드) 알로푸리놀, 미노사이클린, 멕시레틴, 인슐린	베타락탐계 항생제(특히 아목시실린, 암피실린이 많음), 마크로라이드, 테트라사이클린계 항생제, 퀴놀론, 항진균제, 알로푸리놀, 카르바마제핀, 딜티아젬, 아세트아미노펜 등
예후 기타	점막 및 피부점막이행부의 반흔화를 일으키고, 시력장애 등을 유발할 수 있으므로 조기치료가 중요.	원인 약물 중단 후에도 2 주 이상 작용이 지속될 수 있으므로 중단 후 바로 개선되지 않더라도 의심 약물이 될 수 있다.	약물 중단과 스테로이드 투여로 비교적 빠르게 사라진다.

이 증례에서는…

- 진찰 상 감염증 등 다른 발열의 원인은 명확하지 않았다.
- 피부발진은 다형홍반으로 일부 수포와 미란을 동반했다. 구강점막의 미란도 관찰되었고, 발열, 권태감, 혈액검사에서 백혈구 증가와 간장애도 있어 중증 약물발진으로 생각됐고, SJS로 진단했다.
- 피부과 컨설트 후 의심약물인 록소닌®을 중단하고 외용제와 함께 메틸프레드니솔론 숙신산(솔루메드롤®) 60 mg 1일 1회 정맥 투여를 시작했다. 2주 정도 지나자 증상이 호전되는 경향을 보였고 피부발진 경과를 보면서 스테로이드를 감량했다.

A 약물발진을 보았을 때는 전신증상(발열, 권태감)과 피부발진 패턴(특히 점막발진)에 주의하면서 중증 약물발진을 놓치지 않도록 한다.

참고 문헌

1) 岡田正人: レジデントのためのアレルギー疾患診療マニュアル 第2版. 医学書院, 2014
- 실제 임상에 활용할 수 있도록 알기 쉽게 쓰여 있어, 레지던트에게 추천한다. 알레르기 환자를 볼 때마다 해당 부분을 읽어보는 것을 추천한다.

2) Cardona V, et al. World allergy organization anaphylaxis guidance 2020. World Allergy Organ J 13:100472, 2020 [PMID: 33204386] [PMID: 33204386].
- 최신 아나필락시스 지침, 이번에 소개한 새로운 아나필락시스 기준 등이 기재되어 있다. 일본 알레르기학회에서 이 문헌도 반영한 아나필락시스 가이드라인 2022가 발행되어 있으며, 학회 홈페이지에서 다운로드 가능하다. 한 번쯤 읽어볼 만하다.

3) 日本アレルギー学会(作成): アレルギー総合ガイドライン 2022. 協和企画, 2022
- 일본 가이드라인. 천식이나 알레르기성 비염부터 약물 알레르기까지 폭넓게 설명되어 있다.

4) Blumenthal KG, et al. Antibiotic allergy. Lancet 393:183-198, 2019 [PMID: 30558872] [PMID: 30558872]
- 피부발진뿐만 아니라 항생제의 알레르기성 병태까지 폭넓게 설명되어 있다.

(후쿠이 쇼)

13 기타(낙상, 정맥라인 · 경비위관 · 위루관이 빠졌을 때, 정맥주사 누출)

어떤 콜도 방심은 금물!

철칙

1. 어떤 콜이든 먼저 활력징후와 ABC를 확인한다
2. 기관캐뉼라가 빠졌을 때는 우선 기도폐쇄의 원인이 있으면 흡인을 실시하고, 캐뉼라 재삽입이 어렵다면 누공을 막고 수동환기(BVM)한다
3. 위루관(PEG)이 빠졌을 때는 시술 시기를 확인하고, 누공이 막히기 전에 대응한다
4. 낙상 시에는 배경이 되는 원인질환을 찾고, 낙상으로 인한 합병증을 확인한다
5. 말초정맥관이 빠졌을 때는 약물의 종류와 삽입부위 국소소견을 확인한다
6. 경비위관(NG튜브)이 빠졌을 때는 튜브 삽입 목적을 확인해 재삽입 필요성을 판단한다

증례 ❶ 뇌경색 병력이 있고, 기관절개 상태의 82세 남성.

뇌경색 병력이 있고, 기관절개 상태. 호흡곤란으로 환자 본인이 간호사를 호출했다. 간호사가 병실에 가보니 기관캐뉼라가 빠져 있어 당직의를 호출했다.

Q 먼저 무엇을 확인해야 할까?

철칙 1 어떤 콜이든 먼저 활력징후와 ABC를 확인한다

- 응급하지 않아 보이는 콜이라도 대응이 늦어지면 심각한 상황이 될 수 있다.
- 반드시 활력징후 확인과 함께 ABC(A : 기도, B : 호흡, C : 순환)를 평가해야 한다.

이 증례에서는…

- 활력징후는 의식수준 JCS I-3(이름과 생년월일을 대답하지 못함, 이 환자의 평상시 상태와 같음), 혈압 110/70 mmHg, 맥박 82/분 · 규칙적, 호흡수 26/분, SpO_2 74%(room air)였다.

- SpO_2 저하가 있으므로 응급대응이 필요한 상황이었다.

A **SpO_2를 포함한 활력징후를 확인한다.**

Q 어떻게 대응하면 좋을까?

철칙 2 **기관캐뉼라가 빠졌을 때는 우선 기도폐쇄의 원인이 있으면 흡인을 실시하고, 캐뉼라 재삽입이 어렵다면 누공을 막고 수동환기(BVM)한다**

- 기관캐뉼라는 기도 확보와 인공호흡기 관리 목적으로 삽입된 것이기 때문에, 빠졌을 때 활력징후 이상 유무에 관계없이 응급으로 대응해야 한다.
- 기관캐뉼라가 빠진 후에는 이물이 기도 내를 막고 있을 가능성이 있으므로 신속하게 기도 개통을 위해 흡인을 시행한다.
- 기관캐뉼라 교환 시에는 주로 앰부백 또는 Jackson–Rees, SpO_2 모니터, 기관절개 캐뉼라(교환 예정 사이즈와 한 사이즈 작은 것을 각각 1개씩 준비), 흡인기, 커프 구멍 확인 도구(멸균컵, 멸균증류수), 기타(거즈, 주사기, 소독액 등)를 준비해달라고 하자.
- 기관캐뉼라 자가제거의 대응은 SpO_2가 유지되고 있는지 여부에 따라 응급도가 달라진다.

SpO_2의 저하가 없는 경우	• 당황하지 말고 같은 크기의 캐뉼라를 준비한다. • 어려운 경우 하나 작은 사이즈의 캐뉼라를 삽입한다.
SpO_2의 저하가 있는 경우	• 적절하게 흡인한 후 기관절개부의 누공을 통해 산소마스크 등으로 산소투여를 실시하고 SpO_2가 개선된 시점에서 재삽입을 시도한다. • 신속하게 재삽입할 수 없는 경우에는 누공을 손가락으로 막고 수동환기를 실시한다.

※비응급 시에도 캐뉼라 교환 시에는 하나 작은사이즈의 캐뉼라를 준비해 두도록 한다.

이 증례에서는…

- 누공을 막은 후 수동환기를 시행해 SpO_2 95%까지 개선되었다. 이후 같은 크기의 기관캐뉼라를 삽입했다.

A **기관캐뉼라가 빠진 것은 응급상황이며, 이 증례와 같이 SpO_2의 저하가 보이는 경우에는 즉각적으로 적절한 기도 확보가 필요하다.**

증례 ❷ 위루술 상태의 82세 남성.

위루술을 시행한 환자로, 시설에서 본인이 위루 튜브를 빼고 손에 쥐고 있는 채로 발견되어 구급차로 이송되었다. 내원 시 활력징후는 의식 명료, 체온 36.5℃, 혈압 120/70 mmHg, 맥박 85/분·규칙적, 호흡수 16/분, SpO_2 96%(room air).

Q 어떻게 대응하면 좋을까?

철칙 3 위루관(PEG)이 빠졌을 때는 시술 시기를 확인하고, 누공이 막히기 전에 대응한다

- 위루관 자가제거가 아니라 고정용 풍선의 물이 줄어들어 빠지는 경우도 있다.
- 위루관에는 4가지 유형이 있다. 위 안에서의 고정은 풍선에 의한 고정과 범퍼에 의한 고정 두 가지, 체외 고정은 버튼형과 튜브형 두 가지, 각각의 조합으로 총 네 가지가 있다는 것을 알아두자. 범퍼형에서는 내부 고정 장치가 위 내로 빠질 수 있으며, 내시경적 회수가 필요하므로 소화기내과 당직의에게 연락한다.

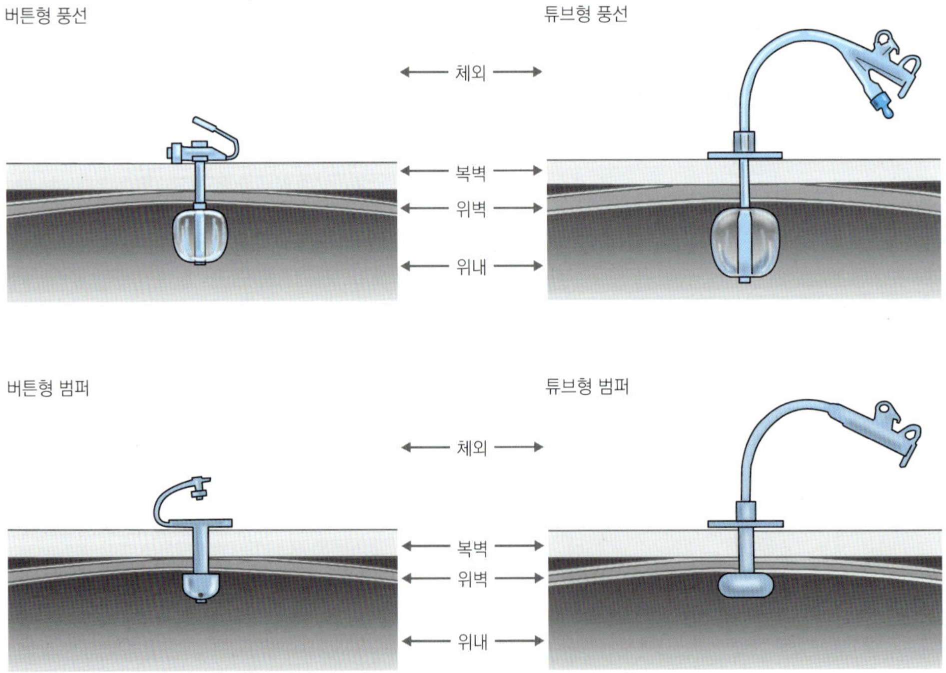

- 위루관 교체 시에는 주로 위루관, 가이드와이어, 증류수 10 mL, 조영제(가스트로그라핀® 20 mL+증류수 20 mL) 기타(거즈, 주사기, 소독액 등)를 준비해 달라고 한다.

재삽입 전

- 먼저 위루를 언제 만들었는지 차트에서 확인한다. 위루를 만든 지 4주 이내라면 누공이 완성되지 않았을 가능성이 있으며, 이 경우 재삽입은 잘못 들어갈 위험이 있으므로 내시경 하 삽입도 고려한다.
- 위루가 빠진 후 몇 시간만 지나도 누공이 닫히기 시작할 수 있어 위루관을 바로 구할 수 있다면 신속하게 재삽입한다.
- 위루관을 바로 구할 수 없다면 요도카테터(14Fr)를 삽입해 누공을 유지하는 것이 중요하다.

■ 삽입 절차

① 가이드와이어를 삽입하고, 삽입된 튜브의 고정수를 뺀 후 튜브를 제거한다.
② 튜브 끝에 윤활젤을 묻혀 삽입하고, 튜브 말단에서 가이드와이어가 나오면 그것을 잡고 튜브를 진행시킨다.
③ 풍선에 고정용 증류수를 주입하고 가이드와이어를 빼낸 후 스토퍼를 조정하여 적절한 길이로 고정한다.
④ 마지막으로 위치 확인을 위해 영상검사를 시행한다.

재삽입 후

- 삽입 후 가스트로그라핀®으로 확인 조영을 실시한다.
- 가스트로그라핀® : 생리식염수 = 1 : 1~2로 희석하여 40 mL 주입한다.
- 복부 단순X선사진을 실시해 위~십이지장이 조영되면 위 내에 있다는 것을 알 수 있다.
- 위 내에 있는 것이 확인되더라도 위루를 사용하기 시작한 후 복통 등의 이상이 있으면 즉시 중단한다. 가스트로그라핀® 50배 희석한 300 mL를 투여하고 복부 CT를 촬영해 복강 내 누출 여부를 확인한다.
- 조영검사에서 복강 내 누출이 확인된 경우, 튜브를 제거하고 복막염에 준해 항생제 치료 및 경우에 따라서는 소화관천공에 준해 수술적 치료를 검토한다.
- 재삽입이 어려운 경우 무리하지 말고, 내시경 하 삽입을 검토한다.

이 증례에서는…

- 위루술 후 1년이 지났기 때문에 막힐 위험성은 낮다고 생각되었다. 병실에 있던 예비 위루관을 삽입하고, 가스트로그라핀® 조영술로 위 내에 위치한 것을 확인했다.

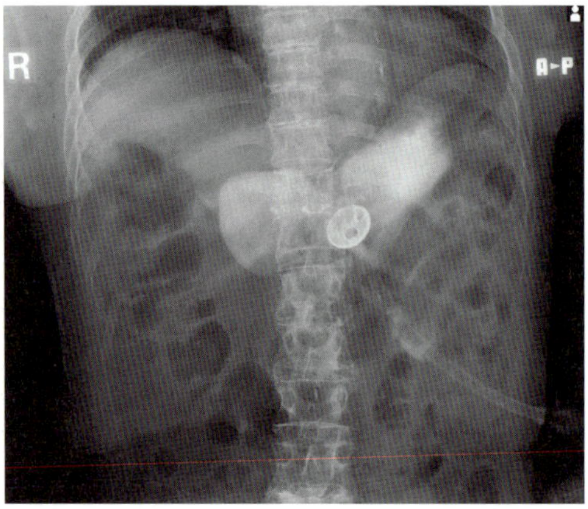

[가니에 지로 외: 위루 카테터 교환 시 문제점과 교환 후 확인법. 그림 5(http://ronbun.fukiage-clinic.com/2013_07shouka.htm) (2023년 8월 열람)]

A
- **위루관이 빠졌을 때 누공이 몇 시간 내에 폐쇄될 수 있으므로, 위루술 시기를 차트에서 확인하고 신속하게 재삽입한다.**
- **단, 재삽입 시에는 복강 내로 잘못 들어가는 것에 주의해야 하므로 필요시 소화기내과에 연락한다.**

증례 ❸ 심방세동에 의한 심부전으로 입원 중인 64세 여성.

심방세동에 의한 울혈성 심부전으로 입원 중이었다. 심부전 치료는 순조롭게 진행되고 있었으나, 재활치료를 하던 중 넘어진 것을 간호사가 발견 후 당직의에게 연락했다.

Q 어떻게 대응해야 할까?

철칙 1 어떤 콜이든 먼저 활력징후와 ABC를 확인한다

- 발열, 혈압저하, 서맥 등이 낙상의 원인이 될 수 있으므로, 반복해서 이야기하지만 반드시 활력징후를 확인하자.

이 증례에서는…

- 활력징후는 의식 명료, 체온 36.3℃, 혈압 120/70 mmHg, 맥박 120/분 · 불규칙, 호흡수 24/분, SpO_2 94%(room air)였다.

A **먼저 활력징후를 확인하고, 활력징후에 이상이 있으면 신속한 대응이 필요하다.**

Q 넘어진 원인은 무엇일까??

철칙 4 낙상 시에는 배경이 되는 원인질환을 찾고, 낙상으로 인한 합병증을 확인한다

낙상의 원인

- 낙상 진찰 시에는 반드시 낙상의 원인이 되는 배경질환이 없는지 확인하는 것이 중요하다.
- 또한 낙상 목격자가 있는지 확인한다. 본인이 호소하는 것은 낙상이지만, 실신이나 경련발작인 경우도 있다.
  - ① 순환기 : 혈관미주신경반사, 혈압저하(패혈증, 출혈, 탈수, 자율신경장애 등), 부정맥, 허혈성 심질환
  - ② 신경계 : 섬망, 치매, 보행장애, 시각이상, 뇌혈관장애, 경련발작, 사지 탈력
  - ③ 그 외 : 약물(벤조디아제핀계, 항히스타민제, 알파차단제, 밤에 복용하는 이뇨제, 24시간 지속 투여 중인 수액), 환경인자(실내가 어두움, 바닥이 젖어 있음, 수액걸이대가 화장실과 반대 방향에 있는 등)

낙상에 따른 합병증

- 활력징후 대응과 함께 낙상 환자에서는 다음과 같은 신체소견을 평가한다.
  - ① 두개내출혈, 두개골골절 : 두부 타박상, 의식수준, 신경학적 소견의 이상 유무
  - ② 골절(특히 대퇴골경부골절, 척추압박골절)이 있는지 여부
- 신체소견 외 위험인자로 다음과 같은 것이 없는지 확인한다.
  - ① 두개내병변 : 혈소판 감소(간경변, 혈액질환), 항혈소판 · 항응고제 사용
  - ② 골절 : 골다공증, 스테로이드 사용, 악성종양의 골전이
- 필요에 따라 사지 · 척추 X선촬영, 두부 CT를 시행한다.
- 치매로 충분한 평가가 어려운 환자나 출혈 위험이 높은 환자에서는 명백한 신경학적 이상이 없더라도 두부 CT를 고려한다.
- 본인이 낙상을 기억하지 못하거나 주변에서 보지 못한 경우에는 CT의 역치를 낮추어 검사를 시행할 필요가 있다.
- 두부 CT에서 이상 소견이 없더라도 두부 타박상 24~48시간 후에 증상이 나타날 수 있으며, 2~3개월 후에 만성경막하혈종을 발견하는 경우도 있다. 이에 대해 가족에게 설명 후 증상 관찰을 계속한다.

이 증례에서는…

- 신경학적검사에서 낙상 후 좌측 상하지 마비 소견이 발견되어 뇌경색이 의심되었다.
- 두개내병변의 위험이 높다고 판단해 두부 CT/MRI를 촬영했고, 뇌경색으로 진단되었다.
- 골절에 관해서는 유의미한 신체소견은 없었다.

• 낙상의 원인으로 심방세동으로 인한 뇌경색에 의한 탈력이 의심되었고, 즉시 신경외과 당직의에게 연락을 취했다.

A **입원 중 낙상에도 심각한 병태가 숨겨져 있으므로 놓치지 않도록 주의해야 한다.**

증례 ❹ 급성 폐쇄성 화농성 담관염으로 항생제 치료 중인 72세 남성.

당뇨병 병력이 있고, 인슐린 사용 중. 내시경적역행성담관췌관조영술(ERCP) 시술 후 균혈증에 대해 피페라실린-타조박탐(타조신®)으로 항생제 치료 중이었다. 또한, 패혈성 쇼크에 대해 노르에피네프린 0.2 γ를 말초정맥라인을 통해 점적 투여 중이었다. 야간에 환자가 정맥주사 부위 통증을 호소했고, 간호사가 말초 점적 부위 누출을 발견해 당직의에게 연락했다. 활력징후는 의식 명료, 체온 36.7℃, 혈압 90/50 mmHg, 맥박 94/분·규칙적, 호흡수 18/분, SpO_2 96%(room air).

Q **어떻게 대응하면 좋을까?**

철칙 5 말초정맥관이 빠졌을 때는 약물의 종류와 삽입부위 국소소견을 확인한다

• 말초정맥관이 빠진 경우 문제점은 다음 두 가지이다.

① 투여해야 하는 약물을 투여할 수 없다.

• 예를 들어 정맥영양 지속투여가 갑자기 중단되면 저혈당을 일으킬 수 있다. 또한 카테콜아민이나 인슐린 지속투여의 중단도 문제가 된다.
• 활력징후를 포함해 환자 상태를 확인하고, 다른 라인을 확보한다.

투여 중단이 문제가 되는 약물

TPN 지속투여	특히 지속성 인슐린을 병용하고 있던 경우에는 저혈당이 생길 수 있다. 혈당 체크 및 추적관찰하고, 필요에 따라 말초 라인도 괜찮으니 포도당을 투여한다.
인슐린 지속투여	고혈당이 생길 수 있다.
승압제 투여	빠르게 혈압이 떨어질 가능성이 있다. 노르에피네프린 0.3 γ까지라면 말초 라인으로도 투여 가능하다.
항암화학요법	혈관외 누출 유무를 확인하고 반대측 팔에 새로운 라인을 확보한다. 손등·관절부는 피할 것.
수혈	신선동결혈장 투여 시에는 해동 후 3시간 이내에 투여해야 한다.

② 정맥주사 누출 부위의 출혈 및 피부 장애

• 출혈 경향[특히 DIC(disseminated intravascular coagulation; 파종성 혈관내 응고)]이 있는 환자에서는 제거에 따른 국소 출혈로 인해 합병증이 발생할 수 있다.
• 특히 내경정맥의 중심정맥 카테터에서는 피하출혈로 인해 상기도폐색을 초래할 수 있다. 사지에서도 대량 피하출혈로 Hb 저하, 현저한 부종을 초래할 수 있으므로 국소 출혈 및 혈종 확인이 필요하다.

- 또한 다음 약물은 피부장애가 알려져 있으므로 주의가 필요하다.

피부장애를 일으킬 수 있는 약물

항암제	Anthracycline계(이다루비신, 독소루비신, 다우노루비신, 에피루비신): 악성림프종·백혈병·유방암 Vinca alkaloid계(빈크리스틴): 악성림프종 Taxane계(파클리탁셀, 도세탁셀): 폐암·유방암·난소암
카테콜아민	노르에피네프린, 도부타민
단백분해효소저해제	Nafamostat mesylate(후탄®)
고삼투압제	글리세롤, 조영제, 50% 포도당
기타	반코마이신, 시프로플록사신, 아시클로버, 니카르디핀, 페니토인

- 피부 손상의 위험이 있는 약물의 혈관외 누출이 발생한 경우, 환부를 들어올리고 안정을 취하며 냉찜질을 시행한다. 단, 빈크리스틴과 에토포시드는 냉찜질이 금기이므로 따뜻하게 한다.
- 외용처치(냉습포, 더모베이트® 연고 도포)만으로 좋아지는 경우가 많지만, 스테로이드 국소주사가 필요한 경우도 있기 때문에 원칙적으로 피부과 컨설트를 한다.

이 증례에서는…

- 투여된 약물은 노르에피네프린이었다. 신속하게 말초정맥라인을 확보하여 노르에피네프린 투여를 시작했다.
- 승압제 중단으로 혈압저하가 발생했기 때문에 말초정맥라인을 하나 더 확보해 수액을 투여했다.
- 또한, 삽입부위의 국소소견으로 발적과 통증이 있었고, 노르에피네프린의 누출이 의심되어 냉찜질 및 더모베이트® 연고 도포 후 다음날 피부과 진료를 받도록 했다.

A 투여하고 있던 약물과 주사부위 주변의 염증성 변화를 확인한다. 필요에 따라 투여 라인을 신속하게 확보한다.

더 알고 싶다!

항암제의 피부장애

- 항암제는 피부장애의 발생 가능성 정도에 따라 3가지 종류로 나뉜다.
  ① **괴사성 약물**(vesicant drug): 소량의 누출로도 수포성 피부괴사를 일으키고, 난치성 피부궤양을 유발할 수 있다.
  ② **염증성 약물**(irritant drug): 국소적으로 염증을 일으키지만 궤양 형성까지는 이르지 않는다.
  ③ **비괴사성 약물**(non-vesicant drug): 다소 누출되더라도 염증이나 괴사를 일으키기 어렵다.
- 괴사성 약물 중에서도 안트라사이클린(anthracycline)계 항암제는 피부장애의 정도가 심한 것으로 알려져 있는데, 2014년 1월 topoisomerase II 억제를 기전으로 세포장애를 억제하는 약물인 덱스라족산(dexrazoxane, 카디옥산®)이 새로 발매되었다. 혈관외 누출 후 6시간 이내에 덱스라족산의 투여를 시작해 3일간 투여하며, C_{Cr} 40 mL/min 이하에서는 용량 조절이 필요하다.
- 안트라사이클린계 항암제에서 혈관외 누출 확인 시 전문과 컨설트를 하고 사용을 검토하는 것이 좋다.

- 본문에 소개한 것은 모두 괴사성 약물이다. 기타 항암제의 분류는 다음과 같다.

괴사성 약물	비노렐빈, 플루오로우라실, 에토포시드, 시스플라틴, 에리불린
염증성 약물	시클로포스파마이드, 이리노테칸, 아클라루비신, 젬시타빈, 블레오마이신, 카보플라틴
비괴사성 약물	L-아스파라기나제, 시타라빈, 메토트렉세이트

[성누가국제병원 원내 지침/Kreidieh FY, et al. World J Clin Oncol 7:87-97, 2016/Pérez Fidalgo JA, et al. HSE. NCCP Background Document Extravasation Classification of Systemic Anti-Cancer Therapy, 2017/NHS East Midlands. Guidelines for Management of Extravasation, 2018]

증례 ❺ 급성대동맥박리수술 후 78세 여성.

급성대동맥박리수술 후 식사섭취가 어려워 경비위관을 삽입하여 경장영양을 시행하고 있었다. 야간에 비위관을 자가제거했다는 간호사의 연락을 받았으나, 바빠서 바로 대응하지 못했다. 몇 시간이 지났고 구토 후 호흡이 가쁘고 SpO_2가 저하되었다는 연락이 왔다. 활력징후는 의식 명료, 체온 37.8℃, 혈압 114/74 mmHg, 맥박 98/분·규칙적, 호흡수 28/분, SpO_2 88%(room air).

Q 어떻게 대응해야 할까? 또 이번 증례에서는 바로 재삽입해야 할까??

철칙 1 어떤 콜이든 먼저 활력징후와 ABC를 확인한다

- 경비위관이 빠졌을 때는 지속해서 투여하던 영양제 등이 기도로 흘러들어갈 위험이 있어 흡인이 문제가 된다.
- 반드시 활력징후 확인부터 하고, 흡인으로 대응한 후, 필요에 따라 기도확보를 실시한다.

철칙 6 경비위관(NG튜브)이 빠졌을 때는 튜브 삽입 목적을 확인해 재삽입 필요성을 판단한다

- 경비위관(NG튜브)의 용도는 두 가지이다.
  ① 경관영양: 투여 중 튜브가 빠지면 영양제가 기관을 거쳐 폐로 유입될 수 있다.
  ② 배액: 통과장애가 있으면 위 내용물이 역류한다.
- 야간에 빠진 경우 등 ①에서는 특히 서둘러 재삽입해야 하는 경우는 적지만, 장폐색 환자 등 ② 배액 목적의 경비위관인 경우에는 신속하게 재삽입하는 것이 필요하다.
- 특히 고령자에서는 자가제거되지 않도록 주의가 필요하다. 경비위관이 손 주위에 오지 않도록 배치하거나 필요에 따라 신체 억제도 고려한다.

이 증례에서는…

- 경장영양제를 지속적으로 투여하고 있었으며, 빠진 후 흡인에 의한 질식, 그 후 폐렴이 발생한 것으로 생각되었다.
- 신속하게 기도 내 이물을 흡인했고, 호흡상태는 빠르게 안정되었다.
- 야간에는 다시 뺄 가능성도 있으므로 다음날 아침 재삽입을 검토하기로 했다.

A 경비위관이 빠졌을 때는 흡인에 주의하고, 병태와 경비위관의 목적을 고려해 적절한 타이밍에 재삽입한다.

참고 문헌

1) DeLegge MH, et al. Gastrostomy tubes: Complications and their management, Inadvertent gastrostomy tube removal. Up To Date, 2022
   - 위루관 자가제거에 관한 대응이 정리되어 있다.
2) NHS East Midlands. Guideline for Management of Extravasation, 2018 (https://eastmidlandscanceralliance.nhs.uk/images/EXTRA.pdf) (2023년 8월 열람)
   - 항암제의 혈관외 누출에 대한 대응을 플로우차트로 알기 쉽게 기재했다.

(스즈키 다카히로)

II

입원편

신속하고 정확한 진단을!
응급한 병태를 파악하라!

14 폐렴
배경과 원인균을 고려한 진료를

철칙

1. 폐렴은 우선 '지역사회획득 폐렴'과 '병원획득 폐렴', '인공호흡기관련 폐렴'을 구별한다
2. 지역사회획득 폐렴의 입원 적응증(중증도 판정)은 패혈증 유무와 'A-DROP'을 확인한다
3. 지역사회획득 폐렴을 보면 세균성 폐렴인지 비정형 폐렴인지 판단한다
4. 병원획득 폐렴에서는 환자배경을 충분히 고려해 항생제를 선택한다
5. 잘 낫지 않는 폐렴은 감염 이외의 원인에 주의한다

증례 ❶ 78세 남성. 발열과 호흡곤란.

내원 며칠 전부터 기침과 가래가 있던 중 38℃대의 열이 났다. 가까운 의원 진료를 받고 상기도염으로 감기약 복용하며 경과를 지켜보던 중 열이 내리지 않고 호흡곤란을 느껴 본원 외래 내원하였다. 내원 시 활력징후는 의식 명료, 체온 38.2℃, 혈압 122/74 mmHg, 맥박 120/분·규칙적, 호흡수 20/분, SpO_2 88%(room air). 신체소견상 우하 폐야에서 coarse crackles이 들렸다. 혈액검사상 WBC 12,400/μL, CRP 4.8 mg/dL, BUN 21.7 mg/dL, Cr 0.94 mg/dL. 흉부 단순X선사진상 우하 폐야에 침윤 음영이 관찰되었고, 객담 그람염색에서 호중구 탐식상을 동반한 그람양성쌍구균이 다수 관찰되었다. 폐렴구균 백신 접종력은 없었다.

Q 병력을 보면 폐렴이 의심된다. 발생 장소와 병태적 관점에서 이 폐렴은?

철칙 1 폐렴은 우선 '지역사회획득 폐렴'과 '병원획득 폐렴', '인공호흡기관련 폐렴'을 구별한다

지역사회획득 폐렴	병원획득 폐렴 / 인공호흡기관련 폐렴
지역사회획득 폐렴 CAP(community-acquired pneumonia) 병원 밖에서 발병한 폐렴	**병원획득 폐렴** HAP(hospital-acquired pneumonia) 입원 48시간 이후 발병한 폐렴
	인공호흡기관련 폐렴 VAP(ventilator-associated pneumonia) 기관 내 삽관을 하고, 인공호흡기 적용 48시간 이후 새로 발병한 폐렴

- 폐렴은 급성 감염에 의한 폐실질의 염증으로 정의된다.
- 폐렴의 증상으로 기침, 가래, 호흡곤란 등 호흡기증상과 발열, 권태감 등 전신증상에 주목한다.
- 물론 다른 질환을 배제해야 하며, 특히 심부전과 천식은 감별이 필요하므로 현병력, 과거력, 신체소견과 더불어 각종 검사를 통한 종합적인 평가로 이들 질환을 제외한다(17장 「천식발작, COPD 악화」 p.202, 18장 「급성심부전」 p.212 참조)
- 폐렴으로 진단했으면, 다음으로 **지역사회획득 폐렴**(community-acquired pneumonia, **CAP**)과 **병원획득 폐렴**(hospital-acquired pneumonia, **HAP**)을 구별한다.
- 기존에는 의료시설 등에서 발생한 폐렴을 **의료기관관련 폐렴**(healthcare-associated pneumonia, **HCAP**)으로 분류했었다. 그러나 2019년 AST(미국흉부학회) 가이드라인에서의 분류는, HCAP가 오히려 광범위 항생제 사용을 증가시킨 반면 환자 예후는 개선시키지 못했다는 보고가 나와 현재는 이 분류를 사용하지 않고, HCAP를 CAP 개념으로 포괄하고 있다[Am J Respir Crit. Care Med 200:e45-e67, 2019].
- 한편, **인공호흡기관련 폐렴**(ventilator-associated pneumonia, **VAP**)은 2016년 AST와 IDSA(미국감염학회)의 공동 가이드라인에서 제창된 후, 기관 삽관 후 동반되는 폐렴으로 CAP와 구분하고 있다.
- 이 CAP · HAP · VAP의 분류에 따라 추정 원인균과 치료 옵션이 달라지기 때문에 이후 항생제 선택에도 크게 관여한다.
- 일반적으로 CAP 환자에서는 기저질환이 있는 경우가 드물기 때문에 내성균이 원인균일 가능성은 낮다고 생각되는 반면, HAP, VAP에서는 내성균이 원인균일 가능성을 항상 고려해야 한다.

이 증례에서는…

- 증상과 청진소견에다 혈액검사상 염증반응 상승과 흉부 단순X선사진에서 우하 폐야에 폐렴소견이 관찰되어 폐렴으로 진단하였다.
- 병원 밖에서 발생했기 때문에 지역사회획득 폐렴으로 대응했다.

A 지역사회획득 폐렴

Q 지역사회획득 폐렴으로 진단했다. 그렇다면 이 폐렴의 중증도 판단은?

철칙 2 지역사회획득 폐렴의 입원 적응증(중증도 판정)은 패혈증 유무와 'A-DROP'을 확인한다

- 폐렴으로 진단했으면, 중증도를 평가해 입원 적응증인지 판단할 필요가 있다.
- 치료 장소와 항생제 선택을 위해 '패혈증 유무'를 판정하고, 중증도 'A-DROP'을 평가한다.

지역사회획득 폐렴의 중증도 판정

• 주로 ① **패혈증 유무 판단**, ② **중증도 판단** 2항목에 관해 검토한다.

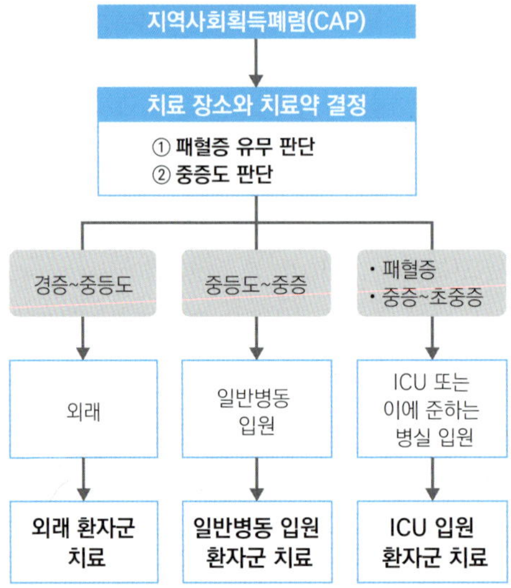

[일본호흡기학회성인폐렴진료가이드라인 2017 작성위원회(편): 성인폐렴진료가이드라인 2017. 일본호흡기학회, 2017]

① 패혈증 유무의 판단

• 'qSOFA' score에서 2점 이상이면, 패혈증을 의심한다. 추가적으로 'SOFA' score로 장기장애 평가를 해서 베이스라인보다 2점 이상 증가하면 패혈증으로 판단한다. 패혈증이면 입원 적응증이다.

qSOFA score
(1) 호흡수 22/분 이상
(2) 의식변화[Glasgow Coma Scale (GCS) < 15]
(3) 수축기혈압 ≤ 100 mmHg

② 중증도 판단

• 중증도를 'A-DROP' 시스템으로 평가해 3점 이상이면 입원 치료한다.

A-DROP system

A (Age)	: 남성 70세 이상, 여성 75세 이상
D (Dehydration)	: BUN 21 mg/dL 이상 또는 탈수
R (Respiration)	: SpO_2 90% 이하(PaO_2 60 mmHg 이하)
O (Orientation)	: 의식변화
P (Blood Pressure)	: 혈압(수축기) 90 mmHg 이하
경증	: 위 5개 항목 중 1개도 해당하지 않을 때
중등도	: 위 항목 중 1~2개에 해당할 때
중증	: 위 항목 중 3개에 해당할 때
초중증	: 위 항목 중 4~5개에 해당할 때. 단, 쇼크가 있다면 1개만 해당해도 초중증으로 분류

• 중증도 분류와 치료장소의 관계는 다음과 같다.

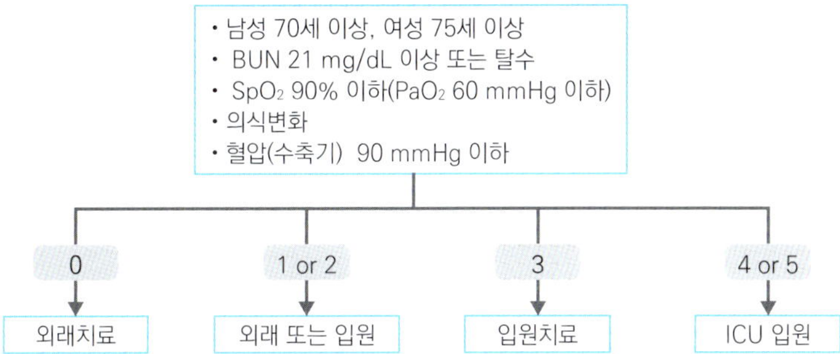

- 반대로 '산소치료는 불필요', '활력징후는 안정', '전신상태는 양호하고, 식사섭취 가능', '중증 호흡기질환, 당뇨병, 간질환, 신장질환, 악성질환은 없음' 등의 폐렴은 경증으로 판단해 외래치료를 고려해도 된다는 것. 증례에 따라 적절한 치료 장소를 선택하는 것이 중요하다. 최근에는 room air에서 SpO_2 95% 이상의 경증 폐렴에서 항생제 1~2일 치료(Ultra-Short-Course Antibiotics)와 5~8일 치료 사이에 결과가 비슷했다는 보고도 나왔다[Clin Infect Dis 76:e1217- e1223, 2023].

이 증례에서는…

- 객담 그람염색에서 피막을 지닌 그람양성쌍구균이 관찰되었고, 요중 폐렴구균 항원 검사도 양성이어서 폐렴구균성 폐렴을 강력히 의심하였다.
- 70세 이상, room air SpO_2 90% 이하, BUN 21 mg/dL 이상, 탈수 소견이 있어 A-DROP 3점의 중증으로 판단했고, 입원 치료하기로 방침을 세웠다.

A **폐렴의 중증도는 A-DROP에 따라 판단한다. 이 증례는 중증으로 판단한다.**

증례 ❷ 17세 여성. 며칠 전부터 피로감과 기침.

특별한 병력 없는 젊은 여성. 며칠 전부터 피로감과 심한 기침을 호소하였다. 집에서 경과를 지켜보다가 오늘 38.4℃ 열이 발생해 내원하였다. 현재 학교에서 마이코플라스마 폐렴이 유행하고 있다. 내원 시 활력징후는 의식 명료, 체온 36.2℃, 혈압 110/72 mmHg, 맥박 92/분·규칙적, 호흡수 14/분, SpO_2 97%(room air). 신체 소견상 흉부 청진 시 이상 소견은 없었다. 혈액검사에서 WBC 7,400/μL, CRP 2.4 mg/dL, BUN 12.7 mg/dL Cr 0.64 mg/dL, 흉부 단순X선사진에서 이상 소견은 보이지 않았다. 객담 그람염색은 검체를 얻기 어려워 시행하지 못했다.

Q 지역사회획득 폐렴을 보면 가장 먼저 해야 할 감별은?

철칙 3 지역사회획득 폐렴을 보면 세균성 폐렴인지 비정형 폐렴인지 판단한다

- 폐렴진료에서는 원인균 동정이 매우 중요하다.
- 크게 세균성 폐렴과 비정형 폐렴으로 구별한다. 치료 항생제 종류가 달라지기 때문에 처음부터 의식해서 대응하는 것이 중요하다.

- 지역사회획득 폐렴에서 각각 예상되는 원인균은

  세균성 폐렴→폐렴구균(*Streptococcus pneumoniae*), 인플루엔자간균(*Haemophilus influenzae*), 모락셀라 카타랄리스(*Moraxella catarrhalis*)

  비정형 폐렴→마이코플라스마 폐렴균(*Mycoplasma pneumoniae*), 레지오넬라 뉴모필리아(*Legionella pneumophila*), 클라미도필라 폐렴균(*Chlamydophila pneumoniae*)
- 객담 그람염색은 진단에 매우 유용하므로, 반드시 시행하자. 동시에 혈액배양도 한다.
- 그 밖에 신속진단법으로 객담을 통한 폐렴구균 세포벽 항원검사나 소변 항원검사(폐렴구균, 레지오넬라)도 유용하다. 단, 폐렴구균 예방접종 후에도 양성이 나올 수 있으므로 예방접종 유무도 반드시 확인해 둘 것. 백신 접종 후 5일 정도는 위양성이 나올 수 있으므로 주의한다.

비정형 폐렴의 감별항목

- 감별에 활용되는 항목

> ① 나이<60세
> ② 기저질환 없음, 또는 경미
> ③ 심한 기침
> ④ 흉부 청진상 이상 소견이 부족
> ⑤ 가래가 없음, 또는 신속진단법에서 원인균이 검출되지 않음
> ⑥ 말초백혈구수가 <10,000/μL

- 6항목 중 4항목을 충족하면, 비정형 폐렴이 의심되고, 3항목 이하에 해당하면 세균성 폐렴이 의심되므로 확인해 두자.
- 다만, 레지오넬라 폐렴은 해당되지 않으므로 주의.

이 증례에서는…

- 특별한 기저질환이 없는 젊은 여성에서 기침 증상이 심했다. 흉부 청진상 이상 소견이 부족하고, 객담이 적은 점과 혈액검사에서 백혈구 수치의 상승이 없는 것으로 보아 비정형 폐렴의 감별항목을 모두 만족하는 것으로 생각되었다.
- 주변에 마이코플라스마 폐렴이 유행하고 있었으므로, 먼저 마이코플라스마 폐렴의 가능성을 고려했다.

A 지역사회획득 폐렴을 보면 '세균성'인지 '비정형'인지 반드시 감별한다.

더 알고 싶다!

환자 배경(background)과 관련된 원인균

- 기질적인 폐질환(COPD)→*H. influenzae, M. catarrhalis. S. pneumoniae*
- 비장적출 과거력→*S. pneumoniae, H. influenzae*
- 흡인 위험(신경질환 등)→*P. aeruginosa*, 혐기성균
- 심한 음주자→*K. pneumoniae, S. pneumoniae*, 혐기성균
- 소아와의 접촉력→*M. pneumoniae*

- 여러 번 입원력, 항생제 치료력, 요양시설 입소자→*P. aeruginosa*(배양력 확인)
- 인플루엔자감염 후→*S. aureus* 빈도가 증가, *S. pneumoniae*가 가장 많음
- 온천 · 목욕탕 · 찜질방→레지오넬라
- 조류, 동물과의 접촉력→*C. psittaci*
- 투석, 저영양, 노숙자, 결핵 과거력, 면역억제제 사용→결핵균
- HIV 감염자, 면역억제 환자→*pneumocystis, Stenotrophomonas maltophilia*

※ *Stenotrophomonas maltophilia*는 기관 삽관+광범위 항생제 사용 환자 등에서도 고려

Q 어떤 항생제를 선택해야 할까?

지역사회획득 폐렴의 항생제 '경험적(empiric) 치료'

① 세균성 폐렴

외래치료

경구약:

페니실린계, 마크로라이드계, 호흡기 퀴놀론계(levofloxacin, gatifloxacin, moxifloxacin)

[※호흡기 퀴놀론계: 폐조직이행성 양호, 폐렴구균, 비정형 폐렴(마이코플라스마, 클라미디아 폐렴)에 효과 있음. 만성호흡기질환 환자에서도 선택]

〈처방 예〉 amoxicillin-clavulanate(오구멘틴®) 1회 625 mg 1일 3회

〈처방 예〉 levofloxacin(크라비트®) 1회 750 mg 1일 1회 또는 moxifloxacin(아벨록스®) 1회 400 mg 1일 1회

주사약:

세프트리악손, 레보플록사신, 아지스로마이신

〈처방 예〉 세프트리악손 1~2 g 정주 24시간마다

입원치료

주사약:

암피실린-설박탐 or 세프트리악손 or 레보플록사신(페니실린 알레르기 시) ± 비정형 커버: 아지스로마이신 or 미노사이클린(국내 주사약 없음)

〈처방 예〉 암피실린-설박탐(유나신®) 1.5~3 g 정주 6~8시간마다

〈처방 예〉 세프트리악손 1~2 g 정주 24시간마다

② 비정형 폐렴

경구약:

〈처방 예〉 아지스로마이신(지스로맥스®) 1회 500 mg 1일 1회 3일 동안

〈처방 예〉 레보플록사신(크라비트®) 1회 500 mg 1일 1회

〈처방 예〉 목시플록사신(아벨록스®) 1회 400 mg 1일 1회

주사약:

〈처방 예〉 아지스로마이신(지스로맥스®) 500 mg 정주 24시간마다

〈처방 예〉 레보플록사신(크라비트®) 500 mg 정주 24시간마다

〈처방 예〉 미노사이클린(미노마이신®) 100 mg 정주 12시간마다(국내 없음)

- 마이코플라스마에는 아지스로마이신 또는 미노사이클린, 레지오넬라에는 레보플록사신 또는 아지스로마이신을 사용한다.
- 3일 동안 사용했는데 증상 호전이 부족한 경우에는 정형 세균성 폐렴을 고려하여 항생제를 추가한다.
- 물론, 특정 세균이 동정되면 그에 특이적인 항생제를 선택하는 것이 중요하다.

이 증례에서는…

- 경과상 비정형 폐렴이 의심되었고, 주변에 마이코플라스마 폐렴이 유행하고 있었기 때문에 마이코플라스마 폐렴으로 지스로맥스® 500 mg을 1일 1회 3일간 투여했다.
- 이후 인두도말검사에서 마이코플라스마 양성으로 확인되었고, 치료 후에는 증상이 빠르게 호전되었다.

A 비정형 폐렴인 마이코플라스마 폐렴에 대해 아지스로마이신 치료를 선택했다.

더 알고 싶다!

레지오넬라

- 여행지에서의 호텔, 온천시설, 병원, 목욕설비의 오염 등에 의해 집단 발병할 수 있는 것으로 알려져 있다.
- 모든 연령에서 이환될 수 있는데, 위험요인으로 이식 등 면역부전, 투석, 고령, 만성간질환, 알코올 의존증, 흡연, COPD 등이 있다.
- 권태감, 두통, 근육통으로 시작하는 경우가 많다. 2~10일의 잠복기 후 오한진전을 동반한 고열이 나고, 급격하게 호흡곤란이 진행한다. 설사나 중추신경증상도 흔하다. 상대적 서맥도 나타날 수 있다.
- 간기능이상, 저나트륨혈증, CK 상승을 보이는 경우가 있고, 영상소견은 다양해서 일정하지 않지만, 원칙적으로 폐 병변을 보이는 질환이다.
- 소변 레지오넬라 항원 검사가 유용하지만, *Legionella pneumophila* 혈청형 1 이외에는 검출할 수 없다.
- 치료는 레보플록사신이나 목시플록사신 등 호흡기 퀴놀론계와 아지스로마이신 등 마크로라이드계 항생제.
- 예후가 좋지 않고, 치사율이 15~20%로 높기 때문에 신속한 진단과 치료가 필요한 질환이다.

증례 ❸ 뇌경색 치료를 위해 입원 중인 90세 남성.

뇌경색의 만성기 재활 목적으로 입원하였다. 당일 아침 식사 중 흡인을 일으켰고, 이후 점차 기침과 호흡곤란 증상이 나타났다. 그날 밤부터 38.5℃의 열이 나서 당직 콜을 받았다. 활력징후는 의식수준 JCS I-2(장소, 시간, 날짜를 잘 대답하지 못함), 체온 38.2℃, 혈압 112/64 mmHg, 맥박 104/분·규칙적, 호흡수 22/분, SpO_2 90%(room air). 신체소견상 우하 폐야에서 crackles이 들렸다. 혈액검사상 WBC 12,400/μL, CRP 3.4 mg/dL, BUN 18 mg/dL, Cr 0.64 mg/dL. 흉부 단순X선사진에서 우하 폐야에 침윤 음영이 관찰됐다. 객담 그람 염색에서는 여러 종류의 세균이 혼재된 polymicrobial pattern이었다. 과거 객담배양에서 녹농균 검출력이 있다.

Q 병원획득 폐렴에서 주의해야 할 것은?

철칙 4 병원획득 폐렴에서는 환자배경을 충분히 고려해 항생제를 선택한다

- 병원획득 폐렴(HAP)은 입원 후 48시간 이상 경과해서 새롭게 발병한 폐렴이다. 즉, 입원 시 이미 있던 폐렴은 포함되지 않는다.

HAP의 진단 흐름

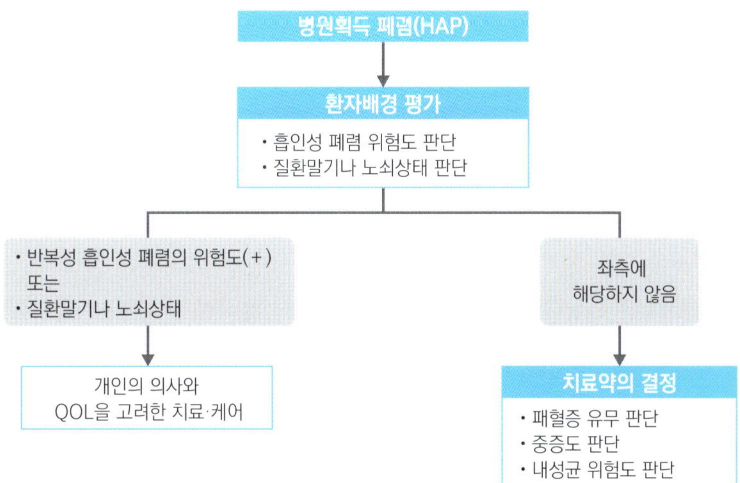

[일본호흡기학회성인폐렴진료가이드라인 2017 작성위원회(편): 성인폐렴진료가이드라인 2017. p.6. 그림 5. 일본호흡기학회, 2017를 참고해 작성]

- 병원획득 폐렴은 예후가 좋지 않은 말기 폐렴 상태나 노쇠의 경과 중 발병하는 경우가 많으므로, 적절한 항생제 치료가 반드시 생명예후를 개선시키는 것은 아니다. 흡인성 폐렴을 앞으로도 반복할 위험이 있는 경우나 질환말기, 노쇠상태인 경우 환자 본인 및 가족과 치료에 관하여 충분히 상의하고 그들의 의사를 존중해 삶의 질(QOL)을 우선하는 선택지도 고려해야 한다(가이드라인에 기술되어 있음).

HAP의 중증도 분류

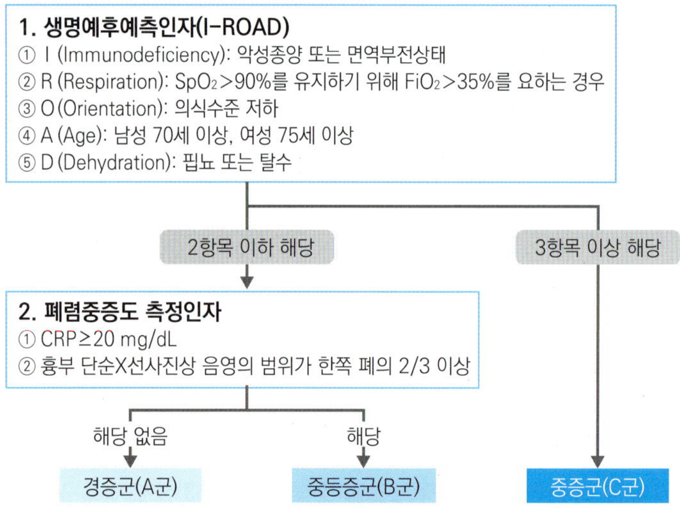

[일본호흡기학회 성인폐렴진료 가이드라인 2017 작성위원회(편): 성인폐렴진료 가이드라인 2017. p.41. 그림 5. 일본호흡기학회, 2017을 참고하여 작성]

항생제 선택

- 원칙적으로, 적극적인 치료를 희망하는 경우 지역사회획득 폐렴과 마찬가지로 '패혈증 유무 판단', '중등도 판단(I-ROAD)', '내성균 위험도 판단'을 통해 적절한 항생제를 선택한다.
- HAP를 CAP와 구별하는 중요한 요소로, HAP의 원인균은 포도당 비발효균(녹농균, 아시네토박터 등)과 MRSA의 관여가 많다는 점을 들 수 있다.
- 따라서 객담 배양을 포함한 검체 채취가 중요하며, 특히 과거에 녹농균이나 MRSA가 검출된 적이 있는 경우 이들 내성균의 커버를 충분히 고려해야 한다.
- 특히 MRSA나 녹농균의 위험이 높은 경우에는 광범위 항생제로 치료하는 것이 권장된다. 초기치료에서 MRSA나 녹농균을 커버하는 항생제를 사용한 경우에는 배양 결과가 나올 때까지 지속하는 것이 권장된다.
- 또한, 흡인성 폐렴이 발생했을 때 폐농양이나 농흉 등이 합병된 경우를 제외하고는 루틴하게 혐기균을 커버하는 것은 권장하지 않는다.
- 내성균의 빈도나 균의 항생제 감수성은 시설에 따라 다르므로, 가능하면 시설의 안티바이오그램을 확인할 것.
- 광범위 항생제로 시작한 경우에도, 배양검사 결과가 나온 시점에 de-escalation을 검토한다.

① MRSA의 초기 치료

주사약 :

반코마이신, 리네졸리드, 테이코플라닌

〈처방 예〉 반코마이신 15 mg/kg 1일 2회, trough level에 맞게 조정
〈처방 예〉 리네졸리드(자이복스®) 600 mg 1일 2회
〈처방 예〉 테이코플라닌(타고시드®) 400 mg 1일 1회

② 녹농균의 초기 치료

주사약

피페라실린–타조박탐, 세페핌, 세프타지딤
〈처방 예〉 피페라실린–타조박탐(타조신®) 4.5 g 1일 4회
〈처방 예〉 세페핌(맥스핌®) 1~2 g 8시간마다
〈처방 예〉 세프타지딤(타짐®) 2 g 8시간마다

- 항생제의 종료 시점에 대해서 확립된 기준은 없으나, 해열 후 48시간 이상 경과, 자각 증상 호전, 혈액검사에서 염증반응 개선을 참고한다. 항생제 투여기간은 일반적으로 7일이 권장된다.

이 증례에서는…

- 가족에게 치료방침을 확인한 결과, 적극적인 치료개입을 원했기 때문에 입원해서 항생제치료를 하기로 했다.
- 녹농균의 감수성을 확인하고 피페라실린–타조박탐(타조신®) 4.5 g 정주 1일 4회로 치료를 시작했다.

A 병원획득 폐렴에서는 반복적인 흡인 위험과 환자–가족의 의사를 신중하게 검토하고, 내성균 등 환자배경을 확인한 후 항생제 치료를 시작한다.

더 알고 싶다!

인공호흡기관련 폐렴(VAP)

- 기관 삽관으로부터 48시간 이후에 발생한 폐렴으로 정의한다.
- VAP는 삽관 환자의 약 10%에서 발생하며, 삽관 기간이 길어질수록 VAP 발생 위험이 증가한다[JAMA 316:2427–2429, 2016].
- ICU 재원일수 및 입원일수 증가뿐 아니라 사망률을 상승시키는 중요한 원내 감염이다.
- 진단은 발열, 기도분비물 증가 등의 증상과 흉부 단순X선사진에서 새로운 침윤음영, 백혈구 수 이상 등으로 이루어지는 경우가 많다.
- VAP가 의심되는 환자에서는 객담배양을 제출하고, 원인균 동정 및 항생제 감수성 검사를 시행한다. 이때 기관지내시경과 같은 침습적인 검사가 꼭 필요한 것은 아니다.
- VAP에는 초기 VAP와 후기 VAP가 있다. 초기에는 폐렴구균과 *Streptococcus*속, MSSA, 인플루엔자간균, 대장균, 클렙시엘라 등이 흔하고, 후기에는 MRSA, 녹농균, 기질특이적 확장형 β–Lactamase (ESBL) 생산균 등 내성균이 검출되기 쉽다.

- 항생제 선택은 각종 배양이 확인될 때까지 개별 증례 및 시설의 안티바이오그램을 확인하고 처방한다. 일반적으로 병원획득 폐렴과 항생제 선택에 대한 개념은 다르지 않으나, 내성균 위험이 높은 경우에는 광범위 항생제를 고려한다.
- 최근 일본에서 보고된 바에 따르면, 그람염색을 이용한 항생제 치료가 가이드라인 기반 치료에 비열등한 임상효과를 보이고, 광범위 항생제 사용을 감소시켜 그람염색의 유용성이 주목받고 있다[JAMA Netw Open 5:e226136, 2022].
- 다제내성균에 의한 VAP의 위험 요인:
  1. 90일 이내 정맥 주사 항생제 사용.
  2. VAP 발병 시 패혈성 쇼크 동반.
  3. VAP 발병 전 ARDS(급성호흡곤란증후군)를 일으킴.
  4. VAP 발병 5일 이상 전부터 입원해 있음.
  5. VAP 발병 전 급성신부전으로 신대체요법(renal replacement therapy)을 시행 중.

증례 ❹ 56세 남성. 며칠 전부터 호흡곤란.

수년 전부터 비후성 심근증에 동반된 심방세동으로 타병원에서 아미오다론(코다론®)을 처방받아 복용 중. 내원 며칠 전부터 호흡곤란을 자각, 점차 증상이 심해져 본원 응급실로 내원하였다. 내원 시 활력징후는 의식 명료, 체온 37.3℃, 혈압 134/76 mmHg, 맥박 114/분·규칙적, 호흡수 22/분 SpO_2 88%(room air). 신체소견상 양측 폐야에서 광범위하게 crackles가 들리고, 혈액검사상 WBC 15,600/μL, CRP 7.4 mg/dL, 흉부 단순X선사진상 양측에 간유리음영(ground-glass opacity)이 관찰되었다. 심장초음파에서 심부전을 시사하는 소견은 보이지 않았다. 그람염색에서 뚜렷한 균체는 검출되지 않았지만, 지역사회획득 폐렴에 준해 우선 항생제 치료를 유나신®과 지스로맥스®로 시작했다. 그러나 항생제 투여 후에도 발열과 염증반응, 영상소견의 개선이 이루어지지 않았고, 호흡 상태는 더 악화되었다.

Q 무엇을 생각해야 할까?

철칙 5 잘 낫지 않는 폐렴은 감염 이외의 원인에 주의한다

- 폐렴치료를 시작할 때 심부전이나 약물성 간질성 폐렴 등의 가능성을 염두에 두고 대응하는 것이 필수적이다.
- 세균성 폐렴에 대한 항생제 치료의 효과 판정은 약물 투여 3일 후에 한다.
- 평가는 체온(발열), 기침, 가래량 3항목으로 하며, 3항목 중 2항목 이상을 '개선(개선 경향 있음)'으로 한다.
- 치료 효과가 있을 때 균혈증을 동반하지 않은 경우 7~10일, 동반한 경우 14일간 항생제를 지속한다.
- 항생제 투여에도 호전되지 않는 폐렴의 경우, 먼저 적절한 항생제를 선택했는지, 투여량이 적절했는지, 투여간격이 적절했는지 확인해야 한다. 그래도 호전되지 않는 경우, 지역사회획득 폐렴에 부합하는지 재검토해야 한다.

- 감염성 중에서도 결핵은 특히 주의가 필요하므로 반드시 염두에 두자.
- 특히 퀴놀론계 항생제는 고령자 결핵의 partial treatment가 될 수 있으므로, 안이한 퀴놀론계 항생제 사용은 삼가야 한다.
- 감염성에서는 그밖에 폐쇄성 폐렴, 농흉, 농양형성에서도 항생제 효과가 불충분할 수 있으므로 영상검사 등의 재검토가 필요하다.
- 그 외 간질성 폐렴, 호산구성 폐렴, 과민성 폐렴, 약물성 폐렴, 방사선 폐렴, COPD 악화, 심부전, ARDS, 폐포출혈, 폐암, 림프증식성 질환 등을 감별해야 한다.

흉부 단순X선사진 판독법

① 촬영 조건 체크
- 촬영체위
- 사위(oblique position)
- X선 관구(tube) 높이
- 전압 등

↓

② 뼈·연부조직 음영 체크
- 경부도 체크

↓

③ 중심음영 체크
- 상, 하대정맥
- 대동맥
- 심장
- 양측 폐문부
- 척추, 흉골

↓

④ 양측 횡격막 주변 체크
- free air를 놓치지 말 것
- 흡기는 충분했는지?

↓

⑤ 폐야를 자세하게 체크
- 좌우 폐야 비교

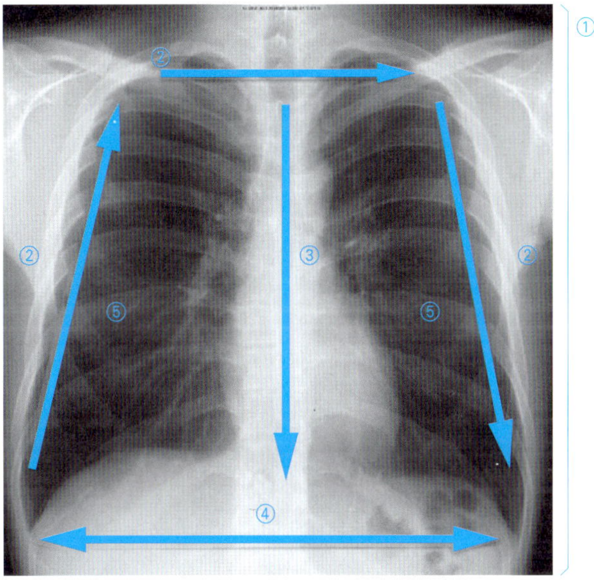

흉부 단순X선사진의 판독 순서

① 촬영 조건 체크

- 환자 이름 · 나이 · 성별을 확인
- 체위는? → 선 자세, 앉은 자세, 앙와위(supine position), 정면 or 측면, PA or AP
- 관구의 높이는 적절한가? → 좌우 쇄골흉골단이 제4늑골후방음영과 겹쳐 있으면 OK
- 관구의 전압은 적절한가? → 척추, 특히 극돌기(spinous process)의 윤곽이 명확히 보이면 OK
- 정면에서 촬영했는지? → 좌우 늑골흉골단의 중앙점이 척추골의 극돌기에 위치해 있으면 OK
- 최대흡기에서 촬영했는지? → 제10늑골의 후방음영을 추적할 수 있으면 OK

② 뼈·연부조직 음영 체크

- 경부연부조직 · 쇄골 · 견갑골 · 늑골 · 유방 확인
- 측만이나 압박골절 유무

③ 중심음영 체크

a) 먼저 전체적으로 보고, 확장된 부분이 없는지 확인(종격 편위에도 주목)

b) 기관~기관분지부 및 기관의 편위를 확인

c) 대동맥과 심장을 확인. PA에서는 심흉곽비를 계산

d) 양측 폐문부(폐동맥, 폐문부 림프절)를 확인

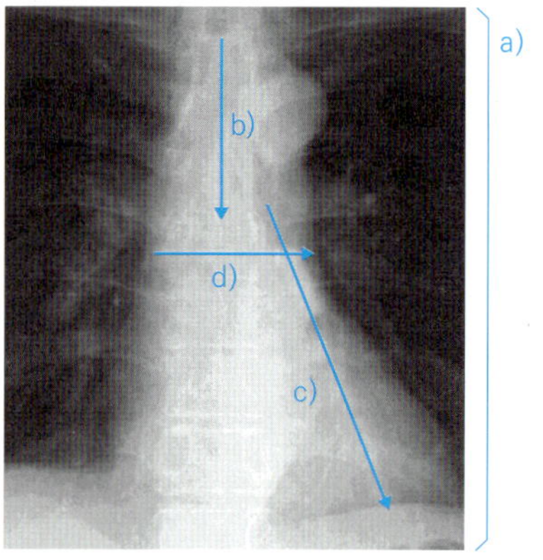

- A-P window(Aortic Pulmonary window)

  동맥관인대(ligamentum arteriosum), 좌측 반회신경(left recurrent laryngeal nerve), 보탈로 림프절(lymph nodes of Botallo's duct), 상행대동맥 림프절 등이 지방에 쌓여 존재한다.

  A-P window 소실 → 좌측 폐문부 폐암, 반회신경종양, 보탈로 림프절 비대

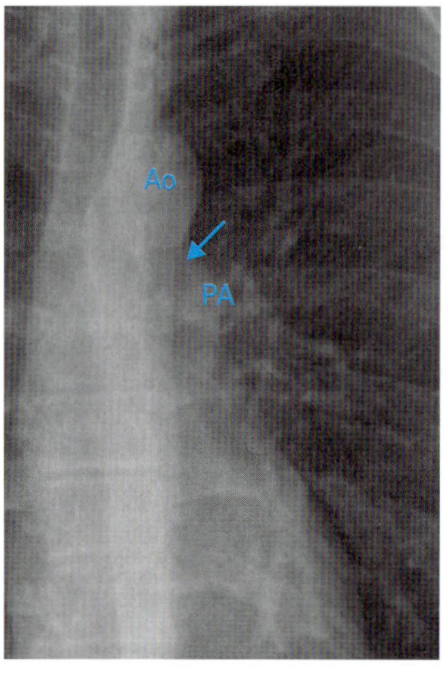

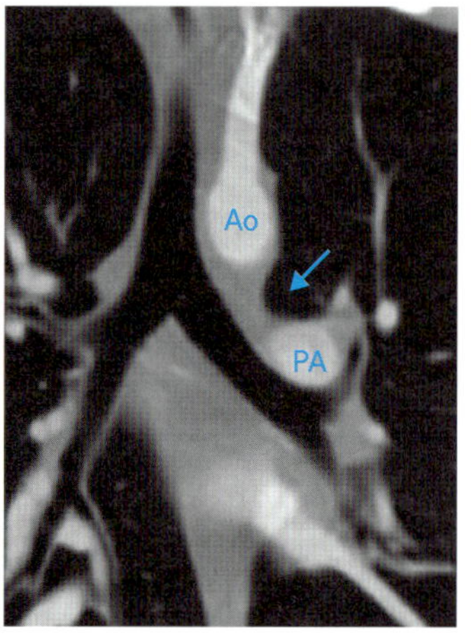

Ao: 대동맥, PA: 폐동맥

- 기관분지각

  기관분지각이 넓어짐 → 후종격 종양

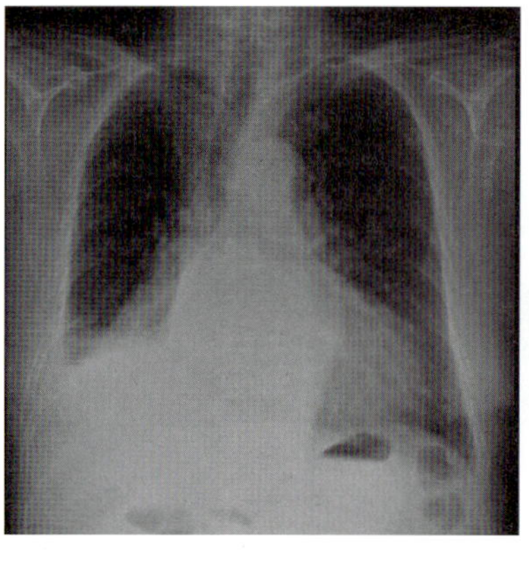

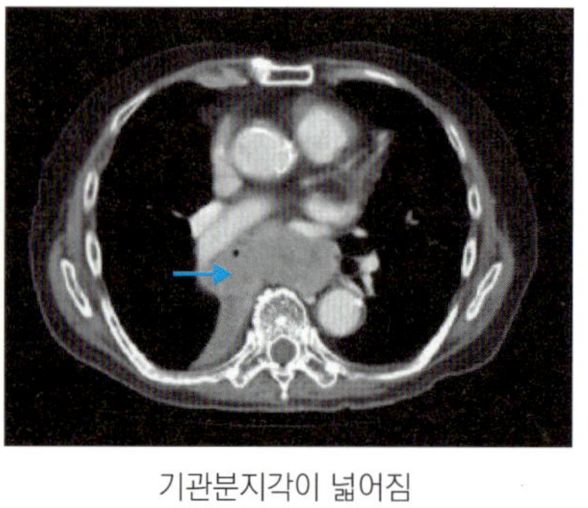

기관분지각이 넓어짐

- 우측 기관주위 선(Rt. paratracheal stripe)
  쇄골 높이에서 우상엽 기관지 상연 높이까지의 기관 우벽이 수 mm 두께의 선상 음영으로 나타난다.
  선 자세에서 4 mm 이상이면 이상 소견으로 판정→기관주위 림프절 비대 · 기관종양 · 흉막병변 · 폐종양

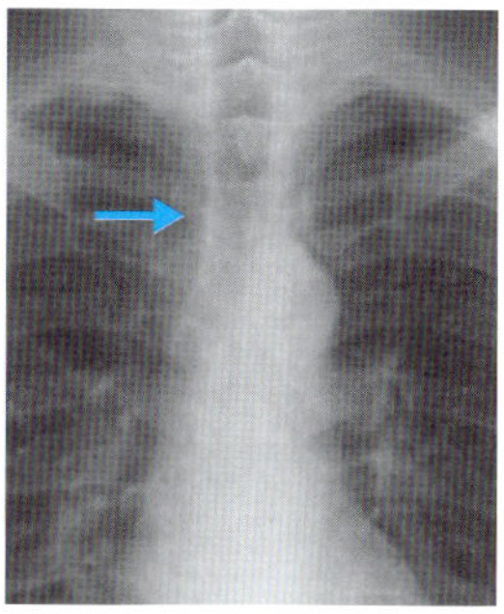

정상

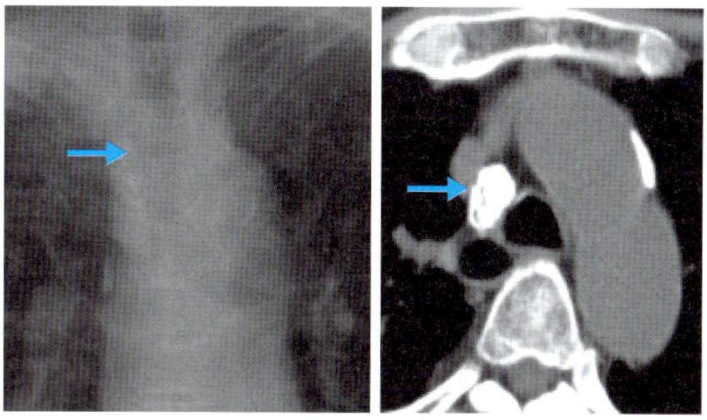

Rt. Paratracheal stripe 소실

④ 양측 횡격막 주변 체크

- 횡격막의 높이(우측 횡격막이 좌측보다 1늑간 높다)
- 횡격막의 평탄화
- 횡격막에 겹친 침윤음영이나 결절음영
- 대장가스(간 굴곡부; hepatic flexure 및 비장 굴곡부; splenic flexure)
- 위가스(gastric air bubble)
- 실질장기(간 및 비장)
- Free air

⑤ 폐야를 자세하게 체크

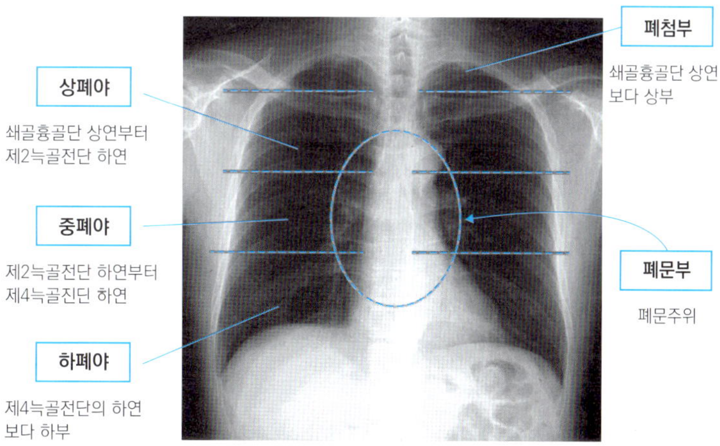

- 침윤음영(consolidation): 액상물질이 폐포강에 축적되어 생긴다. 경계가 불분명한 음영으로 기존 구조는 보기 어려워진다(혈관음영을 추적할 수 없다).
- 간유리음영(ground glass opacity): 기존 구조가 보이는 폐야농도의 상승으로 정의하고, 혈관음영을 추적할 수 있는 폐야에 안개가 낀 듯한 음영.
- 망상음영 · 망상선상음영(reticular opacity · reticulonodular opacity): 다수의 미세한 선상음영이 교차해 망상 모양을 나타내는 것으로 폐 간질의 병변을 시사한다.

- 과립상음영 : 3 mm 이하
- 작은결절음영 : 3 mm~1 cm
- 결절음영 : 3 mm~1 cm
- 종괴음영 : 3~5 cm
- 큰종괴음영 : 5 cm 이상

실루엣 징후(silhouette sign)

- 물 농도와 물 농도의 음영이 겹쳐서 존재함으로써 그 경계의 contrast가 소실되어 불명료해진 것.
  1. 폐포가스가 누출액, 삼출액, 혈액, 세포성분 등 X선상 물 농도를 보이는 물질로 치환된다.
  2. 폐포가 허탈되어 폐포 내 공기가 소실된다.
  3. 물이나 종양 등이 있어 폐포가스가 심장이나 흉부대동맥 등에 접할 수 없다.

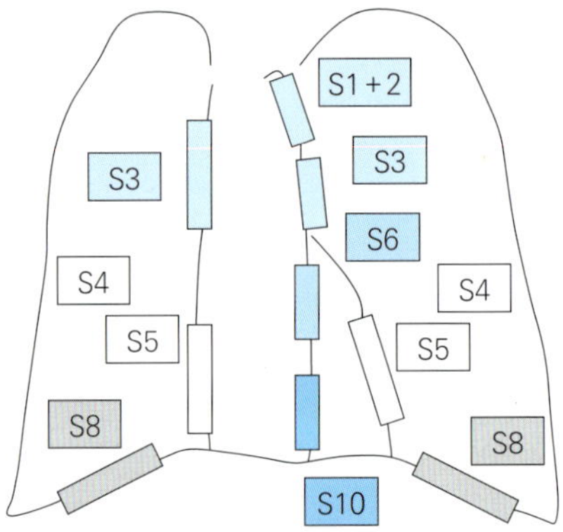

이 증례에서는…

- KL-6 상승이 있어 코다론® 복용에 의한 약물성 간질성 폐렴을 의심했다. 코다론®을 중단하고, 스테로이드 치료를 시작했고 이후 증상은 호전됐다.

A 치료 저항성 폐렴에서는 반드시 감염 이외의 다른 질환 가능성을 재검토한다.

● 참고 문헌

1) Aliberti S, et al. Community-acquired pneumonia. Lancet 398:906-919, 2021 [PMID: 34481570] [PMID: 34481570].
- 지역사회획득 폐렴에 대한 최신 리뷰.

2) Kalil AC, et al. Management of Adults With Hospital-acquired and Ventilator-associated Pneumonia: 2016 Clinical Practice Guidelines by the Infectious Diseases Society of America and the American Thoracic Society. Clin Infect Dis 63:e61-e111, 2016 [PMID: 27418577].
- HAP 및 VAP의 2016년 가이드라인.

3) Metlay JP, et al. Diagnosis and Treatment of Adults with Community-acquired Pneumonia of Adults with Community-acquired Pneumonia. Thoracic Society and Infectious Diseases Society of America. Am J Respir Crit Care Med 200:e45-e67, 2019 [PMID: 31573350].
- 2019년 ATS/IDSA에서 발표한 최신 지역사회획득 폐렴 가이드라인. 필독해야 한다.

4) 日本呼吸器学会成人肺炎診療ガイドライン2017 作成委員会(編): 成人肺炎診療ガイドライン2017. 日本呼吸器学会, 2017
- 일본에서의 폐렴 진료 권고가 상세히 기술되어 있다.

(스즈키 다카히로)

15 요로감염(UTI)

단순? 또는 복합?

철칙

1. 방광염과 신우신염, 단순성과 복합성을 구분하여 생각하자
2. 신우신염이 의심되면 패혈증과 폐색에 주의한다
3. 요도 카테터 삽입 환자는 항상 “CAUTI”에 주의한다
4. 남성의 원인 불명 발열은 반드시 전립선염을 의심하자

증례 ❶ **특별한 병력이 없는 29세 여성.**

내원 2일 전부터 배뇨통과 하복부 통증, 잔뇨감이 발생하여 외래로 내원하였다. 환자의 전신 상태는 양호. 내원 시 활력징후는 의식 명료, 체온 36.3℃, 혈압 118/60 mmHg, 맥박 68/분·규칙적, 호흡수 14/분, SpO_2 100%(room air). 요잠혈 양성, 요중 백혈구(WBC) 3+.

Q 진단과 그 근거는?

철칙 1 방광염과 신우신염, 단순성과 복합성을 구분하여 생각하자

- 요로감염이 의심될 때의 순서도는 아래와 같다. 여기서는 주로 방광염과 신우신염에 대해 기술하였다.

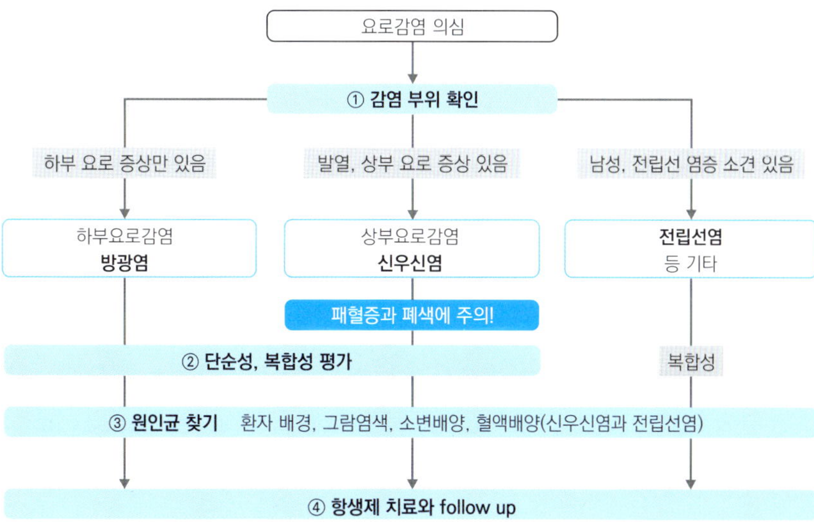

① 감염 부위 확인

- 요로감염은 아래와 같이 크게 상부요로감염(신우신염)과 하부요로감염(주로 방광염)으로 나뉜다.
- 기본적으로 방광염은 발열이나 상부 요로 증상(요통)이 없는 것이 포인트이다. 반대로 신우신염의 경우 하부 요로 증상을 동반하기도 하지만 원칙적으로 발열과 상부 요로 증상이 두드러진다.

방광염과 신우신염의 구별

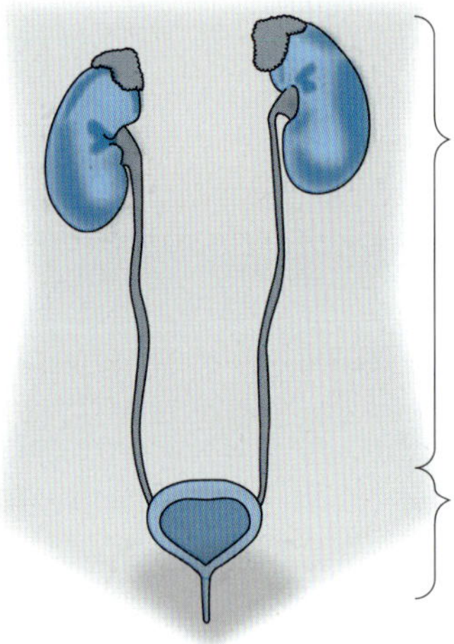

상부 요로(신장~요관) 감염: 신우신염

	증상	신체소견	검사 소견
신우신염	발열, 오한, 옆구리~허리 통증, 오심·구토, 요혼탁 하부 요로 증상을 동반하기도 함	늑골척추각(CVA) 압통 신장 타진통	염증 반응 높음 요중 백혈구 양성 아질산염(nitrite) 양성 소변배양 양성

하부 요로(방광~요도) 감염: 주로 방광염

	증상	신체소견	검사 소견
방광염	하복부 통증(위화감), 배뇨통, 잔뇨감, 혈뇨, 요혼탁 발열이나 요통은 없음	신체 진찰 상 양성 소견은 적지만, 하복부(치골 상부)의 압통이 10~20%에서 양성	염증 반응은 그다지 높지 않음 혈뇨 요중 백혈구 양성 아질산염(nitrite) 양성 소변배양 양성

→ 그 외 요도염, 전립선염, 고환염/부고환염

- 방광염의 배뇨통은 배뇨 말미에 발생한다. 특히 배뇨 초기에 통증이 있는 경우는 요도염에서 전형적이다.
- 요통을 통증이 아니라 '무겁다'고 표현하는 환자도 많으므로 주의해야 한다.
- CVA 압통 유무를 검사할 때는 환자의 통증을 고려하여 갑자기 세게 두드리지 말고 처음에는 약하게 두드리다가 통증이 없으면 점점 세게 두드린다. 좌우 차이를 확인하는 것이 소견 유무 판단에 도움이 된다.
- CVA 압통 양성인 경우, 양손 진찰로 통증 부위가 신장인지 확인한다.
- 또한 담낭염의 sonographic Murphy sign과 같이 초음파를 이용하여 진찰할 수도 있다.

② 단순성 또는 복합성 평가

- 추정 원인균이 다르기 때문에 단순성 또는 복합성으로 분류하는 것도 중요하다. 단순성의 경우 약 90% 이상이 *Escherichia coli*, *Klebsiella* spp., *Proteus* spp.이다.

분류	단순성(uncomplicated)	복합성(complicated)
정의	비임신 폐경 전	남성 임신 또는 폐경 후 여성 요로 폐색 신경인성 방광 면역억제 카테터 삽입 중
원인균	*Escherichia coli* *Klebsiella* spp. *Proteus* spp. *Staphylococcus saprophyticus*	*Escherichia coli* *Klebsiella* spp. *Proteus* spp. *Enterobacter* spp. *Citrobacter* spp. *Serratia* spp. *Pseudomonas aeruginosa*

③ 원인균 찾기(자세한 내용은 38장 「항생제 사용법 총론」 p.458 참조)

- 소변 그람염색과 소변배양 검사는 모든 환자에게 실시하고, 혈액배양은 신우신염, 전립선염 환자에게 실시한다.
- 위의 단순성, 복합성의 원인균을 참고하면서 그람염색으로 원인균을 좁혀 나간다.
- 과거 입원 기록과 면역 상태를 포함한 환자 배경과 과거 배양력(녹농균, ESBL 생성균, AmpC 생성균)도 참고하여 원인균을 추정한다.

④ 항생제 치료(신우신염 치료는 후술) 및 follow up

방광염(외래치료): 역자 주) 우리나라와 차이가 있으므로, 국내 가이드라인을 우선 참고.

〈처방 예〉 트리메토프림 · 설파메톡사졸(TMP/SMX) 1회 2정 1일 2회 복용

〈처방 예〉 세파클러 1회 500 mg 1일 3회 매 식후에 복용

〈처방 예〉 세팔렉신 1회 500 mg 1일 4회 매 식후에 복용

- 치료기간은 단순성일 경우 3일, 복합성일 경우 3~7일 정도 소요
- 원칙적으로 소변배양 검사의 후속 검사 등은 필요하지 않으며, 소변배양 검사에서 항생제가 커버하지 못하는 균이 자랐거나 증상이 호전되지 않는 경우 다시 진찰한다.

이 증례에서는…

- 하부 요로 증상이 있고, 발열과 요통이 없으며 요로감염 과거력이 없는 비임신부인 점을 감안하여 단순 방광염으로 진단하였다.
- 첫 방광염으로 입원력, 배양력, 과거 항생제 사용 등의 이력도 없었다.
- 소변 그람염색에서 장내 세균과 유사한 그람음성간균(GNR)이 관찰되어 대장균 등의 장내 세균을 상정하고 셉트린®(TMP/SMX) 1회 2정을 1일 2회로 3일간 처방하였다.

A 하부 요로 증상이 있고, 발열과 요통이 없어 방광염으로 진단했다.

더 알고 싶다!

무증상 세균뇨

- 무증상이지만 소변배양에서 균이 검출되는 경우[여성: 2회 연속(1~2주 사이) 10^5 CFU/mL 이상, 남성: 1회라도 10^5 CFU/mL 이상]를 무증상 세균뇨라고 한다.
- 치료 의의가 거의 없고, 내성균 관점에서도 기본적으로 치료하지 않으나 비뇨기과 수술 전과 임산부는 치료를 실시한다.
- 뚜렷한 근거가 부족한 영역이기도 하고, 병원마다 진료가 다른 경우도 많기 때문에 더 자세히 알고 싶다면 미국감염학회 가이드라인을 참고하는 것이 좋다[Clin Infect Dis 68:e83-e110, 2019].

재발성 방광염 예방법

- 젊은 여성의 재발성 방광염은 성관계와 관련 있는 경우가 많으므로 예방의 관점이 중요하다.
- 재발성 방광염은 일상적으로 물을 많이 마시는 것(1일 1.5 L)으로 절반 정도 예방할 수 있다[JAMA Intern Med 178:1509-1515, 2018].
- 성관계 후 TMP/SMX(트리메토프림 · 설파메톡사졸) 1정을 복용하면 90% 이상 예방할 수 있다는 보고도 있다[JAMA 264:703-706, 1990]. 또한 성관계 후 배뇨도 중요하다.
- 크랜베리 주스도 소변 내 세균 번식을 억제하는 작용이 있어 일상적으로 마시는 것이 효과적일 수 있지만, 의견이 분분하다[J Urol 198:614-621, 2017].
- 또한 소변을 참지 않는 것, 배변 후 청결 지도(대변의 세균이 요도구에 달라붙지 않도록 앞에서 뒤로 닦는 것)도 일반적으로 이루어지고 있다.
- 드물지만 직장방광루 등 기질적 질환이 원인인 경우도 있으므로 단기간에 반복적으로 치료 저항성을 보이는 초음파 검사나 CT 검사를 시행한다.

증례 ❷ 요로결석 병력이 있는 60대 여성.

내원 2일 전부터 우측 요통이 생겼고, 내원 전날부터 39℃의 열이 발생하여 야간 응급실로 내원하였다. 내원 시 활력징후는 의식 명료, 체온 38.8℃, 혈압 120/68 mmHg, 맥박 96/분·규칙적, 호흡수 18/분, SpO_2 100%(room air), WBC 12,000/μL, CRP 8.8 mg/dL, Cr 0.9 mg/dL, AST 36 IU/L, ALT 29 IU/L, 요중 백혈구(WBC) 3+, 요중 아질산염 +. 전신 상태 양호, 우측 CVA 압통 양성, 우측 신장 타진통 양성, 기타 발열의 원인을 시사하는 소견은 없었다. 발열과 상부 요로 증상이 있어 급성 신우신염을 의심하였다.

Q 급성 신우신염은 무엇에 주의해야 할까?

철칙 2 신우신염이 의심되면 패혈증과 폐색에 주의한다

- 신우신염에서 무서운 것은 패혈증과 폐쇄성 신우신염(obstructive pyelonephritis)이다.
- 신장은 혈류량이 많아 감염에 의해 균혈증이나 패혈증이 되기 쉬우므로, 반드시 패혈증 상태가 아닌지 확인한다(1장 「발열」 p.2 참조).

- 또한 요관 결석이나 종양 침윤, 자궁근종, 후복막섬유증(retroperitoneal fibrosis) 등으로 폐쇄가 발생한 경우, 폐색을 제거하여 감염 소스 컨트롤을 해야 한다.
- 따라서 신우신염이 의심된다면,
  ① 활력징후를 체크하여 패혈증인 경우 모니터링 관리
  ② 혈액배양과 소변배양을 하고 가능한 한 빨리 항생제 투여
  ③ 복부초음파로 수신증 유무 확인 → 수신증이 있는 경우 CT로 원인을 확인한다.
- 일반적으로 모든 환자에게 영상검사를 시행하는 것은 아니며, 요로결석 병력, 패혈증이나 신기능 장애, 소변 pH ≧ 7.0일 때(*Proteus* spp. 등이 암모니아를 생성하여 인산마그네슘암모늄결석을 만들기 때문) 시행하는 의미가 크다고 알려져 있다[Clin Infect Dis 51:1266-1272, 2010].
- 그러나 초음파 검사에 대한 접근성이 좋은 경우, 간단하고 비침습적이면서 폐색이나 농양 형성 등을 체크할 수 있기 때문에 가능하다면 시행하는 것이 좋다.
- 폐쇄성 신우신염의 경우, 초기 활력징후가 안정적이라 하더라도 갑자기 패혈성 쇼크에 빠지는 경우가 많으므로 반드시 입원하여 활력징후를 모니터링한다.
- 즉시 비뇨기과 당직의에게 연락하여 요관 스텐트 삽입 또는 신루(nephrostomy)를 설치한다. 패혈성 쇼크의 경우, 신속히 폐색 제거를 시행하는 것이 권장된다. 한편, 쇼크가 아닌 증례인 경우, 정해진 바는 없으나 그렇더라도 가능한 한 빨리 폐색을 제거하는 것이 좋다.

신우신염 치료

■ 외래 치료의 경우

〈처방 예〉 트리메토프림/설파메톡사졸(TMP/SMX) 1회 2정 1일 2회 복용

〈처방 예〉 시프로플록사신 1회 400 mg 1일 2~3회 점적 정맥주사

〈처방 예〉 세프트리악손 1회 1~2 g 1일 1회 점적 정맥주사를 균주나 약제감수성이 밝혀질 때까지 외래에서 연일 투여하는 것도 하나의 방법이다.

■ 입원 치료의 경우

① 입원력이나 녹농균 및 AmpC 생성균 검출력이 없는 경우

〈처방 예〉 세포티암 1회 1 g 8시간마다 점적 정맥주사

〈처방 예〉 세포탁심 1회 1 g 8시간마다 점적 정맥주사

〈처방 예〉 세프트리악손 1회 1 g 1일 1회 점적 정맥주사

② 입원력, 녹농균 및 AmpC 생성균 검출 병력이 있는 경우

〈처방 예〉 세프타지딤 1회 1 g 8시간마다 점적 정맥주사(녹농균 커버만)

〈처방 예〉 세페핌 1회 1 g 8시간마다 점적 정맥주사(녹농균 + AmpC 생성균 커버)

③ ESBL 생성균의 가능성이 있고, 중증인 경우 등

〈처방 예〉 메로페넴 1회 1 g 8시간마다 점적 정맥주사

④ 다른 약물을 부작용 등의 이유로 사용할 수 없는 경우

〈처방 예〉 시프로플록사신 400 mg 8시간마다 점적 정맥주사

〈처방 예〉 레보플록사신 500 mg 1일 1회 점적 정맥주사(또는 경구 투여)

- 폐쇄성 신우신염에서는 초기 항생제가 원인균 커버를 못했을 때 위험이 더 높기 때문에, 처음에는 녹농균 커버가 가능한 항생제를 선택하고, 항생제 감수성 결과가 나온 후 확실하게 de-escalation을 하는 경우도 있다.
- 또한, 퀴놀론계는 이미 내성을 획득한 경우가 많아서, 특히 중증인 경우 초기 치료로는 가급적 사용하지 않는 것이 좋다.

치료 기간

- 원칙은 2주이다.
- 퀴놀론 사용 시 1주일만 사용해도 효과가 동등하다는 보고가 있다[Lancet 380:484-490, 2012].
- 혈액배양 양성인 경우에도 7일째 시점에서 48시간 동안 열이 없고, 상태가 안정적이라면 7일로 치료를 종료하는 것도 가능하다[Clin Infect Dis 69:1091-1098, 2019].
- 혈류 감염을 초래한 복합성 요로감염은 14일에 비해 10일 치료로도 재발이 증가하지 않고, 7일 치료는 재발이 증가하지만, 베타락탐 점적 투여와 생체이용률이 좋은 경구약으로 전환한 증례에서는 차이가 없었다는 보고가 있다[Clinical Infectious Diseases 76: 1604-1612, 2023].

이 증례에서는…

- 소변배양, 혈액배양을 채취했다. 그람염색에서 장내 세균과 유사한 GNR이 관찰되었고, 과거 입원력이나 녹농균 검출 이력은 없었기 때문에 세포탁심 1 g을 투여했다.
- 요로결석 병력이 있었기 때문에 폐색 여부 확인이 필요해서 복부초음파를 시행한 결과, 우측 수신증이 있었고, CT 검사에서 결석에 의한 우측 요관 폐색 소견이 관찰되었다. 모니터를 부착하고 비뇨기과 당직의에게 연락했다.
- 활력징후가 안정적이어서 입원 다음날 아침 제일 먼저 스텐트 삽입 예정이었으나, 이후 혈압이 점차 낮아지고 빈맥이 발생하여 다시 비뇨기과 당직의에게 연락해서 응급 스텐트 삽입을 시행했다.

A 급성 신우신염의 경우 패혈증과 폐색에 주의!

더 알고 싶다!

요중 아질산(U-Nit) 검사

- 요중 아질산염 반응은 요중 백혈구와 함께 요로감염 진단에 참고할 수 있는 검사이다.
- 민감도는 낮지만 특이도가 비교적 높기 때문에 양성인 경우 세균뇨일 가능성이 높다(민감도 49%, 특이도 98%)[Lancet Infect Dis 10:240-250, 2010].
- 모든 세균에서 양성 반응을 보이는 것은 아니며, 질산염을 아질산염으로 환원시킬 수 있는 대장균 등 장내 세균 감염인 경우 양성반응을 보인다.
- 반대로 이 반응을 일으키지 않는 녹농균, 장구균 등에서는 음성으로 나타나기 때문에 균주를 추정할 때도 참고할 수 있다.

- 소변에서 반응이 일어나는 데 시간이 걸리기 때문에, 검체가 되는 소변의 저류시간이 짧을 때(<4시간)는 음성이 된다.

그람염색에서 그람양성구균(GPC)이 나오면?

- 요로감염은 GNR이 원인인 경우가 많지만, GPC가 검출되는 경우도 있으며, 오염(contamination) 외 다음과 같은 원인도 생각할 수 있다.
  ① B군 용혈성 연쇄구균→노약자, 임산부, 면역억제 환자 등에서 문제가 된다.
  ② 장구균 → 세파계가 효과 없는 것에 주의, *Enterococcus faecium*의 경우 반코마이신 필요
  ③ *Staphylococcus saprophyticus* → 성관계 경험이 있는 젊은 여성의 요로감염에서 많은 원인균
  ④ 황색포도구균 → 요로감염의 원인으로는 비교적 드물며, 혈류감염에서 소변으로 균이 이행되지 않았는지, 다른 감염(심내막염 포함)이 있는지 주의 깊게 확인한다.
- 그람염색 소견으로 균종을 어느 정도 좁힐 수 있는데, 특히 장구균이나 황색포도구균이 의심될 때는 항생제나 주의해야 할 병태가 달라지므로 주의해야 한다.

증례 ③ 압박골절로 입원 중인 72세 여성.

압박골절로 입원 2주째. 입원 시 통증으로 배뇨가 불가능하여 요도 카테터를 삽입하였다. 입원 15일째 저녁에 38.4℃의 발열과 섬망 증상으로 콜이 왔다. 활력징후는 의식수준 JCS I-3(이름과 생년월일을 대답하지 못함), 체온 38.4℃, 혈압 136/78 mmHg, 맥박 86/분·규칙적, 호흡수 16/분, SpO_2 96%(room air), WBC 11,200/μL, CRP 6.2 mg/dL, Cr 0.6 mg/dL, 요중 백혈구(WBC) 3+, 요중 아질산염 -.

Q 주의해야 할 발열 원인과 대응 시 주의해야 할 점은?

철칙 3 요도 카테터 삽입 환자는 항상 "CAUTI"에 주의한다

- CAUTI란 catheter-associated urinary tract infection의 약자이다.
- 미국감염학회 가이드라인[Clin Infect Dis 50:625-663, 2010]에 따르면,
  ① 요도 카테터, 방광루 카테터, 간헐적 도뇨관 삽입 환자
  ② 요로감염에 부합하는 증상이 있고, 다른 감염원이 확인되지 않는 경우
  ③ 카테터뇨 또는 중간뇨(카테터 등 제거 후 48시간 이내)에서 배양 결과 10^3 CFU/mL 이상의 세균이 검출된 경우로 정의한다.
- CAUTI가 까다로운 점은 요도 카테터를 장기간 삽입하면 감염과 상관 없이 세균뇨가 나오기 때문에 감염 진단에 있어 소변 소견을 참고하기 어렵다는 점이다. 또한 상부 및 하부 요로 증상이 명확하지 않은 경우가 많다.
- 반대로 농뇨가 있으면 발열의 원인이 CAUTI라고 생각하게 되어 다른 발열 원인을 놓칠 수 있다.

- 따라서 CAUTI가 의심되는 경우, 상하부 요로 증상과 하복부 압통, CVA 압통을 보다 주의 깊게 확인하면서 다른 발열 원인이 없는지도 꼼꼼히 확인한다.

CAUTI 대응 시 주의점

- CAUTI에서는 앞서 언급한 바와 같이 감염과 관계 없이 세균이 정착하기 때문에 반드시 요도 카테터를 교체한 후 소변배양을 채취한다. 교환 후 채취함으로써 감염의 원인이 되는 균을 보다 정확하게 확인할 수 있다.
- 이 카테터 교체는 증상의 조기 개선, CAUTI 재발의 예방 관점에서도 중요하다.

CAUTI 치료 [미국감염학회 가이드라인 Clin Infect Dis 50:625-663, 2010]

- 세균이 양성인 것만으로는 치료 적응증이 아니므로, 증상 등을 통해 임상적으로 요로감염이라 판단한 경우에만 치료한다.
- 항생제 선택은 신우신염과 비슷하지만, 입원 중이기 때문에 녹농균을 커버할 수 있는 항생제를 초기 치료에 사용하는 경우가 많다.
- 치료 기간은 치료 시작 후 증상이 즉시 호전되면 7일, 그렇지 않으면 10~14일로 한다.
- 중증 환자가 아니라면 5일 간의 퀴놀론계 항생제 치료, 젊은 여성 중 카테터 제거 후 증상이 바로 호전된 경우 3일 치료도 검토할 수 있다.
- 가능한 한 빨리 요도 카테터를 제거하는 것도 중요하다.

이 증례에서는…

- 발열과 함께 하복부 불편감이 심해졌고, 좌측 CVA 압통이 양성으로 나타났다.
- 문진 및 진찰에서 발열 원인으로 다른 감염 등의 원인은 명확하지 않았다. 위와 같은 이유로 CAUTI를 의심했다.
- 요도 카테터를 교체한 후 소변배양을 채취하고, 소변검사, 혈액검사, 혈액배양검사를 실시하였다.
- 그람염색에서 포도당 비발효균 양상의 GNR이 관찰되어 신장 기능에 맞춰 세페핌 1 g을 1일 2회 투여하기 시작했다.

A 요도 카테터 삽입 환자이므로, CAUTI에 주의해야 한다. 반드시 요도 카테터를 교체하고, 이후 배양 채취를 시행한다.

더 알고 싶다!

신우신염이 호전되지 않을 때는 어떻게 해야 할까?

- 가령 신우신염을 치료 중인데 열이 좀처럼 내리지 않는 경우에는 어떻게 해야 할까?
- 먼저 약물열을 포함한 다른 발열 원인을 확인하고, 정말 신우신염이 원인인지 확인한다.
- 그람염색과 배양검사를 반복하여 항생제 커버 범위와 용량이 적절한지 확인한다.
- 동시에 농양 형성과 폐색 여부를 확인하는 것이 중요하다. 복부초음파로 신장 실질의 저에코와 수신증이 없는지 확인한다.

- 농양의 경우 천자 등 소스 컨트롤을 하지 않으면 호전되지 않는 경우도 있다. 또한 항생제도 농양이 소실될 때까지 장기간 투여할 필요가 있다.
- 또한, 첫 치료 시 폐색이 없었더라도 치료 중 결석이 폐색을 일으키거나 스텐트가 막힐 수 있으므로 주의한다.

녹농균과 장구균 커버에 대하여

- 항생제 선택에서 가장 고민이 되는 것은 녹농균 커버의 필요성이다. 기본적으로 의료적 노출이 있는 환자의 원인균이기 때문에 원내 감염에 준해 녹농균 커버를 검토한다. 요로감염에서는 아래 사항을 고려하여 종합적으로 커버 여부를 판단한다.

  환자 배경: 남성, 장기 입원, 최근 입원력, 항생제 사용(특히 베타락탐 및 베타락타마제 억제제), 면역억제, 요도 카테터 삽입, 요로전환술(urinary diversion) 후

  검사: 그람염색에서 포도당 비발효균 양상의 GNR, 과거 배양에서 녹농균 검출 이력

  기타: 중증환자라서 커버해야 하는 경우
- 요로감염 외에도 원내 감염(원내 폐렴 등), 발열성 호중구감소증, 기관지확장증이나 낭포성 섬유증, 당뇨병성 족부 궤양으로 습윤 병변이 있는 경우, 괴사성(악성) 외이도염 등도 녹농균이 자주 원인이 되므로, 커버하는 경우가 많다.
- 또한 요로감염에서는 세파계 항생제를 사용하는 경우가 많기 때문에, 세파계 항생제가 듣지 않는 장구균에 대한 커버도 문제가 된다.
- 장구균은 독성이 약하고, 중증으로 발전하기까지 시간적 여유가 있기 때문에 그람염색에서 GPC, 과거 배양에서 장구균이 검출된 경우, 중증환자 등을 제외하고는 초기 치료에서 커버하지 않는 경우가 많다.

증례 ❹ 발열이 호전되지 않는 70세 남성.

내원 5일 전부터 38℃대의 발열이 발생하였다. 국소 증상은 뚜렷하지 않았다. 내원 2일 전 동네 병원에서 전신 CT 검사를 시행하였으나 원인이 명확하지 않아 바이러스성 감염으로 아세트아미노펜을 처방받아 복용하고 있었다. 이후에도 열이 내리지 않아 내원하였다. 내원 시 활력징후는 의식 명료, 체온 38.2℃, 혈압 120/50 mmHg, 맥박 108/분·규칙적, 호흡수 18/분, SpO_2 98%(room air). 권태감이 심함, 부비동 압통 및 귓바퀴 견인통 없음, 구강 내 소견 특이사항 없음, 수막자극 증상 없음, 심잡음, 호흡음 정상, 복부 압통 없음, CVA 압통 및 척추 타진통 없음, 피부 발적 없음, 관절 부종 및 압통 없음, WBC 12,800/μL, CRP 9.2 mg/dL, Cr 1.23 mg/dL, 요중 백혈구(WBC) 3+, 요중 아질산염 -.

Q 잊지 말아야 할 감별질환은? 어떻게 해야 할까?

철칙 4 남성의 원인 불명 발열은 반드시 전립선염을 의심하자

- 전립선염은 뚜렷한 배뇨장애 등이 나타나면 비교적 쉽게 진단할 수 있지만, 환자가 증상을 호소하지 않는 경우 놓칠 수도 있다.
- 남성 발열에서 원인을 알 수 없는 경우에는, 배뇨곤란, 빈뇨, 배뇨통에 대해 반드시 문진한다. 원래 전립선 비대증 증상이 있는 환자도 많기 때문에 평소보다 악화되었는지 물어보는 것이 중요하다.
- 전립선염이 의심되거나 다른 발열 원인이 없는 경우 반드시 전립선을 촉진하여 열감, 부종, 압통이 없는지 확인한다.
- 요중 백혈구 등 요로감염이 의심되더라도 치료 기간이 다르기 때문에 반드시 진단을 내린다.
- 또한 신우신염과 마찬가지로 소변검사, 그람염색, 소변배양, 혈액배양 검사도 실시한다.
- 치매 환자나 고령자 등 병력청취가 어려운 경우 특히 진단이 어렵다. 전립선 촉진 시 표정 등도 관찰하면서, 다른 발열 원인을 세심하게 감별해 나간다.

전립선염 치료

- 원인균은 다른 요로감염과 유사하지만, 성관계가 있는 경우 임균이나 클라미디아도 원인균이 될 수 있으므로 주의한다.
- 항생제 선택도 신우신염과 비슷하나, 퀴놀론계 항생제가 전립선으로의 이행성이 좋기 때문에 추천된다.
- 한편, 베타락탐계 항생제는 특히 염증이 있을 때 전립선으로의 이행성이 좋다고 알려져 있으므로 사용이 가능하다. 그러나 1세대 세팔로스포린은 전립선으로의 이행이 좋지 않기 때문에 약제감수성이 있더라도 사용하지 않는 것이 좋다.
- 급성 전립선염의 치료 기간은 4주이다. 합병증이 없고 경과가 좋은 환자는 더 짧아도 (최소 2주 정도) 괜찮을 수 있지만, 재악화나 만성 전립선염으로 이행할 가능성도 있기 때문에 4주 치료를 원칙으로 한다.

이 증례에서는…

- 추가 문진 결과, 이전부터 전립선 비대증 증상이 있었는데 그것이 더 악화되었다고 한다.
- 전립선을 촉진해보니 열감과 압통이 있었다.
- 소변 그람염색에서 포도당 비발효균 유사 소견을 보였다.
- 급성 전립선염으로 진단하고 신장 기능에 맞춰 세페핌 1 g을 1일 2회 투여하기 시작했다.

A **남성의 원인 불명 발열은 반드시 전립선염을 의심해야 한다. 배뇨 증상에 대한 문진과 전립선 촉진을 잊지 말자!**

더 알고 싶다!

기타 특징적인 요로감염

급성 국소성 세균성 신장염(acute focal bacterial nephritis, AFBN)

- 일반적인 신우신염과 신장농양의 중간 병태이며, 소아에서 많지만 성인(특히 당뇨병 환자)에서도 발생할 수 있다.
- 조영 CT 후기상(late phase)에서 국소적인 조영 불량 영역이 나타나는 것이 특징이다.

- 일반적인 신우신염보다 장기간, 즉 2~4주 정도 치료하는 경우가 많다. 신장농양과 달리 배농할 수 있는 농양이 형성되지 않는다.

AFBN과 신장농양의 CT 영상 소견(본원 증례)

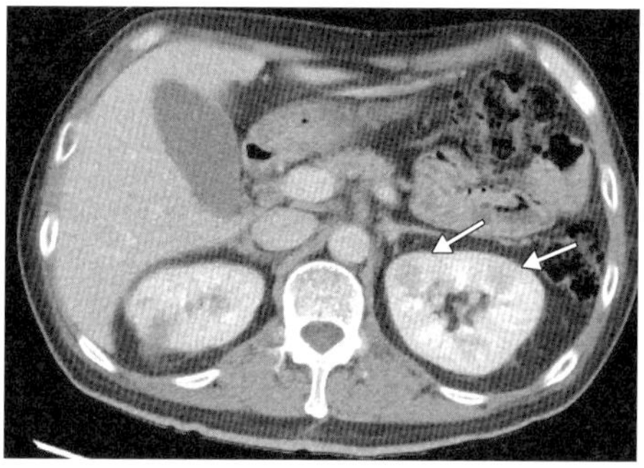

AFBN: 좌측 신장 국소 조영 불량 영역이 관찰된다.

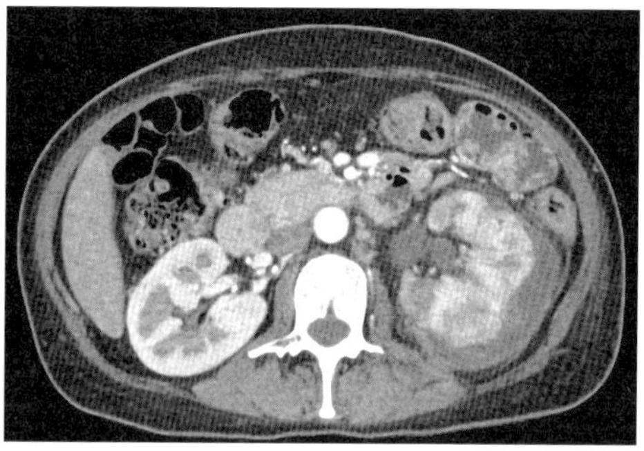

신장농양: 좌측 신장 내부와 주위에 농양에 부합하는 저흡수 영역이 관찰된다.

기종성 요로감염(기종성 방광염, 기종성 신우신염)

- 기종성 요로감염은 주로 당뇨병 환자(또는 면역억제 환자)에서 발생한다. 이는 신장 주변이나 방광 내/방광벽 내에 가스가 축적되는 괴사성 감염으로, 드물지만 치명적일 수 있는 질환이므로 알아두는 것이 좋다.
- 기종성 방광염은 방광벽 내 또는 방광 내 가스가 특징적이다. 요도 카테터를 삽입하여 소변을 배출하고 항생제를 투여하면 호전되는 경우가 많지만, 패혈성 쇼크나 방광 파열로 이어지는 케이스도 있어 주의를 요한다.
- 기종성 신우신염은 예후가 나쁘고, 중증화될수록 가스, 농양, 신장, 요관 주변으로 퍼져 나간다. Huang의 분류[Arch Intern Med 160:797-805, 2000]라는 중증도 분류가 있으며, 이에 근거한 치료가 제안되고 있다.
- 광범위 항생제 투여와 함께 조기에 배출(drainage)을 실시하지만, 중증인 경우 신장 적출이 필요할 수도 있다.

기종성 방광염과 기종성 신우신염의 CT 영상 소견(본원 증례)

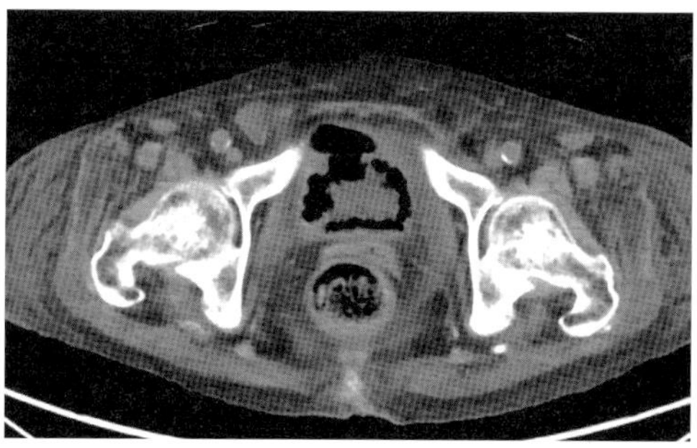

기종성 방광염: 방광 내와 방광벽에 가스가 관찰된다.

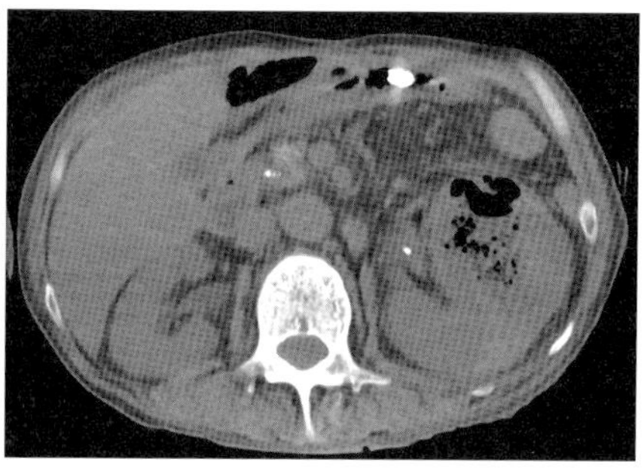

기종성 신우신염: 좌측 신장 내부에 가스와 농양으로 보이는 저흡수 영역이 관찰된다.

참고 문헌

1) EAU Guidelines. Edn. presented at the EAU Annual Congress Milan 2023 [ISBN 978-94-92671-19-6]
   - 유럽비뇨기과학회가 발표한 가이드라인. 무증상 세균뇨부터 단순 · 복합성 요로감염, 성매개감염병까지 폭넓게 다루고 있다. 학회 홈페이지에서 다운로드할 수 있으므로, 소지해두고 수시로 참고하는 것을 추천한다.
2) Gupta K, et al. Urinary Tract Infection. Ann Intern Med 167:ITC49-ITC64, 2017 [PMID: 28973215] [PMID: 28973215].
   - 요로감염증에 대해 폭넓게 진단부터 치료까지 기재되어 있다. 논거가 되는 연구에 대해서도 간략하게 기재되어 있으므로 한 번 읽어보는 것도 좋을 것이다. 우리나라와 미국에서 사용할 수 있는 약물의 종류와 용량에 차이가 있으므로 주의해야 한다.
3) Johnson JR, Russo TA. Acute Pyelonephritis in Adults. N Engl J Med 378:48-59, 2018 [PMID: 29539281] [PMID: 29539281].
   - 가장 중요한 신우신염에 대한 Review. 입원치료가 필요한지, 외래치료로 괜찮을지도 포함하여 기재되어 있다.
4) Wagenlehner FME, et al. Epidemiology, definition and treatment of complicated urinary tract infections. Nat Rev Urol 17:586-600, 2020 [PMID: 32843751]
   - 복합성 요로감염증의 균주, 기전, 병태에 대해 더 자세히 알고 싶을 때.

(후쿠이 쇼)

16 세균성 뇌수막염

초기 대응은 통째로 암기! 1초라도 빨리 항생제 투여!

철칙

1. 뇌수막염이 의심되면 신속히 혈액배양을 채취하고 항생제 투여, 요추천자는 그 후에 한다
2. 항생제는 3세대 세팔로스포린+반코마이신
3. 부신피질 스테로이드는 항생제 투여 전 또는 동시에 투여한다

증례 ❶ 제2형 당뇨병이 있는 65세 남성.

내원 당일 아침부터 발열이 있었고, 활력이 없는 상태였다. 낮이 지나도 열이 떨어지지 않고, 가족들의 부름에 반응하지 않아 구급차를 요청하였다. 내원 시 활력징후는 의식수준 JCS III-100(통증자극에 대해 뿌리치는 동작), GCS E1V2M3, 체온 39.6℃, 혈압 80/45 mmHg, 맥박 120/분·규칙적, 호흡수 28/분, SpO_2 96%(room air). 신체소견으로는 안검결막 창백 없음, 안구결막 황변 없음, 심음 규칙적, 갤럽리듬 없음, 심잡음 없음, 호흡음 좌우 차이 없음, 우측 흉부에서 coarse crackle 들림, 후경부 경직, kernig징후 양성, CRT 약 4초, 양측 무릎 관절 주위에 망상피부발진 있음.

Q 의심되는 질환은? 초기 대응은 어떻게 해야 할까?

철칙 1 뇌수막염이 의심되면 신속히 혈액배양을 채취하고 항생제 투여, 요추천자는 그 후에 한다

- 발열+의식장애+수막자극 증상이 나타나면 세균성 뇌수막염이 감별의 최우선 순위가 된다.
- 세균성 뇌수막염이 의심되는 단계에서 초기 대응에 기어를 최고로 올려야 한다. 늦어질수록 생존율이 낮아지므로 한시라도 빨리 항생제 투여가 필요하다.
- 이른바 '뇌수막염 대응'을 기억해 두어야 한다. 본 장에 나와있는 대응법을 암기하여 찾아보는 시간을 아끼고 언제라도 뇌수막염에 대비할 수 있도록 하자.
- 다음 페이지의 그림과 같이 **혈액배양 채취→항생제 투여**가 최우선이다. 이것만은 기억해 두자.
- 익숙하지 않을 때는 요추천자를 최우선으로 생각하기 쉽지만, 항생제를 투여한 후에 해도 늦지 않다.
- 두개내압 상승이 의심되는 경우, 요추천자 전에 두부 CT로 평가한다. 지주막하출혈이나 뇌출혈로도 발열+의식장애가 발생할 수 있다.

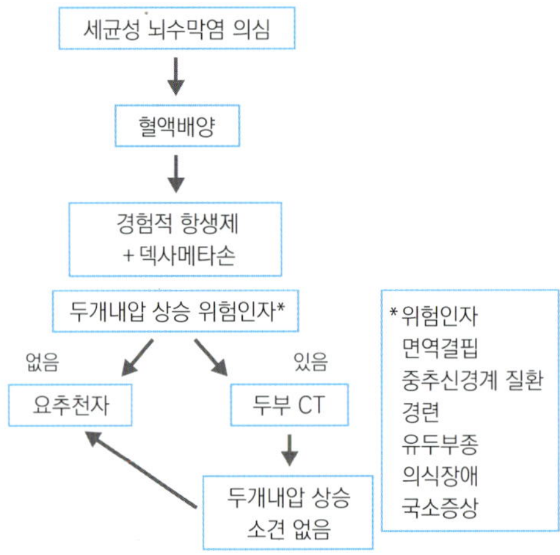

[Tunkel AR, et al. Clin Infect Dis 39:1267-1284, 2004에서 수정하여 작성]

철칙 2 항생제는 3세대 세팔로스포린+반코마이신

- 세균성 뇌수막염은 연령에 따라 원인균이 달라지기 때문에 원인균과 그에 따른 항생제를 알아야 한다.
- 연령별 원인균 정리

연령	병원체	항생제
<1개월	*Streptococcus agalactiae* *Escherichia coli* *Listeria monocytogenes*	암피실린+세포탁심 또는 암피실린+아미노글리코사이드
1~23개월	*Streptococcus pneumoniae* *Haemophilus influenza* *Escherichia coli* *Listeria monocytogenes* *Neisseria meningitidis*	3세대 세팔로스포린+반코마이신±암피실린
2~50세	*Streptococcus pneumoniae* *Neisseria meningitidis*	3세대 세팔로스포린+반코마이신
>50세	*Streptococcus pneumoniae* *Listeria monocytogenes* *Neisseria meningitides* *Escherichia coli*	3세대 세팔로스포린+반코마이신+암피실린

[Tunkel AR, et al. .Clin Infect Dis 39 : 1267-1284, 2004에서 수정하여 작성]

- 치료약물의 기본은 위 표와 같이 3세대 세팔로스포린+반코마이신이다. 반코마이신을 추가하는 이유는 페니실린 내성 폐렴구균(penicillin-resistant *Streptococcus pneumoniae*, PRSP)을 고려해서이다.

철칙 3 부신피질 스테로이드는 항생제 투여 전 또는 동시에 투여한다

- 세균성 뇌수막염의 치료에는 부신피질 스테로이드 투여를 권장한다.
- 이는 폐렴구균성 뇌수막염에서 신경학적 예후가 개선되는 것으로 나타났기 때문이다[N Engl J Med 347: 1549-1556, 2002].
- 이후 메타분석에서 스테로이드에 의한 사망률 감소 효과는 폐렴구균에서만 나타나는 것으로 밝혀졌다. 또한 청력장애나 신경학적 예후 개선은 선진국에서는 볼 수 있지만, 개발도상국에서는 볼 수 없는 것으로 나타났다[Cochrane Database Syst Rev 2015: CD004405, 2015].
- 이러한 이유로 일본에서는 세균성 뇌수막염의 초기 치료부터 스테로이드를 투여하는 것을 권장한다.
- 용량은 다음과 같다. 첫 번째는 경험적 항생제를 투여하기 전 또는 동시에 투여한다.
  〈처방 예〉 덱사메타손 0.15 mg/kg 6시간마다 또는 10 mg 6시간마다
- 주의할 점은 위에서 언급한 바와 같이 항생제를 투여하기 전 또는 동시에 투여해야 한다는 점이다. 이는 반드시 알아야 할 사항이므로 꼭 기억해 두어야 한다.

이 증례에서는…

- 발열 + 의식장애 + 수막자극 증상이 있어 세균성 뇌수막염이 강력히 의심되는 상황이었다.
- 신속하게 혈액 배양을 채취한 후 덱사메타손 10 mg을 투여하고, 동시에 세프트리악손 2 g + 반코마이신 25 mg/kg(loading dose)을 투여했다.
- 이후 두부 CT를 촬영하여 출혈성 질환 및 두개내압 상승 소견이 없음을 확인하고 요추천자를 시행했다.
- 뇌척수액은 세포수, 생화학, 배양, 그람염색용 검체를 채취했다.
- 뇌척수액의 외관은 혼탁한 황색이었으며 그람염색에서 그람양성쌍구균이 관찰되었다.
- 폐렴구균성 뇌수막염의 가능성이 높다고 판단했다.
- 이후 배양 검사에서 폐렴구균이 검출됐고 페니실린의 최소 발육억제농도(minimum inhibitory concentration, MIC)가 0.06 이하인 것으로 확인되어 암피실린 단제 치료로 de-escalation했다.

A **세균성 뇌수막염이 의심되면 뇌수막염 대응에 돌입한다! 신속히 혈액배양을 채취하고 스테로이드 + 경험적 항생제를 투여할 것!**

● 참고 문헌

1) Tunkel AR, et al. Practice guidelines for the management of bacterial meningitis. Clin Infect Dis 39:1267-1284, 2004 [PMID: 15494903]
   - 오래되었지만 미국감염학회의 세균성 수막염 가이드라인. 여전히 유용하다.
2) van de Beek D, et al. ESCMID Study Group for Infections of the Brain(ESGIB). ESCMID guideline:diagnosis and treatment of acute bacterial meningitis. Clin Microbiol Infect Suppl 3:S37-62, 2016 [PMID: 27062097]
   - 유럽감염학회의 가이드라인으로 미국보다 더 새로운 가이드라인이다.

(후지노 다카히사)

17 천식발작, COPD 악화

'wheeze(천명음)=천식발작'은 아니다

철칙

1. wheeze를 보면 천식발작, COPD 급성악화, 심부전을 감별한다
2. COPD 급성악화의 치료는 ABC 접근법
3. 천식발작을 보면 원인과 중증도를 확인한다
4. 중증 천식발작에서는 ICU 입원 및 인공호흡기 도입을 주저하지 말자

증례 ❶ 74세 남성. 호흡곤란으로 내원.

고혈압 병력과 중증 흡연력이 있다. 가까운 의원에서 고혈압 관리를 하고 있었으나, 복약 순응도가 좋지 않아 약을 잘 복용하지 않고 있었다. 내원 1주일 전부터 하지부종을 자각했고, 점차 눈에 띄게 심해졌다. 내원 당일 배변 후부터 호흡곤란을 느끼게 됐다. 잠시 경과를 지켜보던 중 기좌호흡(orthopnea)이 관찰되어 가족들의 걱정으로 응급 이송되었다. 내원 시 활력징후는 의식수준 JCS I-1(지남력은 있으나 완전히 명료하지는 않은 상태), 체온 36.2℃, 혈압 184/78 mmHg, 맥박 110/분·규칙적, 호흡수 24/분, SpO_2 84%(room air). WBC 11,400/μL, Hb 11.2 g/dL, AST 24 IU/L, ALT 32 IU/L, Cr 1.2 mg/dL, BUN 24 mg/dL, Na 134 mEq/L, K 3.2 mEq/L, CRP 1.4 mg/dL.

Q 진단은 천식발작으로 괜찮을까?

철칙 1 wheeze를 보면 천식발작, COPD 급성악화, 심부전을 감별한다

- wheeze를 유발하는 질환은 천식발작만이 아니다. COPD 급성악화, 심부전에서도 wheeze가 들린다. 그 외 물리적 협착을 일으키는 기도이물에서도 wheeze가 나타날 수 있다.
- wheeze로 내원해 호흡곤란이나 저산소증을 보이는 경우에는 치명적인 질환인 경우가 많으므로 신속하게 대응한다.
- wheeze에서 감별 등 판단에 어려움을 겪더라도 우선 중요한 것은 활력징후 유지와 ABC(A : 기도, B : 호흡, C : 순환)를 확보하는 것임에는 변함이 없다. 그 다음에는 동반 증상(기좌호흡, 흉통 유무), 병력(천식, COPD, 심장질환 등), 복용 중인 약물의 변화(이뇨제, 항부정맥제, 항고혈압제 등)를 확인하고 각 질환에 특징적인 신체소견을 평가한다. 산소요법이 불충분한 경우 치료 장치의 스텝업을 검토하고, 동시에 검사와 특이적인 치료를 시행한다. 감별이 어려운 질환이므로 치료 도입 후에도 반드시 재평가를 반복할 것.

	천식	COPD	심부전
병력	• 기침, 호흡곤란, 가래 • 야간, 이른 아침 악화 • 운동, 알레르겐, 추위, 웃음 등 환경 요인에 노출될 때 악화	• 운동 시 호흡곤란, 가래 증가 • 흡연력	• 야간발작성 호흡곤란, 기좌호흡(orthopnea), 체중증가, 가슴조임(chest tightness), 혈압 상승, 부종 • 흡연력
과거력	• 유소아기 알레르기성 비염, 소아천식 • NSAIDs 사용력(아스피린 천식 가능성)		• 심부전, 심근경색 과거력 • 당뇨병, 고혈압, 이상지질혈증 • 비만 • 심질환의 과거력
신체소견	• 천식 • 호흡 연장 • wheeze는 발작의 강도가 올라감에 따라 흡기에서도 들을 수 있게 된다. • 천명이나 호흡음이 들리지 않게 되는 것을 silent chest라 하고, 가장 중증상태.	• 입술오므림호흡(pursed lips breathing)·호기연장(치료평가에도 사용) • 쇠약 • 술통가슴(barrel chest) • 기관단축: 윤상연골과 흉골 사이에 손가락 두 마디가 들어가지 않으면 기관 단축 • 흉쇄유돌근 사용, 호기 연장 • 중사각근(middle scalene muscles) 비대 • Hoover 징후: 흉곽은 보통 흡기 시 확장하는데, 흉곽 하부가 반대로 수축한다(횡격막 평탄화). • early inspiratory crackles: 중증의 기도 폐쇄가 있으면 흡기 조기에 근위부쪽(입쪽)으로 방사한다.	• 경부: 경정맥확장 • hepato-jugular reflux • 경부혈관잡음 • 흉부: inspiratory crackle • 심첨박동·심비대 • 흉골주위 박동(폐고혈압) • III음, IV음, 심잡음, 심막마찰음 • 복부: 간비대 • 사지: 하지부종, 냉감
검사	• peak flowmeter • 폐기능검사 • 호기 NO 검사 • 동맥혈가스분석	• 폐기능검사 • 동맥혈가스분석	• CBC • 생화학(CK, CK-MB, troponin T, D-dimer, NT-proBNP) • 동맥혈가스분석
영상	• 폐렴 등이 합병되어 있을 가능성이 있으면 시행	• 흉부 단순X선사진(흉부 CT)	• 흉부 단순X선사진(흉부 CT) • 심전도 • 심초음파
기타	**천식 발병 위험인자** • 알레르기(진드기, 반려동물, 꽃가루) • 아토피 유전자소인 • 천식 가족력 • 흡연, 간접흡연(태아기~유소아기) • 대기오염 • 과로, 스트레스 • 알코올 • 감정변화 • 강한 냄새(향수) • 냉방, 추운 바깥 공기 • 비만 • 운동 • 월경 · 임신 • 직업적 노출 • 호흡기감염	• 평소 숨찬 정도 • HOT(home oxygen therapy) 도입력 유무 **COPD 증상 악화의 위험인자** • 호흡기 감염 • 복약순응도 저하 • 대기 오염 • 알레르겐 노출	**심부전 악화인자**(FAILURE로 기억) F Forget medicine 약 복용 잊음 A Arrhythmia, anemia 부정맥, 빈혈 I Infection, ischemia 감염, 심근경색 L Lifestyle change 염분과잉, 스트레스 U Upregulators 갑상선기능항진증 R Rheumatic valve or other valvular diseases 판막증 E Embolism 색전

wheeze에 대한 초기치료

Step 1: ABC, 활력징후 유지, 자각증상 및 병력청취, 신체소견
Step 2: 다음을 동시에 진행한다.
- 삽관, NPPV(비침습양압환기), HFNC(고유량 비강캐뉼라) 등의 산소요법 검토
- 검사: 동맥혈가스분석, 흉부 단순X선사진, 12유도 심전도, 혈액검사, 심장초음파, 흉부 CT
- 치료: 원질환별 특이적인 치료를 시작한다.

Step 3: 호흡상태를 다시 확인하고 감별을 재확인한다.

이 증례에서는…

- 병력을 다시 청취해보니, 최근 외식이 늘어 짠 음식을 먹을 기회가 많아졌다고 하며, 고혈압약도 2주 전부터 자기 판단으로 중단한 상태였다.
- 저산소증에 대해서는 우선 산소마스크로 산소요법을 시작했다.
- 체중이 1개월 만에 54 kg에서 6 kg 증가했고, 신체소견상 경정맥 팽창, 하지에도 뚜렷한 압흔부종(pitting edema)이 관찰되었다. 추가로 시행한 혈액검사에서 NT-proBNP 상승, 흉부 단순X선사진에서 심장비대 및 폐부종 소견이 관찰되었다. 심장초음파에서 좌심실 확장 및 IVC(하대정맥) 확장 소견을 보여 체액량 증가로 인한 심부전으로 진단했다.
- 산소마스크 6 L/min으로도 SpO_2 88%밖에 개선되지 않아, NPPV를 도입하고 이뇨제로 치료를 시작했다.
- 중환자실 입원 후 다시 호흡상태를 평가한 결과, 이뇨가 잘 이루어지고 있어 다음날 NPPV를 중단할 수 있었다.

A **wheeze를 보면 천식, COPD 급성악화, 심부전 감별을 한다.**

증례 ❷ 중증 흡연력이 있는 64세 남성. 호흡곤란.

가까운 의원에서 COPD 치료를 받고 있었다. 내원 2일 전부터 감기 증상이 있었고, 호흡곤란을 자각하게 되었다. 내원 당일부터 wheeze와 호흡곤란 증상이 심해져 구급차로 이송되었다. 내원 시 활력징후는 의식 명료, 체온 37.7℃, 혈압 156/84 mmHg, 맥박 90/분·규칙적, 호흡수 26/분, SpO_2 92%(비강캐뉼라 2 L/min)였다. 신체소견상 양측 폐야에서 wheeze가 들렸다. 하지부종과 경정맥 팽창은 없었다. 흉부 단순X선사진에서 뚜렷한 침윤상은 없었고, 심장비대도 관찰되지 않았다. WBC 9,000/μL, CRP 2.4 mg/dL, 동맥혈가스분석(room air)은 pH 7.275, PCO_2 67.5 mmHg, PO_2 62 mmHg, HCO_3 29.8 mEq/L이었다.

Q **진단 및 초기대응은?**

철칙 2 COPD 급성악화의 치료는 ABC 접근법

- wheeze를 유발하는 질환, 특히 고령자에서는 COPD와 심부전이 유력한 감별질환 후보이다.
- COPD의 급성악화도 천식과 마찬가지로 wheeze를 동반한다.

• COPD도 감기를 계기로 악화되는 경우가 많기 때문에 감별이 어려울 수 있다.
• COPD 급성악화의 정의는 '호흡곤란, 기침, 가래 등의 증상이 일상의 생리적 변화를 넘어 COPD가 급격하게 악화되어 안정기 치료 내용의 변경이 필요한 상태'이다.

치료의 기본은 ABC 접근법

A : Antibiotics 항생제

B : Bronchodilators 기관지확장제

C : Corticosteroids 스테로이드

활력징후 확인, 동맥혈가스분석, 흉부 단순X선사진

↓

산소투여, SpO_2 88~92% 정도로 조절

→ 산소투여로 SpO_2 상승(-) 호흡피로(+) → NPPV나 삽관 검토

↓

A: Antibiotics 항생제

- 원칙적으로 농성 가래 등 세균 감염이 의심될 때 투여한다.
- COPD 환자에서 주요 원인균은 인플루엔자균, 모락셀라 카타랄리스, 폐렴구균이며, 녹농균의 관여도 중요하다. 인플루엔자 바이러스나 파라인플루엔자 바이러스 등도 관여한다.
- COPD 급성악화에서는 과팽창 및 폐기종의 영향으로 흉부 단순X선사진에서 폐렴 소견이 보이지 않더라도 폐 CT에서는 침윤상을 보이는 경우가 있으므로 흉부 단순X선사진만으로 폐렴을 배제하지 말고 종합적으로 판단할 필요가 있다.
- 항생제 선택은 이전 객담 배양 결과를 참고하되, 원칙적으로 일반적인 폐렴 치료에 준한다(14장 「폐렴」 p.172 참조). 치료 기간은 5~7일을 권장한다.

B: Bronchodilators 기관지확장제

- COPD 급성악화 시 1차 선택약은 단시간 작용형 베타2 자극제(SABA)로, 효과 발현이 빠르고 확실하다. 살부타몰(벤토린®) 0.5 mL+생리식염수 5 mL 네뷸라이저 흡입을 20분 정도 간격을 두고 반복한다.
- 단시간 작용형 항콜린제(SAMA) 흡입을 병행하기도 한다.
- 가지고 있는 살부타몰(벤토린에보할러®) 등을 2 puff 흡입하게 할 수 있다.

C: Corticosteroids 스테로이드

- 입원이 필요한 환자나 안정기 병기가 III 이상인 증례에서는 기관지확장제에 추가로 스테로이드 전신투여를 검토한다.
- 프레드니솔론(소론도®) 경구 또는 메틸프레드니솔론 숙신산(솔루메드롤®) 정맥주사 40 mg/day 5일간 투여를 권장하고 있는데, 경구투여와 정맥투여의 효과 차이는 없는 것으로 알려져 있다. 스테로이드의 장기투여는 폐렴이나 사망률 증가를 초래할 수 있으므로 5~7일을 초과하는 투여기간은 피해야 한다.

충분한 약물요법과 산소요법을 시행했음에도 호흡상태가 개선되지 않는 경우는 환기보조요법 적응이 된다.
COPD 악화 시 환기보조요법의 제1선택은 NPPV이다. 가래가 많고, 기도확보가 곤란한 경우나 의식장애 때문에 환기가 되지 않으면 삽관을 통한 IPPV(침습양압환기)를 시행한다.
호흡보조근 사용·호흡수>25/분·급성 호흡성 산증(pH ≤ 7.35 and $PaCO_2$>45 mmHg) 중 2항목 이상 충족하면 적응증.
초기설정 (예) S/T 모드 FiO_2 0.4. IPAP 8~10 mmHg. EPAP 4 mmHg
[2022 GOLD REPORTS, 2022 Global Strategy for Prevention, Diagnosis and Management of COPD]

이 증례에서는…

COPD 환자에 대한 접근법

• 체중변화, 하지부종, 경정맥 팽창은 없었고, NT-proBNP의 상승도 보이지 않았다. 흉

부 단순X선사진에서 침윤상은 없었고, 심장초음파에서도 EF > 60%로 수축 양호, IVC는 적정범위였기 때문에 심부전은 부정적이라 판단했다.

- 또한 천식발작의 과거력도 없었고, 흉부 CT에서 양측에 폐기종이 관찰되어 COPD 급성악화로 추측했다.
- 산소 2 L/min 투여로 SpO_2 92%가 되었고, 입원치료를 시행했다.
- 벤토린® 네뷸라이저 1일 3회 정기 투여, 세프트리악손 2 g 투여, 소론도® 40 mg 5일간 경구복용으로 치료를 시작했다.
- 치료 시작 후 2일째부터 wheeze는 소실되었고, 안정기 치료로 티오트로퓸(스피리바®) 정기흡입을 시작한 후 입원 8일째 퇴원했다.

COPD의 안정기 치료

- 악화된 상태가 진정되면 티오트로퓸[스피리바®(장시간 작용형 항콜린제)]이나 인다카테롤[온브리즈®(장시간 작용형 β_2 자극제)]을 시작한다. 자세한 내용은 참고문헌의 가이드라인 참조.

A 고령자의 wheeze를 보면 COPD가 유력한 감별 후보이다. COPD의 초기대응은 항생제(A), 기관지확장제(B), 스테로이드(C)라는 것을 기억해 두자.

증례 ❸ 28세 여성. 천식발작으로 내원.

천식 병력이 있고, 조절이 잘 되고 있었기 때문에 발작 시 흡입제인 벤토린에보할러®(살부타몰)를 사용해왔다. 흡연력은 없었지만, 지난 12월에 새로운 직장으로 이직 후 간접흡연에 노출될 일이 자주 생겼다. 내원 당일 새벽에 이전 천식 때와 비슷한 호흡곤란이 나타났는데, 움직이기도 어렵고 대화도 힘든 상태였다. 벤토린에보할러®로 호전되지 않아 구급차로 이송되었다. 내원 시 활력징후는 의식은 명료하였으나 괴로운 모습을 보였고, 체온 36.4℃, 혈압 138/65 mmHg, 맥박 121/분, 호흡수 22/분, SpO_2 87%(room air). 양측 폐야에서 wheeze가 들렸고, 하지부종과 경정맥 팽창은 관찰되지 않았다. 흉부 단순X선사진에서 이상 소견은 없었고, 동맥혈가스분석에서 pH 7.31, PCO_2 46 mmHg, PO_2 56 mmHg, HCO_3 23.2 mEq/L, 심장초음파에서 심부전을 시사하는 소견은 보이지 않았다.

Q 이번 천식발작의 원인과 중증도는?

철칙 3 천식발작을 보면 원인과 중증도를 확인한다

- 천식발작의 급성기 증상은 wheeze만 있고 급한 활동만 하지 않으면 괴롭지 않은 경우 'wheeze', 호흡이 답답하지만 누울 수 있는 상황이면 '경증(소발작)', 고통스러워 누울 수도 없는 경우 '중등도(중발작)', 고통스러워 움직일 수 없고 말하기 어려울 정도면 '중증(대발작)', 여기에 청색증이나 호흡이 약해지기까지 하면 '위독한 발작'으로 판단한다.

- 중발작 이상에서는 스테로이드 전신투여 등 신속한 대응이 필요하다.
- 천식치료에서는 스테로이드가 효과있는 경우가 많으므로 스테로이드 효과가 나타나기 전까지 적절한 호흡관리를 통해 질식을 예방하는 것이 중요하다.

천식발작 대응

- 중등도 발작이나 중증 발작 이상의 환자에서는 원칙적으로 즉시 산소투여와 정맥라인을 확보한다.
- 검사로는 흉부 단순X선사진, 12유도 심전도, 동맥혈가스분석을 시행한다. 혈액검사는 심부전, 폐색전증과의 감별을 염두에 두고 CBC, 생화학, 응고는 물론 D-dimer와 BNP(NT-proBNP)도 시행한다.
- 산소포화도 모니터링을 하며, SABA(단시간 작용형 베타2 자극제) 반복 흡입과 전신 스테로이드 점적투여를 시작한다.
- 경증 발작이나 비교적 경미한 중등도 발작의 경우, 처음에는 SABA 흡입으로 대응하고, 호전이 미미하면 스테로이드 전신투여를 주저하지 않는다.

천식발작의 중증도

발작 강도	호흡곤란	동작	SpO_2	PaO_2	$PaCO_2$	치료	귀가/입원
천명 흉부불편감	서두르면 괴로운 움직이면 괴로움	거의 평상 시와 같음	≥96%	정상	<45 mmHg	β_2 자극제 흡입, prn	자택 치료
경증 (소발작)	괴롭지만 옆으로 누울 수 있음	약간 어려움		정상	<45 mmHg	β_2 자극제 흡입, prn	자택 치료
중등도 (중발작)	괴로워서 누울 수도 없음	상당히 어려워 간신히 보행 가능	91~95%	>60 mmHg	<45 mmHg	β_2 자극제 네뷸라이저 반복 흡입 스테로이드 전신투여 산소투여 항콜린제 흡입 (아미노필린 점적투여) [0.1% 에피네프린(보스민®) 근육주사]	응급실 • 1시간 후 증상 호전 시 귀가 • 2~4시간 후 불충분한 반응, 1~2시간 후 반응 없으면 입원 치료 → 중증 천식발작 치료로
중증 (대발작)	괴로워서 움직일 수도 없음	보행 못함 대화 어려움	≤90%	≤60 mmHg	≥45 mmHg	β_2 자극제 네뷸라이저 반복 흡입 스테로이드 전신투여 산소투여 항콜린제 흡입 (아미노필린 점적투여) [0.1% 에피네프린(보스민®) 근육주사]	응급실 • 1시간 이내에 반응이 없으면 입원 치료 • 악화되면 위독 발작 치료로
위독	호흡약화 청색증 호흡정지	대화 못함 움직이지 못함 착란 의식장애 실금	≤90%	≤60 mmHg	≥45 mmHg	상기 치료 지속 증상, 호흡기능악화로 삽관 인공호흡 기관지세척 전신마취(이소플루란, 세보플루란 등) 고려	즉시 입원 ICU 관리

발작 강도는 주로 호흡곤란 정도에 따라 판단한다(다른 항목은 참고사항). 다른 발작강도 증상이 혼재되어 있는 경우 심한 쪽을 기준으로 판단한다.
[일본 알레르기학회 천식 가이드라인 전문부회(감): 천식 예방-관리 가이드라인 2021, 교와기획, 2021년부터 수정하여 작성]

- 중증 천식발작은 대응(입원, 인공호흡기 관리)이 늦어지면 치명적일 수 있으므로 정확한 중증도 평가가 중요.

천식 약물치료

■ SABA 흡입

- 살부타몰(벤토린®) 흡입액 0.5% 0.3~0.5 mL를 네뷸라이저로 흡입한다.
- 수십 분 간격으로 반복 가능.

■ 스테로이드 전신투여

- 아스피린 천식이 의심되는 경우 스테로이드 투여는 덱사메타손 6.6~9.9 mg, 베타메타손 4~8 mg을 생리식염수에 녹여 0.5~1시간 정도에 걸쳐서 투여한다.
- 아스피린 천식이 아니라면 숙신산 에스텔형 스테로이드로 치료 가능. 히드로코르티손 숙신산(코티소루®) 200~500 mg 또는 메틸프레드니솔론 숙신산(솔루메드롤®) 40~125 mg를 생리식염수에 녹여 0.5~1시간에 걸쳐서 투여한다.

■ 에피네프린 근육주사

- 중등도 이상의 발작이라면 에피네프린(보스민®)의 근육주사를 고려한다.
- 에피네프린(보스민®) 0.1~0.3 mL(mL/mg)를 피하주사한다.
- 에피네프린 근육주사 시 부정맥 위험을 고려해 심전도 모니터를 부착한다.

■ 아미노필린 정맥주사

- 중등도 이상의 발작이라면 고려할 수 있다.
- 아미노필린 6 mg/kg을 생리식염수 250 mL에 녹인 후 60분에 걸쳐 정맥주사한다(처음 절반은 15분, 나머지 절반은 45분에 걸쳐 투여).

■ 마그네슘 정맥주사

- 천식에서 마그네슘은 기관지 평활근 수축을 억제하여 천식발작을 완화할 수 있다는 보고가 있다. 또한, 위험이 적기 때문에 하나의 선택으로 검토할 수 있다.
- 황산마그네슘 20 mL 1A를 생리식염수에 섞어 20분 정도에 걸쳐 투여한다.

이 증례에서는…

- 원래 천식 병력이 있었고, 간접흡연이나 시기적인 찬공기 등 천식발작의 위험인자에 노출되어 발생한 천식발작으로 생각했다.
- SpO_2 87%(≤90%) 및 동맥혈가스분석에서 PaO_2의 저하와 $PaCO_2$의 증가가 확인되어 중증(대발작)에 해당한다고 판단했다.
- 심부전도 감별진단이긴 하지만, 신체소견 및 심장초음파 소견상 부정적이라 생각했다.

A 천식발작의 위험요인은 찬공기와 간접흡연으로 추정되며, 증상, 산소포화도, 동맥혈가스분석을 통해 종합적으로 중증도를 판단했다.

Q 어떻게 대응할까?

철칙 4 중증 천식발작에서는 ICU 입원 및 인공호흡기 도입을 주저하지 말자

- 특히 silent chest(기관지협착이 진행되어 호흡음이 들리지 않는 경우), 동맥혈가스분석에서 CO_2 저류가 보이는 경우, 대화가 곤란한 경우는 ICU 입원, 기관삽관, 경우에 따라서는 인공심폐 등의 사용이 필요한 중증 천식으로 이행할 가능성도 충분히 염두에 두고 치료할 필요가 있다.

입원 적응증

- 중등도 증상으로 2~4시간 치료 후 불충분한 반응 또는 1~2시간 치료 후 반응이 없는 경우.
- 중증 천식 입원 병력.
- 내원 시까지 장기간(수일~1주일) 증상이 지속된 경우.
- 폐렴, 기흉, 무기폐의 합병.
- 정신장애, 의사소통이 어려운 경우.
- 귀가 후 교통 등의 문제로 의료기관 내원이 어려운 경우.

귀가 가능 기준

- 초기치료 후 1시간 안에 안정.
- 신체소견 정상.
- $SpO_2 > 90\%$.
- 응급실에서 귀가시킬 때 주의사항: 반드시 전문의에게 의뢰하고, 다음 외래진료(며칠 안에)까지는 스테로이드(프레드니솔론 0.5 mg/kg)와 SABA를 처방할 것.

ICU 입원 검토 기준

- 초기치료(흡입, 스테로이드, 마그네슘)를 2~3시간 지속해도 다음과 같은 상태라면 ICU 입원을 검토한다.
  ① 위독한 증상(얕고 빠른 호흡, 누울 수 없음)
  ② 의식저하(drowsiness), 착란상태
  ③ $PaCO_2 > 45$ mmHg
  ④ $PaO_2 < 60$ mmHg
  ⑤ peak flow < 30%

발작기 치료의 구체적인 흐름

활력징후, 동맥혈가스분석, 흉부 단순X선사진

↓

산소투여를 하면서 병력청취를 하고, 발작 시 중증도를 판단한다. Silent chest, 청색증, CO_2 narcosis 등이 있으면 삽관 준비.
※명백한 중증, 또는 삽관이 예측되는 증례에서는 조기에 에피네프린 0.3 mg 근육주사를 검토한다.

↓

Peak flowmeter를 가지고 있으면 측정한다.

↓

단시간 작용형 β_2자극제(SABA) 흡입
〈투여 예〉
벤토린® 0.5 mL+생리식염수 5 mL nebulizer 투여. 휴대용 벤토린에보할러® 등의 SABA도 가능하지만, 분사 후 숨을 참을 수 없는 경우가 많으므로 nebulizer가 더 효과적.

호전 있음 → 귀가 가능

호전 없음 ↓

스테로이드 투여를 고려한다(투여기간은 3~7일, 증상 호전까지).
〈투여 예〉
Methylprednisolone(솔루메드롤주®) 40~125 mg 이후 4~6시간마다 40~80 mg 투여. Betamethasone(베타메타손주®) 4 mg 12시간마다(아스피린 천식이 의심되는 경우).
중증도에 따라 SABA 흡입을 하면서 투여를 검토한다.

호전 없음 ↓

에피네프린 0.3 mg 근육주사
〈투여 예〉
Aminophylline(아미노필린주®) 6 mg/kg를 생리식염수 250 mL에 용해해 처음의 반량을 15분에, 나머지 반량을 45분에 걸쳐 투여한다.산화 마그네슘 20 mL 1A + 생리식염수 100 mL를 20분에 걸쳐 투여한다.

여기서도 개선이 없으면 기관삽관 VV-ECMO 등

안정기 치료

- 발작이 진정되면 안정기 치료로서 흡입 스테로이드, 장시간 작용형 β_2자극제, 류코트리엔길항제 등을 시작한다. 자세한 내용은 참고문헌에 기재된 가이드라인 참고.

이 증례에서는…

- 스테로이드 전신투여로 베타메타손 4 mg을 정맥주사하고, SABA 흡입도 시행했다. 보스민®(에피네프린 0.3 mg) 근육주사 후에도 치료 반응이 미약하여 기관삽관을 시행하고 인공호흡관리를 위해 ICU에 입원했다.

A **대발작에 준하여 스테로이드 전신투여와 SABA 흡입, 에피네프린 근육주사 등 천식치료와 인공호흡기 관리를 시행했다.**

더 알고 싶다!

더 알고 싶다! 아스피린 천식

- 아스피린 천식은 만성 부비동염이나 비용종과 함께 나타나는 병태로, 아스피린 복용 후 수 시간 이내에 기관지 수축과 코 점막의 부종이 발생하여 wheeze와 호흡곤란과 같은 증상을 보이는 것으로 알려져 있다.
- 발작 시 치료는 원칙적으로 기관지천식과 유사하게 관리하며, wheeze나 호흡곤란의 증상은 β_2 자극제 흡입으로 개선되는 경우가 많다. 류코트리엔길항제도 유용하게 사용된다.
- 유명한 주의사항으로는 아스피린 천식에서는 숙신산 에스터형 스테로이드(코티소루®)가 증상이 악화시킬 가능성이 있다는 것이다. 아스피린 천식이 의심될 경우에는 인산염형 스테로이드(덱사메타손, 베타메타손)를 사용하고 숙신산 에스터형 스테로이드는 피해야 한다. 투여량은 덱사메타손은 6.6~9.9 mg, 베타메타손은 4~8 mg을 생리식염수에 녹여 30~60분 정도에 걸쳐 투여한다.

참고 문헌

1) 日本アレルギー学会喘息ガイドライン専門部会(監): 喘息予防・管理ガイドライン 2021. 協和企画, 2021
   - 일본 천식치료의 최신 가이드라인.

2) Global initiative for Asthma: GLOBAL STRATEGY FOR ASTHMA MANEGEMENT AND PREVENTION. 2022(https://ginasthma.org/wp-content/uploads/2022/07/) (GINA-Main-Report-2022-FINAL-22-07-01-WMS.pdf) (2023년 8월 열람)
   - 최신 천식 가이드라인이며, 매년 업데이트되고 있다.

3) 2022 GOLD REPORTS, 2022 Global Strategy for Prevention, Diagnosis and Management of COPD (https://gold-copd.org/2022-gold-reports/) (2023년 8월 열람)
   - Global initiative for COPD의 최신 가이드라인.

4) MacLeod M, et al. Chronic obstructive pulmonary disease exacerbation fundamentals: Diagnosis, treatment, prevention and disease impact. Respirology 26:532-551, 2021 [PMID: 33893708].
   - COPD 급성악화에 관한 최신 리뷰.

(스즈키 다카히로)

18 급성심부전

신속한 병태 파악과 신속한 치료 개입을 한다

철칙

1. 급성심부전 진단은 문진과 신체소견='Framingham criteria'로 병태 파악 및 조기 개입을 한다
2. 급성심부전의 초기치료는 임상 시나리오(clinical senario)로 시작한다
3. 급성심부전의 병태 파악에는 wet or dry?(울혈)와 cold or warm?(저관류)을 의식해서 병태에 따른 치료를 한다
4. 급성심부전의 원인은 'FAILURE'로 감별한다

증례 ❶ 65세 여성. 며칠 전부터 호흡곤란.

고혈압과 당뇨병 병력이 있다. 내원 며칠 전부터 하지부종을 자각하고 있었다. 야간에 호흡곤란을 느끼기 시작했고, 오늘 들어 호흡곤란 증상이 악화되어 119 통해 응급실로 내원했다. 내원 시 활력징후는 의식 명료, 체온 36.4℃, 혈압 176/104 mmHg, 맥박 130/분·규칙적, 호흡수 22/분, SpO_2 84%(room air). 신체소견상 양측 폐야에서 wheeze와 crackles가 들렸다. 경정맥 팽창과 하지부종이 관찰되었다.

Q 심부전이 의심되면?

철칙 1 급성심부전 진단은 문진과 신체소견='Framingham criteria'로 병태 파악 및 조기개입을 한다

급성심부전의 초기대응 및 진단

- 급성심부전의 병태를 파악하기 위해서는 ① 혈역학적 동태(울혈 또는 조직저관류, 안정/불안정) 파악, ② 배경 심장질환, ③ 악화인자 확인이 중요하다.
- 특히 급성관상동맥증후군(ACS)이 의심되는 경우나 혈역학적으로 불안정한 경우에는 PCI나 기계적보조순환이 필요할 수 있으므로 지체 없이 순환기내과에 연락한다.
- 심부전의 진단기준은 문진과 신체소견이 기본이 되며, 진단기준으로 'Framingham criteria'를 참고해 문진과 신체소견으로 정보를 수집한다.

■ Framingham criteria

대증상이 2개이거나, 대증상 1개 및 소증상 2개 이상이면 심부전으로 진단한다.

[대증상(major)]

- 발작성 야간 호흡곤란 또는 기좌호흡
- 경정맥 팽창
- 폐수포음
- 심비대
- 급성폐부종
- 제3심음
- 정맥압 상승(16 cmH_2O 이상)
- 순환 시간 연장(25초 이상)
- 간경정맥 역류(hepato-jugular reflux)

[소증상(minor)]

- 하지부종
- 야간 기침
- 운동시 호흡곤란
- 간비대
- 흉수 저류
- 폐활량 감소(최대량의 1/3 이하)
- 빈맥(120/분 이상)

[대증상 또는 소증상]

- 5일 치료에 반응해 4.5 kg 이상의 체중감소가 있는 경우, 이것이 심부전 치료에 의한 것이라면 대증상 1개, 그 외의 치료에 의한 것이라면 소증상 1개로 간주한다.

- 이러한 문진, 신체소견에 더해 혈액검사, 12유도 심전도, 심장초음파, 흉부 단순X선사진±흉부 CT로 평가를 진행하면서 후술하는 임상 시나리오에 따른 초기치료와 병태에 맞는 치료를 검토해 나간다.
- 또한, 급성심부전은 호흡곤란, 저산소증으로 내원하는 경우가 많으므로 반드시 다른 질환과의 감별(특히 폐렴이나 천식과의 감별)이 필요하다[wheeze≒천식이 아님! (17장 「천식발작, COPD 악화」 p.202 참조)].

■ 급성심부전 대응 흐름도

Step 1: Triage(처음 10분)
활력징후(혈압, 심박수, 호흡수, SpO_2, 체온 확인)
사지냉감
심전도모니터, 동맥혈가스분석
병태 평가(임상 시나리오에 기반)

→ 혈역학적으로 불안정하다면
- 수액
- 강심제
- 기계적 보조순환 고려

Step 2: 신속평가(다음 60분)
울혈 및 말초저관류 평가
혈액검사(BNP/NTproBNP)
12유도 심전도
심장초음파, 폐초음파 검사
흉부 단순X선촬영(흉부 CT)

→
- 호흡부전이 있는 경우 산소흡입이나 NPPV/인공호흡기 고려
- 혈관확장제±이뇨제
- 병행하여 기저 심장질환 및 병태를 평가한다.
- ACS가 의심되는 경우 CAG · PCI 고려

Step 3: 재평가(다음 60분)
활력징후, 사지냉감
울혈 및 말초저관류 평가(Noria-Stevenson 분류)
± 심장 초음파, 심전도 재검사

→
- 심부전 병태와 치료효과를 재평가
- 필요에 따라 치료법을 수정

① 혈액검사

- BNP와 NT-proBNP 상승의 민감도는 높아 배제에는 유용하지만, 특이도는 낮으므로 진단 시 주의.
- 특히 신기능장애 시에는 BNP의 대사장애로 인해 높게 나오는 경향이 있고, NT-proBNP는 더욱 상승하기 쉬우므로 주의가 필요. 그 외 고령자, 여성, 마른 체형에서도 상승할 수 있다.

	BNP	NT-proBNP
cut-off value (심부전으로 진단)	>400 pg/mL	50세 미만: >450 pg/mL 70~75세: >900 pg/mL 75세 이상: >1,800 pg/mL
cut-off value (심부전을 배제)	<100 pg/mL	<300 pg/mL

- 앞서 설명한 것처럼 ACS 관여를 조기에 감별하기 위해 심근효소 검사는 필수적이다.
  - CK에는 B(brain)와 M(muscle)의 2종류가 있으며, 결합 방식에 따라 “BB”, “MB”, “MM” 3종류의 동종효소로 나뉜다. CK-BB : 뇌와 평활근, CK-MB : 심근 세포질, CK-MM : 골격근에 많이 존재하며, CK-MB는 심근경색의 중요한 마커로 측정하며, CK-MB 비율이 5% 이상이면 심근장애 가능성을 의심한다.
  - 심근 트로포닌은 민감도, 특이도가 높고 CK/CK-MB에 변화가 없는 미세심근장애도 검출할 수 있어 심근경색 진단을 위한 심근 바이오마커로 추천되고 있다.
- 폐색전증이 의심되는 병력이나 소견이 있으면 D-dimer도 검사한다.
- 그 외 감염에 의한 심부전이 악화되는 경우도 있으므로 CBC와 CRP, 신장 울혈과 간울혈 정도 평가를 위해 신기능, 간기능을 확인한다.

② 흉부 단순X선사진(±흉부 CT)

- 심흉비(CTR) 확대, 늑골횡격막각(CPA)의 둔화, butterfly shadow 등을 평가한다.
- 촬영 조건이 통일되어 있는지 확인한다.

  간질성 폐부종 소견 : Kerley's B line, Kerley's A line, peribronchial cuffing sign

  폐포성 폐부종 소견 : air bronchogram, butterfly shadow

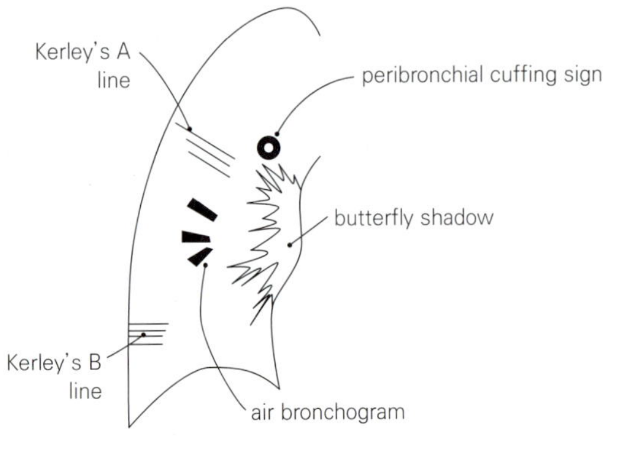

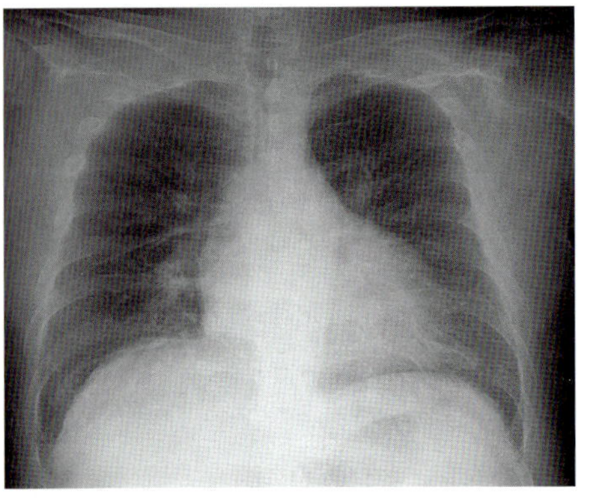
(실제 사진)

• 그 외 심장비대나 흉수가 있는지 확인한다. 폐렴과 감별이 어려운 경우 CT를 고려한다.

③ 12유도 심전도

• P파의 유무, 심박수, RR 간격의 규칙성, ST-T 변화 등을 확인한다.
• ACS나 부정맥 유무 확인에 필요하므로 반드시 확인한다.

④ 심장초음파

• 심장기능 및 기저질환 검색과 울혈, 혈역학적 동태 평가에 유용하다.

심장기능 및 기저질환 검색

• 좌심실 크기, 좌심실 박출률(LVEF), 벽운동 저하 유무, 심낭삼출액 저류 유무, 심장비대 유무, 판막증 유무(협착, 역류 유무), 우심실 압력 추정, 우심실 확장, 하대정맥을 확인한다.

이 증례에서는…

• 청진상 crackles이 들리고, 하지부종, 경정맥 팽창, 빈맥, 체중 증가 경향 등 심부전 징후가 보였다.
• 흉부 단순X선사진에서도 양측 폐야에 미만성 폐부종이 관찰되었고, 심장초음파에서 IVC(하대정맥) 직경의 호흡성 변동이 소실되어 급성심부전으로 진단했다.

A 신체소견과 문진이 중요, 다른 검사 결과를 종합해 신속하게 진단을 내린다.

더 알고 싶다!

심부전의 신체소견

① 제3음, 제4음

• 제3음: 급속 유입에 따른 좌심실 신전 시 들림.
심방압 상승 → 심실로 급속하게 혈액유입=좌심방압의 상승 시사=좌심실 유입혈류파형에서 E파에 해당.
• 제4음: 심방수축에 의한 좌심실 신전 시 들림.
좌심실 확장이 장애 → 심방수축이 증강=좌심실 유입혈류파형에서 A파에 해당.
• 체위는 좌 45도 측와위, 위치는 심첨부, 청진기 벨형으로 확인.

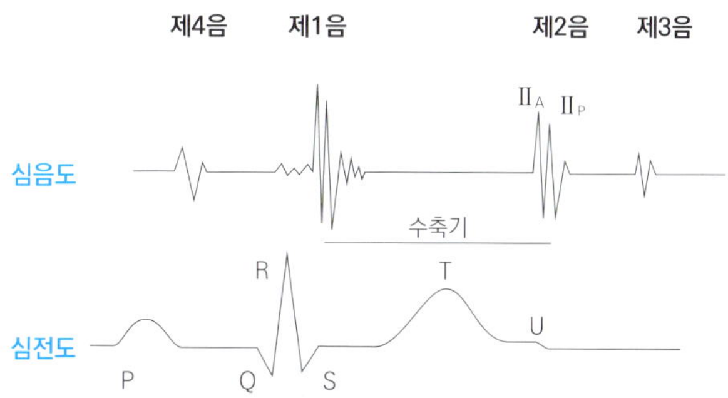

② 경정맥 팽창

• 기본은 우측 내경정맥에서 소견을 확인. 보이지 않을 때는 외경정맥으로 대용 가능. 펜라이트를 사용해

가시화(검사자 시점에서 경부에, 신체 정면으로부터 접선 방향에 라이트를 비추어 관찰한다). 경부를 30~45도 거상.

- CVP 상승=박동 상단 - 흉골각 >3 cm
- 치료와 함께 울혈이 해소되면 박동 상단은 내려오기 때문에 매일 관찰해서 확인.

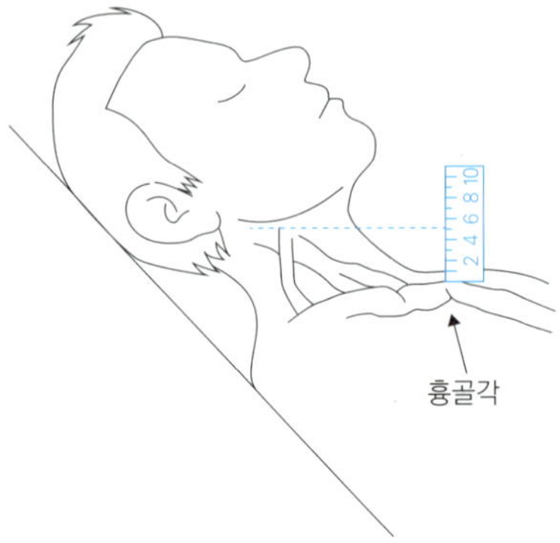

③ 하지부종

- pitting edema 형태의 부종을 일으킨 부위를 2, 3수지로 약 10초간 1~2 cm 깊이로 압박하고, 그 부위가 원래대로 돌아오기까지 시간(pit recovery time)을 측정.

40초 미만 → fast edema=간질삼투압 저하형 부종: 저알부민(2.5 g/dL 이하)
=혈관내 저용량

40초 이상 → slow edema=정맥압 상승을 동반한 부종
=혈관내 과잉용량

- 심부전은 후자(slow edema)가 된다.

심장초음파를 통한 울혈의 평가

① 전신울혈(우심계)의 지표

- IVC(하대정맥) 직경과 호흡성 변동 유무→우심방압과 중심정맥압을 추정

IVC 직경 mm	호흡성 변동 %	추정 우심방압 mmHg
≤21	≥50	0~5
≤21	<50	5~10
>21	≥50	5~10
>21	<50	10~20

- IVC 측정

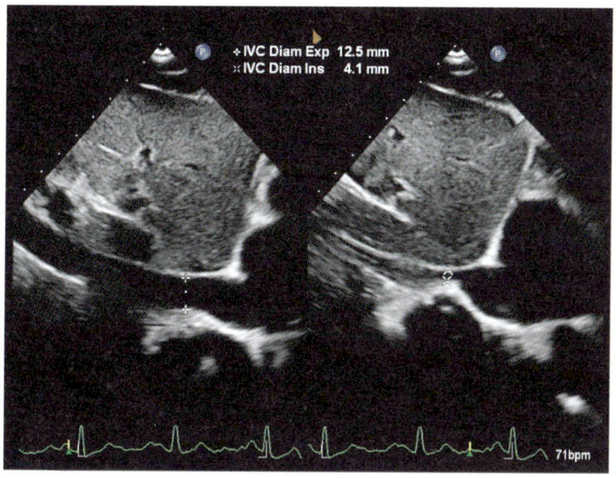

왼쪽: 최대 직경
오른쪽: 최소 직경(심호흡 시)

- TRPG(삼첨판역류 압력 편차) 측정

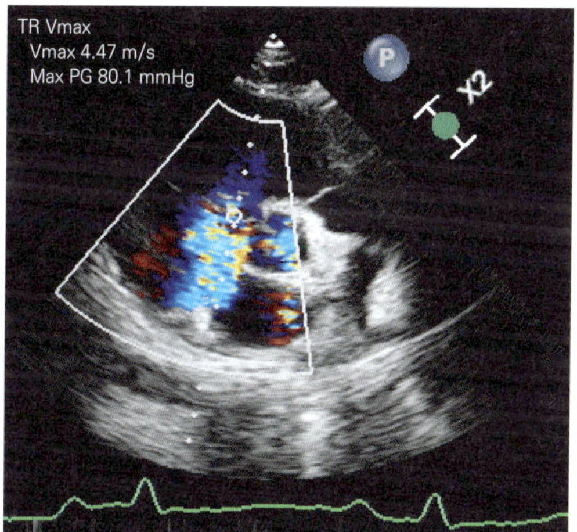

↓삼첨판 혈류 속도 파형
TR Vmax 4.47 m/s
(우심실과 우심방의 압력 차이를 반영)

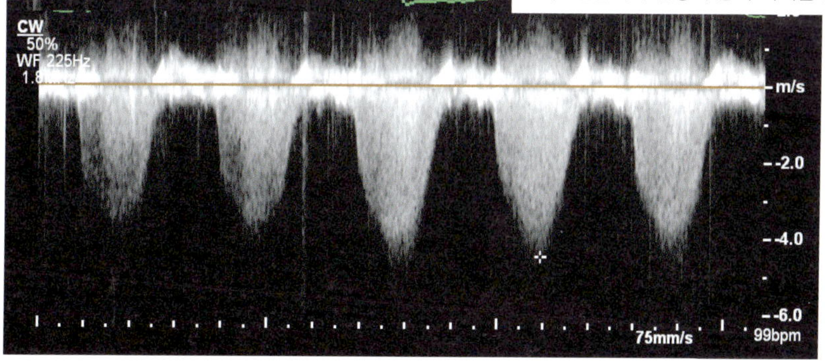

- TRPG→간접적으로 폐동맥 수축기압을 추정(실제로는 압력차+우심방압=폐동맥 수축기압).
- 논문이나 가이드라인에 따라 여러 설이 있지만, 대체로 TRPG≧40 mmHg는 폐고혈압으로 외워두자.

② 울혈(좌심계)의 지표

- 좌심실 확장 장애의 결과로 좌심실 확장기 말기압이 상승하여 폐울혈이 발생하므로, 좌심실 확장 장애의 유무를 초음파로 확인하는 것이 심부전 시 울혈 소견의 참고가 된다. 좌심실 유입 혈류속도 파형의 승모판 혈류 패턴[E파와 A파, E/A ratio, DT(E파의 감속 시간), 조직도플러를 이용한 E/e']으로 추정한다. 자세한 내용은 이 책에서는 생략한다.

증례 ❷ 60세 남성. 고혈압, 당뇨병, 만성신장병의 병력이 있다.

최근 2개월 동안 10 kg의 체중증가가 있었다. 내원 1주일 전부터 야간취침 시 호흡곤란을 느꼈고, 점차 잠을 잘 수 없게 되었다. 증상이 호전되지 않고 악화되어 응급실로 내원했다. 내원 시 활력징후는 의식 명료, 체온 36.4℃, 혈압 150/80 mmHg, 맥박 110/분·규칙적, 호흡수 24/분, SpO_2 82%(room air)였다. 신체소견상 폐 청진 시 crackles 들림, 뚜렷한 양측 하지부종. 사지냉감 없음.

Q 시행해야 할 초기치료와 심부전 병태는?

철칙 2 급성심부전의 초기치료는 임상 시나리오(clinical senario)로 시작한다

급성심부전 초기치료

■ 초기치료 분류[임상 시나리오(clinical senario)]

분류		치료	예측되는 병태
CS1	수축기혈압 >140 mmHg	NPPV 혈관확장제(NTG) 용량과부하가 있으면 이뇨제	급격한 발병 주요 병태는 **미만성 폐부종** 전신부종은 경도 급성 좌심실 충만압 상승 HFpEF(뒤에서 설명) 많음 혈관성
CS2	수축기혈압 100~140 mmHg	NPPV 혈관확장제(NTG) 이뇨제(만성적 체액저류가 문제이기 때문)	서서히 발생(체중 증가) 주요 병태는 **전신성 부종** 폐부종은 경도 만성 좌심실 충만압 상승 우심계 압의 상승 타장기장애(신기능장애, 간기능장애)
CS3	수축기혈압 <100 mmHg	volume 부하 강심제 혈관수축제(말초순환부전이 치료 후에도 지속되는 경우)	급격 또는 서서히 발생 주요 병태는 **저관류** 전신부종이나 폐부종은 경도 심장성 쇼크도 고려
CS4	급성 관상동맥 증후군(ACS)	ACS 대응(아스피린, 헤파린, 혈행 재건) IABP	급성 발생 급성 심부전의 증상·징후를 동반한 ACS가 병태
CS5	우심부전	volume 과잉 →강심제, 혈관수축제(말초순환부전이 치료 후에도 지속되는 경우) volume 부족→수액보충 필요	급격 또는 서서히 발생 주요 병태는 **우심기능부전** (폐색전이나 폐성심, 원발성 폐고혈압 등) 폐부종 없음 전신부종 있음

- 심부전에서는 치료를 시작하기까지의 시간이 예후에 영향을 주므로, 이 임상 시나리오는 내원 시의 정보를 통해 빠르게 치료하기 위한 분류이다.
- 따라서 이것은 병원 도착 전~도착 후 몇 시간까지를 상정한 것으로, 어디까지나 '초기 치료를 위한 분류'이며, 입원 후에도 병태와 원인에 대한 재검토를 지속적으로 실시할

필요가 있다.

- 급성심근경색에 합병된 심부전이나 우심부전(중증 폐색전증 등)은 대응이 다르기 때문에 가장 먼저 평가를 해두자.

① 활력징후의 안정화

- 심부전에서는 무엇보다도 바이탈 관리가 중요하므로 ABC(A : 기도, B : 호흡, C : 순환)를 확인하고 안정화를 도모한다.
- 혈역학적으로 불안정한 경우에는 병태에 따라 노르에피네프린이나 도부타민 등의 카테콜아민을 사용하면서 필요에 따라 체외 순환을 고려한다.

② 호흡 관리

- 폐울혈로 인해 SpO_2 저하까지 생긴 경우 기본적으로 산소투여, 쇼크가 아니라면 반좌위를 취한다(기좌호흡 때문).
- 산소투여로도 산소화를 유지할 수 없는 경우에는 NPPV를 주저하지 않는다. 신속하게 도입해 빈호흡과 노력성 호흡의 개선을 도모한다.
- 그런데도 산소화를 유지하지 못하는 경우, 의식수준 저하가 동반된 경우, NPPV가 동조화되지 않는 경우에는 기관 삽관을 고려한다.

■ NPPV(non-invasive positive pressure ventilation; 비침습양압환기)란?

- NPPV는 마스크를 사용해 기도에 양압을 가하는 것이므로, 가능한 한 마스크를 밀착시켜 누출을 줄여야 한다. 이때 환자가 급격한 양압을 받아들일 수 있도록 서서히 압력을 가하는 것이 중요하다.
- 호기말양압(PEEP)을 가함으로써 환기 개선, 산소화 개선, 호흡작업량(work of breathing) 감소, 전부하 감소(흉강내압 상승→정맥환류압 감소), 후부하 감소 효과를 얻을 수 있다.
- 심부전 초기 설정 모드 :
  - CPAP : 5~6 cmH_2O 정도로 시작하여 효과가 불충분할 경우 2 cmH_2O씩 증량
  - FiO_2 : 100%에서 시작하여 안정되면 점차 낮추어 나간다.

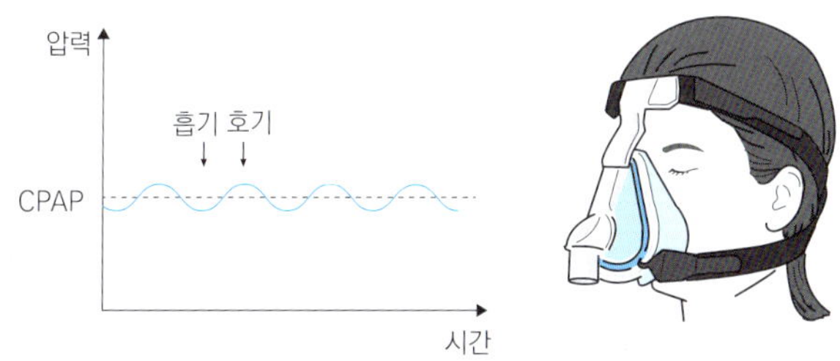

※NPPV의 금기사항에 주의 : 호흡정지 또는 심정지(자발적 호흡이 없으면 사용 불가), 상기도 협착 · 폐색(구토 등), 다량의 가래, 안면화상, 외상, 수술 또는 기형, 마스크를 착용할 수 없는 상황→이러한 경우 기도삽관 적응증

- NPPV는 착용시간이 길어질수록 호흡기감염의 위험이 높아져 원내사망률을 높인다는 보고가 있으므로, 조기 이탈(weaning)을 염두에 두는 것이 중요하다.

③ 체액 관리

- 과도한 전부하를 교정하기 위해 이뇨제를 사용한다.
- 예전에는 심부전에서의 이뇨제는 루프 이뇨제가 강세였으나, 최근 몇 년간 심부전에서의 이뇨제 위치가 변하고 있다. 루프 이뇨제의 사용을 어떻게 최소화할 수 있는지가 중요하다.

루프 이뇨제

- 급성심부전의 체액 교정을 위해서는 원칙적으로 루프 이뇨제를 주축으로 사용한다.
- 이뇨 효과가 좋은 경우에는 혈압저하, 저칼륨혈증, 신기능의 악화가 없는지 적절히 확인한다.
- 푸로세미드(라식스®) 1회 10~20 mg의 정맥주사로 시작하는 경우가 많으며, 이뇨 효과는 약 6시간 정도 유지되므로 반응하는 요량에 따라 조정한다.

  ※심부전 급성기에는 장관부종으로 인해 경구약으로는 효과가 부족한 경우가 있어 급성기에는 정맥주사로 시작하는 경우가 많다.

  ※참고로 푸로세미드 10 mg 정맥주사는 푸로세미드 20 mg 경구약에 해당한다.

항알도스테론제

- 단독으로 이뇨 효과는 강하지 않지만, 루프 이뇨제와 병용함으로써 저칼륨혈증을 교정할 수 있다.
- HFrEF의 장기 예후 개선약물이다.

  〈처방 예〉 스피로노락톤(알닥톤®) 25 mg 1일 1회 1정부터 시작

  〈처방 예〉 에플레레논(에프레논®) 25 mg 1일 1회 1정부터 시작

  〈처방 예〉 칸레노산 칼륨(국내 없음) 1회 100~200 mg 1일 1~2회

바소프레신 V_2 수용체 길항제

- 자유수 이뇨를 촉진하고 혈관 내 탈수를 일으키기는 어렵지만, 예후 개선에 대한 증거가 부족하다.
- 자유수 이뇨로 인해 고나트륨혈증이 발생할 수 있으므로, 수분 제한을 해제하고 자주 혈청 나트륨 수치를 추적 관찰한다.

  〈처방 예〉 톨밥탄(삼스카®) 7.5 mg 1회 0.5~1정 1일 1회부터 복용 시작

④ 혈압 관리

- 정맥혈관 확장에 의한 전부하 감소와 동맥혈관 확장에 의한 후부하 감소의 역할이 있으며, 관상동맥의 확장도 얻을 수 있기 때문에 허혈성 심질환이 배경이 되는 증례에도 유효하다.
- 수축기혈압 140 mmHg 이하 등을 기준으로 사용된다.

  ※ 중증 대동맥판막협착증이나 폐쇄성비대심근병증에서는 저혈압을 유발할 가능성이 있으므로 원칙적으로 금기이다.

  〈처방 예〉 니트로글리세린(니트세린®) 1 γ부터 시작, 혈압을 보면서 적절히 조정

  ※수일 내에 내성이 생겨 효과가 감소하므로 경구약으로 전환한다.

철칙 3 급성심부전의 병태 파악에는 wet or dry?(울혈)와 cold or warm?(저관류)을 의식해서 병태에 따른 치료를 한다

심부전 병태 파악

- 심부전의 병태는 심장펌프의 보상 기전이 무너진 상태이다.
- ① 정맥계로부터의 혈액 회수와 ② 동맥계로의 혈액 공급이 심장펌프의 주요 역할이므로, 여기에 장애가 생기면 ① 좌심계, 우심계 압력 상승에 의한 울혈과 ② 심박출량 저하로 인한 말초순환부전, 장기장애가 발생한다. 따라서 이에 따른 자각증상 및 타각소견을 찾아내는 것이 진단과 병태 파악에 중요하다.

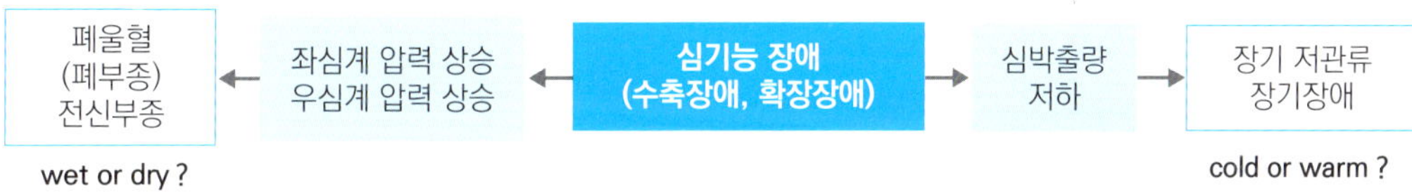

- 구체적으로 증상과 소견을 울혈 소견과 저관류(저심박출량) 소견으로 나누어 생각해 본다.
- 또한, 울혈 소견은 좌심계(폐부종)와 우심계(전신부종)로 구분하여 생각한다.
- 좌심부전: 폐부종으로 인한 운동 시 호흡곤란, 야간발작성 호흡곤란, 기좌호흡이 핵심 키워드.
- 우심부전: 부종이나 식욕부진 등의 소화기증상(장관부종 때문)과 권태감에 주목한다.

급성심부전 초기대응부터 급성기 병태에 따른 치료의 기본 방침

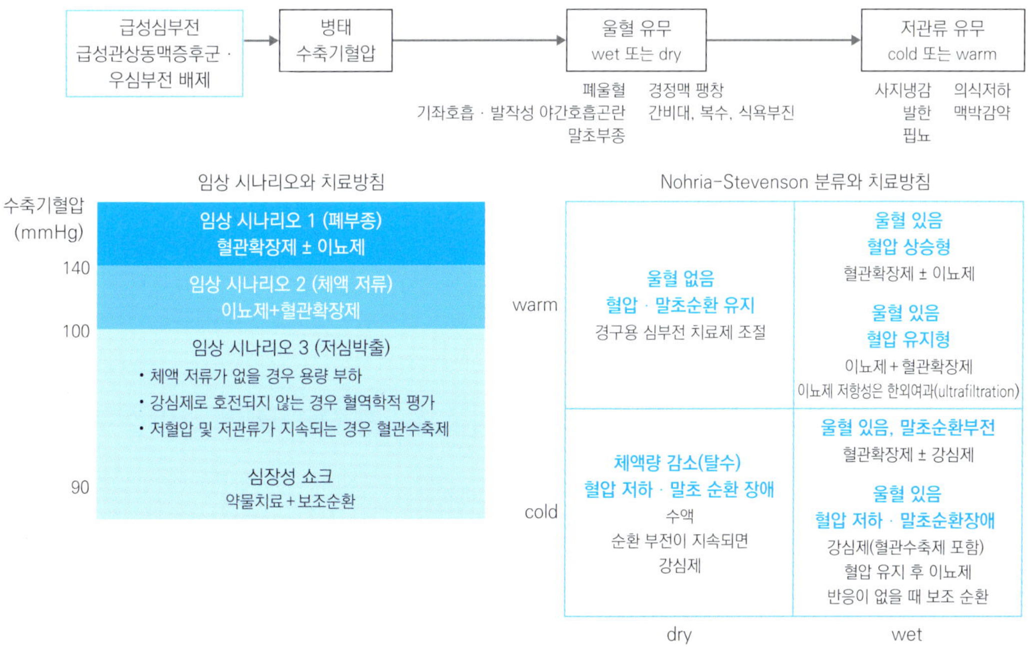

[일본심장학회/일본심부전학회. 급성-만성심부전 진료 가이드라인(2017년 개정판). https://www.j-circ.or.jp/cms/wp-content/uploads/2017/06/JCS2017_tsutsui_h.pdf. 2023년 8월 열람]

Nohria-Stevenson 분류

- 수집한 병력과 신체소견 정보를 바탕으로 ① 울혈과 ② 말초 저관류라는 두 가지 축의 병태를 파악하고, Nohria-Stevenson 분류를 이용해 분류한다.
- Nohria-Stevenson 분류는 예후 예측뿐만 아니라 초기평가, 초기치료의 지표가 된다.
- 2016년 ESC 심부전 가이드라인에서도 이를 바탕으로 치료 선택을 추천하고 있다.
- 단기간에 사망하는 예는 프로파일 B(wet-warm)와 프로파일 C(wet-cold)에서 많다.
- 프로파일 B(wet-warm) : 울혈 있음 + 말초순환

  말초혈관 수축이 주된 증상→혈관 확장 후 이뇨제 투여

  심기능 저하가 주된 증상→이뇨제부터 시작하고, 혈관확장제를 고려
- 프로파일 C(wet-cold) : 울혈 있음 + 말초순환부전

  수축기혈압 90 mmHg가 유지되지 않는 경우, 강심제 병용 후 이뇨제 투여

이 증례에서는…

- 병력과 신체소견을 통해 급성심부전으로 진단했다.
- 수축기혈압이 150 mmHg로 임상 시나리오 1에 해당한다고 판단하여 NPPV를 장착하고 NTG를 지속 정맥주사로 시작해 혈압을 낮췄다.
- 또한 체액과잉이 있었기 때문에 이뇨제는 라식스® 20 mg 정맥주사와 알닥톤® 25 mg으로 시작했고, 양호한 이뇨가 이루어졌다.

A 심부전의 초기치료는 임상 시나리오로 시작했다. 울혈 소견이 있고 말초 저관류는 없었기 때문에 wet-warm 타입으로 판단했다.

증례 ❸ 84세 여성. 호흡곤란으로 내원.

내원 1개월 전에 치과 치료를 받았고, 3주 전부터 38℃대의 발열이 지속되었다. 내원 전날부터 호흡곤란을 자각하기 시작했고, 이후에도 증상이 호전되지 않아 구급차 통해 내원했다. 내원 시 활력징후는 의식수준 JCS I-2(장소, 시간, 날짜를 잘 대답하지 못함), 체온 38.2℃, 혈압 110/64 mmHg, 맥박 114/분·규칙적, 호흡수 24/분, SpO_2 88%(산소 2 L/min 투여 시). 양측 폐야에서 crackles 청진, 심첨부에서 범수축기 잡음이 들렸다. 흉부 단순X선사진에서 양측 폐야에 침윤음영이 관찰되었다. 심장초음파에서 LVEF 60% 이상의 과수축이 보였고, 승모판에 우종(vegetation)이 부착된 중증 승모판폐쇄부전증이 관찰되었다.

Q 병력과 신체소견을 통해 심부전으로 판단하고 초기치료를 시행했다. 이 심부전의 원인을 어떻게 감별할 수 있을까?

철칙 4 급성심부전의 원인은 'FAILURE'로 감별한다

급성심부전의 원인

- 심부전의 병태는 심장 펌프 기능의 보상기전 장애이며, 그 원인은 매우 다양하다.

■ 심부전의 기저질환

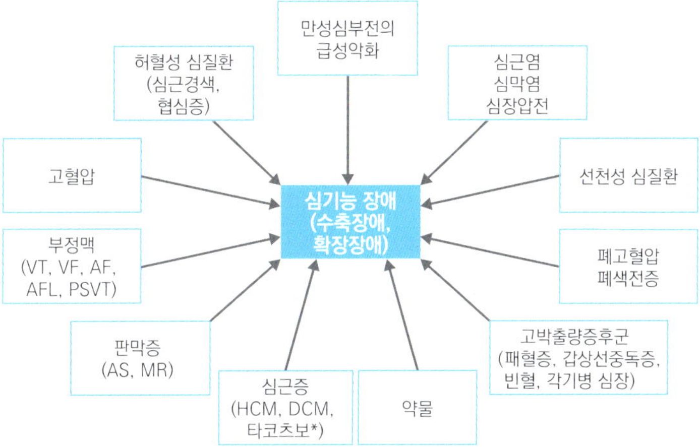

* 역자 주: 스트레스성 심근증은 심장 모양이 일본에서 문어나 낙지를 잡는 항아리인 타코츠보(たこつぼ)와 같이 변한다고 해서 '타코츠보 심근증(Takotsubo cardiomyopathy)' 또는 '상심 증후군'이라고 불린다. 극심한 슬픔과 분노, 공포 같은 심리적인 충격을 받거나 화상·패혈증·감염 같은 질병을 겪은 후 심장 근육이 일시적으로 기능하지 못하는 것을 뜻함(대한심장학회).

- 심부전을 개선하려면 급성기 치료는 물론이고, 그 기저에 있는 심장펌프기능 저하에 관여한 기저질환이나 악화인자를 치료해야 근본적인 해결이 가능하므로 원인 찾기가 필수적이다.

심부전의 악화인자 'FAILURE'

F : Forgot meds	투약 잊음
A : Arrhythmia, Anemia	부정맥, 빈혈
I : Infection, Ischemia, Infarction	감염증, 협심증, 심근경색 등
L : Lifestyle	염분섭취 과잉, 스트레스
U : Upregulators	갑상선질환, 임신, 각기병심장
R : Rheumatic valve or valvular diseases	판막증
E : Embolism	폐색전증

- 과거력은 반드시 확인하고, 심장기능 저하를 시사하는 병력에 주의한다.
- 관상동맥질환 위험인자[나이(남성 ≥ 55세, 여성 ≥ 65세), 당뇨병, 고혈압, 이상지질혈증, 흡연, 비만, 심장질환 가족력]도 잊지 말고 청취한다.
- 급성심부전에서는 허혈성 심장질환의 관여도 잊지 말자.
- 그 외 체중증가나 약물 복용력도 확인한다.

이 증례에서는…

- 경과로 보아 발치 후 감염성 심내막염이 의심되는 경과였고, 경흉부 심장초음파에서 중증 승모판폐쇄부전증이 관찰되어 급성 판막증이 심부전의 원인으로 생각되었다.
- 경흉부 심장초음파에서도 우종(vegetation) 부착과 prolapse상이 관찰되어 심장혈관흉부외과에 의뢰하여 응급수술을 시행하기로 했다.

A 급성심부전에서는 'FAILURE'를 이용하여 반드시 원인을 찾고 그에 따른 치료를 한다.

더 알고 싶다! HFrEF와 HFpEF에 대해 더 알아보기

- 기존에는 심부전이 심장의 수축력 저하로 발생한다고 여겨졌으나, 심부전 증상을 보이는 환자의 수축력을 심장초음파 등으로 평가하면 수축력이 유지되는 심부전 환자가 절반 가까이 존재한다는 사실이 밝혀졌다.
- 심박출량이 저하된 심부전(LVEF 40% 미만)을 HFrEF(Heart Failure with Reduced EF)라고 부르고, 심박출량이 보존된 심부전(LVEF 50% 이상)을 HFpEF(Heart Failure with Preserved EF)라고 부른다. 또한 LVEF가 40~49%로 경미하게 저하된 심부전을 HFmrEF(Heart Failure with midrange EF)라고 부른다.
- HFpEF는 주로 확장장애가 주를 이루며, '심부전 증상 있음', 'LVEF가 정상>50%', '좌심실 확장부전 소견 있음'의 3가지를 모두 만족하는 것으로 정의된다.
- 고령자, 심방세동, 빈혈, 신기능장애 등을 배경으로 고혈압, 좌심실 비대, 허혈성 심질환을 합병. 후부하의 증가가 관여해 심부전(이른바 CS1 심부전)이 되는 경우가 많다.

The Fantastic Four

- 심부전 치료, 특히 HFrEF에 대한 새로운 약물이 속속 등장하고 있으며, 가이드라인에서도 권장 약물이 몇 년 사이에 크게 변화하고 있다.
- 기존에는 베타차단제 외에 ACE(안지오텐신 전환효소) 억제제/ARB(안지오텐신 수용체 길항제), MRA(미네랄코르티코이드 수용체 길항제)가 HFrEF 치료제로 사용되어 왔다.
- 한편, ACEI/ARB 대신 ARNI(안지오텐신 수용체 네프릴리신 억제제)로의 전환이 권장되고 있으며, 그 외 기존 당뇨병 치료제로 알려진 SGLT-2 억제제가 심부전 예후 개선약으로 주목받고 있다.
- 현재 HFrEF 치료의 주축을 담당하는 4종류의 약물은 베타차단제, MRA, ARNI, SGLT-2 억제제이며, 생명 예후를 개선하고 심부전 치료에 큰 진전을 가져오고 있기 때문에 이 4종류의 약물을 The Fantastic Four라고 부르고 있다.
- 현재 근거가 계속 축적되고 있는 분야로, 향후 연구에도 기대가 모아지고 있다.

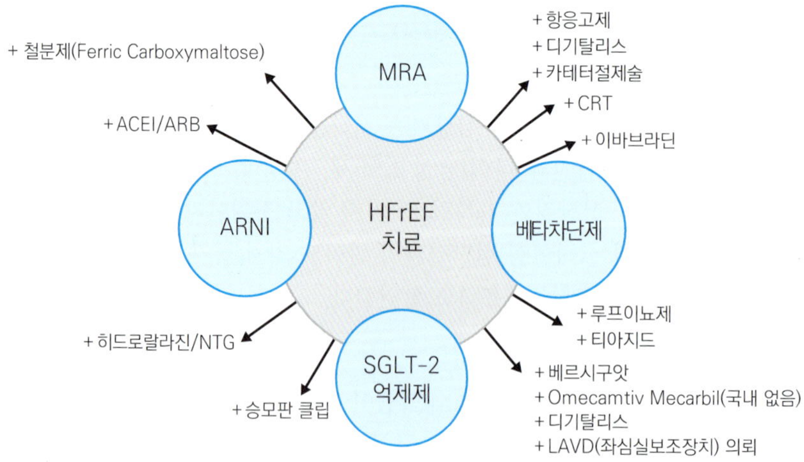

[Bauersachs. Eur Heart J 42:681–683, 2021]

참고 문헌

1) McDonagh, et al. 2021 ESC Guidelines for the Diagnosis and Treatment of Acute and Chronic Heart Failure. Eur Heart J 42:3599-3726, 2021 [PMID: 34447992].
- ESC 심부전 가이드라인. HFrEF의 신약부터 급성심부전의 분류와 치료 알고리즘을 알기 쉽게 설명하고 있다.

2) Metra M, Teerlink JR. Heart failure. Lancet 390:1981-1995, 2017 [PMID: 28460827] [PMID: 28460827]
- Figure 3이 실제 흐름을 파악하기에 이해하기 쉽다.

3) Bauersachs, J. Heart failure drug treatment: the fantastic four. Eur Heart J 42:681-683, 2021 [PMID: 33447845] [PMID: 33447845]
- Figure 1이 HFrEF 진료의 전체상을 파악하는 데 도움된다.

4) 日本循環器学会ほか: 急性・慢性心不全診療ガイドライン(2017年 改訂版). 2017 (https://www.j-circ.or.jp/cms/wp-content/uploads/2017/06/JCS2017_tsutsui_h.pdf) (2023년 8월 열람)
- 심부전 진료의 근거가 일본어로 매우 알기 쉽게 설명되어 있다.

5) 日本循環器学会ほか: 2021年 JCS/JHFS ガイドラインフォーカスアップデート版 急性・慢性心不全診療. 2021 (https://www.j-circ.or.jp/cms/wp-content/uploads/2021/03/JCS2021_Tsutsui.pdf) (2023년 8월 열람)
- 심부전 분류부터 신약도 포함한 치료 알고리즘을 최신 가이드라인으로 제공하고 있다.

(스즈키 다카히로)

19 뇌경색

다양한 치료로 페넘브라(penumbra)를 구하라!

철칙

1. 정말 뇌경색인지 아닌지 먼저 감별한다
2. TIA를 보면 뇌경색 위험도 평가를 한다
3. 뇌경색이 의심되면 발생시간(4.5시간 이내인지 6시간 이내인지), 발생 전 mRS, NIHSS와 두부 CT를 확인하고 t-PA와 혈관내치료의 적응증을 판단한다
4. 뇌경색은 병형 분류(심장성, 죽상혈전성, 열공성, BAD)를 의식한다
5. 치료목표는 페넘브라를 살리는 것

증례 ❶ 고혈압, 당뇨병으로 경구약 복용 중인 74세 여성.

내원 3일 전부터 감기 증상이 나타났고, 식사섭취량이 감소했다. 내원 당일 아침부터 하지에 힘이 빠지고, 보행이 어려워져 내원했다. 내원 시 활력징후는 의식수준 JCS I-1(지남력은 있으나 완전히 명료하지는 않은 상태), 체온 36.5℃, 혈압 120/82 mmHg, 맥박 90/분·규칙적, 호흡수 12/분, SpO_2 98%(room air). 신체소견상 뇌신경계에는 이상 없다. 운동신경은 상지 Barré 징후는 음성, 하지 Mingazzini 징후는 양측에서 약간 처짐을 보였으나 좌우 차이는 뚜렷하지 않았음. 감각신경장애는 명확하지 않음. 두부 CT에서 경색이나 출혈 소견 없음.

Q 진단은 뇌경색으로 괜찮을까?

철칙 1 정말 뇌경색인지 아닌지 먼저 감별한다

뇌졸중과 감별해야 할 질환

- 뇌졸중을 원인으로 생각해야 하는 질환과 뇌졸중 카멜레온(stroke chameleons)이라 불리는 뇌경색 같지 않지만 뇌경색을 의심해야 하는 증상도 있다. 계단식으로 진행되는 인지기능장애, 경과에 맞지 않는 급성 섬망, 환각, 조증상태, 중증 고혈압, 전신 권태감 등. 이러한 증상들은 언뜻 보면 뇌경색 같지 않지만, 감별 질환에 뇌경색을 포함시켜야 한다[Lancet Neurol 10:550-560, 2011/Neuropsychiatr Dis Treat 17:1469-1480, 2021].

외상	두개, 뇌, 경부 손상
	경막하, 경막외혈종
감염증	뇌수막염, 뇌염
뇌졸중 이외의 두개내 병변	종양
	지속되는 신경증상 동반 경련(토드마비; Todd paralysis)
	지속되는 신경증상 동반 편두통
대사성 질환	고혈당(비케톤성 고삼투압성 혼수)
	저혈당
그 외의 뇌증	고혈압성 뇌증
	심정지 소생 후 뇌증
	쇼크와 중추신경에 대한 저관류
	중독
	내분비장애(점액수종)
	요독증
	간성뇌증
	정신장애

[「ISLS 가이드북 2018」 편집위원회(편): ISLS 가이드북 2018 뇌졸중 초기 진료의 표준화, p.50, 헬스출판, 2018]

정말 뇌경색 진단으로 괜찮을까?(뇌경색스러움, 뇌경색스럽지 않음)

뇌경색에서 흔히 발견되는 소견	뇌경색스럽지 않은 소견
발병 양상: 돌발~급성 활력징후: 혈압 상승, 서맥 동반질환: 심방세동, 심혈관질환 위험인자(흡연, 고혈압, 당뇨병, 이상지질혈증, 가족력 등) 전방순환계(내경동맥계) 증상: 편마비(안면포함), 반측 감각장애, 피질증상(실어증, 반측공간무시, 소거현상) 후방순환계(척추뇌기저동맥계) 증상: 반측 또는 양측 감각장애, 반측 안면신경마비(입꼬리 처짐), 구음장애, 연하장애, 동측 반맹, 운동실조, 어지럼증	발병 양상: 아급성~만성경과 활력징후: 혈압 정상 동반질환: 심혈관질환 위험인자 없음 증상: 하반신마비(paraplegia, 척수질환에서 많음), 의식장애, 두통, 실신

- 저혈당에서는 뇌경색과 비슷한 증상이 나타날 수 있으므로 반드시 가장 먼저 감별해야 한다. 간이혈당측정기나 혈액가스분석으로 즉시 평가한다.
- 저혈당에서 편마비가 발생하는 경우가 있다[Diabet Med 21:623-624, 2004/BMC Neurol 12:139, 2012].
- 당뇨병 환자에서는 감기 등을 계기로 식사섭취량이 감소해 저혈당이 될 수 있으므로 주의가 필요하다.
- 또한 고령자에서는 증상호소도 명확하지 않고, 신경학적 소견도 모호한 경우가 많다.

이 증례에서는…

- 하지에 탈력이 있었으나, 좌우 차이가 뚜렷하지 않았다.
- 보행장애가 편마비나 어지럼증에 의한 것이라면 뇌경색 가능성이 있지만, 하반신마비나 탈력감만 있다면 다른 질환과의 감별이 필요하다.
- 혈당을 측정해보니 혈당치 42 mg/dL로 저혈당을 확인했다.
- 10 g 포도당 경구 투여로 증상은 호전되었다.

- 평소 메트포르민, 시타글립틴을 복용하고 있었는데, 식사섭취량이 줄었음에도 약은 모두 계속 복용하고 있었다.

A **뇌경색스럽지 않기 때문에 뇌경색 이외의 감별질환에 대한 검토가 필요하다.**

증례 ❷ **고혈압, 당뇨병, 이상지질혈증 병력이 있는 62세 남성의 구음장애.**

내원 당일 아침 9시, 직장에서 회의 중 갑자기 말하기 어려움을 느꼈고, 한동안 상태를 지켜보았으나 호전되지 않아 11시에 내원. 내원 시 활력징후는 의식 명료, 체온 36.8℃, 혈압 164/98 mmHg, 맥박 90/분·규칙적, 호흡수 18/분, SpO_2 96%(room air). 신체소견상 뚜렷한 신경학적 소견은 없었고, 내원 당시 구음장애도 관찰되지 않았다.

Q **처음에 나타난 소견이 호전됐다. 무엇을 생각해야 할까?**

철칙 2 TIA를 보면 뇌경색 위험도 평가를 한다

TIA(transient ischemic attack; 일과성 뇌허혈발작)

- 정의: 국소 뇌 또는 망막의 허혈에 기인한 신경 기능 장애의 일과성 에피소드이며, 급성 경색의 소견이 없는 것. 신경기능장애 에피소드는 길어도 24시간 이내에 소실될 것 [일본뇌졸중학회 2019년 10월 12일].
- 유럽과 미국에 이어 'TIA의 진단은 영상검사에서 경색소견이 없어야 한다'는 조직기반 정의로 변경되었다. 즉, 증상이 소실되어도 MRI에서 경색소견이 있으면 TIA가 아닌 뇌경색으로 진단하게 되며, 'DWI 양성 TIA→경증 뇌경색'으로 변경된다.
- TIA가 중요한 이유는 **90일 이내 뇌경색 발생 위험이 높기 때문**이다.
- 특히 TIA 발병 후 **48시간 이내 발생률이 높기** 때문에 조기 치료가 필요하다.
- 죽상혈전성의 전단계. 내원 시에는 증상이 호전 양상을 보이거나 거의 소실된 경우가 많으므로 병력청취가 중요하다.
- TIA 후 뇌경색 발생 위험을 평가하는 방법으로 'ABCD2 점수'가 이용된다.

2일 이내의 뇌졸중 발병 위험도

- Low: 3점 이하→1.0% moderate: 4~5점→4.1% high: 6~7점→8.1%
- 입원 적응증은 발병 72시간 이내의 TIA로,
  - ABCD2 점수가 3점 이상.
  - ABCD2 점수가 2점 이하이고, 외래에서 정밀검사가 2일 이내 가능할지 불확실한 경우.
  - ABCD2 점수가 2점 이하이고, 발작의 원인이 국소성 허혈이라는 증거가 있는 경우.
- 최근에는 'ABCD3 점수', 'ABCD3-I 점수' 등이 개발되고 있다.
- 앞서 설명한 바와 같이, 영상에서 경색소견이 있는 경우 뇌경색으로 취급하게 되었기

때문에 ABCD3-I 점수를 사용하기가 어렵다. 그러나 TIA와 경증 뇌경색 모두에서 ABCD3-I 점수가 3개월 이내의 재발 위험을 예측할 수 있다는 연구도 있으므로 알아 둘 필요가 있다[J Neurol 265:530-534, 2018].

■ ABCD2, ABCD3, ABCD3-I 점수를 통한 뇌경색 위험도 평가

		ABCD2	ABCD3	ABCD3-I
나이(age)	60세 이상=1점	○	○	○
혈압 (blood pressure)	수축기 혈압 140 mmHg 이상 또는 이완기 혈압 90 mmHg 이상=1점	○	○	○
임상증상 (clinical features)	편측 운동마비=2점 마비를 동반하지 않은 언어장애=1점	○	○	○
지속시간 (duration)	60분 이상=2점 10~59분=1점	○	○	○
당뇨병(diabetes)	당뇨병=1점	○	○	○
재발성 TIA (dual TIA)	7일 이내 TIA 병력=2점		○	○
영상소견 (imaging)	동측 내경동맥 50% 이상 협착=2점			○
	DWI에서 급성기 병변=2점			○
총점		7	9	13

- 치료는 뇌경색에 준해서 항혈소판제, 항응고제를 검토한다.
- 죽상경화성 병변이 의심되는 경우에는 항혈소판제, 심장성이 의심되는 경우에는 항응고제를 고려한다.
- 항혈소판제: 아스피린 160~300 mg/day, 또는 아스피린(160~325 mg으로 loading →50~100 mg/day)+클로피도그렐(플라빅스®)(300~600 mg으로 loading→75 mg/day) 병용요법(이른바 DAPT, dual antiplatelet therapy)이 유효. DAPT는 ABCD2 점수≥4점 이상의 고위험 TIA에서 급성기 21일 동안만 사용했을 때 90일간 뇌졸중 발생 억제 효과가 아스피린 단독요법보다 유의하게 낮고, 출혈성 뇌졸중에는 차이가 없다는 결과가 있다[N Engl J Med 369: 11-19, 2013].
- 비판막성 심방세동을 동반한 TIA에서는 와파린 또는 직접작용 경구용 항응고제(DOAC)를 사용한다. 금기가 없는 경우 DOAC는 와파린에 비해 전체 뇌졸중과 출혈성 뇌졸중을 유의하게 억제하기 때문에 권장된다[Stroke 43: 3298-3304, 2012].

이 증례에서는…

- 발병 후 2시간 만에 증상이 소실되어 TIA가 의심되었다.
- 두부 MRI 검사를 시행했으나 급성기 뇌경색 소견은 없었다.
- ABCD2점수는 「A: 고령」「B: 고혈압」「C: 구음장애」「D: 60분 이상」「D: 당뇨병 있음」의 6점으로 고위험이었기 때문에 아스피린®(160~325 mg으로 loading→100 mg/day)+플라빅스®(300 mg으로 loading→75 mg/day)의 DAPT를 시작하고, 입원해서 정밀검사를 실시하기로 했다.

A TIA가 의심된다. 뇌경색으로 이행할 위험도 평가를 하고, 항혈전요법을 도입한다.

증례 ③ 좌측 상하지마비 65세 남성.

고혈압, 당뇨병, 이상지질혈증, 중증 흡연력(40개비/일×40년)이 있음. 내원 당일 12시 30분에 점심을 먹던 중 좌측 상지에 힘이 들어가지 않았고, 이후 좌측 하지 마비도 발생해 응급실 내원. 구급차 이송 중 우측 공동 편시와 입꼬리 처짐이 나타났다. 내원 시 활력징후는 의식수준 JCS I-2(장소, 시간, 날짜를 잘 대답하지 못함), 체온 36.8℃, 혈압 180/92 mmHg, 맥박 82/분·규칙적, 호흡수 18/분, SpO_2 96%(room air). 우측 공동 편시, 우측 입꼬리 처짐, 좌측 혀 편위. 좌측 상지 Barré 징후 양성, 좌측 하지 Mingazzini 징후 양성. 감각장애 없음, 소뇌 증상 없음. 실어증은 없으나 구음장애 있음. 소거현상 없음. 간이 혈당 측정에서 저혈당 없음. 두부 CT에서 뚜렷한 출혈이나 early CT 소견은 없었고, CT 촬영 시점은 증상이 생긴 후 50분이 경과했을 때였다.

Q **편측성 증상이 나타났으므로, 뇌경색이 의심된다. 뇌경색이 의심되면 다음에는 무엇을 확인해야 할까?**

철칙 3 **뇌경색이 의심되면 발생시간(4.5시간 이내인지 6시간 이내인지), 발생 전 mRS, NIHSS와 두부 CT를 확인하고 t-PA와 혈관내치료의 적응증을 판단한다**

- 뇌경색이 의심되면 증상 발생 시각 확인과 NIHSS(National Institutes of Health Stroke Scale)로 중증도를 점수화한다.
- 출혈성 뇌졸중을 배제하기 위해 신속하게 두부 CT를 촬영한다. MRI에 대한 접근성이 좋은 시설에서는 MRI 1st로 하는 경우도 있다.
- 이후 치료(특히 t-PA 치료와 혈전제거술)에 영향을 주므로 조속히 평가한다.
- 특히 발생 후 4.5시간 이내에는 t-PA, 발생 후 6시간 이내에는 혈관내치료의 적응증이 된다.

NIHSS(National Institute of Health Stkore Scale)

- 뇌졸중 증상·중증도를 객관적으로 평가하기 위한 국제 지표.
- 급성기의 변화를 민감하게 파악할 수 있어 치료법 결정에 중요한 의미를 지닌다.
- 매일 증상변화의 지표로도 사용할 수 있다.
- 총점으로 중증도를 평가. 전 항목을 가장 중증으로 하면 42점이지만, 사지실조는 존재가 확인된 경우에만 가점되므로(혼수 상태에서는 평가 불가) 가장 중증이더라도 40점 만점.
- 순서대로 점수를 매기고, 그 자리에서 채점하는 것이 원칙.

NIHSS	환자명 ______ 평가일시 ______ 평가자 ______
1a. 의식수준	□ 0: 완전각성 □ 1: 간단한 자극에 각성 □ 2: 여러 번 자극, 강한 자극에 각성 □ 3: 완전 무반응
1b. 의식장애-질문 (현재 몇 월인지 및 나이)	□ 0: 둘 다 정답 □ 1: 1개 정답 □ 2: 둘 다 오답
1c. 의식장애-지시 이행 (눈 감았다 뜨기, '손바닥 쥐었다 펴기')	□ 둘 다 가능 □ 1: 1개 가능 □ 2: 둘 다 불가능
2. 최선의 주시	□ 0: 정상 □ 1: 부분적 주시마비 □ 2: 완전주시마비
3. 시야	□ 0: 시야결손 없음 □ 1: 부분적 반맹 □ 2: 완전 반맹 □ 3: 양측성 반맹
4. 안면마비	□ 0: 정상 □ 1: 경도 마비 □ 2: 부분적 마비 □ 3: 완전 마비
5. 상지 운동(우측) *앙와위 시 45도 우상지 □ 9: 절단, 관절유합	□ 0: 90도*를 10초 유지 가능(하수 없음) □ 1: 90도*를 유지할 수 있지만, 10초 이내에 하수 □ 2: 90도* 거상 또는 유지가 안 됨 □ 3: 중력에 대항해 움직일 수 없음 □ 4: 전혀 움직일 수 없음
상지 운동(좌측) *앙와위 시 45도 우상지 □ 9: 절단, 관절유합	□ 0: 90도*를 10초 유지 가능(하수 없음) □ 1: 90도*를 유지할 수 있지만, 10초 이내에 하수 □ 2: 90도* 거상 또는 유지가 안 됨 □ 3: 중력에 대항해 움직일 수 없음 □ 4: 전혀 움직일 수 없음
6. 하지 운동(우측) □ 9: 절단, 관절유합	□ 0: 30도를 5초 유지 가능(하수 없음) □ 1: 30도를 유지할 수 있지만, 5초 이내에 하수 □ 2: 중력에 대항해 움직일 수 있음 □ 3: 중력에 대항해 움직일 수 없음 □ 4: 전혀 움직일 수 없음
하지 운동(좌측) □ 9: 절단, 관절유합	□ 0: 30도를 5초 유지 가능(하수 없음) □ 1: 30도를 유지할 수 있지만, 5초 이내에 하수 □ 2: 중력에 대항해 움직일 수 있음 □ 3: 중력에 대항해 움직일 수 없음 □ 4: 전혀 움직일 수 없음
7. 운동실조 □ 9: 절단, 관절유합	□ 0: 없음 □ 1: 사지 중 하나 □ 2: 사지 중 둘
8. 감각	□ 0: 장애 없음 □ 1: 경도~중등도 □ 2: 중증~완전
9. 최선의 언어	□ 0: 실어증 없음 □ 1: 경도~중등도 □ 2: 중증 □ 3: 무언, 완전실어증
10. 구음장애 □ 9: 삽관 또는 신체적 장벽	□ 0: 정상 □ 1: 경도~중등도 □ 2: 중증
11. 소거현상(extinction)과 주의 장애(inattention)	□ 0: 이상 없음 □ 1: 시각, 촉각, 청각, 시공간 혹은 자기신체에 대한 무시, 또는 1개의 감각양식에서 두 점 동시 자극에 대한 소거현상 □ 2: 중증의 편측무시 또는 2개 이상의 감각양식에 대한 편측무시

혈관내치료의 적응증

- 다음 사항을 모두 만족하는 증례에서는 t-PA 정맥주사요법을 포함한 내과적 치료와 더불어 발병 후 6시간 이내에 스텐트 리트리버 또는 혈전흡인 카테터를 이용한 기계적 혈전제거술을 시행하는 것이 권장된다. 최근 뇌경색 치료의 가장 큰 발전이다.
  - 내경동맥 또는 중대뇌동맥 M1부의 급성 폐색
  - 발생 전 mRS가 0 또는 1
  - 두부 CT 또는 MRI에서 ASPECTS(Alberta Stroke Program Early CT score) 6점 이상

· 연령 18세 이상

- 상기 6시간 이내는 어디까지나 원칙이다. 마지막 정상 확인 시각으로부터 16~24시간 이내라면 신경학적 증상과 영상진단에 근거하여 기계적 혈전제거술을 시행하는 것이 타당하다고 가이드라인에 명시되어 있다. 즉, 6시간을 넘겼다는 이유로 기계적 혈전제거술을 포기해서는 안 된다는 것이다. 신경외과나 신경과와의 긴밀한 협진이 필요하다.
- mRS(modified Rankin Scale)는 신경질환의 중증도를 평가하기 위한 지표이다. 아래 내용이며, 자세한 신경학적 소견이나 검사 소견이 아닌 중재량과 발병 전과의 비교로 평가하는 간결한 지표이다.

■ 뇌경색 초기대응

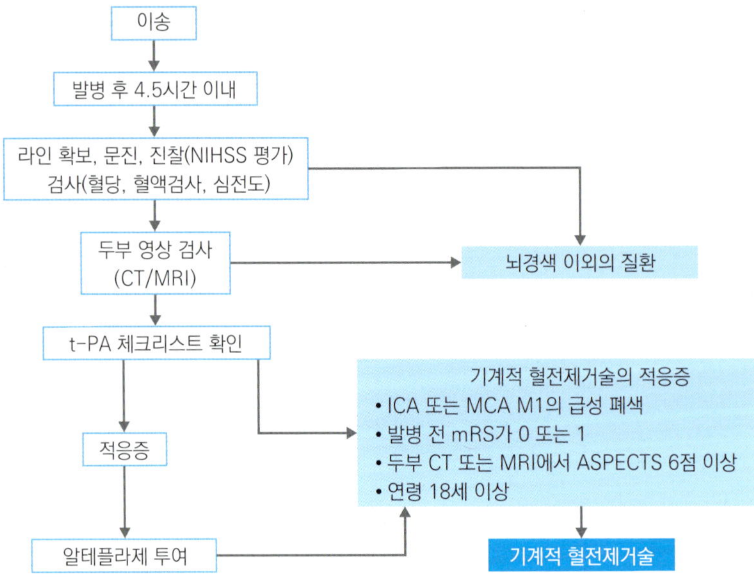

이 증례에서는…

- NIHSS는 8점(안면 부분마비 2점+좌측 상지 운동 저하 3점+좌측 하지 운동 저하 3점)이었고, 발병 전 mRS는 0점이었다. 발병 후 1시간 정도이고 금기가 없었기 때문에 t-PA 정맥주사요법(알테플라제 0.6 mg/kg)을 시행했다.
- 또한 두부 CT에서 ASPECTS는 6점, CT 혈관조영술에서 중뇌동맥의 M1 폐쇄가 확인되어 신경외과에 컨설트 후 혈관내치료를 시행할 방침을 세웠다.

A **t-PA와 혈관내치료의 적응증을 판단하기 위해 발병시간과 NIHSS, 두부 CT, 발생 전 mRS를 확인했다.**

더 알고 싶다!

t-PA(혈전용해요법)

- t-PA를 투여하면 3개월 후 양호한 경과 예가 유의하게 증가한다.
- t-PA 적응증은 4.5시간 이내이다. 빠르면 빠를수록 좋다.
- '발생 시각=정상으로 확인된 마지막 시각'이다. 수면 중이라면 전날 취침 시각. 발견 시각이 아니다.
- 제외항목과 신중투여 검토가 중요하다. 기본적으로 증상의 급격한 개선(NIHSS에서 4점 이상의 변화)이 없는 증례, 경증(NIHSS가 4점 이하)이 아닌 증례가 대상.
- 금기항목 확인: 전신의 출혈병변이나 출혈경향이 없을 것, 혈압이 높지 않을 것, 혈당이상이나 혈소판 저하, 응고장애가 없을 것, CT에서 early CT sign(조기 허혈성 변화)이나 mid-line shift(중앙 구조 편위)가 없을 것 등을 확인.

정맥주사 혈전용해요법 체크리스트①

적응증 외(금기)	있음	없음
발생 또는 발견 후 치료 시작까지의 시간 경과		
발생(시각 확정) 또는 발견 후 4.5시간 초과	□	□
발견 후 4.5시간 이내 DWI/FLAIR 미스매치 없음, 또는 미평가	□	□
병력		
비외상성 두개내출혈	□	□
1개월 이내 뇌경색(단시간에 증상이 사라진 경우는 제외)	□	□
3개월 이내의 심각한 두부척수 외상 또는 수술	□	□
21일 이내 위장관 또는 요로출혈	□	□
14일 이내의 큰 수술 또는 두부 이외의 심각한 외상	□	□
치료약에 대한 과민반응	□	□
임상소견		
지주막하출혈(의심)	□	□
급성대동맥박리 합병	□	□
출혈 합병(두개내, 위장관, 요로, 후복막, 객혈)	□	□
수축기혈압(강압요법 후에도 185 mmHg 이상)	□	□
이완기혈압(강압요법 후에도 110 mmHg 이상)	□	□
중증 간장애	□	□
급성췌장염	□	□
감염성 심내막염(확진된 환자)	□	□
혈액 소견(치료 시작 전 반드시 혈당, 혈소판 수 측정)		
혈당이상(혈당 교정 후에도 <50 mg/dL, 또는 >400 mg/dL)	□	□
혈소판수 100,000/mm^3 이하(간경변, 혈액질환 병력이 있는 환자)	□	□
※간경변, 혈액질환 병력이 없는 환자에서는 혈액검사 결과 확인 전에 치료 시작 가능하나, 100,000/mm^3 이하로 확인되면 즉시 중단한다.		
혈액 소견: 항응고요법 중이거나 응고이상증인 경우		
PT-INR>1.7	□	□
aPTT 연장(이전 값의 1.5배[약 40초] 초과)	□	□
직접작용형 경구용 항응고제 마지막 복용 후 4시간 이내	□	□
※다비가트란 복용 환자에게 이달시주맙을 사용한 후 이 요법을 검토하는 경우, 상기 소견은 적응증 외 항목이 아님.		
CT/MR 소견		
광범위한 조기 허혈성 변화	□	□
압박소견(정중구조 편위)	□	□

- 신중투여 확인: 고령(81세 이상)이 아닐 것, 뇌경색 범위가 광범위하지 않을 것(NIHSS 26점 이상) 등.

정맥혈전 용해요법 체크리스트 ②

신중투여(적응증 여부를 신중하게 검토한다)	있음	없음
나이 81세 이상	☐	☐
마지막 건강상태 확인 후 4.5시간 이상, 발견 후 4.5시간 이내 치료 시작 가능, DWI/FLAIR 미스매치 있음	☐	☐
병력		
10일 이내 조직검사·외상	☐	☐
10일 이내 분만·유산	☐	☐
1개월 이상 경과한 뇌경색(특히 당뇨병 합병증)	☐	☐
단백제제 알레르기	☐	☐
신경증상		
NIHSS 값 26 이상	☐	☐
경증	☐	☐
증상의 빠른 경증화	☐	☐
경련(병력 등에서 뇌전증 가능성이 높으면 적응증 제외)	☐	☐
임상 소견		
뇌동맥류·두개내 종양·뇌동정맥기형·모야모야병	☐	☐
흉부 대동맥류	☐	☐
소화관 궤양·게실염, 대장염	☐	☐
활동성 결핵	☐	☐
당뇨병성 출혈성 망막증·출혈성 안질환	☐	☐
혈전용해제, 항혈전제 투여 중(특히 경구용 항응고제 투여 중)	☐	☐
생리 기간 중	☐	☐
심각한 신장장애	☐	☐
잘 조절되지 않는 당뇨병	☐	☐

- 투여 후 주의사항: 신경학적 평가를 투여 시작 후 1시간까지는 15분마다, 이후 1~7시간 후에는 30분마다, 7~24시간 후에는 1시간마다 평가한다. 도중에 두통, 오심 · 구토, 급격한 혈압 상승이 있는 경우, 응급으로 두부 CT를 촬영한다.
- 혈압 측정도 자주 실시하며, 목표는 수축기혈압 180 mmHg 미만, 이완기혈압 105 mmHg 미만으로 한다. 혈압이 높은 경우에는 니카르디핀으로 혈압을 낮춘다.
- t-PA 정맥주사요법을 시행하기 위해서는 적절한 의료시설, 뇌졸중 전문의, 의료진이 필요하다.
- 자신의 수련병원에서 t-PA 정맥주사요법이 가능한지 확인하고 신속하게 치료를 한다.
- 내원 전 가족이나 구급대원으로부터 연락이 오면 적절한 시설로 안내하는 것도 중요하다.

Q 뇌경색의 병형은 어떻게 판단할까?

철칙 4 뇌경색은 병형 분류(심장성, 죽상혈전성, 열공성, BAD)를 의식한다

뇌경색의 병형

- 뇌경색의 네 가지 임상적 병형을 다음 페이지에 나타냈다.
- 뇌경색을 보면 심장질환 유무를 확인해서 반드시 심전도를 체크한다. 또한 경동맥초음파, 심장초음파에서 혈전의 원인이 되는 소견이 없는지도 확인한다.

심장성 뇌경색

심방세동(AF)에 의한 심방내 혈전(fibrin이 주체)이나 심부정맥혈전(DVT)이 뇌혈관에 색전(후자를 '기이성 색전'). AF나 난원공개존(PFO) 유무 확인 필요. 갑자기 발생.

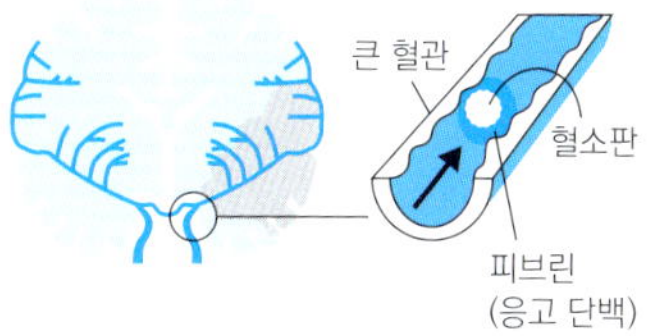

죽상혈전성 뇌경색

동맥경화병변을 베이스로 한 죽상판(atheromatous plaque)에 혈소판 주체의 혈전형성이 진행되어 완전폐색. 고혈압이나 당뇨병, 이상지질혈증, 흡연, 비만이 위험인자. 증상변동. artery-to-artery embolism(A to A embolism)의 색전자(embolus)도 죽상판에서 기원. 기전으로는 혈전성, 색전성, 혈행역학성이 관여.

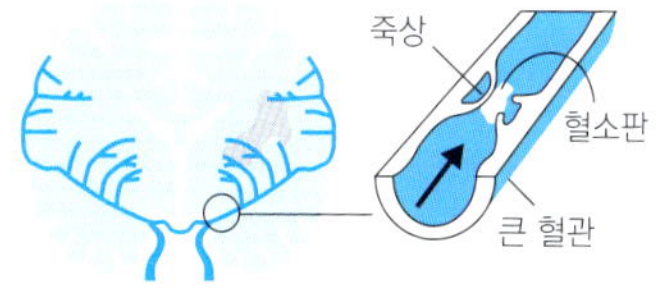

열공성 경색

고혈압에 의한 관통 작은동맥(perforating small artery)의 경화에 기인한 지방 초자체 변성(lipohyalinosis), 병소 <1.5 cm.

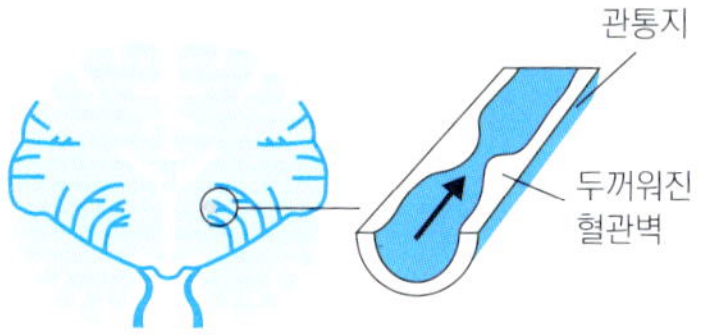

BAD(branch atheromatous disease)

관통분지 입구 부근의 죽상경화성병변으로 인해 하나의 관통분지 전체가 협착 또는 폐색되어 발생하는 뇌경색 유형.

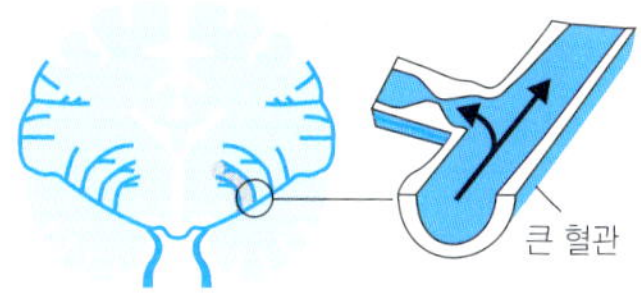

	심장성 뇌색전증	죽상동맥경화증 혈전성 뇌경색	열공성 뇌경색	BAD
병리	피브린 색전자(emboli)	죽상경화증(artheroma)	지방유리질증(lipohyalinosis)	죽상경화증
위험요소	CHA_2DS_2-VASc 점수 참조(→p.63)	고혈압, DM, 이상지질혈증, 흡연	고혈압, DM	죽상경화증과 동일
폐색 기전	색전	혈전, 색전	혈전	혈전
발병 양식	돌발	서서히 발병, 계단식 급성 악화	급성	급성 발병, 악화 경향
발병 현황	주간 활동 시	수면 중, 기상 시, 탈수 시 등	특징 없음	특징 없음
증상	국소신경증상 피질 증상 의식장애*	국소신경증상 피질 증상 의식장애*	라쿠나 증후군	라쿠나 증후군으로 시작되어 악화
이미지	경계명료 폐색 혈관의 지배와 일치 출혈 많음 부종 심함	경계명료 피질영역은 경계가 불분명한 경우가 많음	관통분지 영역 = 기저핵 영역 직경 15 mm 이하 혈관폐색 없음	라쿠나와 유사 15 mm 이상 혈관폐색 없음

* 뇌경색은 일반적으로 의식장애가 발생하지 않는다. 오히려 의식장애가 있다면 경색보다는 출혈을 의심해야 한다. 뇌경색에서 의식장애를 일으키는 특수한 경우가 있다면, 광범위한 양측 대뇌반구 경색, 뇌간(양측 망상체) 경색(중뇌가 많음), 양측 시상내측부 경색뿐.

이 증례에서는…

- 위험인자(고혈압, 당뇨병, 이상지질혈증, 흡연)가 많았고, 급성 발병 후 계단식으로 악화되어 죽상혈전성 뇌경색을 의심했다.
- 경동맥초음파에서 우측 내경동맥에 플라크가 관찰되었다.
- 심전도 모니터링에서 심방세동은 없었고, 경흉부 심장초음파를 시행한 결과, 심장 내

혈전은 없었으며, 좌심방 확장도 없었다. 심기능은 정상이었기 때문에 죽상혈전성 뇌경색으로 생각되었다.

- 항혈전요법으로 항혈소판제를 시작했다.

A 뇌경색 병형은 증상, 신경학적 소견, 발병 양상, 환자배경, 검사 소견을 종합적으로 판단한다.

더 알고 싶다!

뇌경색에서 시행하는 검사

① 혈액검사

- CBC, 생화학(간기능, 신기능, 전해질, 혈당), 응고(TAT, D-dimer 포함)에다 항인지질항체(lupus anticoagulant, anti-cardiolipin antibody, Anti-β_2-glycoprotein-I antibody), 응고저해인자(AT III, protein C, protein S)의 결핍 유무도 확인. 특히 TAT(thrombin-antithrombin complex)와 D-dimer로 죽상과 라쿠나를 감별.

병형	심장성 뇌경색		죽상혈전성 뇌경색		라쿠나 경색
경과	급성기	아급성기	급성기	아급성기	
TAT	↑↑	↑	↑	→	→
D-dimer	↑	↑ (이전보다 증가)	↑	→ (이전보다 감소)	→

- ABGA도 유용한데, 뇌경색 급성기에는 환기장애나 폐혈류분포장애로 저산소혈증이나 흡인에 의한 폐렴이 발생하기 쉽다. 또한, 기이성 색전에서는 자주 폐색전이 합병되어 있으므로 주의.

② 두부 CT

- 뇌출혈 등 기질적 이상에 대한 검사.
- 급성기(2~7일)는 CT에서도 경색병소를 진단 가능. 뇌부종이나 출혈성 경색도 평가.

〈early CT sign〉

세포성 부종에 의한 회백질의 CT값 저하가 주요원인. 발병 1~3시간 후 아래의 소견이 양성으로 나타난다.

- hyperdense MCA sign(중대뇌동맥 수평부의 고흡수)
- 렌즈핵의 비선명화
- 섬피질(insular cortex)의 비명료화 · 직선화
- 피질경계의 비명료화
- 뇌구(cerebral sulcus)의 소실

- 혈전회수요법의 적응증에서 ASPECTS가 중요하다. 자세한 내용은 관련 전문서적을 참고하기 바란다.

③ 두부 MRI

- 확산강조영상(DWI)에서 고신호, ADC map에서 저신호(저혈당에서도 이상신호가 생길 수 있지만, 48시간 후에는 소실).
- MRA도 확인해 혈관 단절이나 협소화 유무도 평가한다.
- 발생 시각을 알 수 없는 경우, DWI에서 고신호로 나타난 부위의 FLAIR 영상을 확인한다.
- 만약 FLAIR 영상에서 신호 변화가 명확하지 않다면 발생 4.5시간 이내일 가능성이 높기 때문에 t-PA 정맥주사요법을 검토해도 좋은 것으로 되어 있다.

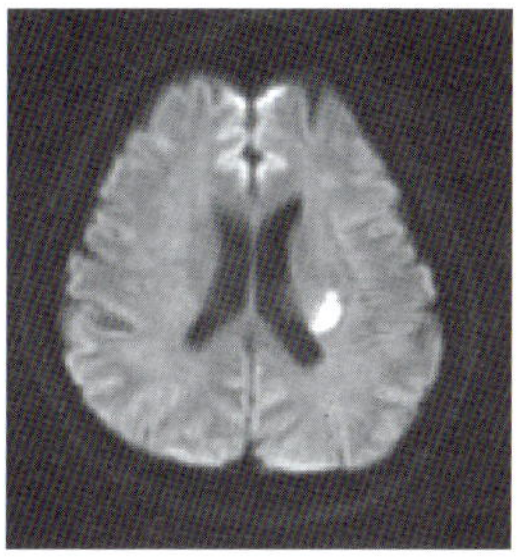

DWI

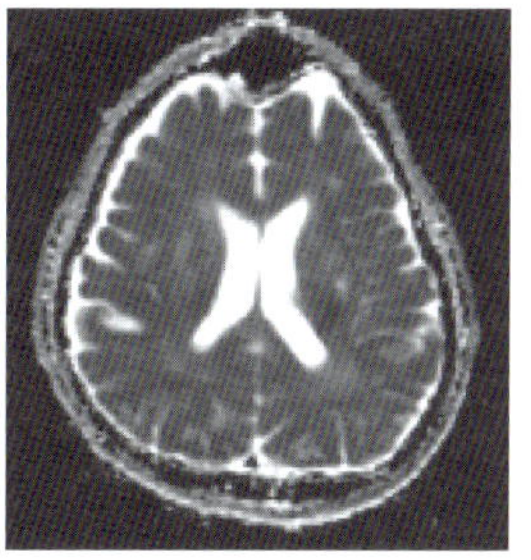

ADC map

병기	CT	MRI			병태
		DWI	ADC map	T2WI	
발생 직후 (0~1시간)	소견 없음	소견 없음	소견 없음	소견 없음	폐색 직후 관류장애
초급성기 (1~24시간)	early CT sign	고신호	저신호	소견 없음	세포성 부종
급성기 (1~7일)	저흡수	고신호	저신호	고신호	세포성 부종+ 혈관성 부종
아급성기 (1~3주)	저흡수	고신호에서 서서히 저신호로	저신호에서 서서히 고신호로	고신호	세포괴사 상태에서 서서히 부종 경감
만성기 (1개월 이상)	뇌척수액 농도	저신호	고신호	고신호	괴사, 흡수, 반흔화

④ 경동맥 초음파

- 경부 내경동맥의 죽상혈전에 의한 협착과 폐색병변 평가.
- 경화반(plaque) 상태 확인, 혈관 상태 예측, CEA(carotid endarterectomy; 경동맥내막절제술), CAS (carotid artery stenting; 경동맥스텐트유치술) 판단.

⑤ 경흉부 · 경식도 심장초음파

- 좌심방 내 혈전, 난원공 개존, 대동맥궁의 혈관 상태(plaque) 평가.
- 때때로 IE에 의한 septic emboli나 DVT에 의한 기이성 색전도 염두에 둔다.

증례 ❹ 좌측 편마비와 구음장애를 보이는 78세 남성.

고혈압은 있으나 부정맥이나 심장질환의 병력은 없었다. 내원 당일 기상 시부터 좌측 편마비가 있었고, 증상이 호전되지 않아 본원 내원. 내원 후에도 증상은 악화되는 양상을 보였고, 처음엔 없었던 구음장애도 나타나기 시작했다. 내원 시 활력징후는 의식 명료, 체온 36.5℃, 혈압 162/94 mmHg, 맥박 64/분·규칙적, 호흡수 16/분, SpO_2 96%(room air). 신체소견상, 좌측 상지 Barré 징후 양성, 좌측 하지 Mingazzini 징후 양성. 두부 CT에서 뚜렷한 출혈이 없었고, 두부 MRI에서는 기저핵에 20 mm 크기의 열공성 뇌경색이 관찰되었다.

Q 증상이 악화되고 있는데, 단순한 열공성 뇌경색일까?

BAD(branch atheromatous disease; 분지 죽종형 뇌경색)

- 관통분지 입구 부근의 죽상경화성 병변에 의해 하나의 관통분지 전체에 협착 · 폐색이 발생한 뇌경색 유형.
- 신경증상이 하루가 다르게 악화되는 '진행성'을 보이는 경우가 많다.
- 경색 병소도 열공성 뇌경색(보통 영상 소견상 15 mm 미만)에 비해 광범위(MRI 영상의 수평단면에서 3 슬라이스 이상, 머리–꼬리 방향으로 20 mm 이상)에 걸쳐 있는 경우가 많다.
- BAD를 일으키는 관통분지군으로 전방순환계에서는 외측 렌즈핵선조체동맥, 후방순환계에서는 정중곁교뇌동맥(paramedian pontine artery)이 많으며, 이들은 추체로에 가깝기 때문에 경색 병소의 확대와 함께 추체로를 침범하여 치료저항성 운동장애를 일으키는 경우가 많다.
- 처음에는 증상이 가볍더라도, 진행성이기 때문에 입원 후 악화될 수 있으므로 환자 대응에 주의가 필요하다.
- 치료는 죽상경화성에 준한다.

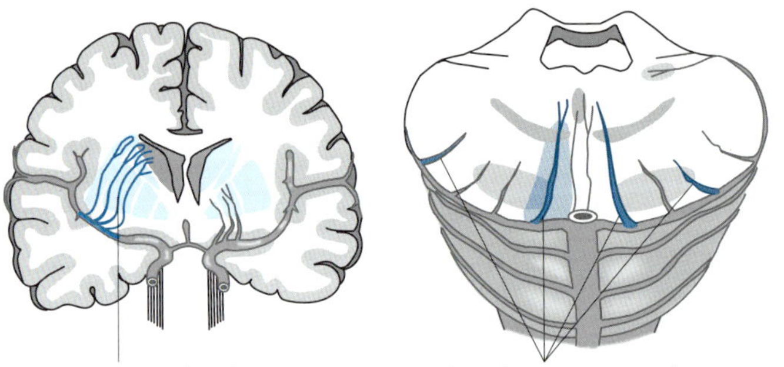

이 증례에서는…

- 증상이 악화되고 있고 경색 병소의 크기도 20 mm이므로 BAD 가능성이 높다.

A 열공성 뇌경색이 아닌 BAD 가능성이 높다! 열공성 뇌경색의 경우, 증상의 진행과 경색 병소의 크기를 통해 BAD가 아닌지 항상 체크한다!

Q t-PA 적응증이 아닌 뇌경색 치료의 기본은?

철칙 5 치료목표는 페넘브라를 살리는 것

- 한 번 죽은 뇌신경세포는 다시 살아나지 않는다. 따라서 뇌경색 급성기의 치료목표는

더 이상의 악화를 막는 것. 즉, 경색 병소 주변의 페넘브라 영역을 최소한으로 억제하는 것이다.

- 그러기 위해서는 적절한 뇌혈류를 유지하는 것이 중요하다.
- 이미 소개한 t-PA 정맥주사요법이나 혈관내치료도 페넘브라 부위를 살리는 치료이다.

정상 뇌조직: 혈류 50~60 mL/100 g/min
페넘브라: 혈류<18 mL/100 g/min
　주변의 허혈일 뿐, 아직 신경세포가 죽지 않은 상태
허혈중심(ischemic core): 혈류<12 mL/100 g/min
　신경세포가 이미 죽어버린 상태

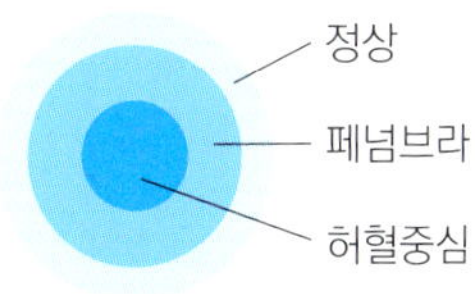

뇌경색의 치료

뇌경색 치료제

치료	심장성 뇌색전증	죽상동맥혈전성 뇌경색증	열공성 뇌경색	BAD
항혈소판제 (아스피린 160~300 mg/day, 실로스타졸 200 mg/day)	×	○	○	○
DAPT (아스피린 75~300 mg/day+ 클로피도그렐 최초 300 mg, 이후 75 mg/day)	×	△*3 *4	○*4	×
항혈소판제 (오자그렐)	×	○	○	○
항응고제 (아가트로반)	×	○*1	△*2	△*2
항응고제 (헤파린)	△*2	△*2	×	×
활성산소 제거제 (에다라본)	○	○	○	○
항부종제 (글리세린)	○	○	△	△

*1 발병 48시간 이내. *2 진행성인 경우 고려. *3 NIHSS 3점 이하의 경증 뇌경색에 한함. *4 21일간 사용에 한함.

① 항혈소판제

- 뇌경색의 재발 예방은 항혈소판제가 기본이다.
- 급성기에는 아스피린 160~300 mg/day 또는 실로스타졸 200 mg/day가 유효하다 [Stroke 31:1240-1249, 2000/Cerebrovasc Dis 32:65-71, 2011].
- 만성기에는 아스피린, 클로피도그렐, 실로스타졸 모두 동등한 효과가 있다.

② DAPT(dual anti-platelet therapy)

- 앞에 언급했듯이, TIA와 NIHSS 3점 이하의 경증 뇌경색에서 21일간 투여하면 재발 예방 효과가 높아지고, 출혈성 합병증은 증가시키지 않는다는 연구 결과가 있다[JAMA Neurol 76:1466-1473, 2019].

③ 항응고제

- 헤파린은 미분획 헤파린과 저분자 헤파린 모두 급성기 투여 시 재발 예방 효과가 있지만, 증상성 두개내출혈이 증가하기 때문에 해외 가이드라인에서는 권장하지 않고 있다.
- 일본에서는 아가트로반이나 미분획 헤파린에 의한 항응고요법이 많이 시행되고 있으며, 가이드라인에서도 급성기 항응고요법은 약한 권고로 되어 있다.
- 아가트로반은 일본에서 개발된 선택적 트롬빈 억제제로, 발병 48시간 이내의 뇌경색에 효과적이며 출혈성 합병증이 적은 것으로 알려져 있다. 진행성 뇌경색에서 단독 또는 항혈소판제와 병용해 사용하기도 한다.
- 만성기의 재발 예방은 직접작용 경구용 항응고제(direct oral anticoagulant, DOAC)의 사용이 증가하고 있다. 비판막성 심방세동을 동반한 뇌경색에서 급성기부터의 사용은 출혈 위험을 고려해 검토할 수 있다.
- DOAC를 언제부터 시작해야 하는지에 대해서는 더 많은 근거 축적을 기다려야 한다.

④ 활성산소 제거제(free radical scavenger)

〈처방 예〉 에다라본(라디컷®) 1회 30 mg 12시간마다 정맥주사

- 모든 병형에 적응. 발병 24시간 이내에 시작.
- 신기능장애 시에는 금기이므로, 반드시 체크.
- 최근 혈관내치료에 에다라본을 병용함으로써 퇴원 시 ADL이 개선되고, 사망률 저하 및 출혈성 경색 억제 효과가 있다는 일본의 후향적 연구결과가 있다[Stroke 50:652-658, 2019].

⑤ 항부종제

〈처방 예〉 글리세린 200 mL 1일 2~6병

- 삼투압 이뇨제인 고장성 글리세린은 뇌부종 상태에 따라 투여할 수 있다.
- 심장성 뇌색전증이나 죽상혈전성 뇌경색과 같이 경색 범위가 넓고 두개내압 상승이 의심되는 상황에서 사용한다.
- 경색으로 인한 뇌부종이 심한 시기를 지나면 감량 · 중단한다.
- 심장부하, 탈수, 고혈당→HHS, Na부하에 주의가 필요하다.
- 또한, K가 포함되어 있지 않으므로 보충이 필요하다.

⑥ 궤양 예방제

〈처방 예〉오메프라졸(넥시움®) 1회 20 mg 정주 12시간마다

- 뇌경색 자체의 스트레스와 항혈전제 모두 위장관출혈의 위험을 높인다. 아시아인은 특히 위험이 높기 때문에 예방이 필요하다[Eur Neurol 62:212-218, 2009].
- 양성자 펌프 억제제(PPI) 또는 H_2 수용체 차단제를 사용한다.

⑦ 전신 관리

- 혈압 관리 :

  급성기에는 원래 항고혈압제를 복용하고 있는 경우, 뇌혈류를 유지하는 자동조절기능(autoregulation)이 손상되었기 때문에 일단 중단한다. 단, 수축기혈압 ≧ 220 mmHg 또는 이완기 혈압 ≧ 120 mmHg의 고혈압이 지속되는 경우나 대동맥박리, AMI, 심부전, 신부전이 합병되어 있는 경우에는 급성기라 할지라도 강압을 검토한다.

- t–PA 정맥주사요법을 예정하고 있는 환자에서 수축기혈압 185 mmHg, 이완기 혈압 110 mmHg 이상 또는 시행 후 수축기혈압 180 mmHg, 이완기 혈압 105 mmHg 이상인 경우 강압을 검토한다.
- 기계적 혈전제거요법을 시행하는 경우, 혈전제거술 후 강압요법을 검토한다.
- 자동조절기능이 회복되기까지 약 1개월 정도 걸리므로 퇴원 후 외래에서 재개하는 경우가 많다.
- 만성기에는 재발 방지를 위해 충분한 강압이 필요하며, 1차 선택은 ACE 억제제/ARB, 목표는 140/90 mmHg 이하로 한다.
- 혈당 관리 · 지질 관리 :
  - 내당능장애가 있는 경우 혈당 관리도 중요하다.
  - ICU 영역의 근거에 따라 140~180 mg/dL의 범위로 유지한다.
  - 저혈당은 피한다.
  - LDL–콜레스테롤 120 mg/dL 이상이면 스타틴[아토르바스타틴(리피토®) 10 mg/day]을 시작한다. 또한 원래 스타틴을 복용하고 있던 환자에서는 가능한 한 계속 복용하는 것이 바람직하다.
- 재활치료 :
  - 발병 후 며칠 동안의 재활치료가 6개월 후의 ADL에 영향을 미치므로, 조기에 치료를 시작해야 한다.
  - 발병 첫 날부터 침상재활 시행.
- Head–up :
  - 자동조절기능을 상실한 뇌혈관으로의 혈류 감소를 막기 위해 초급성기에는 급격한 머리들기를 피하고, 침상안정을 취하며 0도를 유지한다. 특히 죽상혈전성 뇌경색에서 주의가 필요하다.
  - 그러나 0도 유지에 의한 임상적 유용성은 입증되지 않았다.
  - 흡인이나 두개내압 상승 위험이 높은 증례에서는 15~30도 정도 head–up은 허용된다.
  - 본원에서는 주간동맥 폐색 또는 협착, 뇌저동맥 혈전증, 출혈성 경색 등 증상 악화의 위험이 높다고 판단되는 경우, 단계적으로 서서히 head–up을 하고 있다.
- 생활습관 개선 :
  - 금연, 금주도 물론 중요하다.

이 증례에서는…

- 발생 시각을 알 수 없어 t–PA의 적응증이 되지 않았다.
- 항혈소판제로 오자그렐 주사제(연하장애가 있기 때문에), 항응고제로 아가트로반의 정맥투여를 시작함과 동시에 라디컷®, 넥시움®의 정맥투여도 시작했다.

A 페넘브라를 구하는 것. 이를 위한 치료를 종합적으로 알아두자!

더 알고 싶다!

juvenile cerebral infarction

- 특별한 동맥경화 위험인자가 없는 젊은 사람에서 뇌경색이 발생한 경우, 다음과 같은 감별질환 고려. ① 인지질 항체 증후군, ② 악성질환의 과응고 상태, ③ 기이성 뇌색전증(난원공 개존이나 폐동맥정맥루 등), ④ 심장질환(승모판 협착증+심방세동, 좌심방 점액종, 감염성 심내막염에 의한 패혈성 색전증 등), ⑤ 모야모야병, ⑥ 뇌동맥박리, ⑦ 혈관염(대동맥염증후군, ANCA 관련 혈관염, 결합조직질환 등), ⑧ 유전성 뇌소혈관병(CARASIL, CADASIL 등), ⑨ 고호모시스테인혈증, 파브리병
- 원인불명의 뇌경색의 중 약 40%에서 난원공 개존이 있다고 알려져 있으므로, 경흉부 심장초음파로도 평가가 어려운 경우에는 경식도 심장초음파도 검토한다.

참고 문헌

1) Powers WJ, et al. Guidelines for the Early Management of Patients With Acute Ischemic Stroke: 2019 Update to the 2018 Guidelines for the Early Management of Acute Ischemic Stroke:A Guideline for Healthcare Professionals From the American Heart Association/American Stroke Association. Stroke 50:e344-e418, 2019 [PMID: 31662037].
   - AHA의 뇌경색 치료 가이드라인 최신판. 우리나라와의 차이점을 알아보자!
2) Kleindorfer DO, et al. 2021 Guideline for the Prevention of Stroke in Patients With Stroke and Transient Ischemic Attack: A Guideline From the American Heart Association/American Stroke Association. Stroke 52:e364-e467, 2021 [PMID: 34024117].
   - 뇌졸중 예방에 특화된 AHA의 가이드라인으로, TIA에 대한 내용도 포함되어 있다.
3) Pohl M, et al. Ischemic stroke mimics:A comprehensive review. J Clin Neurosci 93:174-182, 2021 [PMID: 34656244] [PMID: 34656244].
   - 뇌경색과 유사한 질환들을 정리한 리뷰 논문.
4) 日本脳卒中学会脳卒中ガイドライン委員会(編): 脳卒中治療ガイドライン2021 [改訂 2023]. 協和企画, 2023
   - 대망의 일본 가이드라인 개정판. 일본 실정에 맞는 권고가 이루어졌다.
5) 荒木信夫ほか: 脳卒中ビジュアルテキスト 第4版. 医学書院, 2015
   - 뇌졸중을 이해하는데 도움이 되는 일러스트가 다수 수록되어 있고, 사전처럼 사용하기 좋다.

(후지노 다카히사)

20 경련
당황하지 말고, 우선 ABC 확보

철칙

1. 경련이 발생하면 우선 ABC를 확보한다
2. 일단 경련을 '멈춘다'
3. 경련이 멈추면 경련 재발을 '예방한다'
4. 실신과 심인성 비뇌전증성 발작(PNES)을 감별한다
5. 경련의 원인을 찾는다

증례 ❶ 원발성 폐암 Stage IV로 입원 치료 중인 70세 남성. 갑자기 경련.

당직 근무 중인 어느 날 23시경, 간호사로부터 콜이 왔다. 원발성 폐암 Stage IV로 입원 치료 중인 70세 남성 환자가 경련을 일으켰다고 한다.

Q 초기 대응은 어떻게 해야 할까?

철칙 1 경련이 발생하면 우선 ABC를 확보한다

- 경련은 응급상황이기 때문에 한시라도 빨리 대처해야 한다. 전화상으로 지시 후, 즉시 환자에게 달려간다.

① 전화로 다음과 같은 지시를 한다

- 응급카트와 베드사이드 모니터 부착을 지시하고, 잭슨리스(Jackson-Rees) 회로 또는 백밸브마스크(BVM)로 산소를 투여할 수 있도록 준비시킨다.
- 의식 확인과 활력징후 측정도 동시에 지시한다.
- 디아제팜(디아제팜주®) 1/2 A(5 mg)도 바로 사용할 수 있게(뒤에 설명) 주사기에 준비해 놓도록 지시한다.

② 병실에 도착하면

- 일단 당황하지 않는 것이 중요하다. 경련 환자를 실제로 눈앞에서 보면, 그 역동적인 모습에 당황할 수도 있지만, 우선 ABC 확보에 전념한다.

A : airway (기도) : 두부후굴법 및 하악거상법으로 기도를 확보한다. 혀를 깨물어 질식하는 것에도 주의. 경우에 따라서는 구강 airway, 비강 airway를 삽입한다.

B : breathing (호흡) : 마스크(잭슨리스 회로 또는 BVM)로 산소를 투여해 호흡을 보조하고, SpO_2를 모니터링한다.

C : circulation (순환) : 심전도 및 혈압을 모니터링한다.

- 의료진이 외상을 입지 않도록 병상 주변 환경에도 주의를 기울인다.
- 점적 라인 유무도 확인한다. 없다면 추후 필요하므로 침착하게 확보한다. 다만 디아제팜은 근육주사나 직장 내 투여도 가능하므로, 점적 라인 확보에 너무 얽매이지 않도록 한다. 가장 중요한 것은 경련을 멈추는 것이다.

A 응급카트, 모니터(심전도, SpO_2, 혈압), 산소, 디아제팜을 준비하도록 전화로 지시한다. 서두르지 말고 우선 ABC를 확보한다.

Q ABC를 확보한 다음에는 어떻게 해야 할까?

철칙 2 일단 경련을 '멈춘다'

- ABC를 확보했다면 이제 가급적 빨리 경련을 멈춘다.
- 왜냐하면 경련 지속시간이 길어질수록 호흡순환 이상, 고체온, 대사이상을 초래해 비가역적인 뇌손상을 일으킬 수 있기 때문이다.
- 디아제팜(디아제팜주®) 5 mg을 정맥주사한다. 디아제팜은 경련을 멈추게 하는 1차 선택약이다. 라인이 없는 경우 근육주사 또는 직장 내 투여한다.
- 직장 내 투여는 정맥주사와 마찬가지로 원액을 관장기로 항문을 통해 천천히 투여한다.
- 보통 1분 정도면 효과가 나타나고 20분 정도에 효과가 사라진다. 5~10분 간격으로 추가 투여가 가능하며, 최대 용량은 20 mg이다(20 mg을 투여해도 멈추지 않는 경우 다음 방법을 고려).
- 라인이 확보되면 동맥혈가스분석(ABGA), 혈액검사 검체(전해질, 혈당, 간기능, 신기능, CBC, CK, NH_3)를 채취한다.
- 혈액가스분석을 통해 경련의 원인이 될 수 있는 혈당이나 전해질 이상을 평가할 수 있다. 또한 젖산 수치는 경련인지 아닌지를 판단하는 단서가 된다[Intern Emerg Med 13:749-755, 2018].
- 대사성 질환이 원인이 되어 경련을 할 수 있는데, 이 시점에서 저혈당 배제가 필요하다.
- 혈당은 간이혈당측정기로 측정해 두는 것이 좋다. 저혈당이 경련을 유발하는 경우도 많으므로 저혈당이 있으면 교정한다. 50% 포도당 50 mL, 비타민 B_1 100 mg을 정맥주사한다.
- 이후 경련이 멈추더라도 15~20분 동안 활력징후를 모니터링한다. 재경련 가능성과 디아제팜에 의한 호흡억제 및 혈압 저하의 위험이 있기 때문이다.

이 증례에서는…

- 먼저 환자의 머리 쪽에 서서 기도를 확보하고, 잭슨리스가 달린 마스크로 환기를 시작했다.
- 심전도와 모니터 부착을 지시하고, 이미 라인이 확보되어 있었기 때문에 디아제팜주® 5 mg을 투여했다.
- 경련은 약 1분 정도 후 멈췄다.

A 디아제팜(디아제팜주®)으로 경련을 멈춘다.

증례 ❷ 85세 남성. 뇌전증지속상태.

알츠하이머 치매 병력이 있는 80세 남성. 내원 당일 저녁 식사 후 갑자기 경련을 일으켰고, 2분 정도 지나서 자연적으로 멈췄다. 가족이 구급차를 요청하여 본원으로 이송되었다. 폴딩베드로 이동 후 경련이 재발했으나 디아제팜주® 5 mg를 투여하자 멈췄다. 이후 채혈 검사 결과를 기다리는 동안 다시 전신강직간대발작을 일으켰다. 환자의 머리 쪽에 서서 잭슨리스 회로로 기도와 호흡을 확보했다. 다시 디아제팜주® 5 mg을 정맥주사하자 경련은 멈췄다.

Q 경련이 멈추면 어떻게 해야 할까?

철칙 3 경련이 멈추면 경련 재발을 '예방한다'

- 한 번 경련을 하고 나면 경련에 대한 역치가 낮아지기 때문에 재경련 위험이 높아진다.
- 따라서 경련이 멈추면(멈추지 않더라도), 경련 재발을 예방한다는 생각을 갖는 것이 중요하다.
- 원칙적으로 처음 발생한 명백한 원인이 없는 경련발작(비유발성 발작)에는 항뇌전증약(항경련제)을 사용하지 않는다. 그러나 뇌전증지속상태(status epilepticus), 2회 이상의 발작, 첫 발작이라도 65세 이상의 고령자, 신경학적 이상, 뇌파 이상, 뇌전증 가족력, 두부 영상에 병변이 있는 경우에는 재발률이 높기 때문에 항뇌전증약으로 치료를 시작하는 경우가 많다.
- 원인이 분명한 경련(유발성 발작)이고, 그 원인이 치료 가능한 병태라면 재발 예방을 위한 항뇌전증약의 투여를 중단할 수 있다(예: 저혈당, 전해질 이상 등).
- 항뇌전증약의 사용은 부작용 문제뿐만 아니라 사회 복귀의 측면에서도 신중히 판단해야 하므로 신경과 또는 뇌전증 전문의와의 협진이 중요하다.
- 뇌전증지속상태(status epilepticus)에서는 경련 예방이 필수적이다.
- 경련 재발 예방약으로 ① 포스페니토인(쎄레빅스®), ② 레비티라세탐(케프라®), ③ 페노바르비탈(페노바르비탈®), ④ 미다졸람(미다졸람®), ⑤ 페니토인(페니토인®) 중 하나를 투여한다.

① 포스페니토인(쎄레빅스®)

- 분자량이 페니토인(페니토인®)의 1.5배.
- 페니토인의 prodrug

  〈처방 예〉 초회 투여량: 쎄레빅스® 22.5 mg/kg 정맥 투여. 투여 속도는 3 mg/kg/min 또는 150 mg/min 중 낮은 쪽을 넘지 않을 것.

  〈처방 예〉 유지 투여량: 다음날부터 쎄레빅스® 5~7.5 mg/kg/day 정맥 투여. 투여 속도는 1 mg/kg/min 또는 75 mg/min 중 낮은 쪽을 넘지 않을 것.
- 물에 잘 녹는 개량 약물이기 때문에 페니토인®에 비해 정맥주사 시 국소자극·혈관통이 크게 개선됨.
- 용해는 생리식염수나 5% 포도당액 모두 가능하다.
- 조직장애도 적다.

② 레비티라세탐(케프라®)

〈처방 예〉 케프라® 1회 500 mg 1일 2회 1회 2~5 mg/kg/min로 정맥 투여

- 경구 섭취가 가능하다면 경구 투여로 전환한다(주사제, 경구제 둘 다 있어 경구 투여로 전환 용이).
- 상호 작용이 적은 것이 이점이며, 혈압저하와 호흡억제가 적은 것도 특징이다.

③ 페노바르비탈(페노바르비탈®)

〈처방 예〉 페노바르비탈® 1/2 A(50 mg) 1일 1~2회 근육주사 또는 피하주사

- 호흡억제가 강하므로 투여 후 활력징후 모니터 필요.

④ 미다졸람(미다졸람®)

〈처방 예〉 미다졸람® 0.1~0.3 mg/kg 1 mg/min 정맥주사, 이후 0.05~0.4 mg/kg/hr로 지속 정맥주사

- 디아제팜에 비해 호흡억제는 적지만, 발생할 수도 있으므로 기도와 호흡에 대한 모니터링이 필요하다.
- 순환동태에 미치는 영향은 적다.

⑤ 페니토인(페니토인®)

〈처방 예〉 초회 투여량: 페니토인® 750 mg(15~20 mg/kg)+생리식염수(250 mL)를 30분~2시간에 걸쳐 정맥 투여. 투여 속도는 50 mg/min을 넘지 않을 것. 효과 발현에 20분 정도 소요

〈처방 예〉 유지 투여량: 다음날부터 페니토인® 250 mg(5~7.5 mg/kg/day)+생리식염수(100 mL) 정맥 투여

- 반드시 뇌전증 병력 유무와 약 복용력을 확인할 것. 발프로산나트륨(오르필®)의 혈중농도를 낮춰, 오히려 경련을 악화시킬 가능성이 있다. 복용력이 있다면 발프로산나트륨 1회분 추가 복용도 검토한다.

- 반드시 생리식염수로 용해시켜야 하며(포도당액으로 용해시키면 결정화 발생), 단독투여가 원칙이다.
- 혈관통이 심하고 혈관 외 누출 시 괴사를 일으킬 수 있으므로 주의!
- 호흡억제 및 급속 정맥주사 시 심장억제(혈압저하 및 차단)를 유발할 수 있으므로 주의가 필요하며, 특히 동기능부전증후군에는 금기이다.
- 위와 같이 주의해야 할 점이 많고, 안전하고 사용하기 쉬운 다른 약물들이 있기 때문에 현재 페니토인이 선택되는 경우는 드물다.

- 발프로산나트륨, 포스페니토인, 레비티라세탐의 무작위 비교 시험에서 모두 동등한 효과(약물 투여 시작 후 60분 경과 시점에서 경련 재발이 없는 것)가 나타났다. 발프로산나트륨도 포스페니토인과 레비티라세탐에 동등한 효과를 가지고 있다는 것을 알아두자 [New Engl J Med 381:2103-2113, 2019].

이 증례에서는…

- 단시간에 경련발작을 반복했으므로 뇌전증지속상태로 판단된다.
- 재발 예방을 위해, 포스페니토인(쎄레빅스®) 22.5 mg/kg을 생리식염수 100 mL에 용해해 투여를 시작했다.

A 경련이 멈추면 재발 방지를 검토한다.

더 알고 싶다!

뇌전증지속상태(status epilepticus)의 정의와 대처법

- 뇌전증지속상태는 '5분 이상 지속되는 경련, 또는 의식장애가 완전히 회복되지 않은 상태에서 2회 이상 반복되는 경련'으로 정의한다. 기존에는 지속시간을 30분으로 규정했지만, 적절한 개입이 늦어지기 때문에 임상적으로는 5분 이상 지속될 경우 지속상태로 간주하고 빠르게 대처할 것을 권한다. 앞서 언급했듯이 지속시간이 길어질수록 뇌에 비가역적인 장애를 일으킬 수 있기 때문이다.
- 일반적으로 디아제팜(디아제팜주®) 5 mg 투여로 90%의 경련이 멈추는데, 반응하지 않고 경련이 지속되는 경우에는 뇌전증지속상태로 판단해도 좋다.
- 디아제팜주®를 추가 투여[총 2A (20 mg)까지 사용 가능]하면서 뇌전증지속상태의 치료를 준비한다.
- 뇌전증 진료 가이드라인의 뇌전증중첩상태의 치료 흐름도는 다음과 같다.

경련 치료 Step

Step 1	디아제팜(디아제팜®)
Step 2	포스페니토인(쎄레빅스®), 페노바르비탈(페노바르비탈®), 미다졸람(미다졸람®), 레비티라세탐(케프라®)
Step 3	미다졸람(미다졸람®), 프로포폴(포폴®), 티오펜탈(펜토탈®) 등의 전신마취제
Step 4	뇌전증지속상태로 인한 뇌 저산소증나 부종 등 이차적 뇌손상을 방지하기 위해 산소나 글리세린 사용을 고려한다.

Stage	5분 조기 뇌전증중첩상태 early status epilepticus	30분 확정 뇌전증중첩상태 established status epilepticus	60분~120분 이상 난치 뇌전증중첩상태 refractory status epilepticus
처치 · 모니터링	활력징후 정맥 확보	기도 확보, 산소 투여, 순환 모니터링	기관 내 삽관 · 인공 호흡, 뇌파 모니터링
약물투여	제1단계 → 지속	제2단계 → 지속	제3단계
	(혈당 60 mg/dL 이하인 경우) 염산 티아민 100 mg 정맥주사 + 포도당 50% 50 mL 정맥주사 디아제팜 5~10 mg 5 mg/min 정맥주사 (소아 0.3~0.5 mg/kg) 로라제팜 4 mg 2 mg/min 정맥주사 (소아 0.1 mg/kg 최대 4 mg) (소아에게는 미다졸람[주2] 0.1~0.3 mg/kg 정맥주사) 정맥 확보가 어려운 경우 디아제팜 주사약 직장 내 투여[주1] 미다졸람[주2] 비강 · 구강 내, 근육주사 투여	포스페니토인 22.5 mg/kg 150 mg/min 이하 정맥주사 또는 페노바르비탈 15~20 mg/kg 100 mg/min 이하 정맥주사 또는 미다졸람[주2] 0.1~0.3 mg/kg 1 mg/min 정맥주사 그 후, 0.05~0.4 mg/kg/hr로 지속 정맥주사 (소아 0.1~0.5 mg/kg/hr) 또는 레비티라세탐[주3] 1,000~3,000 mg 2~5 mg/kg/min으로 정맥주사 (소아 20~60 mg/kg 최대 3,000 mg)	미다졸람[주2] 0.05~0.4 mg/kg/hr로 지속 정맥주사 (소아 0.1~0.5 mg/kg/hr) 또는 프로포폴 1~2 mg/kg 정맥주사, 효과가 있으면 2~5 mg/kg/hr로 지속 정맥주사 (소아에게는 사용 금지) 또는 치오펜탈 3~5 mg/kg 정맥주사, 효과가 있으면 2~5 mg/kg/hr로 지속 정맥주사 또는 치아밀랄 3~5 mg/kg 정맥주사, 효과가 있으면 2~5 mg/kg/hr로 지속 정맥주사
검사	혈액 검사 약물 혈중 농도[주4] (항뇌전증약 등) →	CT/MRI[주5] 뇌파 →	뇌척수액 검사[주6]

주1) 디아제팜 주사제의 직장 내 투여량은 10~30 mg(소아 0.2~0.5 mg/kg)
주2) 미다졸람을 비강·구강 내, 근육주사 투여할 경우 0.5%의 주사제를 10 mg(소아 0.3/mg/kg) 사용한다. 근육주사·지속 정맥주사할 때는 0.1% 주사제제가 보험 적용 대상이다.
미다졸람 0.1% 주사제제의 첨부문서상 투여량은 정맥 투여 0.15 mg/kg, 지속 투여 0.1~0.4 mg/kg/hr이다. 전신 마취 요법에서는 적절히 증감한다.
주3) 뇌전증중첩상태는 보험 적용 대상이 아니다.
주4) 뇌전증 치료 중이라면 복용 중인 항뇌전증약 혈중 농도를 확인한다. 또한 경련 유발성 약물(테오필린 등)의 과다 복용이 의심될 때 가능하다면 혈중 농도를 확인한다.
주5) 필요에 의해 두부 MRI 또는 CT를 찍어 원인을 찾는다. 필요하다면 급성 증상성 발작에 준하여 치료를 시작한다. 심인성 발작의 감별과 치료 효과 판정을 위해 지속적으로 뇌파 모니터링이 가능하다면 이상적이지만, 불가능하더라도 치료 후에 뇌전증중첩상태가 멈췄는지 뇌파를 통해 확인하는 것이 바람직하다.
주6) 뇌수막염·뇌염 등이 의심되는 경우에는 뇌척수액 검사를 시행한다. 뇌척수액 일반, 배양, 현미경 외에도 나중에 항신경항체 등을 찾을 수 있도록 일부를 냉동 보존하는 것이 바람직하다.
[일본신경학회(감수). 「뇌전증 치료 가이드라인」 작성위원회(편): 뇌전증 치료 가이드라인 2018, p.78. 의학서원, 2018]

- Step 2까지의 치료로도 경련이 멈추지 않거나, 한번 멈췄다가 금방 재발한 경우 Step 3로 넘어간다. Step 3의 약물은 진정제이기도 하므로 보조 환기나 인공호흡기를 통한 지원이 필요하다. 경련이 지속되면 뇌에 비가역적인 손상을 줄 수 있기 때문에 경련이 멈추지 않으면 활력징후 서포트 하에(ICU 등) 진정제 투여를 주저하지 말 것!
- 구체적으로는 다음과 같다.

  <처방 예> ① 미다졸람(미다졸람®) 10 mg(2 mL) 0.1~0.4 mg/kg/hr로 지속 점적 투여

  ② 프로포폴(포폴®) 200 mg(20 mL) 0.3~3.0 mg/kg/hr로 지속 점적 투여

  ③ 티오펜탈(펜토탈®) 1A(500 mg)를 20 mL(25 mg/mL)에 녹여 3~5 mg/kg/hr로 지속 점적 투여
- 항상 '경련이 멈추지 않을 때'를 가정하고, 그때의 2차, 3차 선택 약물을 숙지하는 것이 중요하다.

증례 ③ 27세 남성. 근무 중 경련.

병력을 알 수 없는 27세 남성. 여름철 경비 근무 중 큰 소리가 나서 동료가 달려갔더니 엎드린 채 쓰러져 있어 구급차를 요청했다.

Q 실제로 경련을 목격하지 못했다면 어떻게 해야 할까?

철칙 4 실신과 심인성 비뇌전증성 발작(PNES)을 감별한다

- 실제로 경련을 목격하지 못했다면 정말 경련이 있었는지 감별이 필요하다. 이때 목격자의 정보가 가장 중요하므로 반드시 확인한다.

경련인가 아닌가?

- 경련의 감별질환은 실신과 심인성 비뇌전증성 발작(psychologic nonepileptic seizure, PNES)이다. 목격자가 없는 경우에는 다음 항목에 따라 감별하면 어렵지 않다.
- PNES란 갑작스럽게 뇌전증 발작과 유사한 다양한 정신 및 신체 증상을 야기하지만, 신체생리학적 발병 기전을 갖지 않는 것을 말한다. 뇌전증이 아니기 때문에 항뇌전증약의 적응도 아니지만, 증상이 유사하기 때문에 감별이 필요하다.

■ 문진·병력청취

- 발작 빈도·지속시간, 발작 유형의 변화 및 추이.
- 발작 상황과 유발 요인(광과민성, 과호흡, 수면 등).
- 목격자가 있는 경우, 상세히 문진한다.
- 발작 전 및 발작 중 관찰된 자세한 상태[환자의 반응, 사지의 움직임(경련 시작 부위 및 좌우 차이), 눈을 뜨거나 감음, 안구 편위 및 상전(upward gaze) 유무, 발성, 안색, 호흡, 맥박].

- 발작 후 행동, 의식상태, 외상, 혀 교상, 요실금, 발작 후 두통과 근육통 유무 등을 중점적으로 문진한다. 그 외 최종발작과 각성 · 수면과의 관계도 물어보는 것이 좋다.

■ 신체소견

- 갑작스러운 의식소실로 응급실에 이송된 환자 중 경련이 29%, 심장성 실신이 7% 정도였다.
- 특히 혀 교상, 이상행동, 발작 후 의식장애, 발작 시 머리회전, 실금, 전구증상(환각 등), 심리적 스트레스에 의한 유발은 감별에 유용하다[J Am Coll Cardiol 40:142-148, 2002].
- 신경학적 이상 유무도 확인한다.

	뇌전증	실신	PNES
유발 요인	수면부족, 음주, 음악, 소리, 게임, 스트레스	감정적 스트레스, 기립동작, 발살바수기, 배변, 배뇨	정신적 스트레스
발작 시작	전구증상(떨림, 환각, 기시감, 기분 변화 등)이 있는 경우가 많음 수면 중에도 발생할 수 있음	전구증상(흉통, 두근거림, 호흡곤란, 발한, 구토, 어지러움)이 있을 수 있음	전구증상 없음 서서히 시작됨 수면 중에는 발생하지 않음
발작 시 징후	동공 대광반사 ±	동공 대광반사 +	동공 대광반사 +
운동 증상	보통 양측 동기성	탈력, 체위 소실	허리·목을 옆으로 흔드는 듯한 움직임, 몸을 튕기는 동작, 비동기성
발성	강직간대성 발작 시작 시, 간대성 발작 시	없음	비명, 날카로운 소리
표정	입을 벌림·눈을 뜸	눈을 감음	입을 닫음·눈을 감음
교상	혀 교상(특히 편측성)	없음	입술 교상
요실금	있음	없음	있음
발작 후 두통 · 근육통	있음	없음	없음
발작 후 의식장애	5분 이상의 의식장애, 발작 후 몽롱한 상태(=postictal state)	의식 회복 후에는 완전히 의식명료, 후유증 없음 피로나 권태감 없음	평가 어려움 hand drop test 양성
지속 시간	1~2분 이내	수 초	2분 이상

■ 경련 감별을 위한 혈액검사

- NH_3, 젖산(lactate), CK 등은 감별 시 단서가 된다. 이들은 모두 경련이라는 격렬한 근육 수축과 이완에 의해 생성된다.
- NH_3: 특히 일시적인 NH_3 상승은 경련에 의한 고암모니아혈증을 시사한다[Eur Neurol 64:46-50, 2010/Epilepsia 52:2043-2049, 2011]. 간부전 등에서도 상승할 수 있으며, 고암모니아혈증 자체가 경련 유발 요인이 될 수 있다는 점에 주의한다.
- 젖산: **증례 1**의 설명도 참고한다. 경련 후 조기에 상승한다. 특히 경련 후 2시간 이내의 젖산 상승은 실신이나 PNES와의 감별에 유용하다[Intern Emerg Med 13:749-755, 2018/Epilepsia 62:408-415, 2021].

- CK: 경련으로 인한 횡문근융해증에 의해 상승한다. 상승하는 것은 3시간 후이며, 상승하지 않더라도 당연히 경련은 배제할 수 없다.
- 프로락틴은 경련발작(뇌전증 발작) 진단에 유용한데, systematic review에서 민감도는 전신강직간대성발작(60.0%)이 복합부분발작(46.1%)보다 높았으나, 특이도는 두 발작 모두 거의 같았다(약 96%)[Neurology 65:668-675, 2005].
- 즉, 상승이 나타나면 뇌전증 발작이 있었다는 단서가 된다. 그러나 이를 신속히 측정할 수 있는 시설은 한정되어 있기 때문에 CK나 NH_3보다 사용 빈도가 낮다.
- 눈앞에서 경련이 일어나고 있는 경우에는 그 사실 자체가 더 중요하므로, NH_3, 젖산, CK의 3항목이 가지는 의의는 적다. 상황 증거로써 검사하는 경우도 있다.
- 실신 감별에 심전도는 필수적이다. 추가로 홀터 심전도 및 심장초음파 검사도 입원하여 시행한다.

철칙 5 경련의 원인을 찾는다

■ 경련의 원인은 'MIT'

- 경련은 'MIT'에 따라 반드시 원인을 찾는다.

> M : Metabolic
> 요독증, 저혈당, 고혈당, 간부전, 전해질 이상(저칼륨혈증, 저칼슘혈증, 저마그네슘혈증), 저산소혈증, 애디슨병, 포르피린증
> I : Infection, Infarction
> 뇌수막염, 뇌염, 뇌경색, 뇌출혈, TIA
> T : Taiyaku(*역자 주: 일본어로 '태약'으로 약물 복용을 소홀히 함을 뜻함), Toxic, Trauma, Tumor
> 약물 복용 소홀, 약물 중독, 약물 금단, 알코올 금단, 세균 독소(파상풍, 보툴리누스), 외상, 뇌종양

■ 경련 원인을 찾기 위한 검사

① 혈액검사 · 동맥혈가스분석

- 혈당, 전해질(Na, K, Ca, Mg), 동맥혈가스(pH, PaO_2, $PaCO_2$, 전해질, 젖산), CBC, BUN, Cr, NH_3, CK.
- 항뇌전증약 혈중 농도(항뇌전증약 복용력이 있는 경우→약물 복용을 소홀히 하거나 혈중 농도가 낮아진 경우도 있기 때문).
- 혈중 에탄올(알코올 관련성이 의심되는 경우).
- 뇌수막염을 부정할 수 없는 경우에는 뇌척수액검사도 추가한다. 단, 뇌전증 발작만으로도 뇌척수액 세포수 증가, 뇌척수액 단백 상승이 나타날 수 있으므로 해석에 주의.

② 소변검사

- 본인으로부터 병력청취가 어려운 경우, 약물사용력 유무를 확인한다. 혈청과 소변 검체도 일부 보존 검체로 남겨두는 것이 좋다(약물중독이 의심되는 경우).

③ 영상검사(두부 CT, 두부 MRI, MRA)

- 두개골 내에 명백한 원인 병변(뇌출혈, 뇌종양 등)이 없는지 확인한다.
- CT보다 MRI가 진단 능력이 뛰어나며, 특히 뇌전증중첩상태에서 뇌전증초점과 그 주변 영역이 MRI 확산증강영상에서 고신호를 보인다.

④ 흉부 단순X선사진

- 경련 시 흡인 에피소드가 있고, 흡인성 폐렴이 의심되는 경우 흉부 단순X선사진을 고려한다.

⑤ 생리검사(뇌파)

- 좁은 의미의 뇌전증성 경련을 진단할 수 있는 것은 뇌파검사뿐이다. 단, 임상적으로 뇌전증 진단이 확실한 경우 뇌전증파가 없더라도 치료를 시작할 수 있다.

■ 입원 적응증

- '처음 발생한 경련', '원인불명', '신경학적 이상 있음'. 단, 원래 뇌전증 치료 병력이 있고, 약물 복용을 소홀히 하는 등 재발 이유가 분명한 경우라면 반드시 입원 적응이 되지는 않는다.

이 증례에서는…

- 혀에 교상이 있고 응급실 이송 시에도 의식장애가 있었다. 혈액검사에서 NH_3와 젖산, CK의 상승도 관찰되었다. 위와 같은 이유로 경련 가능성이 높다고 판단했다.
- 병력청취를 해보니 원래 뇌전증 진단을 받아 오르필®을 복용하고 있었다. 최근 일이 바빠서 약을 잘 복용하지 못했다고 한다. 향후 복약 준수를 다짐받고, 뇌전증 주치의 진료를 권했다.

A 우선 경련, 실신, PNES를 감별한다. 그 후 원인을 찾는다.

더 알고 싶다!

항뇌전증약(anti-epileptic drug, AED)

치료 적응증

- 첫 발작이라면 원칙적으로 항뇌전증약 치료를 시작하지 않는다(발작 재발률 35% 정도).
- 단, 신경학적 이상, 뇌파 이상(83%로 재발), 뇌전증 가족력, 뇌종양이나 감염, 외상으로 인한 명백한 기질적 소견이 있는 경우 재발률이 높기 때문에 적응증이 된다. 또한, 65세 이상 고령자도 재발률이 66~90%로 높기 때문에 투약을 검토한다.
- 2회째 이후의 발작은 1년 이내 재발률이 73%로 높으므로, 항뇌전증약의 적응이 된다.

부분 발작, 초점 발작	전신 발작
1차 선택 약물 카르바마제핀(CBZ): 테그레톨® 라모트리진(LTG): 라믹탈® 레비티라세탐(LEV): 케프라® 조니사미드(ZNS): 엑세그란® 토피라메이트(TPM): 토파맥스® 페니토인(PHT): 히단토인® 조니사미드(ZNS): 엑세그란®	1차 선택 약물(모든 유형 공통) 발프로산나트륨(VPA): 오르필® 결신발작 1차 선택: **에토숙시미드(EEM): 자론티**® 2차 선택: 라모트리진(LTG): 라믹탈® 조니사미드(ZNS): 엑세그란® 클로바잠(CLB): 센틸® 미오클로니 발작 1차 선택: 레비티라세탐(LEV): 케프라® 클로나제팜(CZP): 리보트릴® 토피라메이트(TPM): 토파맥스®
2차 선택 약물 페니토인(PHT): 히단토인® 발프로산 나트륨(VPA): 오르필® 클로나제팜(CZP): 리보트릴® 페노바르비탈(PB): 페노바르비탈® 가바펜틴(GBP): 뉴론틴® 라코사미드(LAC): 빔스크® 페람파넬(PER): 파이콤파®	강직간대성 발작 2차 선택: 라모트리진(LTG): 라믹탈® 레비티라세탐(LEV): 케프라® 조니사미드(ZNS): 엑세그란® 토피라메이트(TPM): 토파맥스® 페니토인(PHT): 히단토인® 페노바르비탈(PB): 페노바르비탈®

새로운 항뇌전증약	적응증이 되는 발작 양상
가바펜틴 (GBP): 뉴론틴®	**부분**
라모트리진(LTG): 라믹탈®	**부분, 강직간대성**, 결신, 근간대(myoclonus)
레비티라세탐(LEV): 케프라®	**부분, 강직간대성**, 근간대
토피라메이트(TPM): 토파맥스®	**부분, 강직간대성**, 근간대
라코사미드(LAC): 빔스크®	**부분, 강직 간대**(병용 요법만 해당)
페람파넬(PER): 파이콤파®	**부분, 강직 간대**(병용 요법만 해당)

- 단일제로 치료를 시작하는 것이 원칙.
- 단일제로 효과가 없는 경우에는 약물순응도를 확인하고, 진단을 재검토한 후 다른 약제를 추가한다. 이렇게 해서 효과가 나타나면 기존 약제를 감량한다.
- 항뇌전증약 2제로 효과가 불충분한 경우 난치성으로 이행할 가능성이 있으므로 주의.
- 치료기간은 최소 2년. 그동안 발작이 없었다면 감량 또는 중단도 고려한다.
- 새로운 항뇌전증약(레비티라세탐, 라모트리진 등)은 혈중 농도 측정 불필요.

주의 사항

- 감염증 등 전신질환이 생긴 상태에서 항뇌전증약 복용을 중단하면, 약물 이탈로 인한 뇌전증지속상태가 발생할 수 있기 때문에 금기이다.
- 주사제로 전환하거나 시럽, 분말로 바꿔 NG튜브를 통한 투여로 전환하는 등 투약 경로를 변경하더라도 반드시 투여를 계속한다.
- 공통적으로 졸음, 어지럼증, 운동실조 등의 부작용이 있으므로 이러한 증상에 주의한다. 부작용, 약물 상호작용이 많은 것도 항뇌전증약 사용의 어려운 점이다.
- 항뇌전증약 사이에도 상호작용이 있기 때문에 병용 시 반드시 확인하는 습관을 들인다.
- 페니토인은 강직간대성 발작의 악화, 카르바마제핀은 근간대 발작 및 결신 발작의 악화, 가바펜틴은 근

간대 발작의 악화가 나타나므로 사용하지 않는다.

- 심각한 부작용으로 피부발진(Stevens-Johnson 증후군, 독성표피괴사용해, 약물과민반응증후군), 범혈구감소증 등을 기억해 둔다.

항뇌전증약의 혈중 농도 개념

- 항뇌전증약의 혈중 농도를 측정하는 타이밍은 ① 투여량 결정 시, ② 부작용 발생 시, ③ 복약 상태 확인 시이다.
- 항뇌전증약은 원칙적으로 뇌전증 발작만 억제된다면 혈중 농도가 낮더라도 증량할 필요가 없다.
- 반대로 치료역을 넘었더라도 부작용만 없다면 그 시점의 투여량을 유지할 수도 있다.
- 측정할 때는 항정상태(steady state)에 도달하는 각 항뇌전증약 반감기의 5배 시간이 경과한 후 측정한다.
- 실제로 약리작용을 나타내는 것은 유리형이고, 혈중농도는 단백결합형과의 총합이기 때문에 저단백혈증 시에는 혈중농도가 정상이더라도 효과와 부작용이 증강될 수 있으므로 주의. 반드시 알부민을 함께 측정한다.

참고 문헌

1) Angus-Leppan H. First seizures in adult. BMJ 348:g2470, 2014 [PMID: 24736280].
   - 경련에 대한 리뷰. 첫 발작에 대한 접근 방법.
2) Fields MC, et al. Hospital-onset seizures:an inpatient study. JAMA Neurol 70:360-364, 2013 [PMID: 23319087] [PMID: 23319087].
   - 원내 경련발작의 특징에 대해 검토한 문헌이다.
3) Gavvala JR, Schuele SU. New-Onset Seizure in Adults and Adolescents:A Review. JAMA 316:2657-2668, 2016 [PMID: 28027373] [PMID: 28027373].
   - Table 1의 환자 본인과 목격자의 병력을 문진에 반영한다.
4) Webb J, et al. An Emergency Medicine-Focused Review of Seizure Mimics. J Emerg Med 52:645-653, 2017 [PMID: 28007363] [PMID: 28007363].
   - Seizure mimics에 대해서도 항상 잊지 말자.
5) 日本神経学会(監), 「てんかん診療ガイドライン」作成委員会(編): てんかん診療ガイドライン 2018.医学書院 ,2018
   - 뇌전증 치료법에 대한 근거를 검토.
6) International League Against Epilepsy guidelines:ILAE (https://www.ilae.org/guidelines/guidelines-and-reports) (2023년 8월 열람)
   - 뇌전증 관련 세계 최대 학회이며, 각종 가이드라인을 발표하고 있다. 더욱 깊이 있게 세계적인 추세를 익히고 싶다면 꼭 접속해 볼 것.

(후지노 다카히사)

21 급성신손상(AKI)

항상 같은 단계(step)로 접근하자!

철칙

1. 신기능장애(Cr 상승)를 보면, AKI(급성신손상)인지 CKD(만성신장병)인지 AKI on CKD인지 판단한다
2. AKI라면 ① 신후성→② 신전성→③ 신성 순서로 감별한다
3. 응급투석 적응증은 "AIUEO"
4. AKI에서는 약물과 그 용량을 반드시 확인한다

증례 ❶ 82세 남성. 감기 후 신장장애.

82세 남성. 내원 1주일 전부터 38℃의 발열과 상기도 증상이 나타났다. 이후 하복부 통증과 복부 팽만감이 발생하였고, 권태감, 운동 시 호흡 곤란을 느껴 응급실로 내원했다. 내원 시 활력징후는 의식 명료, 체온 36.8℃, 혈압 170/110 mmHg, 맥박 120/분·규칙적, 호흡수 18/분, SpO_2 96%(room air)였다. 신체소견상 하복부 팽만감과 압통, 하지 부종이 관찰되었다. 혈액검사 결과 BUN 58.5 mg/dL, Cr 4.2 mg/dL이었다.

Q 신기능장애를 발견했을 때 가장 먼저 평가해야 할 것은 무엇일까?

철칙 1 신기능장애(Cr 상승)를 보면, AKI(급성신손상)인지 CKD(만성신장병)인지 AKI on CKD인지 판단한다

- 1주일 전 Cr 4.1 mg/dL인지, Cr 0.9 mg/dL인지에 따라 평가와 대응은 분명히 달라진다.
- 따라서 Cr 상승을 보면 그것이 급격한(AKI, AKI on CKD) 것인지, 변화가 없는(CKD) 것인지를 평가하자.
- AKI라면 신기능의 큰 개선을 기대할 수 있기 때문에 적절하고 신속한 대응이 요구된다.

AKI의 정의

- 급격한 신기능 저하를 보이는 병태를 과거에는 ARF(acute renal failure)라고 불렀으나, 보다 조기에 이상을 인식하고 개입할 수 있도록 AKI(acute kidney injury)라는 개념이 제창되었다. 2012년 발표된 KDIGO 가이드라인의 정의가 오랫동안 사용되고 있다.

- 여기에 있는 바와 같이, 요량 < 0.5 mL/kg/hr 상태가 지속된다면 요량이 적다는 감각을 가져야 한다.

AKI의 정의		
1. ΔCr ≥ 0.3 mg/dL(48시간 이내) 2. Cr ≥ 1.5배 × 기저치(7일 이내 측정치 또는 추정치) 3. 요량<0.5 mL/kg/hr이 6시간 이상 지속		
병기	**Cr(혈청 크레아티닌)**	**요량**
Stage I	ΔCr ≥ 0.3 mg/dL or Cr 1.5~1.9배	<0.5 mL/kg/hr(≥6시간 지속)
Stage II	Cr 2.0~2.9배	<0.5 mL/kg/hr(≥12시간 지속)
Stage III	Cr 3.0~배 or Cr ≥ 4.0 mg/dL or 신대체요법 시작	<0.3 mL/kg/hr(≥24시간 지속) or 무뇨 ≥ 12시간

[Kidney Int Suppl 2:1-138, 2012]

AKI인지 CKD인지 판단하는 힌트

- 이전 신기능: 이전 혈액검사 결과가 있으면 좋지만, 주치의가 아니면 바로 알 수 없는 경우가 많다. 반드시 이전 진료 의사에게 진료정보를 받아보도록 한다.
- 과거 신기능을 알 수 없는 경우, 아래 표가 힌트가 될 수 있으나, AKI on CKD에서는 유용성이 떨어지므로 불분명한 경우에는 AKI가 있다 생각하고 대응하는 것이 무난하다.

약물력	CKD 관리 약물을 사용하고 있는가? (자세한 내용은 35장 「만성신장병(CKD)」 p.420 참조) 적혈구 조혈자극인자제제를 사용하고 있다면 대부분 CKD G4 이상이다.
혈액검사	신장성 빈혈(다른 원인이 명확하지 않은 정구성 빈혈)이나 CKD-MBD(mineral and bone disorder) 소견(고인산혈증 등)이 있는 경우 CKD 가능성이 높아진다.
복부초음파	AKI에서는 신장이 커져 있는 경우가 많다. 반면 CKD에서는 신장이 위축(10~11 cm 크기)되고, 피질은 얇아지며, 휘도는 상승한다(단, CKD에서도 당뇨병성 신증, 다낭성 신장질환, 아밀로이드증, HIV 신장병증에서는 신장이 커져 있는 경우도 많음). 또한, 초음파는 신후성 신부전 평가에 쓰이는데, 매우 유용하다(후술).

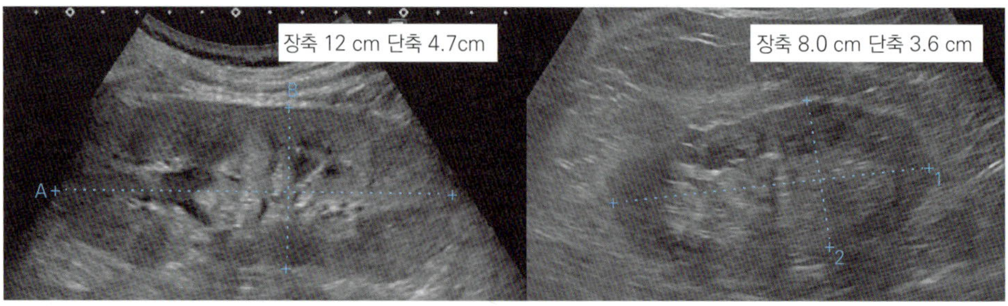

AKI와 CKD의 신장 초음파 영상 [성누가국제병원 신장내과 가도타 제공]
(왼쪽) 초발 혈관염으로 인한 AKI 환자, 피질의 두께가 유지되면서, 커져 있다.
(오른쪽) CKD 환자, 신장 위축이 있고, 피질은 얇아져 있으며, 다소 고휘도화되어 있다. 중심부도 불분명하다.

이 증례에서는…

• 일주일 전 주치의에게 진료받았고, 그때의 혈액검사에서 Cr 0.7 mg/dL이었다. 0.3 mg/dL 이상 상승했기 때문에 AKI로 판단했다.

A 신장장애가 있으면 우선 AKI 여부를 평가한다.

더 알고 싶다!

AKI와 Cr의 시간적 관계

• 일반적으로 CKD에서는 Cr의 상승이 있더라도 요량이 유지된다. 반면, AKI에서는 신장장애 정도에 따라 요량이 감소한다.
• 사구체여과율(GFR)이 급격하게 감소해도 혈청 Cr 수치는 서서히 상승하고, 또한 GFR이 개선 경향을 보여도 혈청 Cr은 계속 상승하다가 어느 정도 경과 후 감소하기 시작한다. GFR과 Cr 사이에 시차(time lag)가 있다는 것이 임상적으로 중요하다.
• Cr뿐만 아니라 요량 등을 보고 종합적으로 신기능의 악화와 호전을 평가한다.[Kidney Int 27: 928-937, 1985]

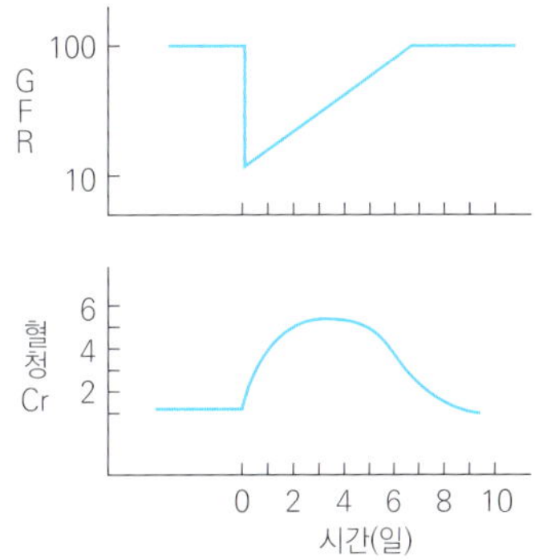

Q AKI라고 판단했다면 먼저 무엇을 의심하고, 또 무엇을 해야 할까?

철칙 2 AKI라면 ① 신후성 → ② 신전성 → ③ 신성 순서로 감별한다 Part 1

• AKI에서는 ① 신후성→② 신전성→③ 신성 순서로 감별한다.
• 신후성 AKI는 잊어버리기 쉬운데, 조기 진단이 쉽고 조기 개입을 할 수 있기 때문에 가장 먼저 생각해야 한다.
• 신후성을 배제한 후, 신전성인지 신성인지를 생각하게 되는데, 합병 예도 있고 구별이 어려운 경우도 경험한다.

급성신손상 workup

• 다음 페이지에 신장장애에 대한 workup 순서를 정리했다. 익숙해지면 보다 감각적으로 병태를 파악할 수 있게 되지만, 수련받을 때는 항상 이 단계(step)에 따라 workup 하도록 한다. 이렇게 함으로써 향후 더 복잡한 케이스도 체계적으로 관리할 수 있게 된다.

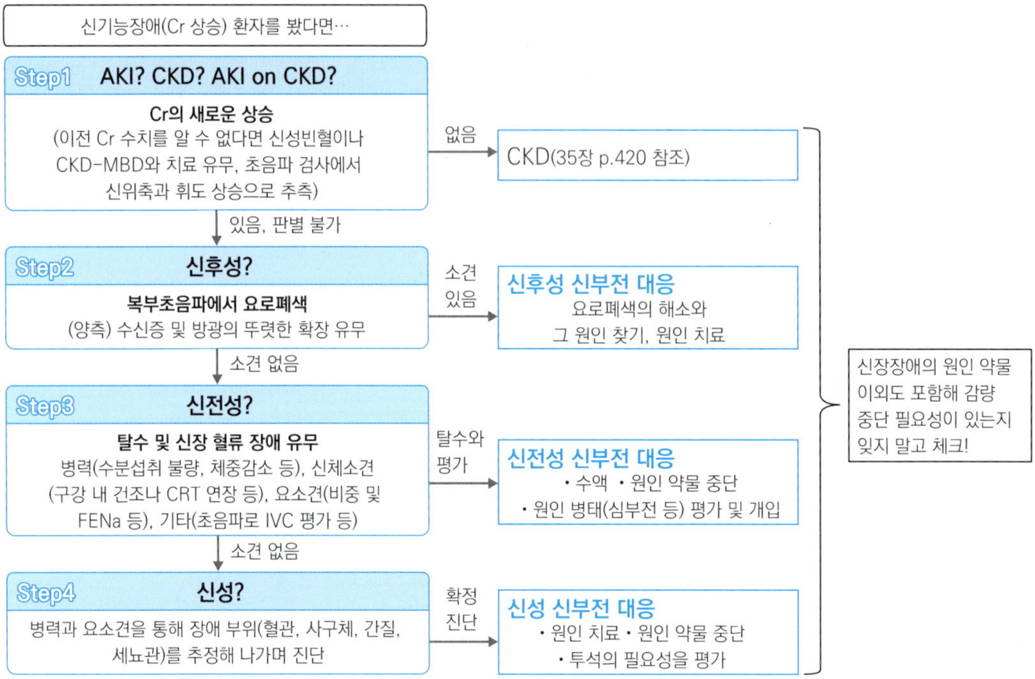

급성신손상 감별

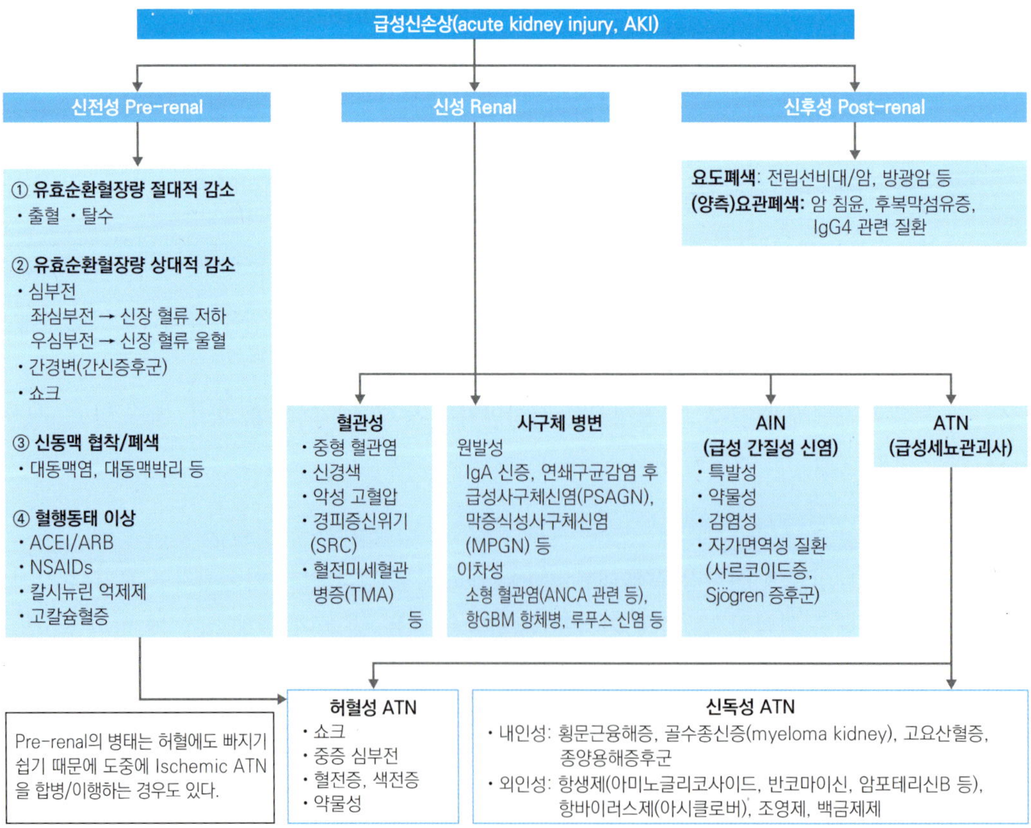

[Nat Rev Dis Primers 7:52, 2021/ Lancet 365:417-430, 2005에서 수정하여 작성]

신후성 AKI

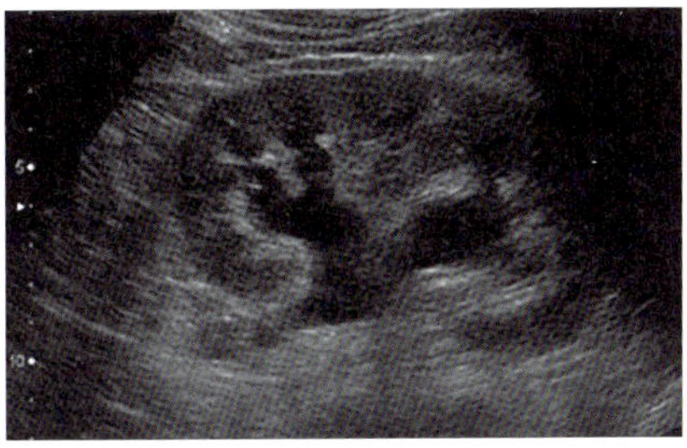
복부초음파에서의 수신증 소견
현저한 신우 확장이 관찰됨

- AKI의 감별은 우선 '신후성' 배제를 위해 복부초음파로 수신증, 방광내 잔뇨, 전립선비대 유무를 확인한다.
- 편측성 요관폐색으로는 AKI가 발생하지 않는 경우가 많으며, 양측성 요관폐색이나 요폐가 존재한다.
- 배뇨장애 유무, 전립선비대증 병력, 요로계 및 부인과계 악성종양 병력, 척추질환을 확인한다. 전립선비대증 환자가 항콜린제나 항히스타민제(종합감기약)를 복용 후 급성요폐가 발생하는 경우가 많으므로 반드시 약물력도 확인한다.
- 요도카테터를 삽입한 상태에서도 부유물이나 혈전(blood clot)으로 인해 폐쇄가 발생하면 신후성 AKI가 나타날 수 있으므로 주의가 필요하다.
- 치료 원칙은 폐색의 해소다. 폐색 부위에 따라 요도카테터 삽입, 요관스텐트 삽입, 신루설치술(nephrostomy) 등을 시행한다.
- 폐색 해소 후 급격한 이뇨로 인해 다량의 희석뇨가 발생하여 탈수, 고나트륨혈증, 기타 전해질 이상(다뇨에 의한 저칼륨, 저마그네슘혈증 등)이 발생할 수 있다. 요량과 혈중, 요중 Na, 전해질을 측정하고, 특히 자유수(free water) 결핍에 주의하면서 수액을 투여한다.

이 증례에서는…

- 복부초음파 상 양측성 수신증과 방광의 현저한 팽창이 관찰되었다. '신후성' AKI로 판단하고 요도카테터를 삽입한 결과 다량의 소변이 나왔고, 이후 요량은 잘 유지되었다. 후속 혈액검사에서 신기능 호전을 확인했다.
- 환자는 원래 전립선비대증으로 치료 중이었다. 상기도염 증상이 있어 약국에서 종합감기약을 구입해 복용한 후 전립선비대증이 악화된 것으로 생각됐다.

A AKI에서는 먼저 '신후성'을 의심하고, 복부초음파를 시행한다.

증례 ❷ 고혈압, 심부전 병력이 있는 84세 여성.

만성심부전으로 가까운 의원에 통원 중이었다. 내원 2주 전 외래 진료 시 하지부종 악화에 대해 이뇨제를 증량했다. 내원 수일 전부터 권태감이 심해져 응급실로 내원했다. 내원 시 활력징후는 의식 명료, 체온 36.7℃, 혈압 98/60 mmHg, 맥박 108/분·규칙적, 호흡수 14/분, SpO_2 95%(room air)였다. 신체소견상 구강 및 겨드랑이의 건조가 뚜렷하고 피부긴장도 저하가 관찰됐다. 혈액검사에서는 BUN 60.6 mg/dL, Cr 2.8 mg/dL이었다.

➡ 이전 Cr은 1.6 mg/dL였기 때문에 이번에는 AKI였다.

➡ 복부초음파에서 수신증이나 뚜렷한 방광 확장은 없어 신후성 신부전 가능성은 낮았다.

Q 신후성 신부전을 배제한 후에는 어떻게 해야 할까?

철칙 2 AKI라면 ① 신후성 → ② 신전성 → ③ 신성 순서로 감별한다 Part 2

- 급성신손상 workup(→p.258)에 따라 복부초음파로 '신후성'을 배제했다면 Step3 로 넘어가 '신전성'과 '신성'을 감별한다.
- '신전성'은 주로 체액량 감소에 따른 신장 혈류 저하로 인해 GFR이 저하된 것으로, 신조직 자체에는 기질적 장애가 없는 것이다. 반면, '신성'은 신조직에 기질적 장애가 실제로 발생한 것을 말한다.
- 따라서 감별의 단서는 체액량 평가이다. 병력, 활력징후, 신체소견, 검사 등을 종합적으로 평가해서 감별해 나간다. 결코 한 가지 지표만으로 판단하지 않는 것이 포인트이다.

체액량 평가 항목

- 체액량을 평가하는 항목은 매우 많다. 그 중에서도 특히 신부전으로 이어지는 체액량 감소 평가에서 중요한 것은 체중 감소와 그와 관련된 병력, 빈맥과 혈압(맥압) 저하, 구강 및 겨드랑이 건조, 농축뇨, IVC(하대정맥) 허탈이다.
- 혈압 저하를 초래할 정도의 명백한 체액량 감소가 있다면 쉽게 알 수 있지만, 혈압이 떨어지기 전에 발생하는 빈맥이나 맥압(수축기 혈압−확장기 혈압) 감소에 주목하면 체액량 감소를 보다 조기에 파악할 수 있다.
- 또한, 어느 한 시점에서의 평가가 아니라 수액 등의 치료적 개입에 의해 각 소견에 변화가 있는지 평가함으로써 처음 소견이 비정상적이었는지 판단할 수 있다. 매일 회진 시 소견 변화를 관찰하는 습관을 들이는 것이 좋다.

	체액량 감소	체액량 증가
체중 변화 체액 균형(In/Out)	감소 마이너스 균형	증가 플러스 균형
병력	• 경구 섭취 불량 • 설사, 구토, 발열 유무 • 이뇨제 증량 등	• 심부전과 간부전 • 염분 섭취 증가 • 이뇨제 감량, 약물 복용을 소홀히 함
활력징후	심박수 증가, 혈압(맥압) 저하	혈압 상승
신체소견	구강, 겨드랑이 건조 피부긴장도 저하 CRT 연장(2초 이상)	경정맥 팽창, hepato-jugular reflux, 양측 폐 coarse crackles 심음(III음), 하지부종
IVC	5 mm 이하, 호흡성 변동 있음	20 mm 이상, 호흡성 변동 없음
흉부 영상 검사	심음영 축소, IVC 허탈	심장비대, 폐부종 소견, 흉수 저류
CVP	5 cmH_2O 미만	10 cmH_2O 이상

CRT: capillary refilling time

요소견에 의한 신전성/신성 AKI 감별

- 요소견은 신전성, 신성 신부전 감별에 유용하며, 신성 신부전의 원인 질환 진단에도 도움된다.

- 체액량이 감소하면 ADH(항이뇨호르몬) 분비가 증가하여 농축뇨가 되고, 색이 짙어지며, 요비중이 증가한다.
- 그 외 자주 사용되는 지표로 FENa가 있다.

FENa = [(요중 Na/혈청 Na)/(요중 Cr/혈청 Cr)] × 100(%)

- 이는 사구체에서 여과된 Na 중 소변으로 배설된 Na의 정도를 나타내는 지표이다. '신전성'이면 교감신경과 레닌 · 안지오텐신 · 알도스테론계(RAS계)가 항진되어 Na 재흡수가 증가하므로 FENa는 낮아진다. 반대로 '신성'은 Na 재흡수가 일어나지 않고 소변으로 Na 배설이 증가하기 때문에 FENa가 높아진다(주의사항은 아래의 '더 알고 싶다!' 참조).

	신전성 신부전 Pre-renal AKI	신성 신부전 Renal AKI
요비중	>1.020	<1.010
삼투압	>500 mOsm	<450 mOsm
FENa	<0.1~1%	>1%
FEUN	<35%	≥50~65%
U-Na	<20 mEq/L	>20 mEq/L
U-Cl	<20 mEq/L	>50 mEq/L
FEUA	<12%	>20%
요단백	0 or 소량	소~다량
요침사	세뇨관상피나 과립원주 등은 없음	세뇨관상피나 과립원주, 적혈구원주 등이 있음

이 증례에서는…

- 다시 문진을 해보니 이뇨제 증량 후부터 요량이 눈에 띄게 증가했고, 체중이 3 kg 감소했다. 또한 구강과 겨드랑이는 건조했고, 초음파에서 IVC는 6/2 mm로 허탈 상태였다. 소변검사에서 FENa는 약 2%로 증가하였으나, FEUN은 20%였고 적혈구원주나 과립원주는 관찰되지 않았다.
- FENa는 신성 신장장애 패턴이지만 이뇨제로 인해 증가했다고 생각했고, 종합적으로 체액량은 저하되어 있다고 판단해 신전성 신부전증으로 진단했다. 원인은 이뇨제 증량이라고 생각했다. 수액 투여를 통한 체액량 적정화로 신기능은 개선되었다. 이뇨제를 조정하고 퇴원하였다.

A 신후성을 배제했다면 '신전성'과 '신성'을 감별하기 위해 체액량 평가를 시행한다!

더 알고 싶다!

FENa의 주의점과 FEUN

- FENa에는 많은 예외가 있다는 것을 알아야 한다. 우선 FENa의 1%라는 컷오프는 빈뇨 환자에서 검토된 것으로, 요량이 충분히 유지되는 경우에는 유용성이 보장되지 않기 때문에 더 낮은 컷오프 값으로

설정할 필요가 있다.

- 또한 원래부터 유효순환혈장량이 저하되어 있는 경우, 즉 심부전이나 간경변 등이 있는 경우에는 신성 신장장애가 있더라도 FENa는 낮은 수치를 보일 수 있으며, 반대로 원래 CKD 환자나 이뇨제를 사용하고 있던 경우에는 신전성 신부전에서도 FENa가 높은 수치를 나타낸다.
  - 신성 신장장애가 있어도 FENa 수치가 낮을 수 있는 경우
    →심부전이나 간경변 동반, 조영제 신증, 초기 세뇨관괴사 등
  - 신성 신장장애가 아니더라도 FENa 수치가 높아지는 경우
    →이뇨제 사용, CKD 동반
- 논란의 여지가 있지만, FEUN은 이뇨제의 영향을 받지 않는 것으로 알려져 있어 이뇨제 사용 시 유용하다.

FEUN = [(요중 UN/혈청 UN)/(요중 Cr/혈청 Cr)] × 100(%)

신전성 AKI 치료

- 체액량과 혈압을 최적화하여 신장 혈류를 적절히 유지하는 것이 치료의 기본이다.
- 신장 혈류 저하의 원인이 탈수나 출혈이라면 수액 투여나 수혈을 시행한다.
- 반대로 심부전으로 인한 울혈성 신장이라면 이뇨제가 치료제일 수 있기 때문에 신중하게 판단한다.
- 신전성 AKI에 대한 적절한 체액량 교정이 이루어지지 않으면 신전성 AKI에서 신성 AKI로 이행할 수 있다. 이 경우, 신장 혈류 저하로 인해 세뇨관괴사가 발생하는 패턴이 많다. 이를 감별하기 위해서 후술할 과립원주 유무 확인이 유용하다.
- 신전성과 신성 AKI가 합병되어 있거나 판단이 어려운 경우도 존재한다. 이 경우에는 체액과잉이 없다면 충분한 수액을 주입하여 체액량을 유지하고, 신전성 요소를 해소하는 것이 바람직하다.

증례 ❸ 77세 여성. 당뇨병성 신증 환자. 발열, 신기능 장애.

77세 여성, 당뇨병성 신증으로 인한 CKD G4 A3으로 외래 통원 중. 내원 3주 전부터 미열, 1주일 전부터 38℃의 발열이 지속되었다. 며칠 전부터 좌측 상지 및 우측 하지 원위부 저림 및 운동장애가 발생했다. 요량도 감소했고, 서서히 운동 시 호흡곤란이 나타나 본원 내원하였다. 내원 시 활력징후는 의식수준 JCS I-1(지남력은 있으나 완전히 명료하지는 않은 상태), 체온 38.3℃, 혈압 160/100 mmHg, 맥박 110/분·규칙적, 호흡수 20/분, SpO_2 94%(비강캐뉼라 2 L/min)였다. 신체소견상 경정맥 팽창, 하지부종이 관찰되었고 청진상 양측 폐야에서 crackles가 들렸다. Cr 5.7 mg/dL, BUN 84 mg/dL, K 4.9 mEq/L, 소변검사에서 혈뇨 3+, 단백뇨 3+, 적혈구원주가 관찰되었다.

➡ 최근 외래에서 측정한 Cr은 2.4 mg/dL로, AKI on CKD로 판단했다.

➡ 복부초음파에서 수신증 소견은 보이지 않아 신후성 가능성은 떨어졌다. 체중은 1주일만에 3 kg 증가했고, 양측 하지부종이 관찰되었으며, IVC는 20 mm였고 호흡성 변동이 소실되었다. 흉부 CT에서 폐부종에 일치하는 소견이 보였다. 신성 신부전이 가장 의심되었다.

Q 이 환자의 신장장애, 체액 저류에 대한 대응은?

철칙 2 AKI라면 ① 신후성 → ② 신전성 → ③ 신성 순서로 감별한다 Part 3

- 급성신손상 workup(→p.258)에 따라 신후성, 신전성 신부전이 아니라면 Step4의 신성 신부전을 의심한다.
- 원인 감별에 있어서 요소견, 특히 원주 유무가 중요하다. 원주는 세뇨관 상피에서 분비되는 Tamm-Horsfall 단백질이 세뇨관을 주형(틀)으로 해 응고침전된 것이다. 원주가 존재하면 신성 병변이 있음을 시사한다.
- 원주는 병변 부위 구분에도 도움이 된다. 상피원주와 과립원주는 세뇨관 장애, 백혈구원주는 간질성 병변, 적혈구원주(또는 변형 적혈구)는 사구체 병변을 시사하는 경우가 많다.
- 신성 신부전에서는 원인 질환 치료와 원인 약물 중단이 치료의 중심이 된다. 사구체신염이나 급성 간질성 신염은 면역질환이나 알레르기 등의 면역반응도 원인인 경우가 많기 때문에 스테로이드도 자주 사용된다.

신성 신부전의 workup과 치료

	혈관성	사구체 병변	AIN(급성 간질성 신염)	ATN(급성 세뇨관 괴사)
병변 부위	・중형 혈관염 ・신경색 ・악성 고혈압 ・혈전 미세혈관병증(TMA) 등	・원발성 ・이차성	・특발성 ・약물성 ・감염성 ・자가면역성	・허혈성 ATN ・신독성 ATN
요검사	**혈뇨** 단백뇨 적음	혈뇨(특히 **변형 적혈구, 적혈구원주**) **단백뇨** 많음	**백혈구뇨, 백혈구원주** (요중 호산구의 유용성은 논란의 여지 있음), 단백뇨 적음	**요중 β_2MG, NAG↑** **신장 상피/과립원주** **헤모글로빈뇨,** **미오글로빈뇨**
혈액 검사	파쇄 적혈구, 용혈성 빈혈 및 혈소판 감소 항핵 항체, 항인지질 항체, SLE 및 피부경화증 관련 항체 등 신경색에서는 LDH 상승	면역 글로불린(IgG, IgA) 증가, 보체 저하, CRP 상승 등 원발성: ASO 등 특발성: 항핵항체, 자가항체(항DNA항체, ANCA, 항GBM항체 등)	혈중 호산구↑, IgE 고수치 약물성: DLST 감염증: 배양, 레지오넬라 등 사르코이드증: Ca, ACE 등 Sjögren증후군: IgG, 항SS-A/B 항체 등	골수종신증: 단백질 전기영동 횡문근융해증: CK 상승 고요산혈증 등
기타 소견	발열, 중추신경 이상 두통, 눈 등 고혈압 관련 소견 신경색: 심방세동, 측복부통이 발생하는 경우가 많음	**신장생검이 감별에 유용** 발열, 폐병변, 신경 장애, 자반 등 혈관염 소견에 주의	신장생검을 실시하기도 함 안과 진찰(포도막염) 발열, 피부발진, 관절통 등이 나타나기도 함	원인 약물 정밀 조사
치료	원인 질환 치료 강압, ACEI 혈장교환 등	원인 질환 치료 스테로이드 등에 의한 면역 억제	원인 질환 치료 원인 약물 중단 스테로이드	원인 질환 치료 원인 약물 중단 체액량 교정 후 경과

철칙 3 응급투석 적응증은 "AIUEO"

- 신후성이나 신전성의 경우 폐색 해소와 수액 투여로 소변이 나오는 경우가 많으며, 원래부터 신기능 장애가 없었다면 응급투석으로 이어지는 경우는 드물다.
- 원래 중증 CKD가 있는 환자에게 AKI나 중증 신성 신부전이 발생했을 때는 응급투석으로 이어질 수 있다.
- 또한, 이미 투석 중인 환자에서 문제가 발생한 경우에도 투석 이외의 방법으로 원인을 개선할 수 없는 경우가 많아 응급투석의 적응이 된다.
- 응급투석의 주요 적응증은 아래와 같이 "AIUEO"이며, 그 중에서도 고칼륨혈증과 체액과잉(폐부종)을 자주 경험한다.
- 적응증에 해당한다고 해서 모두 응급투석을 해야 하는 것은 아니다. 원인 개선이나 이뇨제 등의 보존적 치료로도 요량이 충분하게 확보할 수 없을 때, 또는 그러한 상황이 예상될 때 실시한다. 고칼륨혈증이나 폐부종이 있는 환자에서 이뇨제 치료를 시작할 때, 효과가 미미하면 투석해야 할 상황도 미리 염두에 두는 것이 중요하다.
- 신장내과에 투석을 의뢰한 후 실제로 투석을 실시하기까지는 설명과 준비에만 최소 2~3시간은 소요되므로, 조기에 연락을 취한다.

■ 응급투석 AIUEO

A : Acidosis, Acidemia(산증)	혈청 pH ≤ 7.15, HCO_3^- ≤ 15
I : Intoxication(약물 중독)	약물 중독
U : Uremia(요독증)	혈청 BUN ≥ 100 mg/dL 뇌증(의식장애, 경련 등) 심막염 및 출혈 경향 등
E : Electrolyte(전해질 이상)	고칼륨혈증: K ≥ 6 mEq/L ± 심전도 변화 고마그네슘혈증: Mg ≥ 8 mEq/L(특히 심부 건반사 소실이 있을 때)
O : Overload(수분 과다)	이뇨제 저항성 체액과잉(심부전, 폐부종, 흉수, 전신부종)

이 증례에서는…

- 급속한 신장장애와 함께 적혈구원주, 3주간의 발열, 신경장애(다발성 단신경병증)가 있었고, 검사에서 MPO-ANCA가 높게 나타났다. ANCA 관련 혈관염 진단으로 스테로이드와 리툭시맙 치료를 시작했다.
- 폐부종도 합병되어 있었고, 체액량이 증가했기 때문에 이뇨제 투여가 필요하다고 판단했다. 또한 효과가 부족할 경우를 대비해 미리 신장내과 의사와 투석에 대한 상담을 해두었다.
- 입원 후 푸로세미드(라식스®) 100 mg를 정맥주사하고, 라식스® 10 mg/hr 지속투여를 시작한 후에도 이뇨가 되지 않아, 혈관카테터 삽입 후 투석을 개시했다.

A **신성 신부전의 원인 규명 및 치료를 시행하였고, 체액 저류에 대한 이뇨제 투여도 시작했다. 치료 저항성이 예상되어 조기에 투석 상담을 진행했다.**

더 알고 싶다!

AKI에서의 이뇨제

- AKI에서 이뇨제를 사용하는 것은 체액량이나 전해질 이상 조절이 필요한 경우로, 기본적으로는 체액과잉일 때이다. 또는 영양수액이나 치료제를 투여할 스페이스를 확보하기 위해 사용하기도 한다. 순환혈장량 감소가 있는 경우, 신장장애를 악화시킬 수 있으므로 사용해서는 안 된다.
- 이전에는 이뇨제로 요량을 늘리거나 채널 억제를 하는 것이 신성 AKI 자체 치료로 여겨졌으나 그 효과가 뚜렷하지 않은 것으로 밝혀져, 앞서 언급한 KDIGO 가이드라인에서도 일률적인 사용은 추천하지 않고 있다[PLoS One 13:e0196088, 2018].

푸로세미드의 구체적 사용법

① 푸로세미드주(라식스®) 정맥주사

20~40 mg을 정맥 투여하고, 반응이 없으면 100 mg을 정맥 투여한다. 투여 후 2시간 이내에 40 mL/hr의 요량이 나오지 않으면 증량한다. 1회 투여량은 첨부문서상으로는 최대 500 mg이지만, 실제로는 100~200 mg 정맥주사로도 반응이 없으면 무효로 판단하는 경우가 많다. 1일 최대 투여량은 1,000 mg, 투여 속도는 ≤4 mg/min(240 mg/hr)으로 한다(첨부문서 발췌).

※AKI에서 핍뇨 시 푸로세미드를 사용하는 경우, 너 많은 양을 사용하는 경우가 적지 않다. 경험적으로 Cr × 20 mg을 정맥주사 초기용량으로 사용하고, 반응이 없으면 2배로 증량하는 경우도 많다. 또한 소변이 나올지 판단하기 위해 조기에 100~200 mg을 정맥주사하는 경우도 있다.

② 푸로세미드주(라식스®) 지속 점적투여

5~40 mg/hr로 지속 투여하며, 1일 총 1,000 mg까지. 주로 저용량 정맥주사로 요량이 충분하지 않을 경우에 사용한다.

※경험적으로는 푸로세미드 원액 1 mL(10 mg)/hr로 투여를 시작하고, 적절하게 증감하는 경우가 많다. 첨부문서에 나와 있는 최대 용량은 40 mg/hr이지만, 실제로는 10~20 mg/hr로 반응이 없으면 무효로 판단하고, 조기에 투석을 시행하는 경우가 많다.

증례 ❹ **65세 여성. 2형 당뇨병, 만성심부전과 기관지확장증으로 통원 치료 중.**

내원 5일 전부터 발열과 기침이 발생하여 가지고 있던 록소프로펜(록소닌®)을 복용했다. 발열이 지속되고 식욕부진이 생겼으며, 가래도 점차 증가해 내원했다. 내원 시 활력징후는 의식 명료, 체온 37.6℃, 혈압 108/50 mmHg, 맥박 118/분·규칙적, 호흡수 18/분, SpO_2 90%(room air). BUN 51.1 mg/dL, Cr 2.4 mg/dL. 등쪽에서 우하부 폐 청진 시 coarse crackles가 들렸고, 흉부 CT 상 우하엽에 기관지확장과 침윤이 확인되어 폐렴으로 진단했다.

➡ 외래에서 시행한 혈액검사 결과 Cr 1.0 mg/dL(eGFR 43 mL/min/1.73 m^2)로 AKI on CKD가 의심되었다.

➡ 복부초음파 결과 양측 모두 수신증 소견은 없었다.

➡ 발열과 식욕부진이 있었고, 체중도 1.5 kg 감소하였으며, IVC는 13/4 mm였다. 종합적으로 체액량 감소가 있었고, 신전성 신부전을 생각해서 수액을 투여하기로 했다. 소변검사상 원주는 없었다. 입원하여 피페라실린-타조박탐(타조신®)으로 항생제 치료를 하기로 했다.

Q 이 환자에서 반드시 확인해야 할 사항은 무엇일까?

철칙 4 AKI에서는 약물과 그 용량을 반드시 확인한다

- AKI 환자에서는 다음 세 가지 이유로 반드시 약물을 확인하는 습관을 들인다.
  ① AKI? CKD? 판단할 때, CKD에 대한 약물 유무와 그 내역으로부터 CKD의 유무와 정도를 추측할 수 있다.
  ② 약물은 신후성, 신전성, 신성 신장장애 모두 일으킬 수 있다.
  ③ 신기능장애에 따라 감량이나 중단이 필요한 약물이 있다. 신장장애 개선 후 증량이나 재개할 때도 주의가 필요하다.
- 아래에 약물성 신장장애의 원인 약물을 나타냈다. 하나의 약물이 여러가지 기전으로 신장장애를 일으키는 경우도 있다.
- 치료법은 가능한 한 약물을 변경 및 중단하는 것이다. 면역학적 기전에 의한 장애에서는 스테로이드도 사용된다.
- NSAIDs, 항생제, 항바이러스제, 칼시뉴린억제제 등에 의한 신장장애는 자주 발생하므로 반드시 확인해야 한다.

AKI의 원인이 되는 약물성 신장장애

분류		원인 약물
신전성 Pre-renal		NSAIDs, RAS계 억제제, 이뇨제, 요오드 조영제, 칼시뉴린억제제(타크로리무스, 사이클로스포린)
신성 Renal	혈관성(TMA)	칼시뉴린억제제, 젬시타빈, 베바시주맙 등
	사구체성	약물성 ANCA 관련 혈관염(PTU, 히드랄라진) 막성 신증(NSAIDs, 금제제 등) 발세포(podocyte) 장애(인터페론제제, NSAIDs, 아드리아마이신 등)
	급성 간질성 신염	항생제(페니실린, 세파, 뉴퀴놀론, 리팜피신), NSAIDs, 양성자 펌프 억제제, 알로푸리놀, 시메티딘, 이뇨제(푸로세미드, 티아지드), 설파제
	급성 세뇨관 괴사	항생제(특히 아미노글리코사이드, 반코마이신, 콜리스틴), 항바이러스제(포스카네트), 항진균제(암포테리신 B), NSAIDs, 시스플라틴, 칼시뉴린억제제 등
	기타 세뇨관 장애(결정으로 인한 폐색성 장애 등)	아시클로버, 간시클로버, 테노포비르, 메토트렉세이트, 설파제
신후성 Post-renal		항콜린제, 항히스타민제, 마약성 진통제(→전립선비대를 악화시킴)

[Am Fam Physician 78:743-750, 2008에서 수정하여 작성]

이 증례에서는…

- 록소닌®이 신기능 장애에 관여한 것으로 생각되어 중단시켰다.
- eGFR 16 mL/min/1.73 m^2이었기 때문에 타조신®은 2.25 mg 1일 3회 투여로 감량했다.
- 또한, 2형 당뇨병에 메트포르민(다이아벡스®)을 사용 중이었으나, eGFR 30 mL/min/1.73 m^2 미만에서는 젖산증 위험이 있어 금기이므로 중단했다.
- 심부전에 대해 안지오텐신수용체길항제(ARB)를 사용 중이었지만, 신장장애가 있고 K도 5.9 mEq/L로 높았기 때문에 일단 중단했다.
- 폐렴 치료와 수액을 통해 신기능이 개선되어, 중단했던 다이아벡스®와 ARB를 재개하고 퇴원했다.

A 이 환자를 포함해 신장장애가 있는 환자에서는 반드시 약물과 그 투여량을 확인한다.

더 알고 싶다!

조영제 신증(contrast induced nephropathy, CIN)

- '조영제 투여 후 72시간 이내에 혈청 크레아티닌(Cr) 수치가 이전보다 0.5 mg/dL 이상 또는 25% 이상 증가한 경우'를 조영제 신증(CIN)으로 정의한다[일본신장학회지 61: 933-1081, 2019].
- 조영제의 직접 독성, 고삼투압에 의한 영향, 혈관 수축으로 인한 혈류 저하 등이 병태로 꼽힌다.
- Cr은 조영제 투여 후 3~5일에 최고치에 도달하고, 7~14일 후 이전 수치로 돌아간다. **일반적으로 가역적인 변화**이지만, 신기능 저하가 진행되어 투석으로 이어진 증례도 보고된 바 있다. 또한 조영제 신증은 그 후의 원내, 원외 사망 증가와도 관련이 있으므로 주의해야 한다[J Am Coll Cardiol 36:1542-1548, 2000].
- 중요한 것은 ① **위험도 평가,** ② **예방조치,** ③ **신기능 추적 관찰**이다.

① 위험도 평가

CKD, 고령, 당뇨병(주로 CKD를 동반한 경우), NSAIDs 사용이 있다. 특히 CKD 환자는 주의가 필요하며, 조영제를 사용하지 않는 검사로 대체 가능한지, 검사 시 이득과 손해를 검토한다. 일반적으로 조영 CT는 eGFR 45 mL/min/1.73 m^2, 카테터 조영술 등은 eGFR 60 mL/min/1.73 m^2에서 위험도가 높다.

② 예방조치

- 조영 CT 검사라면 eGFR<45인 경우에 조영제 사용 전후에 수액을 투여한다. '조영제 투여 전 3~12시간, 투여 후 6~12시간에 걸쳐 1~1.5 mL/kg/hr로 생리식염수 투여' 또는 '조영제 투여 전 1시간 동안 3 mg/kg의 생리식염수를 투여하고, 검사 후 6시간 동안 1 mL/kg/hr로 투여'하는 방법이 있다. 또한 조영제의 감량이나 신독성이 있는 약물(NSAIDs)은 가능한 한 중단하는 것이 바람직하다.

③ 신기능 추적 관찰

- 위험성이 있는 환자는 조영제 검사 후 48시간 정도에 신기능과 전해질 등을 추적 검사하여 적절한 대응을 하는 것이 바람직하다. 본원에서는 eGFR<30인 경우 신장내과 의사와 상의하여 검사 당일 수액 지시, 2일 후 외래와 신기능 추적 관찰이 이루어지는 프로토콜이 마련되어 있다.

● 참고 문헌

1) Kidney Disease:Improving Global Outcomes(KDIGO)Acute Kidney Injury Work Group. KDIGO Clinical Practice Guideline for Acute Kidney Injury. Int Suppl 2:1-138, 2012
   - 138페이지나 되어 양이 많지만, AKI의 정의부터 대응까지 포괄적으로 다루고 있다.
2) Kellum JA, et al. Acute kidney injury. Nat Rev Dis Primers 7:52, 2021 [PMID: 34267223] [PMID: 34267223].
   - AKI의 부위, 여러 장기와의 연관성, 체액량 균형의 이미지, 관리 등에 대해 자세히 다루고 있으며, AKI의 전반적인 개념을 배우기에 가장 좋은 책이다.
3) AK(I 急性腎障害)診療ガイドライン作成委員会(編):急性腎障害(AKI)診療ガイドライン2016. 日腎会誌 59:419-533, 2017
   - CQ 방식으로 일상 진료의 궁금증을 포함해 폭넓게 커버하고 있다.
4) 薬剤性腎障害の診療ガイドライン作成委員会(編): 薬剤性腎障害診療ガイドライン2016. 日腎会誌 58:477-555, 2016
   - 다양한 약물성 신장 장애에 대해 기전을 포함하여 상세히 설명되어 있다.

(후쿠이 쇼)

22 저나트륨혈증

Na는 체내 최대 삼투압 물질

철칙

1. 저나트륨(Na)혈증을 보면, 먼저 혈장삼투압을 측정한다
2. 저장성 저나트륨혈증이라면, 요삼투압을 통해 수분중독과 용질섭취부족을 먼저 감별한다
3. 요삼투압 검사 후에는 요중 Na 농도를 평가한다
4. 저나트륨혈증 치료에서는 시간 경과, 증상, 세포외액량이 중요하다
5. Na 교정은 24시간에 10 mEq/L, 그 후 24시간마다 8 mEq/L까지

증례 ❶ 조절이 잘 되지 않는 2형 당뇨병이 있는 70세 여성.

내원 1주일 전 상기도 증상과 발열이 나타났다. 식욕부진이 있었는데, 점차 물도 마시지 못하게 되었고 의식수준이 저하되어 이송되었다. 내원 시 활력징후는 의식수준 JCS III-100(통증자극에 대해 뿌리치는 동작), 체온 37.5℃, 혈압 90/60 mmHg, 맥박 110/분·규칙적, 호흡수 30/분, SpO_2 95%(room air). Na 123 mEq/L의 저나트륨혈증으로 확인되었다.

Q 이 환자의 저나트륨혈증에서 가장 먼저 주목해야 할 것은?

철칙 1 저나트륨(Na)혈증을 보면, 먼저 혈장삼투압을 측정한다

저나트륨혈증

- 저나트륨혈증이란 혈청 Na ≤ 135 mEq/L를 말한다. 입원 환자에게 가장 많이 나타나는 전해질 이상이며, 무증상인 경우부터 의식장애나 경련을 일으키는 경우까지 다양하다. 원인에 따라 치료법도 크게 달라지기 때문에 적절히 평가하고 대응할 수 있도록 해야 한다.
- 저나트륨혈증은 세포외액 내 자유수가(세포외액 내 Na에 비해) 과다한 상태이다. 체내 Na 총량의 과부족은 일반적으로 세포외액량의 증가(부종 등)나 감소로 나타난다. 그에 반해 혈중 Na 농도 이상은 자유수의 많고 적음이 병태를 형성하기 때문에 수분 밸런스 이상이라고 생각하는 것이 병태를 이해하기 쉽다.

	증가	감소
체내 Na 총량	세포외액 증가/부종	세포외액 감소
체내 자유수	저나트륨혈증	고나트륨혈증

저나트륨혈증 감별 흐름도

• 저나트륨혈증은 2014년 발표된 유럽 3개 학회 공동 가이드라인[Nephrol Dial Transplant 29:i1-i39, 2014]이 가장 많이 참조된다.

• 앞으로의 설명은 원칙적으로 이 알고리즘에 따라 진행한다. 알고리즘의 어디쯤에 위치하는지 의식하면서 읽어나가길 바란다.

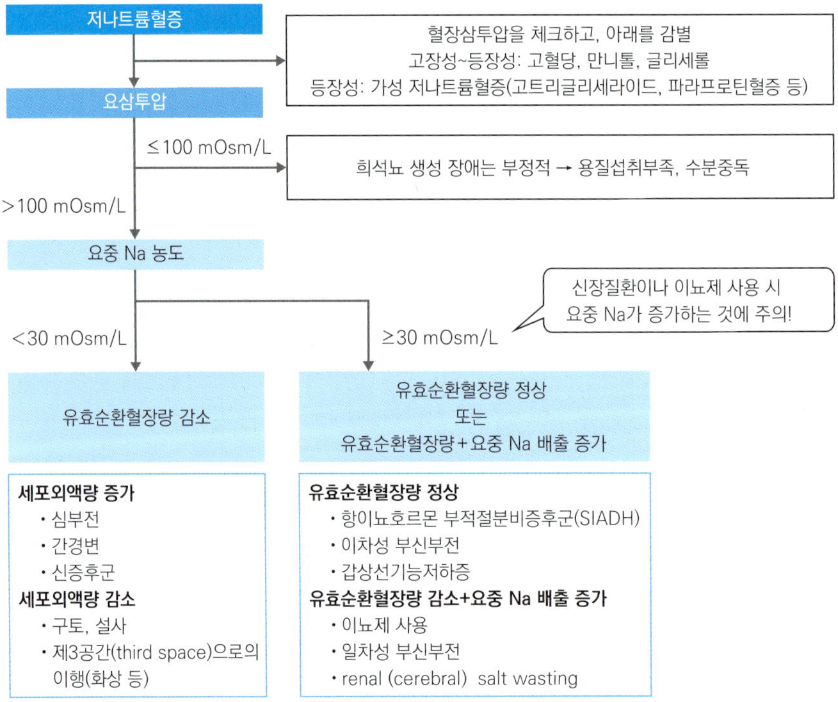

[Spasovski G, et al. Nephrol Dial Transplant 29:i1-i39, 2014에서 수정하여 작성]

저나트륨혈증과 혈장삼투압

• Na는 체내의 주요 삼투압 물질로 작용하여 항상성 유지에 기여하고 있다. 따라서 다른 전해질과 달리 Na는 그 자체의 농도보다 Na 농도 변화에 따라 혈액의 삼투압에 변화가 있는지가 중요하다.

• 저나트륨혈증은 결과적으로 혈장삼투압이 낮아짐으로써 세포 내로 물이 들어가 뇌부종에 이르는 것이 가장 큰 문제이다.

• 따라서 저나트륨혈증은 혈장삼투압을 통해 저장성, 등장성, 고장성 저나트륨혈증 3가지로 분류된다. 저장성 저나트륨혈증 이외에는 삼투압을 교정할 필요가 없으므로 Na 수치 교정이 불필요하다.

■고장성·등장성·저장성 저나트륨혈증

① 고장성=유효혈장삼투압↑(>295 mOsm/L): 고혈당, D-만니톨, 고삼투압성 조영제

② 등장성 = 유효혈장삼투압 →(280~295 mOsm/L) : 이상지질혈증, M단백 증가(다발성 골수종 등)

③ 저장성 = 유효혈장삼투압 ↓ (< 280 mOsm/L)　※저장성 저나트륨혈증만 치료 대상

위 내용을 바탕으로 한 대응

- 저나트륨혈증을 보면, 먼저 치료가 필요한 저나트륨혈증인지 아닌지를 판단하기 위해 혈장삼투압을 측정한다.
- 또한, 수액 라인보다 아래 부위에서 채혈한 경우에도 저나트륨혈증이 발생할 수 있으므로 술기 문제가 아닌지도 함께 확인한다.

이 증례에서는…

- 혈액가스분석 결과 pH 7.36, 혈당 900 mg/dL로, 감기를 계기로 발생한 고삼투압고혈당증후군(HHS)이었다.
- 혈장삼투압을 측정해보니 296 mOsm/L(기준 280~290 mOsm/L)로, Na 교정이 필요한 저장성 저나트륨혈증은 아니었다.
- 현저한 고혈당으로 인한 고장성 저나트륨혈증으로 생각되었다.
- 인슐린 지속 투여 · 수액 치료로 혈당은 낮아졌고, 그와 함께 Na는 135 mEq/L까지 개선되었다.

A 저나트륨혈증을 보면, 먼저 혈장삼투압에 주목한다.

더 알고 싶다!

BUN과 삼투압, 장력

- BUN(요소질소)도 삼투압을 상승시킬 수 있다는 점에 주의한다. BUN은 삼투압 물질이지만, 세포 안팎을 자유롭게 오가기 때문에 유효삼투압(장력; tonicity)을 형성하지 않는다. 중요한 것은 유효삼투압(장력)이다.

유효삼투압(장력)=2 × 혈청 Na 농도+GLU/18=측정된 혈장삼투압 − BUN/2.8

- 이렇게 표현할 수 있기 때문에, 고BUN혈증 환자에서는 이를 이용해 유효삼투압을 계산함으로써 BUN의 영향을 제거할 수 있다.

고장성, 등장성 저나트륨혈증

고장성 저나트륨혈증

- 고혈당이나 고삼투압 물질(만니톨, 조영제 등)이 세포외액에 존재하면 이들은 반투막인 세포막을 통해 세포 내에서 세포 밖으로 수분을 끌어들여 희석성 저나트륨혈증을 일으킨다. 삼투압 물질이 소량이라면 물의 이동에 의해 등장성 저나트륨혈증이 되지만, 물의 이동에 의한 보상 한계를 넘어서면 고삼투압혈증이 된다.
- 저나트륨을 보면, 고혈당, 만니톨, 글리세롤, 조영제 사용 여부를 확인해야 한다.

- 혈당이 상승했을 때 Na가 어느 정도 감소하는지에 대해서는 여러 가지 설이 있지만, 유럽의 저나트륨혈증 가이드라인에서는 혈당 100 mg/dL 상승 시 Na가 2.4 mEq/L 감소한다고 되어 있다.

보정 Na=실측 Na+2.4 × (혈당 - 100 mg/dL)/100 mg/dL

- 예를 들어 **증례 1**에서 계수 2.4를 사용하면 혈당치가 900 mg/dL이므로 보정된 Na는 142.2 mEq/L로 정상 범위에 속한다.

등장성 저나트륨혈증

- 일반적으로 말하는 "등장성 저나트륨혈증"에는 두 가지 종류가 있는데, 첫 번째는 앞서 언급한 바와 같이 고삼투압 물질의 영향으로 자유수가 세포 밖으로 이동해 희석성 저나트륨혈증이 발생하는 경우이다. 이는 삼투압 물질의 정도에 따라 등장성 또는 고장성 저나트륨혈증이 될 수 있기 때문에 translocational(물의 이동에 의한) hyponatremia로 통칭하는 경우가 많다.
- 두 번째는 가성 저나트륨혈증이다. 혈장 내 지질과 단백 농도(그림의 고형 성분)가 증가하면 혈장 내 나트륨 농도가 정상이어도 측정값은 저나트륨혈증을 나타낸다. 극도의 이상지질혈증이나 다발성 골수종에 의한 이상단백혈증 등이 원인이다.
- 혈액가스분석에서는 검체를 희석하지 않고 직접 측정하기 때문에 혈장 단백질이나 지질의 영향을 받지 않고 전해질 농도를 측정할 수 있다.
- 따라서 혈장삼투압을 검사하거나 혈액가스분석 장치로 측정하면 등장성 저나트륨혈증을 잘 파악할 수 있다.

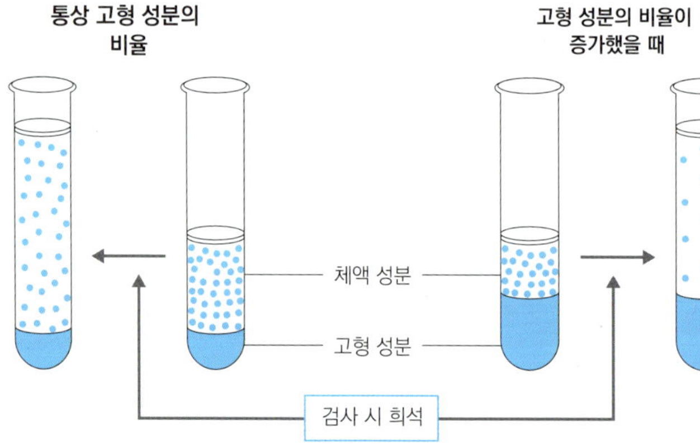

[Spasovski G, et al. Nephrol Dial Transplant 29: i1-i39, 2014]

증례 ❷ 치매 병력이 있는 70세 여성.

내원 2~3일 전부터 의식수준이 떨어지기 시작했고, 점차 악화되는 경향을 보여 응급실로 내원했다. 가족에게 물어보니 여름이라 더워서 그런지 내원 2주 정도 전부터 식욕부진이 있었다고 한다. 죽은 먹을 수 있어서 최근 1주일 동안 거의 죽만 섭취했고, 탈수를 예방하기 위해 차 등으로 수분 보충을 했다. 내원 시 활력징후는 의식수준 JCS II-20(큰 소리나 몸을 흔들어야 반응), 체온 36.5℃, 혈압 110/62 mmHg, 맥박 94/분·규칙적, 호흡수 16/분, SpO_2 95%(room air). 혈액검사 결과 Na 122 mEq/L이었고, 다른 의식장애를 일으킬만한 소견은 없었다.

➡ 혈장삼투압을 확인한 결과 250 mOsm/L로, 저장성 저나트륨혈증으로 판명되었다.

Q 저장성 저나트륨혈증으로 판명되면 우선 무엇에 주목하고, 또 무엇을 감별해야 할까?

철칙 2 저장성 저나트륨혈증이라면, 요삼투압을 통해 수분중독과 용질섭취부족을 먼저 감별한다

저나트륨혈증의 원인이 되는 병태

- 저장성 저나트륨혈증은 항상 '자유수 과다'가 중심이 되는 병태이며, 그 원인에는 두 가지 패턴이 있다.
- 첫 번째는 외부에서 섭취한 Na, 물의 균형 이상이 현저해서 저나트륨혈증이 되는 패턴, 두 번째는 자유수 배출 이상(ADH 분비 과다로 인한 희석뇨 배출 장애)이 원인인 패턴이다. 실제로는 이 두 가지가 복합적으로 나타나는 경우가 많다.
- 후자는 다양한 질환이 원인인 반면, 전자는 체내에 이상이 있어서 저나트륨혈증이 발생한 것이 아니기 때문에 먼저 배제한다.
- 외부로부터의 Na, 물 균형 이상이 현저해서 발생하는 저나트륨혈증으로는 용질섭취부족, 수분중독을 들 수 있다.

위 내용을 바탕으로 한 대응

- 저장성 저나트륨혈증은 문진을 통해 음주량 · 식사량과 그 내용을 확인한다. 정신질환, 치매, 알코올 과음 여부도 중요하다.
- 요삼투압을 측정해 자유수 배출 기능이 정상인지(희석뇨가 생성 및 배출되고 있는지) 평가한다.
- 요삼투압이 <100 mOsm/L라면 희석뇨가 만들어지고 있음에도 저나트륨혈증이 생겼다는 것으로, 수분중독이나 용질섭취부족을 의심할 수 있다.
- 또한 야간이라 요삼투압을 측정할 수 없는 경우, 요비중으로 요삼투압을 추정할 수 있다.

> 요삼투압(대략) = (요비중의 끝 두 자리 숫자) × 25~40
> 예: 요비중 1.010 → 요삼투압 = 10 × (25~40) = 250~400 mOsm/L

이 증례에서는…

- 요삼투압은 80 mOsm/L로 낮은 수치여서 희석뇨 배출 능력은 유지되고 있는 것으로 생각됐다. 죽이나 수분만 섭취했기 때문에 용질섭취부족+수분의 상대적 과다 섭취가 원인(이른바 tea and toast syndrome)이라고 생각했다.
- 입원 후 초기에는 생리식염수를 투여했고, 의식수준 개선 후에는 염분이 포함된 식사를 섭취하도록 했더니 Na는 개선 경향을 보였다.

A 저장성 저나트륨혈증은 먼저 용질섭취부족과 수분중독을 감별하기 위해 요삼투압에 주목한다.

더 알고 싶다!

수분중독(water intoxication)? 물을 얼마나 마시면 저나트륨혈증이 될까?

- 수분중독은 수분 섭취 과잉 습관이나 갈증 중추의 이상 때문에 신장이 정상적으로 기능하여 최대로 희석된 소변을 배설해도 따라잡을 수 없을 정도로 많은 양의 물을 섭취함으로써 발생한다.
- 얼마나 많은 물을 마시면 저나트륨이 될까? 일반적으로 용질 섭취량은 600~1,000 mOsm/day 정도이다. 600 mOsm/day라고 가정하면 신장의 최대 희석뇨 농도는 50 mOsm/L 정도이므로 12 L/day를 초과하는 물을 마시면 Na가 저하된다고 계산할 수 있다.
- 그러나 CKD 환자나 신기능이 저하된 노인의 경우, 소변 희석 능력이 떨어지기 때문에 더 쉽게 수분중독에 빠질 수 있다. 여기에 용질섭취부족이 동반되면 더욱 발생하기 쉽다. 예를 들어, 용질 섭취량이 300 mOsm/day이고 신기능장애로 인해 소변을 최대 150 mOSm/L까지만 희석할 수 있다면, 2 L의 물만 마셔도 저나트륨혈증이 될 수 있다.

Beer potomania와 tea and toast란?

- 이들은 전형적인 용질섭취부족+수분 섭취 과다로 인한 증례이다.
- Beer potomania 증후군: 주로 알코올 중독 환자에게서 나타난다. 그들은 맥주(수분)만 마시고 식사를 거의 하지 않는 경우가 있어 용질섭취부족+수분 섭취 과다로 저나트륨혈증에 빠지고 만다.
- Tea and toast 증후군: 주로 신기능이 저하된 노인 등에게서 나타난다. 해외에서는 식사를 홍차와 빵만으로, 일본에서는 차와 밥만으로 하면 위와 같은 이유로 저나트륨혈증이 될 수 있다.
- 이 두 가지 모두 용질 섭취가 부족해지는 것이 특징이다. 용질(Na) 섭취량, 수분섭취량, 신기능(소변 희석 능력)이 중요하다.

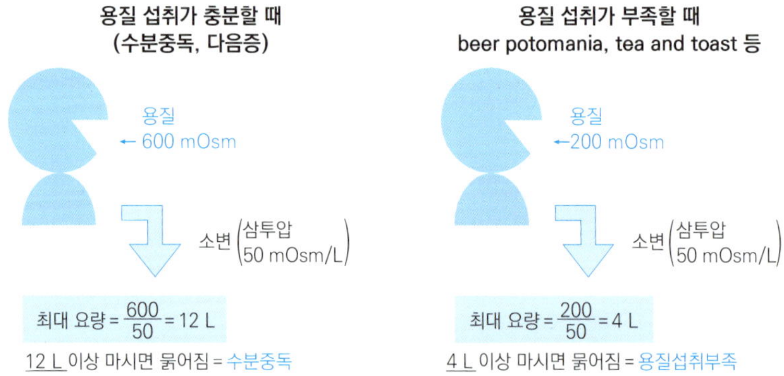

증례 ❸ 특별한 병력이 없는 69세 남성.

3일 전부터 오심을 느꼈고, 자택에서 넘어져 응급실로 내원하였다. 내원 시 활력징후는 의식수준 JCS I-2(장소, 시간, 날짜를 잘 대답하지 못함), 체온 35.8℃, 혈압 130/80 mmHg, 맥박 80/분·규칙적, 호흡수 18/분, SpO_2 94%(room air), Na 112 mEq/L이었다.

➡ 혈장삼투압 240 mOsm/L로, 저장성 저나트륨혈증이었다.

➡ 요삼투압 480 mOsm/L로, 자유수 배출에 문제가 있는 것으로 생각됐다.

Q 다음으로 감별을 위해 시행할 검사는?

철칙 3 요삼투압 검사 후에는 요중 Na 농도를 평가한다

- 저나트륨혈증은 요삼투압 평가 후 세포외액량으로 감별하는 것이 주류였으나, 체액 평가가 어려운 경우가 자주 있어서 요중 Na 농도에 주목하여 감별한다. 앞서 언급한 알고리즘을 확인해보자.
- 요중 Na가 감소하는 것은 레닌 · 안지오텐신 · 알도스테론계가 항진되어 세뇨관에서의 Na 재흡수가 항진되었을 때로, 유효순환혈장량이 적은 경우라고 생각할 수 있다.
- 요중 Na가 높을 때는 유효순환혈장량의 저하가 없는 경우[SIADH(ADH 부적절분비증후군) 등] 또는 요중 Na 배출을 증가시키는 병태(이뇨제 등)가 있을 때이다. 이뇨제는 티아지드계가 원인인 경우가 많다.
- 특히 고령자는 저나트륨혈증을 일으키는 여러 요인이 함께 있어 알고리즘대로 되지 않는 경우도 많다는 것을 알아둬야 한다. 또한, 원래 신장질환이 있는 환자나 이뇨제 사용 중인 환자의 경우 원인에 관계없이 요중 Na가 높게 나타난다.
- 특히 주의해야 할 것은 세포외액량이 증가하는 병태(특히 심부전)이다. 흔히 저나트륨혈증 치료로 세포외액 투여를 하는데, 심부전 시에는 병태를 오히려 악화시킬 수 있다.
- 일반적으로 저나트륨혈증으로 입원 시 아래와 같은 오더를 내리는 경우가 많다.

저나트륨혈증의 초기 검사 및 오더

- 혈액검사: CBC, 생화학(BUN, Cr, Na, K, Cl, Ca, P, Mg, HCO_3, CK, GLU, TP, Alb, Cho, TG), 내분비 검사(TSH, Free T3, Free T4, 코티솔, 레닌 활성도, 알도스테론, ADH, BNP, HbA1c)
- 동맥혈가스분석: 치료 후 추적 관찰은 ABGA로 하는 경우가 많으므로 반드시 처음에 실시하여 비교할 수 있도록 한다.
- 소변검사: 요정성검사, 요단백, 요Cr, 요BUN, 요UA, 요전해질(Na, K, Cl, IP), 24시간뇨
- 초음파 검사: 심장+복부(IVC)→체액량 평가와 심기능 스크리닝
- 기타 : 체중 측정(기본적으로 매일), 요도카테터 삽입(요량 측정)

이 증례에서는…

- 요중 Na 농도는 120 mEq/L였다. 경구 섭취량은 유지되었고, 세포외액량은 정상으로 생각됐다. 유효순환혈장량이 감소하는 병태는 아니라고 판단했다.
- 이뇨제 사용이나 부신부전을 시사하는 검사 소견은 없었다.
- 흉부 단순X선사진에서 좌측 폐에 결절 음영이 관찰되어 폐소세포암에 동반된 SIADH가 의심되었다. 수분섭취 제한과 적절한 식이섭취를 통해 2일 후 Na 128 mEq/L까지 호전되었다.

A 요삼투압 검사 후, 요중 Na 농도를 이용하여 저장성 저나트륨혈증의 감별을 진행한다.

더 알고 싶다!

SIADH

- 삼투압 상승이 없음에도 ADH 분비가 일어나 자유수 저류를 초래하는 것을 SIADH(syndrome of inappropriate secretion of antidiuretic hormone; ADH 부적절분비증후군)라고 한다.
- ADH가 분비되지 않음에도 불구하고 SIADH와 유사한 병태를 일으키기도 하는데, 보다 넓은 의미로 SIAD(syndrome of inappropriate antidiuresis; 항이뇨호르몬 부적절분비증후군)라고도 불린다.
- SIADH 진단 기준은 아래와 같다. I과 II를 모두 충족하면 SIADH로 진단한다.

I : 주요 증상
탈수 소견 없음
II : 검사 소견
1. 혈청 Na 농도 135 mEq/L 미만 2. 혈장삼투압 280 mOsm/kg 미만 3. 저나트륨혈증, 저삼투압혈증임에도 불구하고 혈장 바소프레신 농도가 억제되지 않음 4. 요삼투압 100 mOsm/kg 이상 5. 요중 Na 농도 20 mEq/L 이상 6. 신기능 정상 7. 부신피질기능 정상
III : 참고 소견
1. 권태감, 식욕저하, 의식장애 등 저나트륨혈증 증상이 나타날 수 있음 2. 원 질환이 확진된 상태면 진단에 참고가 됨 3. 혈장레닌활성도가 5 ng/mL/hr 이하인 경우가 많음 4. 혈청요산은 5 mg/dL 이하인 경우가 많음 5. 수분 섭취를 제한하면 탈수 진행 없이 저나트륨혈증은 개선됨
IV : 감별 진단(아래 사항 감별)
1. 세포외액량 과잉 저나트륨혈증: 심부전, 간경변의 복수저류, 신증후군 2. Na 누출이 뚜렷한 세포외액량이 감소된 저나트륨혈증: 일차성 부신피질기능저하증, 염분소실성 신증, 중추성 염분소실증후군, 설사, 구토, 이뇨제 사용 3. 세포외액량이 거의 정상인 저나트륨혈증: 이차성 부신피질기능저하증(뇌하수체전엽기능저하증)

[후생노동과학연구비보조금 난치성질환 등 정책연구사업 '간뇌-뇌하수체 기능장애에 관한 조사 연구'반(편). 일본내분비학회지 95(Suppl): pp.18-20, 2019에서 수정하여 작성]

SIADH 원인 질환

중추신경계 질환	뇌수막염 · 뇌염 · 두부 외상 · 지주막하출혈 · 뇌경색 · 뇌출혈 · 뇌종양 Guillain-Barre 증후군
폐질환	폐종양 · 폐렴 · 폐결핵 · 폐아스페르길루스증 · 기관지천식 · 양압호흡
이소성 바소프레신 생성 종양	폐소세포암, 췌장암
약물	빈크리스틴 · 카르바마제핀 · 아미트립틸린 · 이미프라민 · SSRI(선택적 세로토닌 재흡수 억제제)

[후생노동과학연구비보조금 난치성질환 등 정책연구사업 '간뇌하수체 기능장애에 관한 조사 연구'반(편). 일본내분비학회 잡지 95(Suppl): pp.18-20, 2019에서 수정하여 작성]

Cerebral/renal salt wasting syndrome

- 원래는 지주막하출혈이나 두부 외상 등의 중추신경질환이 있는 환자에서 신장으로부터의 Na 배설이 증가하는 저나트륨혈증이 나타났기 때문에 cerebral salt wasting syndrome(CSWS; 중추성 염분소실증후군)이라는 이름이 붙었다. 그러나 이후 중추신경병변 없이도 동일한 병태를 보이는 것이 밝혀져 renal salt wasting syndrome(RSWS; 염분소실성 신증)으로 불리는 경우가 많아졌다.
- 원인 질환으로는 다음과 같은 것들이 있다.
  신경질환: 지주막하출혈, 두부 외상, 뇌경색, 뇌종양, 중추신경 감염, Guillain-Barre 증후군 등
  신장질환: 항암화학요법(시스플라틴 등), 소염진통제, 수질낭성신장질환 등
- 기전은 아직 밝혀지지 않았다. 신경질환에 의한 것으로는 신장의 교감신경자극장애에 의한 세뇨관에서의 Na 재흡수 장애나 BNP(뇌성나트륨이뇨펩타이드)의 관여를 들 수 있다. 또한 신장질환에 의한 것으로는 약물 등에 의한 세뇨관기능장애가 주된 병태로 여겨진다.

CSWS/RSWS와 SIADH의 감별

- CSWS/RSWS의 치료는 염분 섭취와 세포외액 보충이며, 수분 제한을 하는 SIADH와의 감별이 치료상 중요하다.
- 감별에서 가장 중요한 것은 세포외액량으로 SIADH에서는 정상인 반면, CSWS/RSWS에서는 소변으로 Na가 소실되어 세포외액량이 감소한다. 요중 Na 농도 또한 30 mEq/L을 크게 초과하는 경우가 많다.
- 또한 CSWS/RSWS에서는 인산 배출률이 증가(>20%)한다. SIADH, CSWS/RSWS 모두 저나트륨혈증에서는 요산 배출률이 상승(>11%)하는데, SIADH 환자는 저나트륨혈증 개선 후 요산 배출률이 정상화되는 반면 CSWS/RSWS에서는 요산 배출률이 계속 상승하는 점 등이 감별에 유용하다.
- 그러나 원인 질환이 공통적이어서 체액량 평가를 포함해 감별이 어려운 경우가 많다. 지주막하출혈 환자를 SIADH라고 생각하고 수분 제한을 했지만 치료가 잘 되지 않아 CSWS/RSWS로 생각하여 대응을 바꿨더니 치료가 잘 되는 등의 증례도 있으므로 경과를 보고 판단할 필요가 있다.

증례 ❹ 평소 술을 많이 마시는 74세 남성.

내원 1주일 전부터 동거하는 가족이 위장염에 걸렸고, 환자 본인도 구토와 설사 증상을 보였다. 내원 당일부터 오심·구토가 심해지고 의식수준이 저하되어 구급차로 이송되었다. 내원 시 활력징후는 의식수준 JCS II-10(보통의 소리자극에 반응), 체온 36.4℃, 혈압 90/50 mmHg, 맥박 100/분·규칙적, 호흡수 16/분, SpO_2 98%(room air), 혈액검사 결과 Na 110 mEq/L이었다.

➡ 혈장삼투압 235 mOsm/L로 저장성 저나트륨혈증이었다.
➡ 소변검사에서 요삼투압이 250 mOsm/L로 ADH 분비과잉, 희석뇨생성장애가 있는 것으로 생각됐다.
➡ 요중 Na 농도가 10 mEq/L로 유효순환혈장량 감소를 시사했다.

Q 저나트륨혈증의 교정은 어떻게 해야 할까?

철칙 4 저나트륨혈증 치료에서는 시간 경과, 증상, 세포외액량이 중요하다

- 저나트륨혈증 치료에 있어 '시간 경과', '증상에 따른 중증도', '세포외액량'이 중요하며, 이에 따라 교정 방법이 달라진다.

<table>
<tr><th colspan="2">Na 수치에 따른 분류</th><th colspan="2">증상에 따른 분류</th><th colspan="2">시간에 따른 분류</th></tr>
<tr><td>경증</td><td>130 ≤ Na < 135 mEq/L</td><td rowspan="2">중등도
(moderately sever)</td><td rowspan="2">오심, 착란, 두통</td><td>급성</td><td>경과가 48시간 이내</td></tr>
<tr><td>중등도</td><td>125 ≤ Na < 130 mEq/L</td><td rowspan="2">만성</td><td rowspan="2">경과가 48시간 이상
(혹은 경과가 불분명)</td></tr>
<tr><td>중증</td><td>< 125 mEq/L</td><td>중증
(severe)</td><td>구토, 호흡 순환장애,
경련, 기면, 혼수
(GCS ≤ 8)</td></tr>
</table>

- 설령 Na 수치가 중증 저나트륨혈증이라 하더라도 증상이 없다면 서둘러 교정할 필요는 없다. 다만, 어지럼증이나 인지기능장애 등, 특히 고령자는 증상을 알기 어려운 경우도 있으므로 주의해야 한다.
- 증상이 있는 경우 신속하게 치료를 시작한다. 특히 급성 저나트륨혈증은 뇌세포의 장력에 대한 방어기제가 작동하지 않아 심각한 증상을 일으키기 쉽다.
- 한편, 만성 저나트륨혈증의 경우 뇌세포에서 이미 방어기제가 작동해 내부 장력이 낮아져 있기 때문에 Na를 과잉교정하면 반대로 세포 외 장력이 높아져 삼투성탈수초증후군(osmotic demyelination syndrome, ODS)의 위험이 높아진다. 따라서 경과가 불분명한 경우에는 만성에 준하여 치료한다.

저나트륨혈증 치료 흐름도

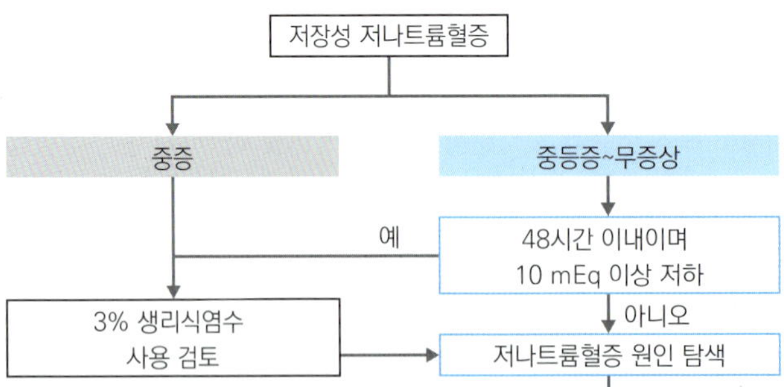

병태	치료
세포외액량 감소	생리식염수 투여, 설사와 구토 등의 치료, 이뇨제 중단
SIADH	수분 제한, 원인 개선(통증 및 오심 관리, 약물 중단, 종양 치료 등)
세포외액량 증가	유효순환혈장량 교정 예: 심부전 → 이뇨제 및 수분섭취 제한
기타	식사섭취 불량 → 생리식염수 투여, 호르몬 보충(갑상선, 부신)

과잉교정 주의! (최초 24시간: 10 mEq/L, 그 후 24시간마다 8 mEq/L)

① 심각한 증상이 있는 경우, 또는 ≥10 mEq/L 의 Na 저하를 동반한 급성 발병 또는 난치성인 경우

- 3% 생리식염수 사용을 검토한다. 엄격한 모니터링이 필요하므로 원칙적으로 중환자실에서 사용한다.
- 3% 생리식염수:

  투여방법: 2 mL/kg을 20분에 걸쳐 정맥주사

  → 투여 종료 후 Na 농도를 재검해서 증상이 소실되거나 Na 5 mEq/L 상승할 때까지 반복한다.

  제조방법: 0.9% 생리식염수 400 mL+10% NaCl 120 mL(6A)
- 계산상 3% 생리식염수 1 mL/kg을 투여하면 Na는 약 1 mEq/L 증가한다고 기억해두자.

② 위 사항에 해당하지 않는 경우

- 순환 혈장량 감소가 있는 경우
  - 식사 불가능: 생리식염수 2 mL/kg/hr로 투여.
  - 식사 가능: 생리식염수 1 mL/kg/hr로 투여.
  - 위 내용을 기준으로 심기능과 순환혈장량 감소 정도에 따라 조정한다.
  - 체액량이 교정된 경우(주로 요량이 개선된 경우) 감량 및 중단한다.
- 순환 혈장량 감소가 없는 경우
  - 희석뇨가 충분히 나온다면 생리식염수로 교정할 필요가 없다.
  - 염분이 포함된 식사 섭취와 수분 제한을 한다. 수액으로 자유수 투여는 피한다.
  - 식사 섭취가 불가능한 경우 생리식염수 1 mL/kg/hr를 투여한다.

③ 원인 병태 개선

- 위의 Na 교정과 함께 원인 병태 치료를 병행한다.
- 특히 무증상인 경우 서둘러 치료할 필요는 없으므로 원인을 충분히 찾고, 이를 개선하는 형태로 서서히 조정한다.
- 오심이나 통증으로 인한 생리적 ADH 분비도 저나트륨혈증을 악화시키므로 이러한 증상 조절도 중요하다.

이 증례에서는…

- 신체소견 및 IVC 등의 평가에서 세포외액량 감소가 보여 구토·설사에 동반된 저나트륨혈증으로 생각했다.
- 증상을 통해 중증 저나트륨혈증으로 판단했고, 경과가 불분명해 만성 경과를 준해서 치료하기로 했다.
- 3% 생리식염수 사용도 검토했으나, 내원 시 구토 증상은 나아졌고, 알코올 과음과 고령 등 ODS 위험도 높다고 판단해 일단 지금은 사용하지 않고 치료할 방침을 세웠다.
- '세포외액량 감소+식사 섭취 불가능'이어서 2 mL/kg/hr가 되도록 생리식염수 100 mL/hr로 투여를 시작했다.
- 또한 오심도 저나트륨혈증을 악화시키는 것으로 판단해 항구토제를 사용했다.
- 이후 체액량 개선과 함께 다량의 희석뇨가 배출되었다. 치료 시작 12시간 후 Na 118 mEq/L이 되었다.

A 저나트륨혈증은 경과, 중증도, 체액량에 따라 치료한다.

Q 이 치료 과정에서 주의해야 할 것은?

철칙 5 Na 교정은 24시간에 10 mEq/L, 그 후 24시간마다 8 mEq/L까지

- 저나트륨혈증 치료로 인해 세포 외 장력이 급격히 높아지면 뇌세포 내 수분이 갑자기 세포 밖으로 빠져나가 치명적인 세포위축을 일으킬 수 있다(삼투성 탈수초증후군).
- 따라서 치료 시작 후 적어도 6시간마다 Na 수치를 반드시 확인해야 한다.
- 기본적으로 24시간마다 Na 5 mEq/L 상승을 목표로 한다.
- Na 교정의 상한은 첫 24시간 이내 10 mEq/L, 이후 24시간마다 8 mEq/L로 한다. 앞서 언급한 가이드라인에 따르면, Na가 130 mEq/L를 초과한 후에는 강하게 제한하지 않는다.
- 안전역을 고려해 첫 24시간 이내 8 mEq/L, 이후 24시간마다 6 mEq/L 상승하면 과잉교정 예방조치를 시행한다.
- 또한, 용질섭취부족이나 알코올 과음 등의 위험도가 높은 환자는 6 mEq/L 상승 시점에 과잉교정 예방개입을 하는 것이 안전하다.

과잉교정 대응

- 저나트륨혈증 치료 중에는 탈수 교정→ADH 분비의 급격한 저하→다량의 희석뇨 배출→Na의 급격한 상승을 초래하여 과잉교정이 될 수 있다.
- Na의 과잉교정이 우려되는 경우, 5% 포도당액을 투여하여 체액을 희석하거나 데스모프레신으로 요량을 저하시킨다.

  〈처방 예〉

  ① 5% 포도당액 : 가장 최근 시간당 요량을 1시간 동안 투여

  ② 데스모프레신 나잘스프레이(미니린나잘스프레이®) : 2회 분무(5 μg)

  효과가 불충분하면 5→10→15 μg으로 증량한다.
- 5% 포도당액 투여 시 요량에 따라 대량의 수액이 필요할 수 있는데, 고혈당도 유발할 수 있다. 따라서 일반적으로 시간당 소변량 > 200 mL이 지속될 때는 데스모프레신을 투여한다.
- 과잉교정된 것이 분명한 경우, 데스모프레신으로 희석뇨를 멈추면서 5% 포도당액으로 교정하는 경우도 있다. 소변에 의한 자유수 배설을 무시할 경우, 약 4 mL/kg의 5% 포도당액 투여로 Na가 1 mEq/L 감소한다고 기억해 두자.

이 증례에서는…

- 치료 시작 12시간 후 Na가 8 mEq/L 상승해 과잉교정된 기미가 보여 과잉교정 예방을 실시하기로 했다.

- 직전 시간당 요량이 150 mL였기 때문에 생리식염수를 중단하고, 5% 포도당액 150 mL/hr 투여를 시작했으며, 요량 감소에 맞춰 감량했다.
- 치료 시작 18시간 후(과잉교정 예방 시작 6시간 후) Na 114 mEq/L이 되어 5% 포도당액을 중단했다. 세포외액량은 개선되었으나 식사 섭취가 불가능하여 생리식염수를 50 mL/hr(1 mL/kg/hr)로 재개했다.
- 치료 시작 24시간 후 시점에 Na 117 mEq/L이 되었기 때문에 다음 24시간에는 Na 125 mEq/L을 넘지 않도록 관리할 방침을 세웠다. 이후 의식이 돌아오고, 식사 섭취가 가능해졌기 때문에 생리식염수는 중단했다.

A 이 증례는 치료 경과 중 과잉교정이 발생하려는 상태이다. 즉시 과잉교정 예방이 필요하다.

더 알고 싶다!

저나트륨혈증이 더 진행할지 예상할 수 있을까?

- 병동에서 흔히 볼 수 있는 것은 Na 130 mEq/L 전후의 경증 저나트륨혈증이다. 하지만 약간의 Na 저하도 사망률 상승에 관여하기 때문에 문제 상황으로 인식해야 한다[Kidney Int 83:700-706, 2013].
- 그러나 현실에서는 모든 저나트륨혈증에 대해 즉시 치료를 시작하는 것은 아니다.
- 자연적으로 호전되는 저나트륨혈증인지 판단 시 요중 Na+K를 기준으로 삼을 수 있다.

> 요중 Na+K>혈청 Na → 혈중 Na에 비해 진한 소변 배설(=자유수 배출 불량) → 저나트륨혈증 진행
> 요중 Na+K<혈청 Na → 혈중 Na에 비해 묽은 소변 배설(=자유수 배출 양호) → 저나트륨혈증 개선

- 원래라면 혈청 Na+K와 요중 Na+K를 비교해야 하지만, 혈청 K의 영향은 적기 때문에 무시한다.
- 자발뇨로 자유수 배설이 충분하다면, 혈청 Na를 추적 관찰만 해도 된다. 물론 수액이나 식사 점검을 통해 과잉 자유수 투여가 없는지 평가가 필요하다.

삼투성 탈수초증후군(ODS)

- ODS는 저나트륨혈증의 급격한 교정에 의해 뇌세포 밖이 상대적으로 고장성이 되어 세포 내 수분이 세포 밖으로 이동하여 뇌세포 용적의 허탈이 일어나 발생한다.
- 교뇌가 가장 민감해서 이전에는 중심교뇌수초용해증(central pontine myelinolysis, CPM)이라고 불렸으나, 최근 교뇌 이외의 수초용해 병변에 대한 보고도 있어 ODS로 명칭이 바뀌었다.
- 급격한 교정 후 2~6일 후에 발병하는 경우가 많으며, 증상은 무언증, 구음장애로 시작해 최종적으로 혼수에 빠진다. 가장 잘 알려진 것은 경직성 사지마비와 가성연수마비(pseudobulbar palsy)이다.

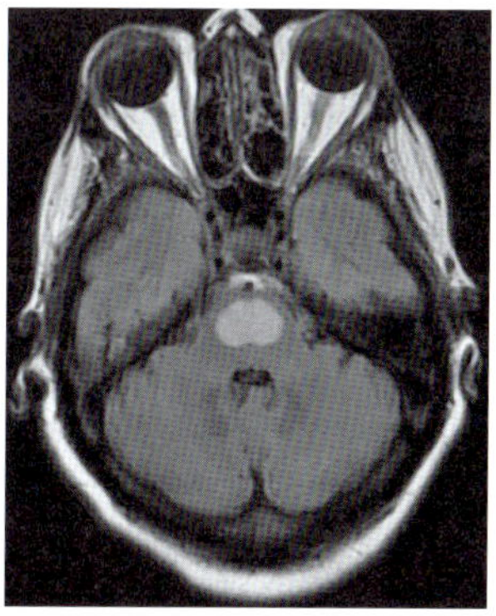

전형적인 ODS의 뇌 MRI 영상

- 위험요인으로 중증 저나트륨혈증(≤105 mEq/L), 저칼륨혈증, 알코올 중독, 간장애, 저영양, 고령 등이 알려져 있다.
- 치료법이 없기 때문에 예방이 중요하며, 특히 위와 같은 위험성이 있는 환자에서는 과잉교정이 일어나지 않도록 주의한다.

참고 문헌

1) Adrogué HJ, et al. Diagnosis and Management of Hyponatremia: A Review. JAMA 328:280-291, 2022 [PMID: 35852524].
   - 저나트륨혈증에 관한 최신 리뷰. 평가부터 치료까지 잘 정리되어 있다. 여기서 주로 다룬 유럽의 가이드라인을 미국의 가이드라인과 비교해 매우 이해하기 쉽다.
2) Lindner G, et al. Hyponatremia in the emergency department. Am J Emerg Med 60:1-8, 2022 [PMID: 35870366].
   - 또다른 최신 리뷰. 이쪽이 초기치료에 대해 더 간결하게 정리되어 있다.
3) Spasovski G, et al. Clinical practice guideline on diagnosis and treatment of hyponatraemia. Nephrol Dial Transplant 29:i1-i39, 2014 [PMID: 24569496]
   - 여기서 주로 참고한 유럽의 저나트륨혈증 치료 가이드라인. 손 닿는 곳에 두고 환자 진료 시 참고하도록 하자.

(후쿠이 쇼)

23 고칼륨혈증

의심하되, 동시에 믿고 대응해야 하는 고칼륨혈증

철칙

1. 고칼륨혈증은 우선 가성 고칼륨혈증을 고려해 K를 재검사한다
2. 가성 고칼륨혈증으로 판명되기 전까지는 12유도 심전도를 시행하고 진성 고칼륨혈증으로 대응한다
3. K>6.0 mEq/L 또는 심전도 변화를 동반한 고칼륨혈증의 경우, 응급치료 시작한다
4. 고칼륨혈증의 초기 치료는 효과 발현까지의 시간을 의식한다
5. 고칼륨혈증의 원인은 "과잉부하", "세포내외 이동(shift)", "배출 장애"의 세 가지

증례 ① 폐렴으로 입원 중인 70세 남성. 갑작스러운 고칼륨혈증.

특별한 병력은 없다. 폐렴구균성 폐렴으로 입원하여 세프트리악손 1 g/day 투여 중. 증상 호전 추세였다. 입원 6일째 혈액검사에 대해 검사실로부터 K 6.2 mEq/L라는 긴급 전화 보고가 있었다. 활력징후는 의식 명료, 체온 36.5℃, 혈압 110/70 mmHg, 맥박 80/분·규칙적, 호흡수 14/분, SpO_2 97%(room air), WBC 4,000/μL, CRP 1.4 mg/dL, Cr 0.68 mg/dL, Na 141 mEq/L, Cl 105 mEq/L, AST 55U/L, ALT 40U/L, LDH 350 IU/L, Glu 87 mg/dL, 환자의 전신 상태는 양호.

Q 고칼륨혈증은 어떻게 대응해야 할까?

고칼륨혈증 대응 정리

- 고칼륨혈증 관리에 대한 명확한 가이드라인은 존재하지 않지만, 2020년 KDIGO에서 전문가 의견이기는 하나 관리 지침이 제시되었다[Kidney Int 97:42-61, 2020]. 일반적으로 다음 페이지의 흐름도에 따라 대응한다.

■고칼륨혈증 대응 흐름도

Step 1: 가성 고칼륨혈증 확인

동맥혈가스분석(ABGA)을 포함한 K 재검으로 가성 고칼륨혈증 감별
12유도 심전도 시행

↓

Step 2: 응급성 평가와 초기 치료

K≥6.0 mEq/L 또는 심전도 변화
→있음: 응급 대응으로 치료① ②를 먼저 시행하고,
그 후 치료③ ④ 시작
(중증 신기능장애가 있는 환자는 투석도 고려)
→없음: 체내 K를 감소시키는 치료③ ④ 시작

↓

Step 3: 원인 탐색

1. 과잉부하(섭취)?
2. 세포내외 이동(shift)?
3. 배출 장애?

치료

① 부정맥 예방: 글루콘산칼슘(Calcium gluconate)
② K의 세포내 이동: 포도당-인슐린 요법
③ K의 체외로 배출: 수액, 이뇨제, K흡착제
④ 기타: 원인이 되는 약물 중단, 저칼륨식

철칙 1 고칼륨혈증은 우선 가성 고칼륨혈증을 고려해 K를 재검사한다

- 특히 고칼륨혈증이 잘 생기지 않을 것 같은 환자에게 갑자기 고칼륨혈증이 발생했다면, 가성 고칼륨혈증을 의심한다.
- 가성 고칼륨혈증은 채혈 술기(과도한 음압에 의한 용혈) 외에 장시간의 압박대(tourniquet) 사용, 채혈 후 검체의 장시간 체류, 현저한 백혈구 및 혈소판 증가를 동반한 혈액 질환에 의해서도 발생한다. 모두 세포 내 K 유출이 원인이다.
- 수액 라인보다 아래쪽에서 채혈하는 경우에도 발생할 수 있지만, 이때는 다른 전해질 이상도 동반되기 때문에 금방 알 수 있는 경우가 많다.
- 채혈자에게 채혈 술기를 확인하고, 검사실에 문의하여 검체 혈청에 용혈이 없는지(붉게 변하지 않았는지)를 확인한다. 또한 용혈 시에는 LDH나 AST 상승도 동반되는 경우가 많으므로 참고가 된다.
- 재검 시에는 반드시 동맥혈가스분석(ABGA)도 함께 시행한다. 동맥혈가스분석은 신속하게 결과를 얻을 수 있을 뿐만 아니라 산증과 같이 K에 영향을 미치는 요인을 평가할 수도 있다. 한편, 고칼륨혈증 환자의 동맥혈가스분석 결과는 일반적인 혈액검사 결과에 비해 K가 평균적으로 0.6 mEq/L 낮게 나온다는 점에 유의해야 한다[Am J Emerg Med 34: 794-797, 2016].

철칙 2 가성 고칼륨혈증으로 판명되기 전까지는 12유도 심전도를 시행하고 진성 고칼륨혈증으로 대응한다

- 가성 고칼륨혈증이 의심되더라도 재검 결과가 나오기 전까지는 진성 고칼륨혈증을 배제할 수 없다.
- 최소한 12유도 심전도는 시행해서 고칼륨성 변화가 없는지 확인한다.
- 심전도 변화가 있는 경우는 물론, K가 비정상적으로 높은 수치(≥6.0 mEq/L)인 경우에는 재검 결과가 나오기 전에 고칼륨혈증으로 대응하는 경우도 있다.

이 증례에서는…

- 즉시 동맥혈가스분석과 함께 K 재검사를 했고, 12유도 심전도를 시행했다. 채혈 시 음압을 과도하게 가하지 않도록 주의했다. 심전도에서는 고칼륨혈증성 변화가 나타나지 않았고, 모니터를 부착하여 경과를 관찰했다.
- LDH와 AST가 상승하여 가성 고칼륨혈증이 의심되었다. 다시 검사실에 문의한 결과, 혈청은 약간 붉은 색을 띠고 있었다. 채혈을 한 검사자에게 물어보니 채혈이 쉽지 않아 주사기로 강한 음압을 가했다고 한다.
- 동맥혈가스분석에서 K가 4.0 mEq/L로 우선 확인되었고, 이후 생화학검사 재검 결과 역시 K 4.4 mEq/L로 정상치였다.

A **고칼륨혈증은 우선 가성 고칼륨혈증을 고려하여 K를 재검사하면서 심전도를 확인한다!**

증례 ❷ 만성신장병(CKD)을 앓고 있는 85세 여성. 고칼륨혈증.

CKD G3A3(원질환: 당뇨병성 신증)(eGFR 38 mL/min/1.73 m^2)로 신장내과 통원 중. 며칠 전부터 37~38℃의 발열과 콧물, 인후통이 발생하여 록소프로펜(록소닌®)을 복용했는데 권태감과 탈력감이 지속되고 식사 섭취도 어려워져 내원했다. 내원 시 활력징후는 의식수준 JCS I-2(장소, 시간, 날짜를 잘 대답하지 못함), 체온 37.2℃, 혈압 130/60 mmHg, 맥박 90/분·불규칙, 호흡수 16/분, SpO_2 96%(room air), WBC 9,000/μL, CRP 1.1 mg/dL, Na 138 mEq/L, K 7.0 mEq/L, Cl 104 mEq/L, BUN 75.5 mg/dL, Cr 5.8 mg/dL, Glu 120 mg/dL.

➡ 즉시 K를 재검한 결과, 동맥혈가스분석에서 K 6.8 mEq/L이었고, 12유도 심전도는 텐트형 T파·P파 소실·wide QRS가 관찰되었다.

Q **고칼륨혈증은 어떻게 대응해야 할까?**

철칙 3 **K > 6.0 mEq/L 또는 심전도 변화를 동반한 고칼륨혈증의 경우, 응급치료 시작한다**

- 중증 고칼륨혈증이나 심전도 변화를 동반한 고칼륨혈증은 부정맥이나 심정지를 유발할 수 있는 응급병태이다.
- 심장 이외에 상행성 사지, 체간부의 근력 저하도 초래할 수 있다.
- 중증 고칼륨혈증은 일반적으로 6~6.5 mEq/L인데, 만성적으로 K가 높은 환자와 급격하게 상승한 환자의 경우 위험도가 다르기 때문에 종합적인 판단이 요구된다.
- 심전도는 K 수치의 상승과 함께 다음 페이지의 그림과 같이 변화하며, 가장 초기에 나타나는 심전도 변화는 텐트형 T파이다.
- 이전 심전도 기록이 있다면 반드시 비교하여 이전과 변화 유무를 판단한다.

혈청 K 수치와 심전도 변화

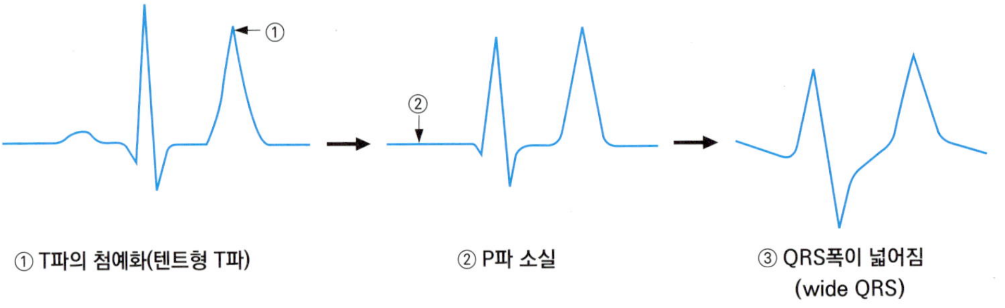

[Hollander-Rodriguez JC, et al. Am Fam Physician 73:283-290, 2006에서 수정하여 작성]

- 심전도 변화가 반드시 나타나는 것은 아니며, 일반적으로 고칼륨혈증 환자의 약 절반 정도에서만 나타난다. K가 7.0 mEq/L 이상일 때 70%, 8.0 mEq/L 이상일 때 100%에서 변화가 나타났다는 보고도 있다[West J Emerg Med 18: 963-971, 2017].
- 특히 P파 소실이 있는 경우 부정맥 위험이 높기 때문에 보다 신속한 대응이 요구된다.

철칙 4 고칼륨혈증의 초기 치료는 효과 발현까지의 시간을 의식한다

- 고칼륨혈증의 치료는 효과 발현까지의 시간을 고려하여 시행한다. 이뇨제나 흡착제로 K를 체외로 배출하는 치료는 시간이 걸리기 때문에 응급 시에는 효과 발현이 빠른 글루콘산칼슘이나 포도당-인슐린 요법(GI요법)을 우선적으로 시행한다.
- 먼저 초~분 단위로 효과를 발휘하는 글루콘산칼슘을 투여하여 심근의 흥분을 억제하고 치명적인 부정맥을 예방한다. 그 후 약 30분 정도에 효과를 나타내는 GI요법을 실시하여 일시적으로 혈청 K 농도를 낮춘다.
- 그 사이 이뇨제, 수액, K흡착제를 투여해 K를 체외로 배설시킨다. 이뇨제는 1시간 정도면 효과가 나타나지만, K흡착제에 의한 위장관에서의 K 배출에는 수 시간~일 단위의 시간이 필요하다.
- 치료 시작 1시간 정도 후 효과 판정을 위해 K를 재검한다. GI요법을 통해 세포 내로 이동한 K는 4시간 정도가 지나면 다시 세포 밖으로 나와 혈중 K가 재상승할 위험이 있으므로 잊지 말고 추적 관찰을 한다.
- 치료에 의해 혈청 K 수치가 얼마나 떨어질지 예측하기 어렵기 때문에 K가 안정적으로 떨어질 때까지 수 시간마다 동맥혈가스분석을 추적 관찰한다.

■ 고칼륨혈증 치료 요약

① 초응급 처치(효과 발현: 초~분) : 부정맥 예방

- 글루콘산칼슘 10 mL/1A, 2~5분에 걸쳐 천천히 정맥주사
  급속 정맥주사는 부정맥이나 심정지의 위험이 있으므로 반드시 모니터 부착
  고칼슘혈증은 디곡신 작용을 증강시키기 때문에 디곡신 복용 환자에게는 첨부 문서상 금기에 해당
- 정지 막전위를 안정시켜 부정맥 예방 효과가 있으나 체내 K 제거 효과는 없음
- 3~5분 후 심전도를 재검하여 개선되지 않았다면 다시 글루콘산칼슘 투여 검토
- 30분~1시간 후 효과가 소실되므로 그 시점에서 K와 심전도가 개선되지 않았다면 재투여

② 응급 처치(효과 발현: 분~시간) : K를 세포 내로 이동시키는 치료

1) GI요법
- 속효성 인슐린(휴물린®) 5단위+50% 포도당액 2A 40 mL를 1~2분에 걸쳐 천천히 정맥주사(삼투압이 높아 혈관통 있음)
- 일시적으로 K를 세포 내로 밀어 넣어 혈청 K 수치를 저하시킴
- 30분~1시간 후에 K 수치의 추이와 저혈당 유무를 재검
- K를 체외로 배설하는 것이 아니라 4~6시간이 지나면 K가 세포 밖으로 나오게 되고 다시 K 수치가 상승하기 때문에 한번 K 수치가 낮아졌더라도 4시간 후를 기준으로 K 재검
- 투여 전에 저혈당이 없는지 확인. 반대로 혈당이 300 mg/dL 이상이고 인슐린 결핍이 있는 환자는 포도당을 병용하면 고칼륨혈증이 악화될 수 있으므로 인슐린을 단독 투여하기도 함

2) β자극제 흡입
- 살부타몰(벤토린®) 10 mg(2 mL)을 적당히 생리식염수로 희석하여 흡입
- 상기 용량은 천식 용량의 약 4배인데, 실제로는 천식에 준하는 용량을 사용하는 경우도 많음
- 일반적으로 이 방법보다 GI요법을 시행하는 경우가 많지만, 점적 투여가 불가능한 환자에게는 더 효과적일 수 있음
- 빈맥 유발 가능성이 있으므로 원래 빈맥이 있는 환자나 심부전이 있는 환자에게는 주의
- GI요법과 마찬가지로 몇 시간 후 K가 재상승할 수 있으므로 재검 필요

③ 준응급 처치(효과 발현: 시간~일): 체외로 K 배설

1) 신장을 통한 배설
- 푸로세미드(라식스®) 20~100 mg 정맥주사 and/or 생리식염수 및 탄산수소나트륨 투여
- 혈관 내 volume이 부족한 상태에서는 이뇨제를 단독으로 투여하지 않음
- 반대로, 수분 과잉 환자에게는 수액을 과다하게 투여하지 않도록 주의

2) 위장관을 통한 배설
- 양이온 교환수지: 폴리스티렌 설폰산 칼슘(카리메트®)
- 경구 15~30 g/day을 1일 1~3회 분할 복용
- 50 g을 100 mL 정도의 미온수에 녹여 직장 내 투여 가능
- 최근에는 새로나온 칼륨흡착제도 쓰이고 있음(다음 페이지의 '더 알고 싶다!' 참조)

④ 혈액투석 : 체내 K 제거

- 중증 CKD 환자 등에서 투석이 필요한 경우도 있음
- 혈액투석을 하면 신속하게 혈청 K 수치가 개선되어 제거 효과 및 조절이 가장 우수하지만, 응급투석을 할 수 있는 시설은 제한적임
- 주로 다른 치료에 저항성이 있는 경우에 고려하는 방법이지만 설명과 동의, 혈관카테터 삽입 등에 최소 2~3시간이 소요되므로 필요시에는 신장내과 전문의에게 미리 연락을 취할 것

⑤ 기타

- 경구 칼륨제와 RAS 억제제(ACEI, ARB) 등의 중단
- 식사를 통한 칼륨 섭취 및 점적 투여 감량, 중단

이 증례에서는…

- 심전도 변화를 동반한 중증 고칼륨혈증으로, 모니터 부착 후 바로 글루콘산칼슘 1A(10 mL)를 2~5분에 걸쳐 천천히 정맥주사했다. 그 후 즉시 GI요법(휴물린® 5단위+50% 포도당액 40 mL)을 실시했다.
- 산혈증(acidemia)이 있고, 수분 과잉 소견은 없었기 때문에 탄산수소나트륨(탄산수소

나트륨 정맥주사 1.26%팩)을 200 mL/hr로 투여하고, 라식스®를 100 mg으로 투여했다.

- 동시에 칼리메트® 복용도 시작했다.
- 치료 시작 1시간 후 K는 5.5 mEq/L까지 감소하고 심전도 변화도 사라졌다.
- GI요법의 효과가 사라지고 K 수치가 재상승하는 경우가 있어 4시간 후 재검을 했는데, K는 5.3 mEq/L로 감소하는 경향을 보였다. 요량이 200 mL/hr 정도 나왔기 때문에 이뇨제 효과로 생각됐다.
- 이후 이뇨제를 감량하고 K흡착제를 조정했다. 록소닌®에 의한 신기능장애가 원인으로 보여 해당 약물을 중단하고 향후 복용하지 않도록 안내했다.

A K>6.5 mEq/L에 심전도 변화가 보여 응급 대응이 필요하다고 판단했다. 효과 발현이 빠른 치료부터 우선적으로 시행했다.

더 알고 싶다!

새로운 K흡착제

- 로켈마®(Sodium Zirconium Cyclosilicate)는 2015년 제3상 시험에서 유효성이 보고되어[N Engl J Med 372:222-231, 2015], 2020년 일본에서 승인된 새로운 K흡착제이다.
  (*역자 주: 국내에는 아직 없음)
- 기존 흡착제보다 효과가 좋을 뿐만 아니라, 기존 흡착제는 기본적으로 식사에 맞춰 투여해야 했지만, 로켈마®는 약물이 배설될 때까지 효과가 지속되기 때문에 1일 1회 투여가 가능해졌다. 또한 소화관 천공이나 변비 등의 부작용이 적은 것으로 보고되었다.

구체적 사용법

〈초기 용량〉 복용 시작~2일(최장 3일)

〈처방 예〉 1회 10 g 1일 3회(3일간 복용할 경우, 3일째에 K 수치를 확인한 후 투여)

유지 용량: 초기 용량 종료 후

〈처방 예〉 1회 5 g 1일 1회(K 수치에 따라 적절히 증감, 최대량은 1일 15 g까지)

- 투석환자는 비투석일에 1회 5 mg을 1일 1회(K 수치에 따라 적절히 증감, 최대량은 1일 15 g까지)
- 임상시험에서는 투여 시작 1시간 후부터 혈청 K 수치 감소를 보였으며, 4시간에 0.4~0.5 mEq/L, 24시간에 0.6~0.8 mEq/L, 48시간에 0.7~1.3 mEq/L나 K 수치를 감소시켰고 효과 발현도 빨랐다[N Engl J Med 372:222-231, 2015/ESC Heart Fail 7:54-64, 2020]. 첨부문서에는 '효과 발현이 서서히 나타나므로 응급치료가 필요한 고칼륨혈증에는 사용하지 않는다'고 기재되어 있으며, 고칼륨혈증 응급 시에는 기존과 같이 다른 치료와 병용하여 사용하게 된다.
- 고칼륨 관리가 양호해지고, RAS 억제제의 지속 투여가 가능해짐으로써 심부전이나 신부전의 예후 개선이 기대된다. 또한 로켈마®로 투석까지의 시간을 벌거나 과일 등의 식사 제한을 완화할 수 있는 환자도 경험했다. 한편, 유지요법에서도 기존 K흡착제에 비해 하루 약값이 몇 배나 비싸기 때문에(2023년 8월 현재), K가 안정적이라면 다른 치료제로 변경하는 것도 검토할 수 있다.

증례 ❸ 급성 골수성 백혈병인 52세 남성. 항암화학요법 시행 후 고칼륨혈증.

급성 골수성 백혈병으로 입원해 IC(idarubicine·cytarabine) 요법을 시행하고 있는 52세 남성. 항암화학요법 시행 전 K는 3.9 mEq/L이었으나, 항암화학요법 3일째 혈액검사에서 K 6.6 mEq/L로 높은 수치를 보였다. 활력징후는 의식 명료, 체온 36.0℃, 혈압 140/90 mmHg, 맥박 90/분·규칙적, 호흡수 16/분, SpO_2 97%(room air).

➡ 동맥혈가스분석 재검에서도 K 6.2 mEq/L로 높은 수치를 보였고, 12유도 심전도에서는 텐트형 T파가 관찰되었다.

Q 고칼륨혈증을 유발하는 3가지 병태는? 이 증례의 원인은 무엇일까?

철칙 5 고칼륨혈증의 원인은 "과잉부하", "세포내외 이동(shift)", "배출 장애"의 세 가지

■ 고칼륨혈증 감별

- 고칼륨혈증의 원인으로는 과잉부하(섭취), 세포내외 이동, 배출 장애의 세 가지로 나눌 수 있다.
- 초기 대응을 하면서 동시에 원인 규명도 병행하는 것이 요구된다.
- 각종 병태생리를 이해하자(다음 페이지의 '더 알고 싶다!' 참조).

과잉부하	체외에서의 부하	1. 식사나 경관영양을 통한 과잉섭취 2. 점적 및 약물로 K 투여
	체내에서의 부하	1. 세포 파괴: 종양용해증후군, 횡문근융해증, 용혈, 고삼투압 물질 투여 (조영제, 만니톨 등) 2. 위장관 출혈
세포내외 이동	산혈증, β차단제, 인슐린 결핍	
배출 장애	신기능장애(사구체여과율 저하), 탈수, Na 섭취 부족, 안지오텐신전환효소(ACE) 억제제, 안지오텐신수용체 길항제(ARB), 알도스테론수용체 길항제(MRA)	

이 증례에서는…

- 혈청 내 요산, P도 높은 수치를 보였기 때문에 종양용해증후군으로 생각했다.
- 항암화학요법으로 인해 종양 세포가 대량으로 파괴되어 세포 내 K가 혈중으로 대량 방출되어 고칼륨혈증이 나타난 것으로 보였다.
- 즉시 글루콘산칼슘® 1A를 투여하고 GI요법을 시행했다.
- 또한 탄산수소나트륨 정맥주사 1.26%팩을 사용하여 충분한 요량을 확보했다.
- 치료 시작 4시간 후, 혈청 K 수치가 5.4 mEq/L까지 개선되었고, 심전도상 T파의 첨예화도 개선되었다.

A 고칼륨혈증의 원인은 과잉부하, 세포내외 이동, 배출 장애의 세 가지가 있는데, 이 증례에서는 종양용해증후군에 의한 과부하가 원인이었다.

더 알고 싶다!

고칼륨혈증에 대한 더 자세한 원인 병태에 대해 알아보자!

① 과잉 칼륨 부하(섭취)

- 칼륨 과다 섭취만으로 고칼륨혈증을 일으키는 경우는 드물며, 신기능 장애 등 다른 병태를 동반한 경우가 많다.
- 과일과 채소는 칼륨 함량이 높은데, 말린 과일은 농축했기 때문에 더욱 많이 함유하고 있다. 또한, 콩류(낫토 포함)와 구황작물에도 많다는 것이 맹점이 되기 쉽다. 염분 제한식에 사용하는 대체염도 칼륨 함량이 높다.
- 식사뿐만 아니라 복용 중인 약물, 수액제제 · 경관영양의 칼륨 함량 및 수혈 여부도 확인한다.
- 종양용해나 횡문근융해증은 칼륨을 급격히 증가시키고 CKD 등에 의해 만성적으로 칼륨이 높은 사람에 비해서 K 수치 이상으로 부정맥 위험이 높으므로 더욱 주의해야 한다.

② 세포 내에서의 K 이동

- 체내 K의 98%가 세포 내에 존재하기 때문에 세포 내에서 세포 밖으로의 K 이동에 의해 K 수치는 쉽게 상승한다.
- 세포 내외의 K 이동에 관여하는 인자로는 (1) 산염기평형(H^+), (2) 인슐린, (3) 갑상선 호르몬, (4) β_2-카테콜라민을 들 수 있다.

(1) 산염기평형(H^+)

- 정상 anion gap 대사성 산증은 아래의 알칼리증과 반대되는 기전으로 세포외 K가 증가해 고칼륨혈증이 된다.
- 대사성 알칼리증에서는 Na^+/H^+exchanger가 활성화되고, 2차적으로 Na^+/K^+ATPase를 통해 K의 세포 내 이동이 촉진된다.

(2) 인슐린, (3) 갑상선 호르몬, (4) β_2-카테콜라민

- 이들은 모두 Na^+/K^+ATPase를 증가, 활성화시키기 때문에 세포 내에서 Na가 빠져나가고 K가 세포 내로 들어온다.
- 인슐린 결핍이나 베타차단제 사용으로 고칼륨혈증이 발생하며, 반대로 GI 요법이나 베타자극제 흡입은 고칼륨혈증 치료에 사용된다.
- 당뇨병성 케톤산증이 high anion gap 대사성 산증임에도 불구하고 고칼륨혈증을 초래하는 것도 이 인슐린 결핍에 기인하는 바가 크다.
- 베타차단제 사용 시에는 세포 내로의 K^+ 이동이 저하되어 고칼륨혈증이 발생할 수 있으나, 치명적인 수준까지 이르는 경우는 드물다.
- 갑상선기능항진증에서 저칼륨성 주기성 사지마비가 발생하는 것도 이 작용에 의한 것이다.

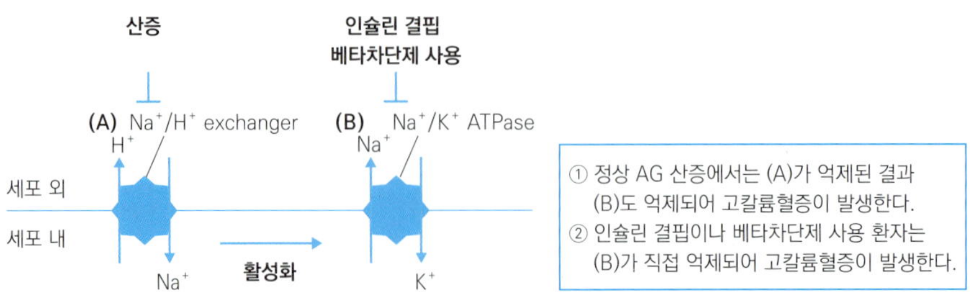

③ 신장에서의 칼륨 배설 장애

- 신장을 통한 칼륨 배설은 5가지 기전에 의해 이루어진다. (1) 요량, (2) 원위 세뇨관에 도달하는 Na의 양(distal Na delivery), (3) 음전하, (4) 알도스테론 작용, (5) 세포 내 K 농도

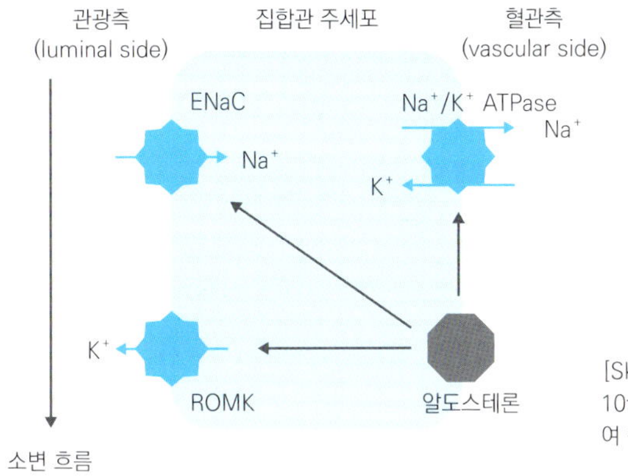

[Skorecki K, et al: Brenner and Rector's the Kidney, 10th ed. Fig 18.3, p.563. ELSEVIER, 2016에서 수정하여 작성]

- 고칼륨혈증 치료에서 이뇨제나 생리식염수 · 탄산수소나트륨을 투여하는 것은 (1)~(3)을 증가시키는 기전을 이용하는 것이다.
- 실제로 칼륨의 신장 배설이 충분히 이루어지고 있는지를 정확하게 평가할 수 있는 검사는 없으나, FeK(K 배설 분획)를 참고하기도 한다.

  FeK = (요중 K/혈청 K)/(요중 Cr/혈청 Cr) × 100(%)

  정상치는 10% 정도. 이보다 낮으면 신장 배설 저하, 높으면 신장 이외의 원인을 의심한다.
- 과거에는 TTKG(transstubular K gradient)가 유용하다고 여겨졌으나, 이후 고칼륨혈증 평가로는 불충분한 것으로 알려졌다.
- 그 외 아래 정보를 종합해 신장 배설 장애가 있는지 판단한다.
  1. 신기능 평가(혈청 Cr, eGFR)
  2. 요량 감소 유무(급성신손상, 탈수, NSAIDs 사용 등)
  3. 약물성(ACEI/ARB, MRA, TMP-SMX, 헤파린 사용 여부)
  4. 기타(염분제한, 신세뇨관산증, 부신부전 유무)
- ACEI/ARB 사용이 증가하면서 신장 배설 저하에 따른 고칼륨혈증이 증가하고 있다. CKD가 있는 고령자에게 ACEI/ARB를 사용하고, 염분 제한(distal Na delivery 감소) 후 고칼륨혈증이 발생한 증례도 종종 경험하고 있으므로 주의가 필요하다.

참고 문헌

1) Kovesdy CP. Management of Hyperkalemia:An Update for the Internist. Am J Med 128:1281-1287, 2015 [PMID: 26093176] [PMID: 26093176].
   - 고칼륨혈증의 병태부터 초기 대응, 그리고 새로운 칼륨 흡착제까지 잘 정리되어 있다. 우선은 이것을 한 번 읽어보는 것이 좋다.
2) Gumz ML, et al. An Integrated View of Potassium Homeostasis. N Engl J Med 373:60-72, 2015 [PMID: 26132942].
   - 체내에서의 칼륨 항상성을 신장을 중심으로 일중 변동 등을 포함하여 상세히 설명하고 있다. 피질 집합관의 그림이 깔끔하다.
3) Montford JR, Linas S. How Dangerous Is Hyperkalemia? J Am Soc Nephrol 28:3155-3165, 2017 [PMID: 28778861] [PMID: 26132942]
   - 상황별 고칼륨혈증과 치료 개념에 대해 자세히 설명되어 있다. 자세히 공부하고 싶다면 추천한다.
4) Palmer BF, Clegg DJ. Hyperkalemia across the Continuum of Kidney Function. Clin J Am Soc Nephrol 13:155-157, 2018 [PMID: 29114006] [PMID: 29114006].
   - 신기능별로 고칼륨혈증에 대해 생각해야 할 것과 대응 방법이 정리되어 있다. 논문 중 그림 1을 보면 신기능장애가 있는 환자의 고칼륨혈증에 대한 이미지를 잡기 쉽다.

(후쿠이 쇼)

24 위장관출혈

출혈의 양상으로 출혈 부위를 파악한다

철칙

1. 위장관출혈이 의심되면 위장관 이외의 출혈을 배제하고, 양상을 통해 '상부·하부'를 추정한다
2. 상부 위장관출혈은 순환과 호흡을 유지하고, 조기에 내시경 검사한다
3. 하부 위장관출혈은 병력, 신체소견, 직장수지검사로 진단해 나가며, 이어서 영상 및 내시경 검사한다

증례 ❶ 80세 남성. 흑색변으로 내원.

건강검진 이력이 없고, 최근 들어 흑색변을 보게 되어 응급실 내원. 배변 시 통증은 없었고, 직장수지검사에서 흑색변을 확인하였다. 내원 시 활력징후는 의식 명료, 체온 36.2℃, 혈압 84/58 mmHg, 맥박 124/분·규칙적, 호흡수 18/분, SpO_2 97%(room air), WBC 8,400/μL, Hb 9.2 g/dL, AST 20 IU/L, ALT 22 IU/L, Cr 0.9 mg/dL, BUN 36 mg/dL, CRP 0.6 mg/dL.

Q 출혈 부위는 어디를 의심해야 할까?

철칙 1 위장관출혈이 의심되면 위장관 이외의 출혈을 배제하고, 양상을 통해 '상부·하부'를 추정한다

- 위장관출혈은 먼저 어디서, 어떤 원인으로 출혈이 발생했는지 파악하는 것이 중요하다.
- 토혈 시 처음에는 위장관출혈에 국한하지 말고 객혈, 비출혈, 구강 내 출혈 등이 아닌지 확인해야 한다. 또한 대동맥류 파열로 인해 혈관과 장기가 교통하여 토혈이나 객혈을 일으킬 수 있으므로 너무 위장관에만 시선을 뺏겨서는 안 된다.

  토혈 : 구토 시 나타나며, 오심이나 상복부 불편감을 동반하기도 한다. 암적색으로 응고되기 쉬우며, 음식물 찌꺼기가 섞여 있을 수 있다.

  객혈 : 기침할 때 나타나며, 호흡곤란이나 wheeze를 동반하기도 한다. 선홍색이고 응고가 잘 되지 않으며, 가래나 농성 가래가 섞여 나올 수 있다.

- 위장관출혈은 편의상 아래와 같이 분류하지만, 상부 위장관출혈이라도 대량 출혈의 경우 혈변이 나올 수 있으므로 주의한다.
- 또한, 철분제를 복용하면 대변이 검게 변하므로 문진 시 반드시 확인한다.

	상부 위장관출혈	하부 위장관출혈
정의	Treitz 인대의 상부(입 쪽)에서 출혈 식도 · 위 · 십이지장	Treitz 인대의 하부(항문 쪽)에서 출혈 소장 · 대장
증상	토혈 · 하혈 · 흑색변	혈변

• 혈변과 하혈은 단어의 사용이 다르고 혼동하기 쉬우므로 주의가 필요.

■ 하혈

• 좁은 의미 : 흑색변(석탄 타르와 같은 검은색 변)이 나오는 것.
혈액 내 헤모글로빈이 위산에 의해 환원되어 흑갈색으로 변한다.

• 넓은 의미 : 항문을 통한 혈액 배출의 총칭. 부인과적으로 부정출혈을 의미하기도 함.

■ 혈변

• 하부 위장관출혈로 인해 붉은 피가 섞인 대변이 나오는 것.
→ 하혈은 위장관출혈의 총칭으로 사용되기도 하며, 혼동하기 쉽기 때문에 발표 등을 할 때는 흑색변, 혈변 등의 단어를 쓰는 것이 좋다.

이 증례에서는…

• 구강 점막이나 코점막의 출혈은 없었고, 철분제도 복용하지 않았다.

• 직장수지검사에서 타르색 흑색변이 관찰되었고, 빈혈 증세가 있어 상부 위장관출혈의 가능성을 의심하여 소화기내과 협진을 의뢰했다.

• 상부 위장관 내시경 검사에서 진행성 위암으로 진단되어, 정밀검사 및 치료를 실시할 방침이다.

A 위장관출혈 시 위장관 이외의 출혈을 배제하고, 양상을 통해 출혈 부위를 추정한다.

증례 ❷ 62세 남성. 흑색 구토로 내원.

한 달 전부터 요통으로 NSAIDs를 지속적으로 복용했다. 내원 며칠 전부터 심와부에 불편감과 쿡쿡 찌르는 듯한 통증이 있었다. 내원 당일 오심이 있다가 토혈을 했다. 이를 목격한 가족들의 걱정으로 구급차 통해 이송되었다. 내원 시 활력징후는 의식수준 JCS I-1(지남력은 있으나 완전히 명료하지는 않은 상태), 체온 36.2℃, 혈압 84/58 mmHg, 맥박 124/분 · 규칙적, 호흡수 18/분, SpO_2 97%(room air), WBC 11,400/μL, Hb 6.5 g/dL, AST 24 IU/L, ALT 32 IU/L, Cr 1.2 mg/dL, BUN 48 mg/dL, Na 136 mEq/L, K 4.1 mEq/L, CRP 1.2 mg/dL.

Q 상부 위장관출혈이 의심되는데, 어떻게 대처해야 할까?

철칙 2 상부 위장관출혈은 순환과 호흡을 유지하고, 조기에 내시경 검사한다

- 우선 응급성을 판단하고 기본적으로 활력징후/ABC(A: 기도, B: 호흡, C: 순환)를 안정화한다. 위장관출혈로 인해 흡인 및 질식 가능성도 있으므로 신속하게 대응한다.
- 일반적으로 HR이 먼저 상승하고, 심박출량이 유지되지 않으면 혈압이 떨어지는 경우가 많다.
- 이때 베타차단제나 칼슘차단제 등 서맥을 유발할 수 있는 약물이 들어있는 경우에는 빈맥이 잘 나타나지 않을 수 있으므로 주의한다.

위장관출혈 초기 대응

■ 위장관출혈 대응 흐름

Step 1: 응급성 판단과 활력징후 안정화	• 활력징후를 확인하고 ABC를 확보하면서 신속하게 수액(±수혈)과 승압제 준비
Step 2: 초기 대응	• 18~20 게이지로 2개의 정맥주사 라인 확보→세포외액 급속 투여 • 동맥혈가스분석과 혈액검사(CBC, 생화학, 응고, NH_3), 혈액형+크로스매치 • 다량의 출혈에서는 수혈을 신속하게 준비 • 상부 위장관출혈이 의심되는 경우 양성자 펌프 억제제(PPI) 투여 • 활력징후 불안정, 승압제 사용, 장기 장애(심부전, AKI 등)가 있으면 중환자실(ICU) 고려 • 위와 같이 대응을 하면서 문진과 신체소견을 평가
Step 3: 검사와 감별	• 흉부 단순X선사진, 12유도 심전도 • 심장초음파, 복부초음파 • 조영 CT 등으로 다른 질환의 배제 및 감별을 진행하고, 아래에 기술한 검사 치료를 고려한다.
Step 4: 치료	• 전문과와 상담하여 내시경 검사, IVR 치료, 수술적 치료 필요성을 검토한다.

- 초기 대응으로 정맥 라인을 신속하게 확보해야 하는데, 가능하면 20 게이지로 2개를 확보한다. 기본적으로 세포외액을 투여하고, 출혈량이 많은 경우에는 수혈이나 알부민제제 등 인공 교질액을 사용한다.
- 상부 위장관출혈이 강하게 의심되는 경우 조영 CT의 우선 시행할지 여부는 의료기관에 따라 차이가 있다. 다량의 혈변 등 하부 위장관출혈이 의심되는 경우에는 시행해야 한다.
- 다량의 출혈은 응급상황이므로 내시경 검사, IVR 치료, 수술적 치료를 고려하여 신속히 전문과에 의뢰한다.

① 병력

- 출혈 양상(토혈, 혈변, 흑색변, 출혈량), 기타 증상(발열, 복통, 설사), 병력(헬리코박터 파일로리균 감염 병력, 간경변 유무), 출혈 위험이 높은 약물(스테로이드, NSAIDs, 항혈소판제, 항응고제), 식이 상태, 내시경 검사 이력 등을 중심으로 문진한다.
  - 최종 식사 이력
  - 급성/만성
  - 토혈 전에 오심이 있었는지(→Mallory-Weiss 증후군)
  - 복통 양상, 체중 감소, 식욕부진(→악성 종양)
  - 위장관출혈 병력 · 위십이지장 궤양 병력, 헬리코박터 파일로리균 검사 및 제균 과거력

· NSAIDs, 항혈소판제, 항응고제 사용
· 흡연
· 복통(→위십이지장 궤양)
· 연하통, 속쓰림, 마른기침(→식도 궤양)
· 간질환, 알코올(→식도정맥류)
· 대동맥장관루(→흉복부 대동맥 치환술)

② 신체소견

- 복막자극징후(압통, 반동압통, 근육강직) 유무.
- 간경변증의 징후로 황달, 거미상 혈관, 복수 저류, 복벽정맥의 울혈, 손바닥 홍반 등을 주의 깊게 진찰한다.

③ 혈액검사

- 급성 출혈 환자의 경우 혈액검사에서 Hb 수치가 아직 떨어지지 않았을 가능성이 있으므로, Hb가 저하되지 않았다고 해서 대량 출혈을 배제하지 않는다.
- BUN/Cr 비율 ≥30은 상부 위장관출혈을 시사한다.
- MCV는 소구성인 경우 악성 종양 등을 감별 진단으로 고려하고, 대구성인 경우 알코올의 관여를 고려한다. 물론 출혈만으로도 망상 적혈구가 증가하여 대구성이 될 수 있다.
  → 수혈은 Hb 7 g/dL을 하나의 기준으로 하여 과잉 수혈이 이루어지지 않도록 충분히 주의한다[Engl J Med 368: 11-21, 2013].
- PT-INR, 혈소판, 알부민, 빌리루빈.
  → 간경변 유무 평가에 유용하며, NG튜브 삽입 및 식도정맥류 감별에 필수
- 또한 심와부 통증을 주요 증상으로 내원했을 때는 CK, CK-MB, 트로포닌T 등 심근효소를 확인한다.

④ 12유도 심전도, 흉부 단순X선사진, 심장초음파, 조영 CT

- 심전도는 ACS(급성관상동맥증후군)를 배제하기 위해 시행한다. ACS에 위장관출혈이 동반될 수 있으므로 주의한다.
- 흉부 단순X선사진으로 혈액 흡인에 의한 폐렴 등을 평가한다.
- 심장초음파로 심기능을 평가하고, 수액 및 수혈의 내약성을 평가한다.
- 출혈 원인 정밀검사를 위해 CT를 시행하는 경우, 촬영은 반드시 3상의 조영증강 CT로 평가한다.
  · 하부 위장관출혈이 의심될 때는 소장출혈과 대장출혈의 감별을 위해서도 중요하다.
  · 상부 위장관출혈이 의심될 때는 CT를 시행하지 않고 내시경을 시행하는 경우가 많다.
  · 활동성 출혈의 경우, extravasation(조영제의 혈관 외 누출 영상)을 확인할 수도 있기 때문이다.

⑤ 상부 위장관 내시경 검사 적응증

- 간경변 등 만성 간질환이 있고 식도정맥류나 위정맥류에서의 출혈이 의심될 때는 신속하게 소화기내과와 상의한다. 그 외의 경우에도 다양한 내시경 적응증 지표가 제시되고 있으며, 그 중 Glasgow-Blatchford score가 잘 알려져 있다.

- Glasgow-Blatchford score(GBS): 0점은 저위험으로 간주하여 외래에서 관리가 가능하며, 계획적(elective) 내시경을 시행하더라도 예후가 나쁘지 않다고 알려져 있다. 한편 6점은 위험도가 높기 때문에 응급처치를 고려한다.
- 다양한 점수 평가방식이 있지만, GBS ≤ 1이 개입 불필요 판단을 가장 잘 예측할 수 있기 때문에 우선 GBS를 기억해 두자.

Glasgow-Blatchford score (GBS)

항목	내용	점수
BUN (mg/dL)	≥ 18.2, < 22.4	2
	≥ 22.4, < 28.0	3
	≥ 28.0, < 70.0	4
	≥ 70.0	6
남성 Hb (g/dL)	≥ 12, < 13	1
	≥ 10, < 12	3
	< 10	6
여성 Hb (g/dL)	≥ 10, < 12	1
	< 10	6
SBP (mmHg)	100~109	1
	90~99	2
	< 90	3
기타	맥박 ≥ 100/분	1
	흑색변	1
	실신	2
	간질환	2
	심부전	2

[Blatchford O, et al. Lancet 356:1318-1321, 2000]

상부 위장관 내시경의 금기

- 혈역학적/호흡 상태가 불안정한 환자
- 장폐색, 위장관 천공
- 인두/상부 식도 협착이 심한 경우
- 산성, 알칼리성이 강한 약품을 사용한 경우

⑥ NG튜브 사용

- 토혈이 명백한 경우나 내시경 시행을 결정한 경우, NG튜브는 원칙적으로 필요하지 않다.
- NG튜브의 목적은 ① 출혈 양상 확인, ② 내시경 검사를 위한 위세척이다.
- 식도정맥류가 의심되는 경우에는 금기이다.
- 출혈량이 많을 때는 내시경 시행 전에 시야를 확보하기 위해 위세척을 시행하는 경우도 있다. 이 경우에는 NG튜브를 삽입하고 수백 mL를 목표로 위세척을 여러 번 시행한다.

⑦ 약제

〈처방 예〉 오메프라졸(넥시움®) 1회 20 mg 12시간마다 정맥 주사

- 오메프라졸은 양성자 펌프 억제제로 정맥 주사 제제도 있다.
- 상부 위장관출혈로 판명되면 즉시 사용한다(효과 발현까지 시간이 걸리기 때문에).

〈처방 예〉 메토클로프라미드(맥페란란) 1회 10 mg 정맥 주사 1일 1회

- 내시경 검사에서 시야를 확보하기 위해 사용하기도 한다.
- 메토클로프라미드는 뚜렷한 근거는 없지만, 내시경 검사 시행까지 1시간 정도의 시간적 여유가 있다면 투여를 검토한다(너무 직전에 투여하면 연동 운동으로 인해 시술이 어려워지거나 출혈을 조장할 위험도 있다).

이 증례에서는…

- 혈압 84/58 mmHg의 저혈압과 124/분의 빈맥을 보였고, 다른 의사가 한 달 전 실시한 혈액검사에서는 Hb 11.2 g/dL였으므로 위장관출혈로 인한 쇼크가 의심됐다.
- 정맥주사 라인을 확보하여 세포외액 투여를 시작한 후 신속하게 적혈구 2단위를 수혈했다.
- 활력징후가 안정되어 조영 CT를 촬영한 결과, 유문부 주변으로 조영제의 혈관외유출(extravasation)이 관찰되어 넥시움® 20 mg을 정맥 주사한 후 소화기내과에 협진을 의뢰했다.

A **우선 활력징후를 안정화시킨 후 혈액검사와 영상검사를 진행하고, 신속하게 내시경 의뢰를 한다.**

더 알고 싶다!

혈관외유출(extravasation)

- 활동성 출혈이 일어나고 있음을 시사하는 CT 소견으로, 출혈 부위 확인에 도움이 된다.
- 단순 CT에서 고흡수 영역이 없는 경우+동맥기에서 고흡수 영역이 있는 경우+문맥기에서 고흡수 영역이 넓어지는 경우, 이 3가지를 종합해서 진단할 수 있다.

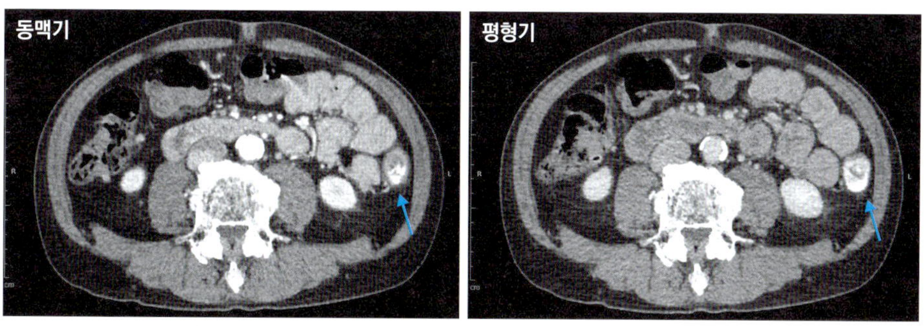

증례 ③ 74세 여성. 선혈변으로 내원.

특별한 과거력은 없었다. 내원 당일 갑자기 선혈변을 보았고, 가족들이 구급차를 불렀다. 복부는 전체적으로 부드러웠으며, 압통은 없었다. 직장수지검사에서 선혈이 묻어나오는 것을 확인했다. 내원 시 활력징후는 의식 명료, 체온 36.4℃, 혈압 124/78 mmHg, 맥박 96/분·규칙적, 호흡수 12/분, SpO_2 98%(room air), WBC 9,400/μL, Hb 11.2 g/dL, AST 26 IU/L, ALT 28 IU/L, Cr 0.97 mg/dL, BUN 22 mg/dL, Na 134 mEq/dL, K 4.7 mEq/L, CRP 1.6 mg/dL.

Q 초기 대응은?

철칙 3 하부 위장관출혈은 병력, 신체소견, 직장수지검사로 진단해 나가며, 이어서 영상 및 내시경 검사한다

- 혈변을 주소로 내원한 환자는 상부 위장관출혈과 마찬가지로 초기 평가에서 병력과 출혈 위험이 있는 약 복용력 등을 확인한다.
- 앞서 언급한 바와 같이 일반적으로 토혈이나 흑색변이 있는 경우에는 상부 위장관출혈, 혈변을 보는 경우에는 하부 위장관출혈을 의심하지만 예외도 있으므로 주의가 필요하다.
- 가령 출혈량이 많고 위장관 내 통과 시간이 짧은 경우에는 상부 위장관출혈에서도 혈변이 발생할 수 있으므로, 다량의 혈변을 보는 환자에서 상부 위장관출혈을 배제할 수 없는 경우에는 하부 위장관 내시경 검사 전에 상부 위장관 내시경 검사 시행을 고려한다.
- 하부 위장관출혈은 상부 위장관출혈에 비해 사망률이 낮으며, 중증인 경우에도 72%는 자연 지혈된다는 보고가 있다.

하부 위장관출혈의 원인

- 원인별 빈도는 게실 출혈이나 허혈성 장염, 치핵에 의한 것이 많다.

게실 출혈	30~65%
허혈성 장질환	5~20%
치핵	5~20%
대장용종/ 대장암	2~15%
염증성 장질환	3~5%
감염성 대장염	2~5%

[Gralnek IM 등. N Engl J Med 376:1054-1063, 2017]

① 병력

- 최종 식사 이력
- 최근 식사 섭취 경과, 배변 상태(색깔 · 횟수 · 양)
- 급성/만성
- 체중 감소, 식욕부진, 가는 변(→악성종양)
- 항혈소판제 및 항응고제 사용
- 장기 와상 생활(→직장궤양)

② 신체소견

- 하부 위장관출혈의 경우, 특히 직장수지검사를 게을리하지 말고 시행한다. 치핵 등의 진단에 특히 유용하다.
- 하부 위장관출혈은 복통, 설사, 발열 등의 유무에 따라 감별이 달라지므로 문진이나 신체소견으로 어느 정도 질환군을 추측할 수 있다.
- 복통이 있는 경우 허혈성 장염이나 감염성 장염, 염증성 장질환을 의심한다.
- 복통이 없는 경우에는 게실 출혈, 대장암, 치핵 등을 의심한다.
- 설사를 하는 경우 감염성 장염이나 염증성 장질환을 의심한다.
- 체중 감소를 보이고, 만성적인 경과라면 대장암을 염두에 둔다.

③ 혈액검사

- 상부 위장관출혈의 해당 항목 참조(→p.295)

④ 조영 CT

- 상부 위장관출혈이 음성이고 출혈 원인을 알 수 없다면 복부 조영 CT를 시행한다.
- CT를 선행하는 것이 혈관 병변의 검출률이 높고, 응급 지혈 가능성이 높아진다.
- 만약 CT에서 혈관외유출이 음성인 경우, 하부 위장관내시경을 시행하더라도 출혈 부위가 확인되는 비율은 낮고, 반대로 재출혈의 위험도 낮은 것으로 알려져 있다[Cardiovasc Intervent Radiol 38:329-335, 2015]. 이에 따라 응급 하부위장관 내시경의 유효성은 근거가 부족하며, 사망률, 수혈, 재출혈은 감소하지 않았다는 보고도 있다[Gastrointest Endosc 86:107-117, 2017].

⑤ 하부 위장관 내시경 검사 적응증

- 금기 : 위장관 천공, 염증성 장질환에 의한 중독성 거대결장증, 전신 상태가 좋지 않아 검사로 인한 합병증이 예상되는 경우.
- 전처치 : 쿨프렙®(또는 크린뷰올®) 2 L를 약 2시간에 걸쳐 복용.
  → 변이 깨끗해지면 시행한다.

이 증례에서는…

- 갑자기 발생한 혈변에 복통은 동반되지 않았다. 직장수지검사에서 혈액이 묻어 나온 것을 확인하였으나 치핵 소견은 없었다.
- 복부 조영 CT를 시행한 결과, 다발성 게실과 그중 일부에서 조영제 유출을 확인했다.
- 소화기내과에 의뢰하여 하부 위장관내시경을 시행하고 지혈했다.

A 병력 및 신체소견으로 질환을 추정하고, 직장수지검사로 출혈을 확인한 후 영상 및 내시경 검사를 시행한다.

● 참고 문헌

1) Laine L, et al. ACG Clinical Guideline: Upper Gastrointestinal and Ulcer Bleeding. Am J Gastroenterol 116:899-917, 2021 [PMID: 33929377] [PMID: 33929377
   - 상부 위장관출혈 관리에 대한 최신 가이드라인.

2) 日本消化器病学会(編): 消化性潰瘍診療ガイドライン 2020(改訂第 3 版). 南江堂, 2020
   - 소화성궤양 진료의 최신 가이드라인(일본어)

3) Gralnek IM, et al. Acute Lower Gastrointestinal Bleeding. N Engl J Med 376:1054-1063, 2017 [PMID: 28296600] [PMID: 28296600].
   - 하부 위장관출혈에 대한 리뷰.

(스즈키 다카히로)

25 급성췌장염

가장 중요한 포인트는 수액, 적절한 수액에 유의!

철칙

1. 원인의 70%는 담석과 알코올이다
2. 췌장효소(amylase, lipase)와 조영 CT로 진단하고 중증도 평가한다
3. 치료는 극초기부터 신속한 수액 투여, 주저하지 말자

증례 ❶ **애주가인 58세 남성.**

내원 당일 아침부터 지속되는 복통으로 인해 움직이기도 어려워져 구급차로 이송되었다. 이송 시 복통이 심해 옆으로 누워 앞으로 구부린 자세로 신음 소리를 냈다. 복부를 진찰하려고 하니 불안해하며 난동을 부렸다. 병맥주 4병, 소주 2병 정도를 매일 마신다고 한다. 토혈, 하혈, 혈변은 없었다. 내원 시 활력징후는 의식 명료, 체온 37.8℃, 혈압 90/50 mmHg, 맥박 108/분·규칙적, 호흡수 24/분, SpO_2 100%(room air).

Q 사전 확률이 높은 진단은? 추가적으로 시행해야 할 검사는? 치료는 어떻게 해야 할까?

- 술을 많이 마시는 환자의 심한 복통은 우선 급성췌장염을 생각하자.
- 급성췌장염은 빈도가 높은 급성 복통으로, 초기 대응을 반드시 알아 두어야 한다.

철칙 1 원인의 70%는 담석과 알코올이다

- 급성췌장염 진료에서 원인 진단은 매우 중요하다.
- 담석성 췌장염은 내시경적 역행성 담췌관 조영술(endoscopic retrograde cholangiopancreatography, ERCP)을 통한 치료적 개입이 필요하기 때문에 최우선으로 감별해야 할 원인이다.
- 재발 방지를 효과적으로 하기 위해서도 원인 규명이 필요하다.
- 아래는 일본의 2016년 전국 조사 결과의 일부이다. 남성은 알코올, 여성은 담석이 가장 많은 원인으로, 이 두 가지 원인이 약 70%를 차지한다.

■ 2016년 일본 전국 조사에 의한 급성췌장염 원인 비율

병인	남성 n(%)	여성 n(%)	합계 n(%)
알코올	833(42.8)	115(12.0)	948(32.6)
담석	386(19.8)	363(37.7)	749(25.8)
특발성	316(16.2)	239(24.8)	555(19.1)
췌장 종양	65(3.3)	38(4.0)	103(3.5)
수술	65(3.3)	26(2.7)	91(3.1)
진단적 ERCP	44(2.3)	41(4.3)	85(2.9)
치료적 ERCP	48(2.5)	31(3.2)	79(2.7)
이상지질혈증	46(2.4)	20(2.1)	66(2.3)
만성췌장염	35(1.8)	15(1.6)	50(1.7)
약물성	14(0.7)	18(1.9)	32(1.1)

[van Santvoort HC, et al. Endoscopy 43:8-13, 2011]

- 원인 검색
  - 병력 · 가족력 : 음주, 담석 · 이상지질혈증 병력, ERCP 및 수술력, 약물 복용력 등
  - 혈액검사 : 간담도계효소 상승, 중성지방
  - 영상검사 : 복부초음파, CT, MRI/MRCP[원인 불명인 경우 계획적(elective)으로 실시하는 경우가 많음]
- 약물성 췌장염 의심 약물은 한 번쯤은 살펴보자[PLoS One 15:e0231883, 2020].

철칙 2 췌장효소(amylase, lipase)와 조영 CT로 진단하고 중증도 평가한다

급성췌장염 진단

- 급성췌장염의 진단 기준은 다음과 같다.

> 1. 상복부에 급성 복통 발작과 압통이 있다.
> 2. 혈중 또는 요중 췌장효소 상승이 있다.
> 3. 초음파, CT 또는 MRI에서 급성췌장염에 따른 이상 소견이 있다.
>
> 상기 3항목 중 2항목 이상을 만족하고 다른 췌장질환 및 급성 복통을 제외한 것을 급성췌장염으로 진단한다. 단, 만성췌장염의 급성 악화는 급성췌장염에 포함시킨다.
>
> 참고: 췌장효소는 췌장 특이성이 높은 것(췌장 amylase, lipase 등)을 측정하는 것이 바람직하다.
>
> [후생노동성 난치성 췌장질환에 관한 조사 연구반 2008년]

■ 혈액검사

- 췌장효소는 혈중 amylase 또는 lipase의 측정을 권장한다. 모두 컷오프 값을 정상 상한치의 3배로 설정했을 때, 진단 정확도는 다음과 같았다[Cochrane Database Syst Rev 4: CD012010, 2017].
  - amylase 민감도 : 72%, 특이도 : 93%
  - lipase 민감도 : 79%, 특이도 : 89%

- 원인 규명을 위해 AST, ALT, γ-GTP, ALP, 빌리루빈 등의 간담도계 효소, 중성지방, 중증도 판정을 위해 CBC, 신기능, Ca, 알부민(Ca 보정을 위해), CRP, 동맥혈가스분석 등을 평가한다.

■ 영상검사

- CT보다 먼저 초음파 검사를 시행한다. 염증의 파급이나 원인 정밀 검사로 간담도계 평가가 가능하지만, 췌장염 염증에 의한 장폐색으로 위장관 가스가 발생해 파악이 어려운 경우도 많다.
- 조영 CT 검사는 진단과 중증도 평가에 중요한 검사이다. 중증도뿐만 아니라 원인(담석, 종양 등) 및 합병증(가성 동맥류, 문맥 혈전 등)도 평가할 수 있다.
- 동적 조영 CT를 시행하면 췌장 실질의 괴사 정도와 종양이 원인인 경우의 감별도 가능하다.

■ 중증도 평가

- 아래의 중증도 판정 기준에 따라 시행한다.

급성췌장염 중증도 판정 기준[후생노동성 난치성 췌장질환에 관한 조사 연구반 2008년]

A. 예후인자(예후인자는 각 1점으로 한다)

Base Excess ≤ −3 mEq/L, 또는 쇼크(수축기 혈압 ≤ 80 mmHg)
PaO_2 ≤ 60 mmHg(room air), 또는 호흡 부전(인공호흡 관리 필요)
BUN ≥ 40 mg/dL(or Cr ≥ 2 mg/dL), 또는 핍뇨(수액 투여 후에도 1일 소변량이 400 mL 이하)
LDH ≥ 기준치 상한의 2배
혈소판 수 ≤ 10만/mm^3
총 Ca ≤ 7.5 mg/dL
CRP ≥ 15 mg/dL
SIRS 진단 기준*에서 양성 항목 수 ≥ 3
연령 ≥ 70세

* SIRS 진단 기준 항목: (1) 체온>38℃ 또는 <36℃, (2) 맥박>90회/분, (3) 호흡수>20회/분 또는 $PaCO_2$<32 mmHg, (4) 백혈구 수>12,000/mm^3 또는 <4,000 mm^3 또는 10% 소아중성구 출현

B. 조영 CT Grade

① 염증의 췌장 외 진행도

전방 신주위 공간(anterior pararenal space)	0점
결장간막근부	1점
신장 하극 넘음	2점

② 췌장 조영 불량 영역

췌장을 편의상 3개의 영역(췌장 두부, 체부, 미부)으로 나누어 판정한다.

각 영역에 국한된 경우 또는 췌장 주위만 있는 경우	0점
2개 영역에 걸친 경우	1점
2개 영역 전체를 차지하거나 그 이상일 경우	2점

①+② 합계 점수

1점 이하	Grade 1
2점	Grade 2
3점 이상	Grade 3

- 중증도 판정: A. 예후인자가 3점 이상, 또는 B. 조영 CT Grade 2 이상인 경우 중증으로 판정한다.

조영 CT에 의한 CT Grade 분류(예후인자와 독립적인 중증도 판정 항목)

췌장 외 진행도 / 췌장 조영 불량 영역	전방 신주위 공간	결장간막근부	신장 하극 넘음
<1/3	Grade 1	Grade 1	Grade 2
1/3~1/2	Grade 1	Grade 2	Grade 3
1/2<	Grade 2	Grade 3	Grade 3

Grade 1 / Grade 2 / Grade 3

부종성 췌장염은 조영 불량 영역 <1/3에 넣는다. 원칙적으로 발병 후 48시간 이내에 판정한다.

[다카다 다다히로(편): 급성췌장염 진단 가이드라인 2021(제5판), p.56. 가네하라출판, 도쿄, 2021]

- 치사율이 높은 중증 증례를 선별하는 의미에서 매우 중요하다. 조영 CT Grade만 중증인 증례는 치사율이 2.1%, 예후인자만 중증인 경우는 9%, 둘 다 중증인 경우는 19.1%로 증례별 위험도를 적절히 평가할 수 있다[Pancreatology 20:629-636, 2020].
- 예후인자로 중증도 판정을 했을 때 사망 예측에 대한 진단 정확도는 민감도: 0.62 (95% 신뢰 구간: 0.58~0.65), 특이도: 0.90(95% 신뢰구간: 0.89~0.90)으로 민감도가 낮은 결과를 보였다. 즉, 진단 시에는 중증으로 판정되지 않았더라도 나중에 중증화되는 증례가 존재한다는 것이다.
- 따라서 중증도 판정은 입원 시뿐만 아니라 24시간 이내, 24~48시간 이내에 반복하는 것을 권장한다. 단, 조영 CT에 관해서는 신기능 등을 고려해 검토해야 한다.

철칙 3 치료는 극초기부터 신속한 수액 투여, 주저하지 말자

■ 치료

- 급성췌장염에서 시행해야 할 치료는 수액과 영양 요법이다.
- 급성췌장염의 치료는 수액으로 시작해서, 수액으로 끝난다고 해도 과언이 아니다.

수액

- 너무 적지도, 많지도 않게 수액을 투여한다.
  - · 체액량 감소가 있으면 10 mL/kg을 2시간에 걸쳐 급속 정맥 투여(bolus)
  - · 체액량 감소가 없으면 급속 정맥 투여하지 않음
  - · 이후 2 mL/kg/hr로 수액을 계속 보충[N Engl J Med 387: 989-1000, 2022]
  - · 중요한 것은 적어도 혈관 내 용량을 저하시키지 않으면서 장기 손상을 일으키지 않는 것
  - · 체액량 과잉이 되지 않도록 잦은 체액량 평가와 모니터링이 필요함
- 수액제제: 결정질 중에서도 균형 수액(젖산 링거액 등)을 사용한다.
- 고령자, 심부전, 신부전 환자에서는 수액 과다 투여가 되지 않도록 철저한 모니터링을 하면서 수액요법을 실시한다.

영양 요법
- 금기 사항이 없는 한 발병 후 24시간 이내에 경장영양을 시작한다.
- 투여 경로는 위나 십이지장을 통해 투여해도 좋다.
- 감염성 합병증과 재원일수, 치사율도 감소한다.

권장하지 않는 치료
- 항생제, 단백질 분해효소 억제제, 제산제는 사용하지 않는 것이 좋다.
- 항생제의 경우, 근거는 부족하지만 중증 사례에 한하여 신중하게 사용을 검토한다.

- Pancreatitis Bundle이란 진단부터 치료까지 일련의 흐름에서 준수해야 할 사항을 망라하여 쉽게 이용할 수 있도록 제안된 임상 지표이다.
- 이를 준수함으로써 치사율을 감소시킬 수 있다는 것이 밝혀졌고, 더 많이 이용해야 할 바람직한 지표로 자리잡고 있다.

Pancreatitis Bundles 2021

- 급성췌장염에서 특수한 상황 외에는 원칙적으로 아래의 모든 항목을 실시하는 것이 바람직하며, 실시 여부를 진료기록부에 기재한다.

1. 급성췌장염 진단 시, 진단으로부터 24시간 이내 및 24~48시간 동안 각각의 시간대에 일본 후생노동성 중증도 판정 기준의 예후인자 점수를 이용하여 중증도를 반복적으로 평가한다.
2. 중증 급성췌장염의 경우, 진단 후 3시간 이내에 적절한 의료기관으로의 이송을 검토한다.
3. 급성췌장염에서는 진단 후 3시간 이내에 병력, 혈액검사, 영상검사 등을 통해 췌장염의 원인을 감별한다.
4. 담석성 췌장염 중 담관염 합병증, 황달의 출현 또는 악화 등 담도 통과 장애의 장기화가 의심되는 증례에서는 조기 ERCP+EST 시행을 고려한다.
5. 중증 급성췌장염 치료 시설의 경우, 조영 가능한 중증 급성췌장염 증례는 첫 치료 후 3시간 이내에 조영 CT를 시행하고 췌장 조영 불량 영역 및 병변의 확장 등을 검토하여 CT Grade에 의한 중증도 판정을 한다.
6. 급성췌장염은 발병 후 48시간 이내에는 모니터링을 실시하고, 초기에는 적극적인 수액 요법을 실시한다.
7. 급성췌장염에서는 통증 조절을 시행한다.
8. 경증 급성췌장염에서는 예방적 항생제를 사용하지 않는다.
9. 중증 급성췌장염에서는 금기 사항이 없다면 진단 후 48시간 이내에 경장영양[경위영양(naso-gastric)도 가능]을 소량부터 시작한다.
10. 감염성 췌장 괴사에 대한 중재를 시행할 때는 단계적 접근법을 시행한다.
11. 담석성 췌장염에서 담낭 결석이 있는 경우에는 췌장염이 호전된 후*, 담낭적출술을 시행한다.

*동일 입원 기간 중 또는 재입원인지는 따지지 않음

[급성췌장염 진료 가이드라인 2021 개정출판위원회(편): 급성췌장염 진료 가이드라인 2021(제5판), p.27. 가네하라출판, 도쿄, 2021]

이 증례에서는…

- 혈액검사 결과 간담도계 효소 상승은 없었고, LDH 480 IU/L, 췌장 amylase 660 U/L로 높은 수치를 보였다. 복부초음파 검사에서는 췌장 실질 비대와 그 주위에 액체 저류가 관찰되었다. 조영 CT에서 전방 신주위 공간까지 퍼진 염증과 췌장 두부~체부의 조영 불량 영역이 있어 조영 CT Grade 3점(중증)의 급성췌장염으로 진단했다. CT에서 총담관 결석이나 총담관 확장은 보이지 않았기 때문에, 원인은 알코올로 추정했다. 또한 예후인자는 2점(SIRS, LDH)으로 중증 기준에는 못 미쳤다.
- 아세트산 링거액을 6시간에 1 L 이상, 24시간에 4 L 이상을 목표로 투여하기 시작했다.

A **급성췌장염 가능성이 가장 높다. 확진 및 중증도 판정을 위해 혈액검사(췌장 amylase, lipase, Ca 수치, 신기능, LDH, 산염기 평형, 산소화)와 CT 검사(가능하면 조영 CT 검사)를 시행한다. 치료는 수액 투여가 기본이며, 과하거나 부족하지 않도록 한다!**

참고 문헌

1) 急性膵炎診療ガイドライン2021 改訂出版委員会(編): 急性膵炎診療ガイドライン2021. 金原出版, 2021
- 2021년 개정된 최신 가이드라인. 새로운 시도인 '쉬운 해설' 코너가 마련되는 등 매우 읽기 쉽다.

(후지노 다카히사)

26 간기능장애
간인지, 담도계인지

철칙

1. 간담도계 효소 이상에서는 먼저 패턴을 분류한다
2. 담즙 정체 패턴에서는 우선 담도폐쇄인지 확인한다
3. 중증 간장애 패턴에서는 약물, 감염, 허혈을 고려한다
4. 중증 급성 간장애에서는 간부전에 주의한다
5. 간경변 환자의 의식장애에서는 간성뇌증 이외에도 감별이 필요하다
6. 복수 환자에서는 특발성세균성복막염(SBP)을 잊지 말자

증례 ① 78세 남성. 급성 복통과 오심, 담도계 효소 상승.

특별한 병력 없는 78세 남성. 전날부터 시작된 복통과 오심을 주소로 응급실 내원. 내원 시 활력징후는 의식 명료, 체온 37.8℃, 혈압 114/78 mmHg, 맥박 105/분·규칙적, 호흡수 22/분, SpO_2 96%(room air). WBC 14,800/μL, AST 140 IU/L, ALT 180 IU/L, ALP 783 IU/L, γ-GTP 453 IU/L, T-Bil 6.2 mg/dL, CRP 12.8 mg/dL.

Q 간담도계 효소 상승 시 먼저 무엇을 해야 할까?

철칙 1 간담도계 효소 이상에서는 먼저 패턴을 분류한다

간담도계 효소 상승 시 대응

- 간담도계 효소 상승이 있으면 감별을 위해 AST, ALT, LDH, ALP, T-Bil, γ-GTP를 확인한다.
- AST, ALT는 간, ALP, γ-GTP는 담도계 효소이다. 이들의 상승 패턴에 따라 대략적으로 병태를 감별할 수 있다(다음 페이지 그림).
- AST와 ALT는 간효소라고도 불리며, 간이 손상되어 간세포가 파괴되면 세포 내에서 혈액 내로 유출된다. 간 손상이 광범위하고 중증일수록 수치가 높아진다. 반면, 이미 간경변이나 광범위한 괴사가 진행되어 더 이상 파괴될 간세포가 없는 경우에는 수치가 낮게 나타난다.
- 한편, ALP와 γ-GTP는 간에서도 모세담관막과 담관 상피 등에 분포하여 담즙 내로 배출된다. 따라서 담즙 정체가 있으면 혈액 내로 역류하거나 생산이 증가하기 때문에 담도계 효소라고 불린다.

- 빌리루빈은 대부분 적혈구 내에 존재한다. 오래된 적혈구를 처리할 때 생기는 간접 빌리루빈이 간세포에 흡수되어 글루쿠론산 포합에 의해 직접 빌리루빈이 되어 담즙으로 배출된다. 이 때문에 간장애일 경우 주로 직접 빌리루빈이 상승하고, 용혈이 있을 때는 간접 빌리루빈이 상승한다. 간세포 장애는 간세포에서 담관으로의 분비를 불가능하게 하고, 담즙 정체는 담즙에서 십이지장으로의 배출을 불가능하게 하기 때문에 두 가지 패턴 모두에서 상승할 수 있다.
- 이러한 검사 수치는 근육(횡문근융해 등), 혈구(용혈 등), 뼈(골절이나 전이성 골종양 등) 등에 의해서도 상승할 수 있으므로 주의해야 한다.

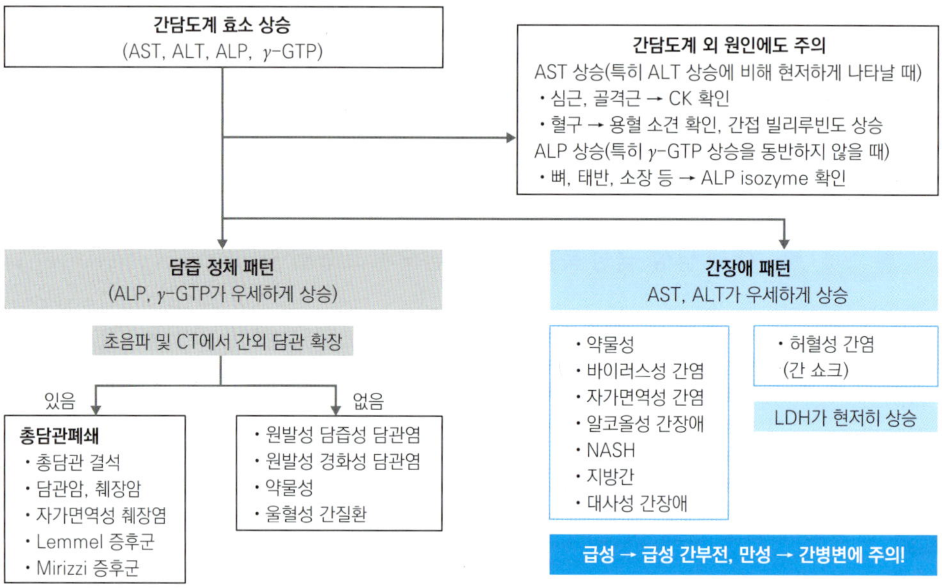

철칙 2 담즙 정체 패턴에서는 우선 담도폐쇄인지 확인한다

- 특히 담도계 효소가 상승한 경우, 우선적으로 담석과 담관암, 췌장두부암, 자가면역성 췌장염(IgG4 관련 질환), Lemmel 증후군(십이지장 유두부 게실에 의한 담관 압박), Mirizzi 증후군(담낭 경부 결석에 의한 담관 압박) 등으로 인한 간외 담관폐쇄를 고려해야 한다.
- 총담관폐쇄로 인한 급성 폐쇄성 화농성 담관염은 쉽게 패혈증으로 진행할 수 있어 조기에 내시경적 처치가 필요하므로 주의한다. Charcot 3징후(발열, 우상복부 통증, 황달)는 1/2~2/3 정도에서만 나타나며, 뚜렷한 복통을 동반하지 않는 경우도 있으므로 복통이 없어도 떠올릴 수 있어야 한다.
- 복부초음파로 간내 담관 확장(확장 시 동반 문맥 이상), 간외 담관 확장(정상은 7 mm 이하, 병적 확장은 11 mm 이상), 담낭 비대 및 담석을 확인한다.
- 초음파 검사에서 담관 확장과 담석이 확인되면, 필수는 아니지만 복부 조영 CT 검사도

시행하는 경우가 많다. 또한 ERCP(내시경적 역행성 담췌관조영술), MRCP(자기공명 담췌관조영술)도 유용하다.

이 증례에서는…

- AST, ALT의 상승에 비해 ALP와 γ-GTP의 상승이 두드러져 담즙 정체 패턴으로 평가했다.
- 우선 담도폐쇄를 의심하여 복부초음파 · 조영 CT를 시행한 결과 총담관 결석, 담관 확장이 보였고, 발열과 염증반응 수치가 높아 급성 폐쇄성 화농성 담관염으로 진단했다.
- ERCP와 결석 제거술을 시행하고, 입원하여 항생제 치료를 지속했다.

A 간담도계 검사 수치의 이상 소견이 보이면 패턴 구분을 한다. 담즙 정체 패턴이라면 반드시 담도폐쇄를 감별한다.

더 알고 싶다!

간담도계 효소

AST와 ALT

- AST는 근육이나 신장, 췌장, 혈구, 암세포 등 다양한 조직에 분포하며, 근육 등은 간과 비슷한 양을 함유하고 있어 특이성이 낮다. 반면 ALT는 신장이나 근육에도 포함되어 있지만 그 양은 간과 비교하면 적기 때문에 ALT의 상승은 간에서 더 특이적이다.
- 따라서, 특히 AST가 현저히 높은 경우(AST/ALT>2)에는 심근이나 골격근이 원인인지 확인하기 위해 CK를 검사한다. 용혈 시에도 상승할 수 있는데, 이 경우 간접 빌리루빈이 높아지는 경우가 많으므로 빌리루빈 패턴도 주목할 필요가 있다.
- 또한 AST의 반감기(18시간)에 비해 ALT의 반감기(48시간)가 길다. 간장애가 호전되면 AST가 먼저 감소하기 시작하고 ALT가 뒤늦게 떨어지기 때문에 이 패턴이 보이면 호전되고 있다고 예측할 수 있다.

ALP

- ALP에는 동종효소(isozyme)가 존재하며, 혈액검사로 평가할 수 있다.
- ALP1과 2는 간에서, ALP3는 뼈에서 유래하며, 골절이나 골종양, 부갑상선기능항진증 등 골대사가 항진되는 병태에서 증가한다. 태반에서 유래하는 ALP4는 임산부의 생리적 ALP 상승의 원인이다. ALP5는 소장 점막에서 유래하고, 혈액형(B형과 O형의 5%에서 출현)이나 식후의 일시적인 상승과 관련되어 있다. ALP6는 면역 글로불린과 복합체를 형성한 것으로 궤양성 대장염에서 많이 나타나지만, 그 상승 정도도 경미하여 임상적 의미는 크지 않다.
- 간이 원인인 경우, 같은 담관계 효소인 γ-GTP를 비롯해 다른 간담도계 효소 증가를 동반하는 경우가 많다. ALP만 단독으로 상승하는 경우, 간 이외의 원인이 없는지 주의해야 하며, 특히 뼈에서 유래한 ALP3가 아닌지 동종효소 검사를 통해 확인한다.

LDH

- LDH는 거의 모든 조직에 분포하고 있으며, AST와 마찬가지로 간 이외에도 근육, 신장, 혈구 등에도 많이 포함되어 있기 때문에 간담도계 효소가 상승할 때 동시에 상승하는 경우가 많다.
- LDH에도 동종효소가 있는데, 대체로 LDH1: 심근과 적혈구, LDH2: 심근과 적혈구 외에 백혈구, LDH3: 백혈구, LDH4/5: 간과 골격근에 존재한다.
- LDH도 동종효소를 같이 검사할 수 있지만, 다른 소견으로 판단할 수 있는 경우가 많아 실제로는 검사할 기회가 적다.

증례 ❷ 해외여행 후 귀국한 40세 남성. 간세포장애 패턴의 간담도계 효소 상승과 황달.

특별한 병력 없는 40세 남성. 과거 잦은 해외 출장이 있었고, 한달 전 태국 휴양지로 해외여행을 다녀왔으며, 굴을 먹은 적이 있다고 했다. 2주 전부터 식욕 부진, 3일 전 황달이 생겨 응급실로 내원했다. 내원 시 활력징후는 의식 명료, 체온 36.8℃, 혈압 120/68 mmHg, 맥박 88/분·규칙적, 호흡수 18/분, SpO_2 95%(room air). 퍼덕떨림(flapping tremor) 없음, 안구 결막과 피부에 황달 소견 있음. WBC 9,800/μL, AST 1,150 IU/L, ALT 1,100 IU/L, ALP 380 IU/L, LDH 392 IU/L, γ-GTP 273 IU/L, T-Bil 4.2 mg/dL, CRP 5.52 mg/dL, 복부초음파상 특이 소견 없음.

Q 이 환자의 간담도계 효소 상승에서 고려해야 할 감별 진단은?

철칙 3 중증 간장애 패턴에서는 약물, 감염, 허혈을 고려한다

- AST, ALT가 ALP나 γ-GTP에 비해 우세하게 증가하는 경우 간장애 패턴으로 평가한다.
- 입원 중 새로 발생한 간장애 패턴은 대부분 약물에 의한 것이며, 나머지는 경관 영양이나 정맥 영양 투여에 의한 것이다.
- 경미한 간장애(AST, ALT의 두 자릿수대 상승)는 약물, 지방간, NASH, 알코올(간염 바이러스 외의), 감염증 등에 의한 상승이 대부분이다.
- 한편, AST나 ALT가 1,000을 초과하여 현저하게 상승한 경우 간염 바이러스, 약물, 허혈을 떠올린다. 허혈의 경우 LDH가 매우 높게 나타나며, LDH > AST > ALT의 패턴이 참고가 되는 경우가 많다. 다음으로 자가면역성 간염이나 대사성 간질환(신경성 식욕부진증, 급성 임산부 지방간, Wilson병 등), 암이나 림프종 등의 간 침윤이 감별 진단이 된다.
- 세 자릿수대 상승은 위에 나열한 항목 모두 가능성이 있다는 것을 대략적으로 알아두자.
- 또한 간장애가 급성인지 만성인지(6개월로 구분)도 중요하다. 원래 만성간장애 환자에게 급성 병태가 발생하면 예후가 좋지 않은 것으로 알려져 있다. 검진 등의 이전 혈액검사 결과를 참고한다. 간경변의 신체소견이나 영상 소견이 없는지도 주의한다.

■ 문진 사항 체크 포인트

- 음주력, 약물 복용력(한약, 건강보조식품, 경구 피임약, 일반의약품 포함), 성행위, 해외방문력, 날음식 섭취력(특히 멧돼지, 사슴, 돼지, 어패류), 비위생적 주사바늘 사용, 과거 수술력, 수혈력(특히 1992년 이전), 직업, 혈액 접촉, 주사바늘 찔림 사고, 간질환 가족력, 과거 건강검진의 간기능 이상 소견.

■ 신체소견 체크 포인트

두경부 : 결막 황달, 간성 구취

가슴 : 여유증

복부 : 간비대, 간 타진통, 비장비대, 복수, 복벽정맥의 울혈

사지 : 근위축, 부종, 퍼덕떨림

피부 : 황달, 거미상 혈관종, 손바닥 홍반, 피하 및 점막 등의 출혈

■ 검사 체크 포인트

① 혈액검사

- 원인 검색

  간염 바이러스 : IgM-HAV 항체, HBsAg, IgM-HBc 항체, HBV-DNA, HCV 항체, HCV-RNA, IgA-HE 항체, HEV-RNA

  간염 이외의 바이러스 : EBV(VCA-IgG, IgM, EBNA), CMV(IgG, IgM), HSV(IgG, IgM), VZV(IgG, IgM)

  자가면역성 간염, 원발성 담즙성 담관염, 항핵 항체, 항미토콘드리아 M2 항체, 항평활근 항체, IgG

  약물, 기타 : 에탄올, 아세트아미노펜, ceruloplasmin

- 간장애 파악

  AST, ALT, T-Bil, D-Bil, ALP, γ-GTP, LDH

- 간기능(예비능) 저하(단백질 및 응고 인자 등의 생산 능력 평가)

  Alb, ChE, Chol, HPT 감소, PT 연장

- 섬유화 평가

  Fib-4 index : (나이 × AST)/(혈소판$(10^9/L)$ × $\sqrt{ALT}$)

  → ≤1.3 : 저위험, 1.3~2.67 : 중간위험, ≥2.67 : 고위험(중간위험 이상이면 간경변 정밀검사, 전문의에게 의뢰)

  히알루론산, Ⅳ형 콜라겐

- 비장기능 항진

  혈구감소

② 방사선 영상검사: 간 위축, 변연부 불규칙, 비장비대, 식도 정맥류 및 측부혈행로 발달 등

③ 심장초음파 검사: 허혈, 순환장애의 원인 평가

이 증례에서는…

- 약물 사용력은 없었고, 활력징후는 안정적이었다. 병력에서 바이러스성 간염이 의심되었다.
- 이전 검진의 혈액검사 결과 간담도계 효소는 정상, 간경변 소견도 없어 급성 간염에 부합하는 소견이었다.
- 복부 CT 검사에서 간비대가 보였고, 위축이나 측부혈행로 발달 소견은 없었다.
- 혈액검사에서 IgM-HAV 항체가 양성으로 나타나 A형 간염을 진단했다.

A **AST, ALT > 1,000 IU/L의 간장애가 보이면 우선 바이러스성, 약물성, 허혈성 간장애를 생각한다.**

Q 중증 급성 간장애에서는 무엇을 평가하고, 어떤 검사를 해야 할까?

철칙 4 중증 급성 간장애에서는 간부전에 주의한다

- 급성 간장애 환자는 간부전인지, 간부전 위험이 높은지, 간 예후가 어떨지를 예측하고 대응한다.
- 간기능 부전으로 예후가 좋지 않은 경우는 특수한 집중치료 관리나 간 이식이 필요하기 때문에 가능한 한 조기에 이를 시행할 수 있는 의료기관으로 이송할 필요가 있다.
- "정상 간 또는 간예비능이 정상인 환자에게 간 손상이 발생하여 최초 증상 발현 후 8주 이내에 중증 간기능장애로 인해 프로트롬빈 시간이 40% 이하이거나 INR값이 1.5 이상인 경우"를 급성 간부전으로 정의한다.
- 또한 급성 간부전은 비혼수형(간성뇌증 I도 이하)과 혼수형(간성뇌증 II도 이상)으로 분류한다.
- 전격성 간염은 급성 간부전의 혼수형에 해당한다. 일본에서는 바이러스성 간염이 많기 때문에 "전격성 간염"이라는 용어를 썼지만 항상 염증이 원인이 되는 것은 아니며, 허혈, 중독, 대사성 질환 등도 원인이 될 수 있기 때문에 급성 간부전이라는 용어를 사용하는 경우가 늘고 있다. 아래 그림과 같은 관계이다. 관련 병태로서 증상 발현 후 8주 이후에 위의 병태가 발생하는 것을 지연성 간부전이라고 한다.

급성 간부전, 전격성 간염

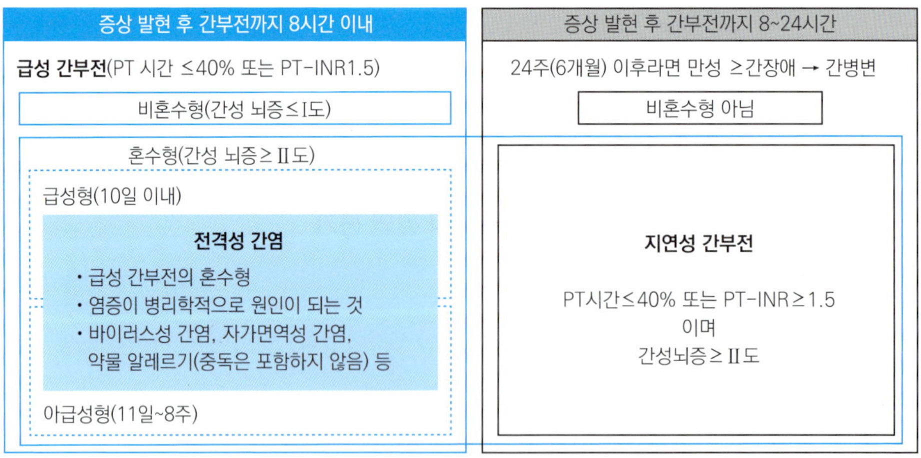

- 급성 간장애 환자는 PT와 PT-INR을 측정하여 급성 간부전 여부를 판단한다(감염증이나 DIC 등 다른 원인으로 PT가 연장된 경우 경과를 보고 판단한다).
- 또한 간성뇌증의 정도를 보고 혼수형인지 아닌지를 판단한다. 아래 표에서 보는 바와 같이, 퍼덕떨림이나 시간 인식 장애 등이 발생하면 혼수형이다.

간성뇌증의 혼수도 분류

WHC	ISHEN	증상
이상 없음		심리, 신경생리검사 정상
Minimal	무증상	심리, 신경생리검사에서 이상을 보이지만 증상이 뚜렷하지 않음
Grade 1		약간의 주의력 결핍, 다행감이나 불안감, 덧셈과 뺄셈을 잘 하지 못함, 수면 리듬의 변화, 재현성이 떨어지는 경우가 많음
Grade 2	현성	퍼덕떨림, 무기력, 성격 변화, 실조 시간 인식 장애(날짜, 요일, 월, 계절, 연도 중 3가지를 틀림) 증상은 다양하지만 어느 정도 재현성이 있음
Grade 3		졸음~반혼수상태, 착란, 지남력장애, 이상 행동 공간 인식 장애(국가, 지역, 시군구, 장소 중 3개 이상 틀림) 어느 정도 재현성이 있음. 통증 자극에 반응함
Grade 4		혼수, 통증 자극에도 무반응

WHC: West Haven Criteria, ISEN: International Society for Hepatic Encephalopathy and Nitrogen Metabolism
[Vilstrup H, et al. Hepatology 60:715-735, 2014에서 수정하여 작성]

• 또한, 초기 단계에서 간부전이 아니더라도 향후 위험을 예측하는 것도 중요하다. 전격성 간염의 틀에서 다음과 같은 예측식이 사용된다.

■ 전격성 간염의 예측식

λ = −0.89 + 1.74 × 원인+0.056 × T-Bil−0.014 × ChE
원인: A형 간염 바이러스 또는 급성 감염 B형 간염 바이러스 →1로 계산
만성 감염 B형 간염 바이러스, 비A형 간염 바이러스, 비B형 간염 바이러스 →2로 계산

• λ > 0일 때 전격화 가능성이 높다. P(전격화 확률) = 100/(1 + e^−λ)
• 주의할 점은 AST나 ALT가 높다고 해서 간부전 위험이 높은 것은 아니라는 점이다. 만약 AST나 ALT 수치가 높아도 그것이 일봉성 정점을 찍고 호전되는 경우에는 문제 없는 경우가 많다. 이 패턴은 A형 간염이나 허혈에 많다고 알려져 있다.
• 한편, 지속적으로 간이 파괴되는 병태는 예후가 좋지 않다. 실제로 간부전 중 급성형, 아급성형, 지연형으로 갈수록 예후가 나빠진다.
• AST > ALT(간세포의 지속적인 파괴), 직접/총 빌리루빈 비율 < 0.7(간결합능 저하), BUN 저하(요소수기 장애) 등은 간부전 위험 요인이다.

■ 치료

• 치료는 원인에 대한 치료와 보조요법, 간 이식으로 나뉜다.

원인에 대한 치료

• 간염 바이러스에 대한 항바이러스 치료.
• 자가면역성 간염에 대한 스테로이드를 중심으로 한 면역억제 요법.
• 약물성 간장애의 원인 약물 중단.

보조 요법

• 안정 : 간 혈류를 안정시켜 괴사를 막는다.

- 수액: 에너지 소비가 현저하게 증가하고 간에서 당 생성이 억제되어 저혈당이 발생하기 쉽다. 따라서 당을 함유한 수액이 바람직하다. 또한 저장성 수액의 과다 투여는 저나트륨혈증을 유발할 수 있으므로 피한다.
- 영양 요법: 단백질은 60 g/day 정도, 암모니아 양을 보면서 조절한다. 단백질 이화를 방지하기 위해 과도한 단백질 제한은 하지 않는다.
- 기타 불필요한 약물의 중단, 인공 간보조(투석, 혈장교환, 신선동결혈장 보충 등)를 시행한다. 염증에 대한 치료로 스테로이드 등을 사용하기도 한다.
- 또한 감염증이나 위장관출혈, 신부전 등을 일으킬 수 있기 때문에 합병증 관리도 중요하다.

간이식

- 예후가 나쁜 경우, 간 이식이 유일한 효과적인 치료법이다.
- 중증 급성 간부전이나 내과적 치료로 회복을 기대할 수 없는 경우, 가능한 한 조기에 이식 가능한 의료기관으로 연계한다.

이 증례에서는…

- PT는 86%, PT-INR은 1.16이었다. 현재로서는 급성 간부전이 아니라고 평가했다.
- ChE는 250이고, 요시바 식은 −2.41로, 전격화 확률은 약 8%로 낮게 추정됐다.
- 식욕이 없었기 때문에 안정을 취하면서 포도당을 포함한 수액 투여를 하며 경과를 관찰했다.
- 며칠 후 AST, ALT는 정점을 찍고 그 후 개선되는 양상을 보였다. 간부전으로 발전하지는 않았다.

A 중증 급성 간장애가 보이면 PT를 확인하고 간부전 여부를 평가하면서 향후 위험도에 대해서도 평가한다. 간부전이나 간부전 위험이 높은 경우 집중 치료, 간이식이 가능한 의료기관과 상담 및 이송한다.

더 알고 싶다!

전격화 간염의 이식 적응증

- 급성 간장애의 경우, 급성 간장애의 혼수형 및 지연성 간부전이 주요 적응증이 된다.
- 아래의 "후생노동성 '난치성 간 · 담도질환에 관한 조사 연구'반: 2009년"의 채점 기준에 따라 4점 이상인 경우 간이식 적응증으로 간주한다.
- 이식할 간은 생체 기증자나 뇌사 기증자로부터 제공받아야 하지만, 기증자가 부족하다.

점수	0	1	2
발병 · 혼수(일)	0~5	6~10	11 ≤
PT(%)	20<	5<, ≤20	≤5
T-Bil(mg/dL)	<10	10 ≤, <15	15 ≤
D-Bil/T-Bil	0.7 ≤	0.5 ≤, <0.7	<0.5
혈소판(만)	10<	5<, ≤10	≤5
간 위축	없음	있음	

(사망률 0점: 거의 0%, 1점: 약 10%, 2~3점: 20~30%, 4점: 약 50%, 5점: 약 70%, 6점 이상: 90% 이상)

증례 ❸ 알코올성 간경변이 있는 56세 남성. 의식장애.

알코올성 간경변으로 타병원 소화기내과 외래로 통원 중. 이틀 전부터 갑자기 큰소리를 내는 등 이상행동이 눈에 띄기 시작함. 계속 조는 증상도 나타나다, 의식이 없어져 가족들이 구급차를 요청했다. 내원 시 활력징후는 의식수준 JCS II-30(통증자극에 간신히 반응), 체온 36.4℃, 혈압 112/71 mmHg, 맥박 90/분·규칙적, 호흡수 17/분, SpO_2 95%(room air), Hb 8.6 g/dL, NH_3(암모니아) 102 μg/dL.

Q 의식장애의 원인은?

철칙 5 간경변 환자의 의식장애에서는 간성뇌증 이외에도 감별이 필요하다

- 간경변 환자에서 의식장애가 나타난 경우, 그 원인이 꼭 간성뇌증이라고 할 수는 없다.
- 간경변 환자는 저나트륨혈증, Wernicke 뇌증, 알코올 금단, 저혈당, 젖산산증, 뇌출혈, 뇌경색, 패혈증 등이 합병되기 쉬운데, 이것들이 직접 원인이거나 간성뇌증을 유발하는 원인이 되기도 한다.
- 급성 간장애의 경우 암모니아 농도와 간성뇌증의 정도가 높은 상관 관계를 보이는 것으로 알려져 있다.
- 간경변 환자에서도 암모니아 상승과 간성뇌증의 정도는 상관 관계가 있지만, 암모니아가 정상 범위일 때도 간성뇌증을 일으키는 경우와 반대로 암모니아가 높아도 다른 원인으로 의식장애가 발생하는 경우가 있기 때문에 암모니아 수치만으로 판단하지 않는 것이 중요하다.

이 증례에서는…

- 전해질, 에탄올, 혈당, 동맥혈가스분석, 두부 CT를 시행했다.
- Na가 112 mEq/L로 낮은 수치여서 교정을 시작했다. 그 외 의식장애의 원인이 될만한 소견은 없었다.
- 알코올 중독 환자로, Wernicke 뇌증에 대한 위험성이 높다고 생각했다. 비타민 B_1 검사를 하면서 수액에 혼합하여 투여를 시작했으며, refeeding 증후군에 주의하면서 관리하기로 했다.
- 타병원의 이전 검사 결과를 참조하니 암모니아 상승도 보여 간성뇌증 동반 가능성이 있었다. 따라서 간경변의 관리도 동시에 시행하기로 했다.

A 간경변 환자라고 해서 의식장애의 원인이 꼭 간성뇌증인 것은 아니다. 다른 원인도 반드시 검토한다.

Q 간경변 환자에서 무엇을 평가하고, 어떻게 관리해야 할까?

- 간경변증 환자는 중증도와 예후 예측을 파악하기 위해 Child-Pugh 분류를 실시한다. 급성기 악화 시점이 아닌 안정 시점의 데이터를 이용하여 평가한다.

■ Child-Pugh 분류

평점	1점	2점	3점
간성뇌증	없음	경증(I-II)	혼수상태(III 이상)
복수	없음	경도	중증도 이상
혈청 빌리루빈 수치(mg/dL)*	2.0 미만	2.0~3.0	3.0 초과
혈청 알부민 수치(g/dL)	3.5 초과	2.8~3.5	2.8 미만
프로트롬빈 시간 활성도(%) 국제 표준 비율(INR)**	70 초과 1.7 미만	40~70 1.7~2.3	40 미만 2.3 초과

*: 혈청 빌리루빈 수치는 담즙 정체(PBC)의 경우 4.0 mg/dL 미만을 1점, 10.0 mg/dL 이상을 3점으로 한다.

**: INR: international normalized ratio

각 항목의 점수를 합산하여 그 총점으로 분류한다

class A	5~6점
class B	7~9점
class C	10~15점

- 신체소견 및 혈액검사는 **증례 2** 참조.
- 간경변 환자는 영양 상태에 따라 식이요법, 분지쇄아미노산 투여(다음 페이지의 '간성뇌증 치료' 참조) 등을 실시하고, 필요에 따라 운동 등을 권장한다.

에너지	25~35 kcal/kg(내당능 이상 없음) 25 kcal/kg(내당능 이상 있음)
단백질	1.0~1.5 g/kg(BCAA 제제 포함)(단백질불내증 없음) 0.5~0.7 g/kg+간부전용 BCAA 영양제(단백질불내증 있음)
식사 횟수	4(~7)회 정도로 나누어 공복 상태가 짧아지도록 함 취침 중 허기와 저혈당에 대응하기 위해 취침 전에도 간식 섭취 Late evening snack(LES)이라고 함 헤파멜즈® 등을 경구로 투여하기도 함
염분	복수가 있는 경우 5~7 g/day 제한, 필요시 수분도 제한함

- 또한 합병증 관리(복수, 위장관출혈, 식도정맥류, 간성뇌증, 출혈 경향, 간암, 가려움증 등)도 병행하지만, 병동 관리 차원에서는 간성뇌증을 관리하는 경우가 많다. 간성뇌증은 먼저 유발요인을 고려하는 것이 중요하다.

■ 간성뇌증 유발요인

① 질소부하 증가: 위장관출혈(우선 감별할 것!), 단백질 과다 섭취, 변비

② 탈수 및 대사 이상: 특히 복수 배액 시 주의해야 하며, 복수에 대한 이뇨제도 원인이 될 수 있다. 아연과 카르니틴 결핍

③ 약물: 특히 간대사 약물의 과다 사용이나 장기 사용

④ 감염: 특발성 세균성 복막염(spontaneous bacterial peritonitis, SBP)에도 주의

■ 간성뇌증 치료

- 간성뇌증의 치료는 위에서 언급한 유발 요인을 제거하는 것이 중요하다. 변비와 위장관 출혈, 탈수, 감염증을 치료하고 불필요한 약물을 중단한다.
- 위와 병행하여 아래와 같은 치료도 시행한다.

분지쇄아미노산 제제(branched-chain amino acids, BCAA)

- 간경변 환자의 경우 분지쇄아미노산의 저하가 나타나고, 그 보충을 통해 영양 상태(알부민)의 개선과 근육감소증(sarcopenia) 억제, 생명예후 개선 등을 기대할 수 있다. 뇌 내에서도 아미노산 균형 이상이 일어나는 것으로 생각되며, 따라서 간성뇌증에도 효과를 기대할 수 있다.
- 중증 간부전에서는 과량 투여 시 질소부하가 되어 암모니아 상승으로 이어질 수 있으므로 주의한다.

  〈처방 예〉 점적 에가푸신주® 500 mL

  〈처방 예〉 경구용 헤파멜즈®

락툴로오스(lactulose)

- 장내 세균에 의해 대사되어 젖산 생성→장내 pH 저하→NH_4^+에서 NH_3로의 전환 억제→암모니아 흡수 억제. 또한 변비 개선을 통해서도 암모니아 흡수를 억제할 수 있다.

  〈처방 예〉 락툴로오스(듀라칸®) 시럽을 경구 또는 경관 투여, 1일 2~3회, 무른변이 하루에 2~3회 나오도록 조절한다. 변비가 개선되지 않으면 다른 변비약이나 정장제 등을 병용한다.

항생제

- 리팍시민(노르믹스®) 등의 항생제로 장내 세균 번식을 억제하고 세균에 의한 암모니아 생성을 감소시킨다.

  〈처방 예〉 리팍시민 1회 400 mg, 1일 3회, 장기 투여

  (암모니아 수치 등을 보고 조정한다. 일본에서는 카나마이신 시럽 등도 사용하지만, 간성뇌증에 대한 보험은 적용되지 않는다).

영양 요법

- 의식장애도 있고, 초기에는 금식하는 경우가 많다.
- 단백질이나 아미노산 투여는 BCAA 이외에는 피하는 경우가 많다. 경증이면 단백질 0.5~0.7 g/kg/day 정도로 시작한다.
- 암모니아 수치도 보면서 조절한다.

기타

- 카르니틴 보충, 아연 보충, 프로바이오틱스 투여 등도 시행한다.

이 증례에서는…

- 빈혈이 진행 중이었고, 가족에게 병력을 다시 물어보니 1주일 전부터 흑색변을 봤다고 했다. 위장관출혈이 간성뇌증을 유발한 것으로 보였다. 또한 평소 변비도 있다고 했다.
- 식도정맥류, 기타 상부 위장관 출혈을 찾기 위해 상부 위장관 내시경 검사를 시행한 결과 위궤양이 있어 지혈술을 시행했다.
- 저나트륨혈증의 호전과 함께 의식수준이 개선되어 경구 투여가 가능해졌다. 헤파멜즈® 를 투여하면서, 듀락칸®을 1일 3회, 노르믹스® 투여를 시작했다.

A 간경변 환자에서는 Child-Pugh 분류를 확인한다. 식사와 합병증에 주의하고, 간성뇌증이 있으면 유발 요인을 제거한다.

증례 ④ 알코올성 간경변이 있는 65세 남성. 발열로 내원.

알코올성 간경변 환자로, 외래에서 자주 복수천자를 시행하고 있던 65세 남성. 이틀 전부터 열이 나 응급실로 내원했다. 내원 시 활력징후는 의식수준 JCS I-2(장소, 시간, 날짜를 잘 대답하지 못함), 체온 37.6℃, 혈압 108/66 mmHg, 맥박 103/분·규칙적, 호흡수 23/분, SpO_2 95%(room air). 안구결막 황달, 부비동 압통 없음, 귓바퀴 견인통 없음, 인두 발적 없음, 경부 림프절 부종 없음, 갑상선 비대 없음, 심음 호흡음 정상, 복부가 팽만하고 파동은 있지만 압통은 없음, CVA tenderness 음성, 척추 압통 없음, 전립선 열감 및 압통 없음, 피부 황달, 거미상 혈관종 산재되어 있으나 압통을 동반한 발적은 없음. 관절 부종과 압통 없음. WBC 12,800/μL, AST 56 IU/L, ALT 35 IU/L, ALP 323 IU/L, γ-GTP 153 IU/L, T-Bil 4.5 mg/dL, Cr 2.0 mg/dL, BUN 72 mg/dL, CRP 3.2 mg/dL. 요중 WBC 음성, 아질산염 음성. 흉복부 CT에서 복수 저류가 보이나 명확한 발열 원인을 시사하는 다른 소견은 발견되지 않았다.

Q 복수 저류가 있는 간경변 환자의 발열. 지금까지의 검사로도 원인이 명확하지 않을 때, 우선 무엇을 해야 할까?

철칙 6 복수 환자에서는 특발성세균성복막염(SBP)을 잊지 말자

- 복강 내 감염원이 없음에도 불구하고 발생하는 복막염을 SBP라고 하며, 주로 간경변으로 복수가 찬 환자에게 발생한다.
- 배경 간장애 정도에 따라 다르지만, 진단과 치료의 지연은 패혈증, 간부전의 급성 악화를 유발하기 때문에 예후가 좋지 않다.
- 발열, 복통, 복수 증가, 의식장애를 포함한 간부전의 급성 악화가 전형적이다.
- 특징적인 소견이 부족한 케이스가 있다는 점에 유의해야 한다. 발열, 복통, 의식장애, 복부 압통은 각각 SBP의 1/2~2/3 정도에서만 나타나며, 10~20% 정도의 환자는 뚜렷한 증상이 없는 것으로 보고되고 있다. 또한 CRP는 간에서 생성되기 때문에 간경변 환자에서는 상승하기 어렵다. 언뜻 간부전 급성 악화로만 보이는 케이스도 있다.
- 따라서 간경변 등으로 인한 복수 저류 환자의 발열이나 상태 악화 시에는 SBP에 항상

주의하며 적극적으로 복강천자, 복수검사(세포수, 생화학, 그람염색, 배양)를 시행한다. 또한 균혈증을 동반하는 경우가 많으므로 혈액 배양검사도 필수적이다.

- 복수의 호중구가 ≥250/μL이거나, < 250이라도 증상이 SBP에 부합하면 SBP로 치료를 시작한다.

원인균

- 간부전으로 면역력이 떨어져서 발생하는 장관으로부터의 세균 전이(bacterial translocation)가 원인으로 알려져 있다. 따라서 장내 세균이 주요 원인균이다. 혐기성균이나 복합균 감염은 적다.
- *Escherichia coli*(43%), *Klebsiella pneumoniae*(11%), *Enterobacter* spp.(4%), *Streptococcus* spp.(28%), *Staphylococcus*(3%), *Pseudomonas*(1%). 최근에는 ESBL 생성균 등의 내성균도 문제가 되고 있다.

치료

- 3세대 세파를 투여한다. 세프트리악손을 2 g씩 24시간마다, 세포탁심(세포탁스®)을 2 g씩 8시간마다 5일간 투여한다(5일 후에 다시 복수를 천자하여 호중구 수 ≤ 250이라면 치료를 종료하는 것이 기본이다).
- 알부민 1.5 g/kg을 6시간 이내에 1회, 3일째에 1 g/kg을 1회 투여로도 신기능, 생존율이 개선된다(특히 Cr > 1, BUN > 30 또는 T-Bil > 4인 경우 효과적).
- 고위험군에서는 퀴놀론이나 TMP-SMX 예방적 투여를 실시한다.

이 증례에서는…

- 복수천자를 시행하였고, 복수의 호중구 1,250/μL로 현저한 상승을 보였기 때문에 특발성세균성복막염(SBP : spontaneous bacterial peritonitis)으로 진단했다.
- 세포탁심 2 g을 8시간마다 투여했고, 상태는 호전되었다.

A **우선 복수천자. SBP는 간과하기 쉬우므로 복수가 찬 환자에서 열이 날 때는 반드시 SBP를 고려하여 복수천자를 검토한다.**

참고 문헌

1) Stravitz RT, Lee WM. Acute liver failure. Lancet 394:869-881, 2019 [PMID: 31498101] [PMID: 31498101].
   - 급성 간장애 리뷰. 감별부터 관리까지 폭넓게 다루고 있다. 내용이 비교적 간단하여 읽기 쉽다.

2) Ginès P, et al. Liver cirrhosis. Lancet 398:1359-1376, 2021 [PMID: 34543610]
   - 간경변에 대한 리뷰. 만성 간장애의 시간 경과와 소견을 정리한 Figure 2가 우수. 잘 보고 이미지화해두면 좋다.

3) 日本消化器学会・日本肝臓学会(編): 肝硬変診療ガイドライン2020. 南江堂, 2020
   - 일본소화기병학회 홈페이지에서 다운로드 가능하며, SBP 및 기타 합병증 관리도 상세히 기재되어 있다. 간경변 환자를 진료할 때 이 자료를 참고하여 진료에 임하면 좋을 것이다.

(후쿠이 쇼)

27 관절통 · 관절염

감염에 주의하며 진단해 나가자!

철칙

1. 정말 관절 문제가 맞는지 평가한다
2. 관절이 원인인 경우 염증 여부를 확인한다
3. 관절염(통)의 경과와 이환 관절 수로 감별질환을 떠올린다
4. 급성 단관절염은 감염, 결정, 외상 이 3가지를 확인한다
5. 급성 다발성 관절염도 먼저 감염부터 고려한다
6. 감염 가능성이 부정적인 다발성 관절염에서는 결합조직질환도 염두에 두고 진단해 나간다

증례 ❶ 82세 여성. 오른발 관절통.

평소 심부전으로 양측 하지부종이 있었다. 내원 1주일 전부터 우측 발목에 발적이 나타났고, 이후 38℃의 발열과 오른쪽 발목 관절통이 발생해 내원했다. 내원 시 활력징후는 의식 명료, 체온 37.6℃, 혈압 134/70 mmHg, 맥박 96/분·규칙적, 호흡수 16/분, SpO_2 97%(room air)였다.

Q 관절통이 있는 환자를 진료할 때 가장 먼저 생각해야 할 것은 무엇일까?

관절통 평가의 흐름

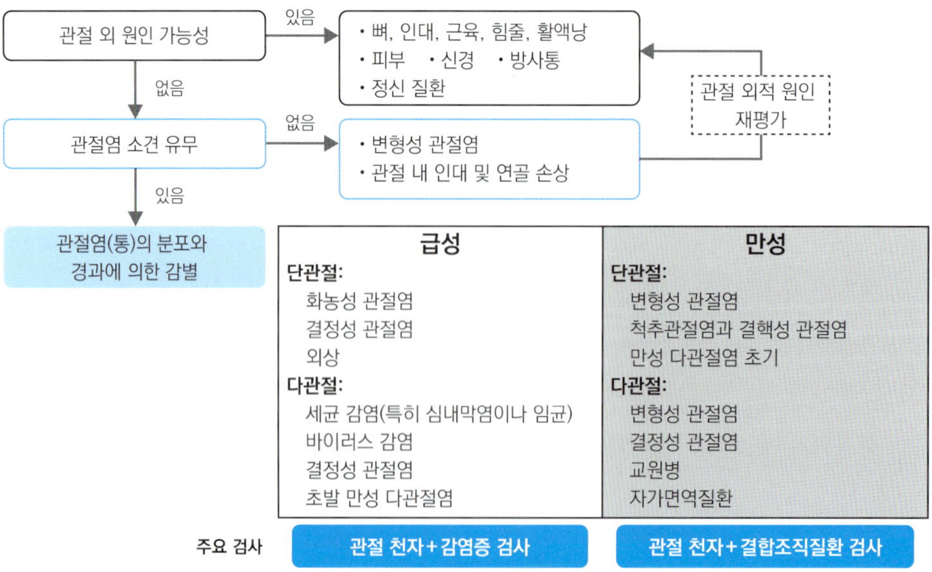

철칙 1 정말 관절 문제가 맞는지 평가한다

관절통의 관절 외 원인

- 관절통은 흉통과 마찬가지로 '관절 주변'의 통증을 뜻하므로 관절이 꼭 통증의 원인이라고는 단정지을 수 없다.
- 우선 관절 외 원인도 포함하여 폭넓게 감별진단을 설정한다. 아래 표와 같이 조직이나 병태별로 생각하면 이해하기 쉽다.

장기		질환 예
근골격계	뼈, 연골	골절, 연골 손상
	근육, 힘줄	힘줄 손상, 근염, 근막동통, 건염, 부착부염, 건초염
	인대	인대 손상, 파열
	활액낭	활액낭염
피부		봉와직염, 결절 홍반
신경		대상포진, 복합부위통증증후군
혈관		혈관염, 동맥박리
림프절		림프절염
전신질환		부신기능부전, 섬유근육통
정신질환		우울증
방사통		폐질환으로 인한 어깨 관절통, 복부질환으로 인한 고관절 통증

- 피부질환 등은 시진으로 판단할 수 있는 경우가 많으므로 반드시 통증 부위를 노출시켜 시진한다.
- 근육과 힘줄 등의 감별을 위해서는 외상력을 포함한 문진과 진찰이 중요하다.
- 통증의 원인이 관절인지 아닌지를 판단하는 데 아래 표와 같은 포인트가 있으므로 참고하자.
- 검사로는 X선으로 골절 여부를 확인하고, 연부조직 손상이 의심되면 MRI나 초음파로 확인한다.

관절 병변과 관절 외 병변의 감별 포인트

	관절 내(특히 관절염)	관절 외
전신 증상	동반하는 경우가 많음	동반하는 경우가 적음
문진	외상력 없음, 과사용 없음, 조조강직 있음, 움직이기 시작하면 호전됨	외상력 있음, 과사용 있음, 조조강직 없음, 움직임으로 악화됨
통증/압통/부종 부위	관절 부위에 국한	관절 너머로 퍼지거나 관절 일부에 국한(힘줄, 인대 등)
발적, 피부 소견	통증과 부종에 비해 경미한 정도	발적이 눈에 띄고 관절 너머로 퍼짐(피부 감염), 수포(대상포진)
동작 방향과 통증	어느 방향으로 움직여도 통증 발생	일정한 방향에서 통증 발생 (인대, 근육, 힘줄이 늘어나는 방향)
능동운동 시 통증, 수동운동 시 통증	능동운동, 수동운동 시 모두 통증 악화	주로 능동운동 시 통증 악화 (근육이나 힘줄의 경우)

이 증례에서는…

- 문진 결과, 며칠 전 발목을 긁혀 상처가 생겼고, 그 부위부터 발적이 퍼진 것으로 밝혀졌다.
- 진찰상 발적과 부종은 족관절에 국한되지 않고 족관절에서 발등까지 광범위하게 퍼져 있었다. 관절 부위를 넘어 광범위하게 압통이 있었고, 능동운동이나 수동운동 시 통증 악화 정도는 미미했다.
- 단순X선촬영에서 골절이나 연골의 석회화(결정성 관절염 소견)는 보이지 않았고, 초음파 검사에서 활막염이나 관절액은 관찰되지 않았으며, 피하지방의 부종과 혈류량의 증가가 관찰되었다.
- 위와 같은 이유로 봉와직염을 의심했고, 항생제 치료를 시행한 결과 상태는 호전되었다.

A 관절통 환자의 경우 우선 통증의 원인이 관절 외에 있을 가능성을 고려하여 시진을 포함한 진찰을 시행한다.

증례 ❷ 80세 남성. 우측 무릎 관절통.

내원 3일 전부터 우측 무릎 통증을 느꼈다. 이후 우측 무릎의 부종과 내원 전날부터 38℃의 발열이 있어 내원하였다. 내원 시 활력징후는 의식 명료, 체온 37.6℃, 혈압 120/58 mmHg, 맥박 90/분·규칙적, 호흡수 16/분, SpO_2 98%(room air)였다.

➡ 통증, 압통은 우측 무릎 관절에 국한되어 있었고, 어느 방향으로 움직여도 통증이 있었으며, 능동운동과 수동운동 모두에서 통증이 악화되었다. 명백한 피부 감염 등 관절 외 질환을 의심할 만한 소견은 없었다.

Q 관절 병변이 원인이라고 판단되면 다음으로 확인해야 할 것은 무엇일까?

철칙 2 관절이 원인인 경우 염증 여부를 확인한다

- 관절 외부에 뚜렷한 원인이 없고 관절이 통증의 원인이라고 생각되면 관절의 부종, 압통, 열감, 발적, 가동 범위 제한을 확인하고, 해당하면 관절염으로 판단한다.
- 압통과 가동 범위 제한은 변형성 관절증(골관절염)에서도 나타나며, 심부 관절에서는 발적이 눈에 띄지 않을 수 있으므로 이때는 열감이 중요하다.
- 관절염(활막염)에 의한 부종은 무른 것이 특징이다(곤약과 같은 이미지). 반면, 변형성 관절증에 의한 부종은 뼈의 딱딱한 부종(결절)(돌과 같은 이미지)이 특징이다.
- 진찰로 판단이 어려운 경우 좌우 차이를 확인한다. 관절 초음파나 MRI에 의한 평가가 유용하다. 또한, 혈액검사를 통한 염증반응(CRP, ESR)을 보조적으로 참고할 수 있다(단, 특히 작은 관절의 관절염에서는 염증반응이 잘 나타나지 않는다).
- 관절염이 있는 경우, 감염이나 결정성 관절염, 결합조직질환 같은 염증을 동반한 질환인 경우가 많다.
- 반대로 염증이 없는 경우는 변형성 관절증이 대부분이며, 연골 손상이나 관절 내 인대 손상 등도 원인이 될 수 있다. 또한, **철칙 1**에서 언급한 관절 외 원인도 다시 생각해 보자.

철칙 3 관절염(통)의 경과와 이환 관절 수로 감별질환을 떠올린다

- 관절염(통)의 원인은 경과와 이환 관절 수로 감별할 수 있다(아래 그림).
- 급성인지 만성인지(6주 이상 만성), 단관절(mono−), 소수관절(oligo−, 2~4관절) 또는 다관절(poly−, 5관절 이상)인지에 따라 감별질환이 달라진다.
- 소수관절은 양쪽 모두에 포함되며, 급성 관절염이 만성 관절염의 초기일 수도 있고, 단관절염이 이후 다발성 관절염으로 발전할 수도 있기 때문에 어디까지나 대략적인 감별이다.

경과와 이환 관절 수에 따른 관절염(통)의 감별

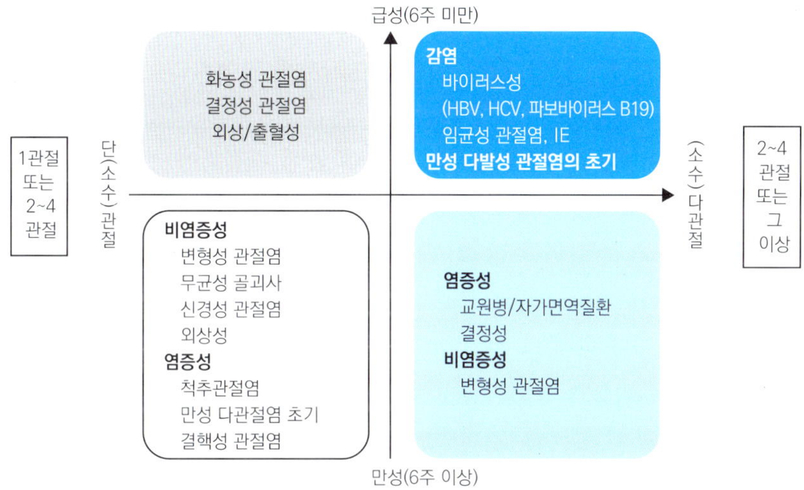

- 환자가 통증을 심하게 호소하는 부위 외에도 관절염이 발생할 수 있으므로 전신 관절(아래 그림)을 진찰한다.

관절 진찰 부위

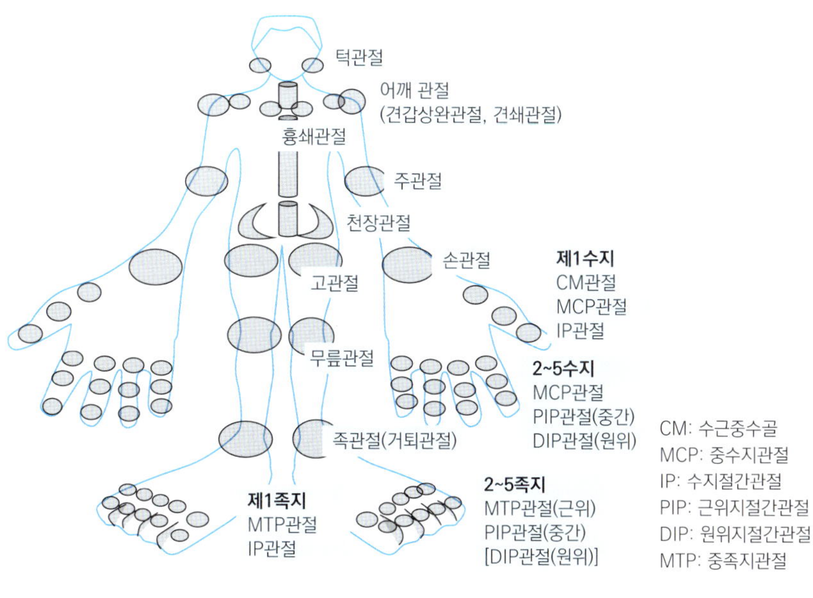

이 증례에서는…

- 우측 무릎 관절은 압통과 함께 열감이 심하고, 무른 관절부종, 관절액 저류 소견이 보여 관절염으로 판단하였다.
- 발병은 3일 전이라 급성이라고 판단했다. 또한, 우측 무릎 관절 외에는 관절염 소견이 없었다.
- 위와 같은 이유로 우측 무릎의 급성 단관절염으로 진단하였다.

A 관절이 원인이라면 관절염 유무, 경과, 이환 관절 수에 따라 감별한다.

Q 급성 단관절염의 감별법은? 어떤 검사를 해야 할까?

철칙 4 급성 단관절염은 감염, 결정, 외상 이 3가지를 확인한다

- 급성 단관절염은 위 3가지 중에서도 특히 화농성 관절염에 주의하여 정밀검사를 시행한다. 급성 단관절염의 최대 1/4 정도가 화농성 관절염으로 알려져 있다. 단관절의 화농성 관절염은 직접 감염이 많고, 관절 천자나 관절 수술 후, 피부 감염, 골수염 등에 동반되어 발생하는 경우가 많으므로 이러한 병력이나 소견이 없는지 확인한다.
- 기타 감별은 연령에 따라 그 원인이 크게 달라진다.
- 청장년층에서는 외상과 통풍의 감별이 중요하다. 무릎의 경우 반월상 연골판 손상이나 십자인대 손상 등이 있는데, 관절염으로 진단할 만한 염증 소견은 없고 진찰을 통해 어느 정도 감별이 가능하다. 관절 내 골절 등으로 관절 내 출혈이 있는 경우 관절 전체가 붓는 등 관절염과 같은 소견을 보일 수 있다. 통풍은 엄지손가락 MTP 관절 외에도 족관절이나 무릎 관절에도 발생할 수 있다. 평소 고요산혈증 여부를 확인한다.
- 반대로 고령자일 경우 가성 통풍 감별이 중요하다. 또한, 원래 변형성 관절증이 있는 환자는 운동이나 부하의 증가에 따라 갑자기 부종이 나타날 수 있다.
- 검사 시 채혈 검사, 혈액 배양, 관절 천자, 단순X선촬영을 한다.
- 채혈 검사로는 백혈구 및 CRP(향후 추적 관찰에 활용), 응고(감염의 DIC 평가), 신장 기능 및 간 기능(항생제 및 진통제 투여 전 스크리닝)을 한다.
- 관절액 검사 시 3C[Cell count(세포 수), Crystal(결정), Culture(배양)]를 하는데, 관절액이 소량이라 모든 검사를 할 수 없을 때는 배양검사를 우선으로 실시한다.
- 관절액 검사 결과의 해석은 다음 페이지의 표와 같지만, 화농성 관절염을 감별 진단하기 어려운 경우가 많으며(다음 페이지의 '더 알고 싶다!' 참조), 결정 또한 반드시 검출되는 것은 아니다.
- 단순X선촬영의 목적은 결정이나 골절을 확인하기 위함이다. 관절염이 있는 관절을 촬영하는 것 외에도 결정성 관절염에서는 양손, 양 무릎, 골반부(치골결합부)의 단순X선촬영을 스크리닝으로 시행하고, 석회화가 있는 경우 가성 통풍이 발생하기 쉬운 환자라 생각할 수 있다.

관절액 검사 평가

	정상	비염증성 (변형성 관절증 등)	염증성 (류마티스·결정성 관절염 등)	세균 감염
색조	담황색 투명	담황색 투명	황색 혼탁	혼탁 농성
점도	높음	높음	낮음	낮음
백혈구 수(/μL)	200	200~2,000	2,000~20,000 (또는 ~50,000)	50,000~
호중구 수(%)	<25	<25	>50	>75
그람염색	–	–	결정성 관절염에서는 결정 검출(+)	비임균: 50~70% 임균: 10~25%
배양	–	–	–	비임균: 70~90% 임균: 10~50%

[Brannan SR, et al. J Emerg Med 30:331-339, 2006에서 수정하여 작성]

이 증례에서는…

- 혈액배양검사와 관절 천자를 시행했다. 관절액은 백혈구 수 20,000/L, 호중구 수 66%, 그람염색 음성이었다. 단순X선촬영에서 연골의 석회화가 관찰되었으나, 결정은 검출되지 않았다.
- 따라서 가성 통풍과 화농성 관절염 모두 가능성이 있었다.
- 화농성 관절염의 경우 고령자이고 그람양성구균과 그람음성간균에 대한 커버가 필요하다고 판단했다. 메티실린 내성 황색포도구균(MRSA)의 위험은 낮았기 때문에 피페라실린-타조박탐(타조신®)으로 치료를 시작했다. 냉찜질, 거상, NSAIDs 투여도 병행했다.
- 다음날 다시 관절 천자를 시행한 결과, 피로인산칼슘 결정이 검출되었다. 관절액 배양과 혈액 배양은 음성이었다.
- 위와 같은 이유로 가성 통풍으로 진단하고 항생제 투여는 중단했다. 이후 악화하지 않음을 확인하고 퇴원하였다.

A 급성 단관절염에서는 특히 감염에 주의하면서 관절 천자를 포함한 정밀검사를 시행한다.

더 알고 싶다!

화농성 관절염

- 화농성 관절염은 치사율이 높고, 관절 예후에도 영향을 미치므로 조기 진단과 치료가 중요하다. 발열이 없는 환자도 많으므로 적극적으로 의심할 필요가 있다.
- 이환 관절은 무릎(45%)이 압도적으로 많고, 그 외 고관절(15%), 발(9%), 팔꿈치(8%), 손목(6%), 어깨(5%)가 뒤를 잇는다.
- 비임균성 관절염은 고령자, 관절 수술 병력이나 인공 관절, 관절주사, 류머티스 관절염, 당뇨병, 피부감염이 있는 환자, 기타 면역억제 상태의 환자에게 주의해야 한다.
- 원인균으로는 젊은 사람의 경우 임균에 주의한다. 고령자는 비임균성이 많으며, 황색포도구균이 가장 흔하고(~50%), 연쇄상구균(~25%)이 그 다음이다. 고령자나 면역억제 환자에서는 그람음성간균(대장균이나 녹농균)도 원인균이 될 수 있다.

- 관절액은 진단에 유용하며 백혈구 수가 10만/μL를 넘으면 가능성이 매우 높아지고(아래 표), 그람염색이나 배양검사가 양성으로 나오면 진단이 가능하다.

화농성 관절염에 대한 관절액 진단 성능

백혈구 수	민감도	특이도	양성 우도비	음성 우도비
>25,000	60~90%	60~80%	1.7~4.0	0.2~0.5
>50,000	50~70%	75~95%	2.2~19.0	0.3~0.6
>100,000	13~40%	93~100%	4.7~42.0	0.7~0.8
다핵구>90%	60~90%	70~80%	1.7~4.0	0.1~0.6

[Margaretten ME, et al. JAMA 297:1478-1488, 2007]

- 치료는 항생제 투여와 함께 천자나 관절경으로 관절 세척을 하는 것이 중요하다.

항생제 선택

① 임균 감염의 경우: 세프트리악손 2 g을 24시간 간격으로 1주일간 투여

② 비임균 감염의 경우: 치료 기간은 4(~6)주

→ 면역억제가 없는 청장년: 그람양성구균 커버
[예: 세파졸린 2 g을 8시간마다 복용]

→ 면역억제자 또는 고령자: 그람양성구균+녹농균을 포함한 그람음성간균 커버
[예: 피페라실린-타조박탐 4.5 g을 6~8시간마다 복용].

※그람염색 소견도 참고하여 MRSA 위험이 있는 경우 반코마이신을 추가한다.

진단 시 주의점

- 결정성 관절염과의 감별이 어려운 경우가 많다. 관절액 검사 평가표(→p.325)에서 알 수 있듯이 그람염색은 양성률이 높지 않으며, 세포 수가 수만 개 정도라면 세포 수로 판단하기 어렵다. 게다가 관절액에서 결정이 검출되더라도 5%는 화농성 관절염이 합병된 경우라는 보고[J Rheumatol 39:157-160, 2012]도 있어, 배제할 수 없는 경우도 있다.
- 따라서 단관절염에서 결정이 검출되지 않고 원인이 명확하지 않은 경우, 또는 결정이 검출되더라도 첫 검출이고 백혈구 수가 매우 높은 등 화농성 관절염이 의심되는 경우에는 그람염색 등이 음성이라도 화농성 관절염으로 대응하는 경우도 있다.
- 위의 경우, 배양은 임균이 아니면 양성률이 비교적 높기 때문에 배양 결과가 나올 때까지 항생제를 계속 투여한다.
- 임균은 일반적인 혈액한천배지로는 배양할 수 없으므로 초콜릿 한천배지나 modified Thayer-Martin 배지를 이용하여 상온 보존을 위해 검사실에 임균이 의심됨을 알린다. 또한 인두나 소변의 PCR 검사도 중요하다.

증례 ③ 28세 여성. 다발성 관절통.

특별한 병력 없음. 내원 2주 전부터 양 손목에 통증이 나타났고, 이후 양 팔꿈치, 왼쪽 무릎에도 통증이 나타났다. 며칠 전부터 37℃대의 발열도 있어 내원했다. 내원 시 활력징후는 의식 명료, 체온 37.8℃, 혈압 110/62 mmHg, 맥박 92/분·규칙적, 호흡수 14/분, SpO_2 99%(room air)였다.

➡ 여러 부위에 관절염 소견이 있어 급성 다발성 관절염이라고 생각했다.

Q 급성 다발성 관절염은 어떻게 감별해야 할까?

철칙 5 급성 다발성 관절염도 먼저 감염부터 고려한다

- 급성 다발성 관절염도 우선은 감염에 주의한다.
- 다발성 관절염(통) 증상을 보이는 세균 감염증으로 감염성 심내막염이나 임균 등 혈류 감염이 중요하다. 또한 세포내 기생균 감염, 라임병 등도 감별해야 한다.
- 바이러스 감염도 다발성 관절염(대부분 통증만을 동반)을 일으킬 수 있다. 간염바이러스, 파보바이러스, 뎅기바이러스 등이 있다.
- 그 외 감염과 관련된 것으로는 반응성 관절염도 주의해야 한다.
- 아래 주요 감별질환과 대처를 정리했다. 모든 질환을 검사하는 것이 아니라 병력이나 신체소견을 통해 의심되는 질환을 선별하여 검사한다.

관절염(통)을 유발하는 감염증 및 관련 질환

질환	문진·진찰	검사
감염성 심내막염	치과, 침술 등의 치료 병력, 새로운 심잡음, 결막하출혈, Janeway 발진, Osler 결절, Roth 반 등	혈액배양(3세트 이상 채취), 관절액 배양, 류마티스 인자, 경흉부·경식도 심장초음파
임균 감염	성관계, 여성, 월경 후, 요도염, 질염, 인두염, 결막염, 농포성 피부병변, 이동성 관절염, 건초염	혈액배양, 관절액 배양, 그람염색, 소변/자궁경부/비인두도말 PCR
라임병	숲이나 산, 진드기 접촉, 이동성 관절염, 발열, 두통, 근육통, 유주성 홍반, 뇌수막염 및 신경장애, 심근(전도) 장애	IgM, 쌍혈청(paired serum)
파보바이러스 B19	소아 접촉, 사지(손가락, 손목, 발가락, 무릎) 등의 대칭성 관절염, 홍반(성인의 경우 안면 홍반은 적음), 망상피반(livedo reticularis)	파보바이러스 B19-IgM 항체(혈구 감소, 항핵 항체 및 보체 감소 등 SLE처럼 보일 수 있으므로 주의)
풍진	발열, 발진, 림프절 부종, 손가락과 손목 등 관절(통)염	풍진 바이러스-IgM, 쌍혈청
간염 바이러스		AST 및 ALT 상승
A형(급성기)	소개류 등 해산물 섭취, 해외여행, 성관계(males who have sex with males, MSM)	IgM-HAV 항체
B형(급성기)	성관계, 불법 약물 사용(주사), 의료 종사자(주사바늘 찔림 사고 등), 과거 수혈 및 수술	HBs 항원, HBe 항원/항체, DNA-PCR
C형(만성기)		항HCV 항체
	한랭글로불린 및 결절성 다발동맥염(polyarteritis nodosa)의 합병에 주의	
알파 바이러스(뎅기, 치쿤구니야, 지카 등)	해외여행력(열대, 아열대지역), 모기 접촉, 두통, 피부 발진, 근육통, 림프절 부종	항원검사, IgM 항체 PCR 검사
반응성 관절염	성매개감염증 및 위장관감염의 선행, 결막염, 요도 분비물	소변/자궁경부/비인두도말 PCR
기타	인플루엔자, 전염단핵구증, 급성 HIV 감염, 매독 등으로 인해 다발성 관절통(기본적으로 관절염 진행은 하지 않음)이 발생할 수 있다는 사실을 알아둘 것.	

철칙 6 감염 가능성이 부정적인 다발성 관절염에서는 결합조직질환도 염두에 두고 진단해 나간다

- 급성 다발성 관절염에서도 감염을 의심할 만한 소견이 부족한 경우, 결합조직질환을 감별해야 한다.
- 결합조직질환 등 만성 관절염으로 분류되는 원인도 초진 시에는 급성기(6주 이내)에 진찰을 받는 경우가 많다.
- 만성 다발성 관절염은 감염 가능성이 낮기 때문에 결합조직질환 가능성을 더 크게 보고 정밀검사를 시행한다.
- 먼저 관절염의 분포와 동반 증상을 통해 질환을 추정한다. 그 후 각 질환에 맞춰 항체 등의 혈액검사, 영상검사, 필요시 조직검사를 실시하여 진단해 나간다(아래 표)(보다 자세한 증상과 검사 등은 교과서 참조).

결합조직질환의 주요 증상 및 검사

① 관절염의 분포

- 수관절 및 MCP, PIP관절→류마티스관절염 · DIP관절→건선성 관절염 · 천장관절 및 추간관절→척추관절염
- 하지의 대관절염: 사르코이드증(sarcoidosis), 반응성 관절염, Behçet병 등

② 동반 증상 및 병태

- 나비모양 홍반, 탈모, 구강 궤양, 사구체신염 등→SLE • 건조 증상(안구건조증, 구강건조증) 등→Sjögren 증후군 • 피부 경화증, Raynaud 증상, GERD(위식도 역류질환) 등→피부경화증 • 근육통과 홍반, 간질성 폐렴→피부근염 • 인설을 동반한 각화성 홍반→건선성 관절염 • 위장 증상→염증성 장질환 • 선행 성매개감염증 및 장염→반응성 관절염 • 구강 궤양, 결정성 홍반, 안과적 증상, 음부 궤양→Behçet병 • 폐문부 림프절 부종 및 포도막염→사르코이드증 • 신경 증상 및 신장 기능 장애→ANCA 관련 혈관염 등

③ 혈액검사, 소변검사

- 혈구 감소 및 IgG 증가→항핵 항체 관련 질환 • 보체 저하→SLE 및 한랭글로불린 혈관염 • 신장 기능장애 및 혈뇨(특히 적혈구 원주), 단백뇨→SLE 및 ANCA 관련 혈관염 • 페리틴 이상 수치→성인형 Still병 • IgA 상승→IgA 혈관염 • 한랭글로불린→한랭글로불린 혈관염

항체검사

- 류마티스 인자 및 항CCP 항체→류마티스관절염
- 항핵 항체 및 관련 자가 항체→항핵 항체 관련 질환
  - 전신홍반루푸스→항DNA 항체, 항Sm 항체 • Sjögren 증후군→항SS-A/B 항체
  - 피부경화증→항센트로메어항체, 항Scl-70 항체, 항 RNA 중합효소 III 항체
  - 피부근염→ 항ARS 항체, 항MDA5 항체, 항TIF1-γ 항체, 항Mi-2 항체
  - 혼합성 결합 조직병→항RNP 항체
  - 항인지질항체증후군→루푸스항응고인자, 항카디오리핀 항체, 항β_2-GPI 항체
- MPO/PR3-ANCA→ANCA 관련 혈관염

④ 기타 검사

- 관절 초음파 검사로 활막염 여부를 확인
- CT, MRI · 복강동맥조영 · 심장초음파 · 신경전도검사 · 조직 생검(피부, 신장, 신경 등) 등을 의심되는 질환에 맞춰 시행

이 증례에서는…

- 임균 및 감염성 심내막염을 의심할 만한 병력이나 소견은 없었으며, 소아와의 접촉이 있었기 때문에 파보바이러스 검사를 시행하였으나 음성이었다.

- 진찰상 볼 부위에 홍반이 있고 경구개 궤양이 관찰됐다. 검사상 백혈구와 보체 감소, 신기능 장애와 혈뇨, 단백뇨가 나타났고 항핵 항체, 항DNA 항체, 항Sm 항체 양성이었다.
- 전신홍반루푸스(SLE)로 진단하고, 류마티스내과에 입원하여 치료를 시작했다.

A 급성 다발성 관절염에서도 감염(특히 혈류 감염)에 주의하고, 그 다음으로는 결합조직질환을 고려한다.

참고 문헌

1) Mathews CJ, et al. Bacterial septic arthritis in adults. Lancet 375:846-855, 2010 [PMID: 20206778] [PMID: 20206778].
- 화농성 관절염에 대한 리뷰, 한번 읽어보면 좋다.

2) Pujalte GG, Albano-Aluquin SA. Differential Diagnosis of Polyarticular Arthritis. Am Fam Physician 92: 35-41, 2015 [PMID: 26132125]
- 다관절염의 감별에 대해 표 등을 포함하여 상세히 기술되어 있다.

3) Brannan SR, Jerrard DA. Synovial fluid analysis. J Emerg Med 30:331-339, 2006 [PMID: 16677989] [PMID: 16677989].
- 관절액 검사의 기본적인 내용이 잘 정리되어 있다.

(후쿠이 쇼)

28 갑상선

항진증과 저하증의 기본 워크업을 익히자!

철칙

1. 갑상선 기능 이상이 의심되면 TSH, FT4를 평가하고 필요에 따라 FT3도 평가한다
2. 갑상선 중독증은 TRAb(TSH 수용체 항체), 초음파, 스캔으로 감별 진단한다
3. 갑상선기능저하증은 Tg 항체와 TPO 항체로 감별 진단한다

증례 ❶ 특별한 병력 없이 건강한 37세 여성.

내원 한 달 전부터 체중 감소, 떨림, 다한증이 나타났고 짜증을 내는 일도 많아졌다. 가벼운 활동에도 숨이 가쁘고 가슴이 두근대는 것을 느꼈다. 가까운 의원에서 진료를 받고, 갑상선 질환이 의심되어 본원으로 의뢰되었다. 내원 시 활력징후는 의식 명료, 체온 36.6℃, 혈압 124/74 mmHg, 맥박 130/분·규칙적, 호흡수 18/분, SpO_2 99%(room air)였다. 신체소견으로는 안검결막 창백 없음, 안구결막 황달 없음, 심음은 규칙적, 과잉심음 없음, 심잡음 없음, 호흡음 좌우 차이 없음, 수포음 없음, 사지가 뜨겁고 축축하며 전신에 발한이 있고, 갑상선은 압통 없이 넓게 부어 있음, 경결 없음.

Q 갑상선 중독증이 의심되는데 어떤 검사를 해야 할까?

갑상선 질환

- 갑상선 기능 이상증은 매우 다양한 증상과 소견을 나타내며, 대부분 비특이적인 증상을 보인다.
- 항상 갑상선 질환을 염두에 두고 진료하지 않으면 진단할 수 없으므로, 갑상선 중독증과 갑상선기능저하증으로 나누고 특징을 비교해서 기억해 두자.
- 갑상선 중독증은 Wayne's index, 갑상선기능저하증은 Billewicz diagnostic index 등의 점수화도 있다. 점수에 집착하지 않아도 되지만, 항목 내용 그대로가 특징적인 증상들이므로 알아두면 좋다.

철칙 1 갑상선 기능 이상이 의심되면 TSH, FT4를 평가하고 필요에 따라 FT3도 평가한다

- 갑상선 기능 이상이 의심되면 선별 검사로 갑상선 자극 호르몬(thyroid stimulating hormone, TSH)과 유리 T4(Free T4, FT4)를 측정한다.
- 유리 T3(Free T3, FT3)를 선별 검사로 이용하지 않는 이유는 FT3는 FT4가 표적 세포 내에서 FT3로 변환되어 만들어진 것으로, 대부분 세포 내에 존재하기 때문이다. 또한 TSH에 대한 피드백 작용도 FT4가 더 크다.

■ Wayne's index (갑상선기능항진증 진단에 필요한 징후와 증상을 점수화한 것)

최근 발병했거나 또는 중증화된 증상	점수	징후	있음	없음
호흡 곤란	+1	갑상선 비대	+3	-3
두근거림	+2	갑상선 잡음	+2	-2
피로감	+2	안구 돌출	+2	
더위를 잘 탐	-5	안검 후퇴	+2	—
추위를 잘 탐	+5	눈 감는 동작 지연	+1	—
다한증	+3	운동 항진	+4	-2
긴장	+2	손의 열	+2	-2
식욕: 증가	+3	손의 습기	+1	-1
식욕: 감소	-3	평상시 맥박	—	-3
		>80/분		
체중 증가	-3	>90/분	+3	—
체중 감소	+3	심방세동	+4	—

19점 이상이면 갑상선 중독증, 11점 이하는 배제. 민감도: 87%, 특이도: 96%
[Crooks j, et al. Q J Med 28:211-234, 1959/Naraintran S, et al. Int Surg J 5:1267-1270, 2018]

■ Billewicz diagnostic index

	있음	없음
증상		
발한 소실	+6	-2
피부 건조	+3	-6
냉증	+4	-5
체중 증가	+1	-1
변비	+2	-1
쉰 목소리	+5	-4
난청	+2	0
징후		
동작 둔화	+11	-3
피부 건조*	+7	-7
냉감	+3	-2
안검 주위 부종	+4	-6
맥박수	+4	-4
아킬레스건반사 저하	+15	-6

25점 이상이면 갑상선 기능 저하, -30점 이하이면 갑상선 기능 저하증을 배제한다. 이후 validation study에서 ≤-26.5라면 민감도: 100%, 특이도: 90.2%의 정확도로 갑상선 기능 저하증과 정상 갑상선 기능자를 구별할 수 있는 것으로 나타났다.
*극도로 건조하고 까슬까슬하며 거친 피부
[Billewicz WZ, et al. Q J Med 38:255-266, 1969/Nazarpour S, et al. Int J Endocrinol Metab 16:e64249, 2018]

철칙 2 갑상선 중독증은 TRAb(TSH 수용체 항체), 초음파, 스캔으로 감별 진단한다

- 갑상선 중독증은 전신 조직에서 갑상선 호르몬 작용이 상승하여 발생한다.
- 갑상선 중독증에는 갑상선기능항진증, 파괴성 갑상선염(destructive thyroiditis), 체외로부터의 갑상선 호르몬 과다 섭취 등의 병태가 포함된다.
- 갑상선 중독증 진단 흐름도는 다음 페이지에 나와 있다.
- 진단의 첫 번째 단계는 갑상선 초음파와 TRAb를 평가하는 것이며, TRAb 양성이면 그레이브스병을 확진한다. 초음파 검사에서는 결절의 유무와 혈류 증가 여부 등을 평가한다.

- TSAb : TSH 자극성 수용체 항체는 TRAb가 음성일 때 측정하는 경우가 많다.
- 갑상선 스캔은 중요한 검사이다. 요오드 섭취율과 섭취 패턴에 따라 감별이 가능하며, 그레이브스병일 경우 미만성 섭취율 증가, 기능성 결절(Plummer병)에서는 결절성 섭취율 증가(hot nodule), 파괴성 갑상선염에서는 섭취율 감소 등이 나타나 확진에 기여한다. 또한, 촬영 당일에 결과가 나오기 때문에 항체 검사보다 신속하다.

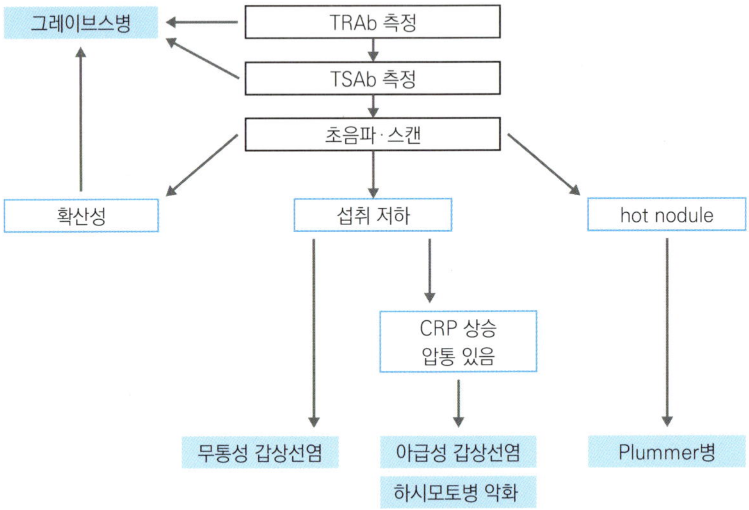

TRab: TSH 수용체 항체, TSAb: TSH 자극성 수용체 항체
[일본 갑상선학회(편): 그레이브스병 치료 가이드라인 2019. 난코도(南江堂), 2019에서 수정하여 작성]

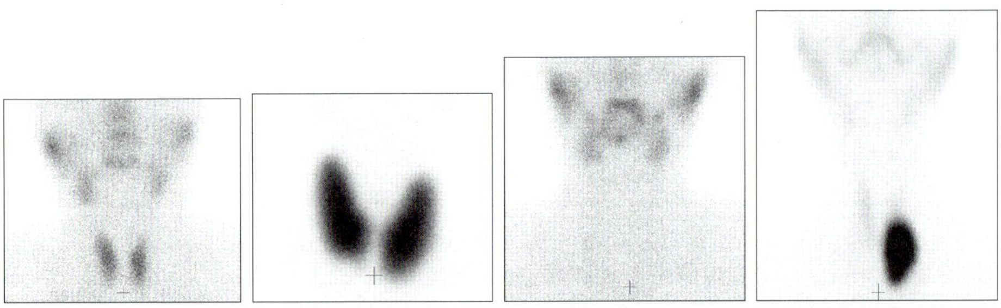

정상 | 미만성 섭취율 증가 그레이브스병 | 섭취 저하 무통성 갑상선염 | 결절성 섭취율 증가 Plummer병

[히로카와 미쓰요시: 초음파·세포·조직으로 본 갑상선 질환 진단 진단 지도서, p13. 의학서원, 2022]

■ 치료

- 대증요법과 원인 치료로 나눈다.
- 대증요법으로 베타차단제 투여를 시작한다.
  〈처방 예〉 프로프라놀롤(인데놀®) 10 mg 1회 1정 1일 3회
- 원인 치료로 그레이브스병인 경우 항갑상선제 투여를 시작한다.
- 메티마졸과 프로필티오우라실(PTU)이 있는데, 메티마졸의 활성이 더 강하고 1일 1~2회 복용하는 점 등의 이유로 메티마졸을 우선 선택한다. 임신 예정이거나 임신 중·수유 중인 경우에는 기형 유발이나 모유를 통한 약물 이행이 없는 프로필티오우라실을 선택한다.

〈처방 예〉 메티마졸(메티마졸®) 5 mg 1회 3정 1일 1회부터 복용 시작

〈처방 예〉 프로필티오우라실(안티로이드®) 50 mg 1회 3정 2~4회 나누어 복용

- 두 약제 모두 투여 초기에 무과립구증이라는 심각한 부작용이 발생할 수 있으므로 발열에 주의하고 CBC를 추적 검사한다. 피부 발진이나 간장애도 흔한 부작용이다.
- 프로필티오우라실은 ANCA 관련 혈관염 부작용도 일으킬 수 있다.
- 다른 치료로는 요오드화칼륨 복용, 방사성 요오드 요법, 수술 등이 있다.

철칙 3 갑상선기능저하증은 Tg 항체와 TPO 항체로 감별 진단한다

- 갑상선기능저하증은 먼저 중추성인지 원발성인지를 확인한다.
- TSH가 저하된 상태면 중추성, 상승된 상태면 원발성이다.
- 원발성 갑상선기능저하증의 경우, 아래 그림과 같이 감별을 진행한다.
- 항갑상선글로불린 항체(Tg 항체)와 항갑상선 퍼옥시다제 항체(TPO 항체)가 중요하며, 이 항체들이 양성인 경우 하시모토병으로 진단할 수 있다.
- 무증상 갑상선기능저하증은 우선 일시적인 것이 아닌지 판단하기 위해 1~3개월 정도 후 재검사를 한다. TSH가 지속적으로 높은 경우, TSH > 10인 경우, 심혈관질환 위험이 높은 경우(고혈압, 이상지질혈증, 당뇨병, 흡연 등의 동반 위험이 있는 경우), 임신 계획이 있는 여성 또는 임신 초기 여성 등은 갑상선 호르몬 보충요법의 적응증이다. 상기의 갑상선 자가항체가 양성인 경우, 하시모토병으로 발전할 가능성이 높으므로 특히 주의해서 경과관찰한다.

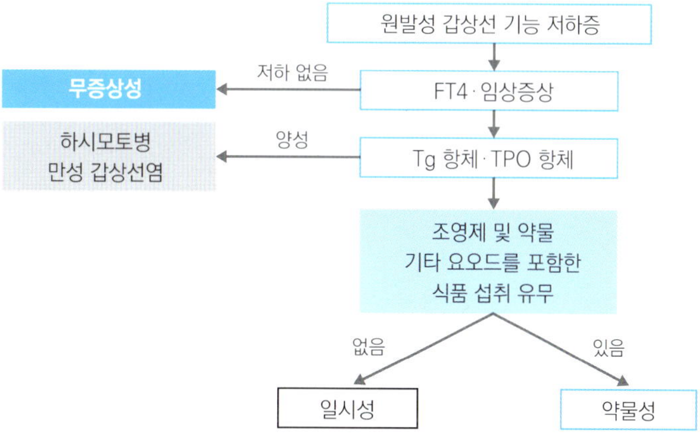

■ 치료

- 갑상선 호르몬 보충 요법을 시행한다.
- 〈처방 예〉레보티록신(씬지로이드®) 25~50 μg 1일 1회 공복에 복용
- 공복에 복용하는 흡수율이 높아져 소량 투여로도 효과를 볼 수 있다.

- 고령자나 심혈관계 위험이 높은 환자는 12.5~25 μg 정도의 소량부터 시작한다.
- 부신기능부전이 동반된 경우, 갑상선 호르몬 투여 전 부신피질스테로이드 보충을 선행한다.

이 증례에서는…

- 미만성 갑상선 비대와 갑상선 중독증이므로 그레이브스병이 가장 의심되었다.
- TSH < 0.010, FT4 4.65 ng/dL, FT3 17.0 pg/mL, TRAb 18 IU/L을 통해 그레이브스병으로 진단했다.
- 임신 계획은 없었기 때문에 메티마졸 15 mg 1일 1회로 복용으로 치료를 시작했다. 증상 완화를 위해 프로프라놀롤(인데놀®) 1회 10 mg 1일 3회 복용을 병용했다.
- 2주 후 FT4와 FT3는 감소하는 경향을 보였고, 3개월 후 TSH도 상승하는 경향을 보였다.

A 갑상선 중독증은 TRAb, 초음파, 스캔으로 감별한다! 치료는 대증요법과 원인치료로 나눈다!

● 참고 문헌

1) Ross DS, et al. 2016 American Thyroid Association Guidelines for Diagnosis and Management of Hyperthyroidism and Other Causes of Thyrotoxicosis. Thyroid 26:1343-1421, 2016 [PMID: 27521067].
- 미국 갑상선학회 가이드라인.

2) 能登洋: レジデントのための内分泌代謝教室. 日本医事新報社, 2021
- 본원 내분비대사내과 과장인 노토의 저서. 간결하고 레지던트도 알기 쉽게 되어 있어 추천한다.

(후지노 다카히사)

29 종양 응급상황(oncologic emergency)

암 진료는 전신 진료! 응급 상태에 대응할 수 있도록 하자!

철칙

1. 암환자의 요통, 하지 근력저하, 방광직장장애는 척수압박을 의심해야 한다
2. 암환자의 의식장애, 식욕저하는 고칼슘혈증을 감별 질환에 포함시킨다
3. 종양의 초회 치료 시 종양용해증후군의 위험성을 평가하고 예방해야 한다
4. 면역관문억제제(ICI)를 사용하는 환자에서는 면역 관련 부작용에 주의한다

증례 ❶ 66세 여성. 요통, 양 하지 근력저하로 내원.

6개월 전 삼중음성 유방암 Stage II 진단을 받고, 수술+보조요법을 받았으나 폐 전이로 재발하여 구제 항암화학요법을 받고 있다. 내원 1주일 전부터 요통이 있었고, 내원 4일 전부터는 서서히 진행되는 양측 하지 근력저하가 발생해 응급 이송되었다. 내원 시 활력징후는 의식 명료, 체온 36.5℃, 혈압 138/72 mmHg, 맥박 80/분·규칙적, 호흡수 18/분, SpO_2 95%(room air).

Q 감별 진단은? 필요한 진찰, 검사, 치료는 무엇일까?

- 암의 증상은 기본적으로 서서히 진행된다. 그러나 긴급하게 대응하지 않으면 비가역적이거나 때로는 생명을 위협하는 병태가 존재한다. 이를 **종양 응급상황**(oncologic emergency)이라고 부르며, 크게 다음 3가지로 나눌 수 있다.
  ① 구조적 문제 : 척수압박, 두개내압 상승, 상대정맥증후군 등 종양에 의한 폐색, 파열로 인한 병태
  ② 대사성 문제 : 고칼슘혈증, 종양용해증후군 등 종양 생성 물질에 의한 병태
  ③ 치료 관련 합병증 : 발열성 호중구감소증(febrile neutropenia, FN), 면역관련 이상반응(immune-related adverse events, irAE) 등 치료와 관련된 병태

철칙 1 암환자의 요통, 하지 근력저하, 방광직장장애는 척수압박을 의심해야 한다

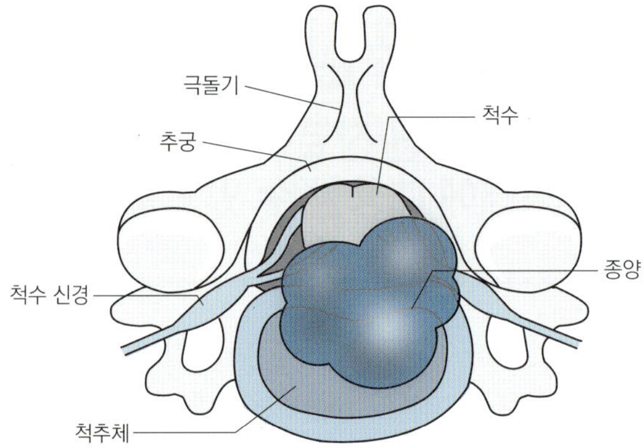

[Cole JS, et al. Lancet Neurol 7:459-466, 2008]

악성종양에 의한 척수압박(metastatic spinal cord compression, MSCC)

① 역학·원인

- 척수압박은 종양 환자의 약 5%에서 발생한다고 알려져 있다.
- 척수압박의 20~30%는 암의 초기 증상으로 발생한다.
- 암 종류는 폐암, 전립선암, 유방암이 약 60%를 차지한다. 다발성 골수종과 악성 림프종 등 혈액 종양에서도 많이 발생한다[J Clin Oncol 37: 61-71, 2019].

② 증상

- 요통(80~90%), 운동신경마비(35~75%), 감각신경증상, 방광직장장애가 있다.
- 방광직장장애는 운동신경마비보다 늦게 발생하는 경우가 많다. 따라서 방광직장장애가 나타난 시점에서 운동신경마비는 이미 진행된 경우가 많아 기능적 예후가 좋지 않다[Lancet Neurol 7:459-466, 2008].

③ 신체소견

- 척추체의 압통, 도수근력검사, 건반사, 촉각, 온 · 통각 평가를 통해 척수장애 정도를 확인다. 직장수지검사로 방광직장장애의 유무를 확인한다. 신경인성방광만 있는 경우 직장수지검사 결과가 정상일 수 있으므로 복부 촉진을 통해 방광긴장 여부를 확인하며, Babinski 반사, Lhermitte 징후(목을 앞으로 구부릴 때 발생하는 경부~체간~사지에 걸친 전격통)가 나타날 수 있다.
- 종양의 침윤 · 전이 정도에 따라 신경장애는 양측성일 수도 있고, 편측성일 수도 있다. 따라서 편측성이라고 해서 MSCC가 아니라고 단정짓지 말고, 암환자의 요통이나 신경장애는 MSCC를 감별 진단에서 상위에 두고 면밀히 검사하는 자세가 중요하다.

④ 진단

- 암환자의 요통+신경증상±방광직장장애는 **응급 영상검사를 시행**해야 한다. 요통만 있는 경우 증상과 소견에 주의하며 대기적(elective) 검사로 충분할 수 있다.
- MRI의 민감도는 93%, 특이도는 97%이며[Magn Reson Imaging 6:547-556, 1988], 20~35%의 환자에서 비연속적인 다발성 병변이 존재하기 때문에 촬영 시에는 **전 척추를 촬영**하

는 것이 필수적이다.

- 방사선 치료 후의 예후 예측도 MRI를 통해 가능한 것으로 나타났다[Oncol Ther 10:493-501, 2022].
- MRI를 촬영할 수 없는 경우에는 CT 척수조영술을 실시한다. 그러나 시술에 익숙하면서 술후 합병증 대응이 가능한 기관이 아니면 시행할 수 없다는 단점이 있다.
- 악성종양의 골 전이를 평가할 목적이라면 PET-CT도 유용하지만, 척수압박 정도 등은 평가할 수 없기 때문에 위의 두 가지 평가 방법이 여전히 중요하다.

⑤ 치료

- 치료하지 않으면 신경 증상은 **비가역**적이기 때문에 응급도가 높다.
- 치료 시에는 신속하게 정형외과, 방사선종양학과와 협진을 통해 수술, 방사선 치료의 적응증에 대한 판단을 구한다.
- 치료의 긴급성은 증상의 중증도, 진행 속도에 따라 좌우되기 때문에 빠른 컨설트와 함께 신경학적 소견을 빠짐없이 기록해 두는 것이 중요하다.
- 영상검사 결과 MSCC가 의심되면 **원칙적으로 정형외과 · 방사선종양학과에 응급 의뢰해야** 한다. 내과만의 판단만으로 수술이 불필요하다고 판단하지 말 것.
- 스테로이드, 방사선, 수술이 3대 치료법이다.
- 스테로이드: 신속하게 투여를 시작한다. 척수부종을 개선하고 혈류 저하로 인한 장애를 억제한다. 림프종 등 스테로이드 반응성이 있는 종양이라면 종양 축소도 기대할 수 있다.

  〈처방 예〉 처음에는 덱사메타손 8~16 mg+생리식염수 50 mL를 점적 정맥주사. 그 후 16 mg/day 용량을 2~3회 나누어 투여 ＊정해진 표준 투여법은 없음
- 수술: 방사선 단독 치료보다 수술을 병행하는 것이 더 좋은지 여부에 대한 근거는 아직 확립되지 않았다. 척추안정성(spine instability neoplastic score로 평가), 신경장애 유무(epidural spinal cord compression scale로 평가), 환자 예후(modified Bauer score 등으로 평가), 이 3가지를 고려하여 수술법 및 적응증을 정형외과와 긴밀히 연계하여 결정한다.
- NOMS(the neurologic, oncologic, oncologic, mechanical, and systemic disease) decision framework라는 MSCC의 치료 방침 결정 방법도 제창되었으므로 참고하자.
- 수술 적응증이 아니라면, 방사선 치료를 검토한다.

NOMS decision framework

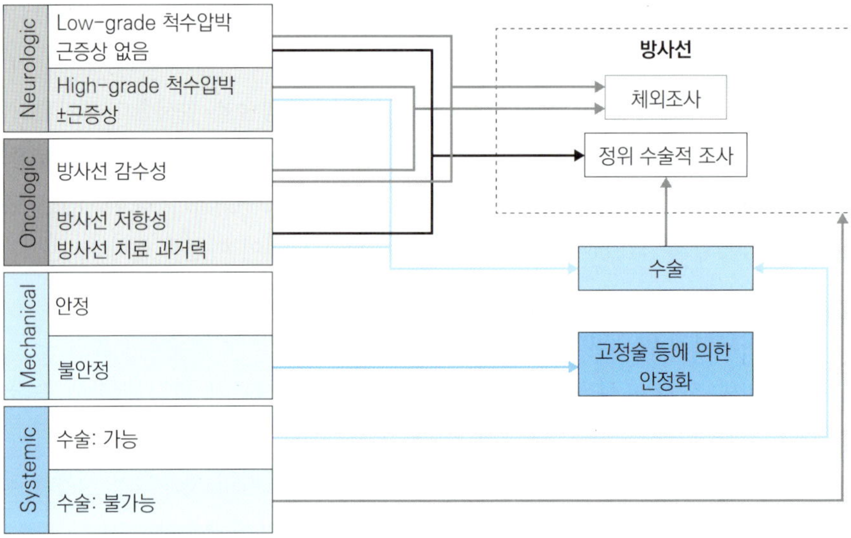

[Laufer I, et al. Oncologist 18:744-751, 2013]

이 증례에서는…

- 장요근 · 대퇴사두근 · 전경골근 · 모지신근 · 모지굴근의 도수근력검사 결과 3/3, L2 영역 이하의 온 · 통각 장애, 직장수지검사에서 항문괄약근 반사 저하를 확인하였다.
- 응급 MRI 검사에서 T12~L1 척추에 전이성 종양과 척추관 침윤에 의한 척수압박이 관찰되었다.
- 덱사메타손® 16 mg으로 투여하면서 정형외과와 방사선종양학과와 협진을 의뢰했다.
- 응급으로 추궁절제술과 후방고정술을 시행하고, 수술 후 방사선 요법을 시행했다. 하반신 근력은 점차 호전되었다.

A **이 환자에서 하지 근력저하는 종양에 의한 척수압박이 강하게 의심된다. 척수압박은 대처가 늦어지면 비가역적인 신경장애를 남길 수 있으므로 신속한 대응이 필요하다. 또한, 정형외과 및 방사선종양학과와의 긴밀한 협진이 필요하다.**

증례 ❷ **44세 여성. 의식장애로 응급실 내원.**

폐소세포암 진단으로 항암화학요법을 계획 중이었다. 내원 1주일 전부터 식욕부진이 점차 심해졌고, 내원 전날부터는 계속 잠들려는 경향이 보여 응급실로 내원했다. 내원 시 활력징후는 의식수준 JCS II-10(보통의 소리자극에 반응), GCS E3V4M6, 체온 36.5℃, 혈압 138/72 mmHg, 맥박 67/분·규칙적, 호흡수 18/분, SpO_2 95%(room air). WBC 6,700/μL, Hb 12.8 g/dL, Plt 22.1만/μL, Na 136 mEq/L, K 4.3 mEq/L, Cl 107 mEq/L, Alb 3.2 g/dL, BUN 22 mg/dL, Cr 0.9 mg/dL, Ca 13.4 mg/dL, P 2.3 mg/dL, HCO_3^- 21.2 mEq/L. 두부 CT 이상 소견 없음. 에탄올, NH_3 검출 기준 미만, 소변 약물 스크리닝 키트 음성.

Q 고칼슘혈증의 원인은?

철칙 2 암환자의 의식장애, 식욕저하는 고칼슘혈증을 감별 질환에 포함시킨다

악성종양에 의한 고칼슘혈증

① 역학·원인

- 암환자의 20~30%에서 동반된다.
- PTHrP(부갑상선 호르몬 관련 펩타이드)에 의한 것이 유명하지만, 아래 4가지로 분류된다.
  1. 종양동반성 체액성 고칼슘혈증(humoral hypercalcemia of malignancy, HHM): 악성종양에 의한 고칼슘혈증의 원인 중 가장 많으며, 약 80%를 차지한다. 고형암이나 비호지킨림프종에서 흔히 발견된다.
  2. 국소 골용해성 고칼슘혈증(local osteolytic hypercalcemia, LOH): 악성종양에 의한 고칼슘혈증의 약 20% 정도를 차지한다. 고형종양의 골 전이와 다발성 골수종에서 볼 수 있다. 고형종양 중에서는 유방암이 가장 흔하다. 종양세포에 의한 파골세포의 활성화가 기전으로 생각된다.
  3. 1,25-디하이드록시비타민D(1,25 D): 호지킨림프종과 비호지킨림프종에서 종양세포에 의한 PTH(부갑상선호르몬) 비의존성 1,25-하이드록시비타민D 생산이 일어난다.
  4. 이소성 PTH 생성 종양: 드물지만 난소암, 폐암 등에서 보고된 바 있다.

② 증상

- 경증일 경우 식욕 저하, 권태감 등.
- 중증일 경우 의식장애.
- 암환자의 비특이적 증상은 그 원인으로 고칼슘혈증을 고려하고, 검사할 필요가 있다.

③ 진단

- 아래 표를 참고하여 감별한다.

기전	호르몬성 고칼슘혈증	골용해성 고칼슘혈증	$1,25(OH)_2D$ 매개성 고칼슘혈증
Ca	고	고	고
P	저	고	고
PTH	저	저	저
25(OH)D	저~고 상관없음	저~고 상관없음	저 혹은 정상
$1,25(OH)_2D$	저 혹은 정상	저 혹은 정상	고
PTHrP	고	저	저

PTHrP: parathyroid hormone-related peptide, $1,25(OH)_2D$: 1,25 dihydroxyvitamin D, PTH: parathyroid hormone, 25(OH)D: 25 hydroxyvitamin D.
[Asonitis N, et al. Horm Metab Res 51:770-778, 2019에서 수정하여 작성]

- 치료의 기본은 수액 · 칼시토닌 · 비스포스포네이트이다. 의식장애가 있는 경우 이러한 치료를 동시에 시작하는 것이 중요하다.

치료	기전	용법·용량	효과 발현까지의 소요시간	지속 시간	주의 사항
수액	• 탈수 교정에 의한 신장장애 개선으로 배설 촉진 • 수액보충으로 요량이 늘어나는지 반드시 확인	• 생리식염수: 200~300 mL/hr 요량: 100~200 mL/hr 유지	수액 주입 후 즉시	수액 주입 중에는 효과가 지속되지만 수일 내 효과가 사라짐	• 부종과 폐부종에 주의! • 심부전 및 신부전이 있는 경우 요량 유지를 위해 루프 이뇨제 사용 고려 • 이뇨제를 루틴하게 사용하지 않음
칼시토닌	• 즉효성 있음 • 단, 효과는 수액이나 비스포스포네이트 제제보다 약함	• 엘카토닌 (엘카닌®) 40단위 1일 2회 정맥주사(1~2시간에 걸쳐) 또는 근육주사	4~6시간	48~72시간	• 2~3일 안에 수용체 하향조절이 일어나 효과가 사라짐(escape현상)
비스포스포네이트 제제	• 파골세포 기능억제 • Ca ≥ 12나 수액보충만으로는 효과가 충분하지 않을 때 등 • 재투여까지 최소 1주일 이상 간격을 둔다	• 졸레드론산 (졸레닉®) 4 mg 15분 이상에 걸쳐 점적 정맥주사	24~72시간	2~4시간	• 턱뼈 괴사는 1회 투여의 경우 위험이 낮으므로 치과 진료는 불필요함 • 신장장애가 발생할 수 있음. 신장장애가 있는 환자에게 투여할 때는 감량이 필요함 • 투여 후 1~2일 내에 인플루엔자 유사 증상이 나타날 수 있음
스테로이드	• 위장관에서 Ca 흡수 억제 • 활성 단핵구에서 비타민D 활성화 억제	• 하이드로코르티손 200 mg~400 mg/day 정맥주사 3~4일간 투여하고 프레드니솔론 10~20 mg 7일간 투여 • 프레드니솔론 40~60 mg/day 10일 간 투여	2~4일	투여기간에 따라 다름	• 작용기전 상 림프종, 사르코이드증 등에서는 매우 효과적일 수 있음 • 부작용은 37장 「스테로이드 사용법」 p.447 참조
데노수맙	• 항RANKL 항체로 골대사를 정지시킴 • 적응증: 다발성 골수종, 고형암의 골전이, 골거대세포종에만 적응증이 있음	• 데노수맙 (엑스지바®) 120 mg 피하주사 4주에 1회	4~10일	4~16주	• 저칼슘혈증이 발생하기 쉬움 • 신장장애가 있는 경우 활성형 비타민D 제제의 사용도 검토

[Asonitis N, et al. Horm Metab Res 51:770-778, 2019에서 수정하여 작성]

- 보정 Ca 18 mg/dL을 초과하는 증례, 신부전 및 심부전으로 대량 수액보충이나 비스포스포네이트를 안전하게 투여할 수 없는 경우, 혈액투석을 고려한다.

이 증례에서는…

- 의식장애가 발생했기 때문에 응급도가 높다고 판단했다. 심장초음파로 심장기능을 확인하고, 생리식염수 200 mL/hr로 탈수 교정을 시작했으며, 졸레드로산과 칼시토닌을 투여했다.
- 요량은 이뇨제를 사용하지 않고도 100 mL/hr 이상을 유지했고, 입원 다음날에는 보정 Ca 11 mg/dL까지 개선되었으며, 의식도 명료해졌다.
- 입원 당일 측정한 PTHrP는 11 pmol/L로 상승해 있었다.

A 악성종양에 의한 고칼슘혈증일 때는 어떤 유형의 고칼슘혈증인지 감별해야 한다. 이 증례는 PTHrP에 의한 고칼슘혈증이었다.

증례 ❸ 62세 남성. 악성 림프종에 대한 항암화학요법 전.

발열, 체중 감소, 전신 림프절 종창을 주소로 내원했고, 림프절 조직검사 결과 미만성 거대 B세포 림프종으로 진단했다. 병기 진단 목적으로 시행한 흉복부 조영 CT, PET-CT, 골수 검사에서 경부·복강 내·겨드랑이·사타구니·골수 침윤이 확인되어 Lugano 분류상 Stage IV로 진단했다. 거대 종괴(Bulky 병변)는 없었고, 림프절 검체의 BCL-2, BCL-6, MYC 전좌(translocation)는 음성이었다. R-CHOP 치료를 목적으로 입원했다. 신장 170 cm, 체중 55 kg. 내원 시 활력징후는 의식 명료, 체온 37.5℃, 혈압 125/70 mmHg, 혈압 125/70 mmHg, 맥박 100/분·규칙적, 호흡수 18/분, SpO_2 98%(room air). WBC 3,500/μL, Hb 9.8 g/dL, Plt 12만/μL, Na 138 mEq/L, K 4.8 mEq/L, Cl 105 mEq/L, BUN 22 mg/dL, Cr 1.25 mg/dL, Ca 6.5 mg/dL, Alb 2.2 g/dL, P 3.8 mg/dL, UA 7.5 mg/dL, LDH 850 IU/L.

Q 치료를 시작할 때 주의해야 할 부작용은 무엇일까?

철칙 3 **종양의 초회 치료 시 종양용해증후군의 위험성을 평가하고 예방해야 한다**

종양용해증후군(tumor lysis syndrome, TLS)

- 대량의 종양 세포가 단시간에 파괴되어 세포내 물질, 대사산물이 혈액 내로 유입되고, 생체의 배설 능력을 넘어 축적되어 장기장애를 일으키는 병태를 종양용해증후군이라고 한다.
- 요산 상승, K 상승, P 상승, Ca 저하(P와의 결정화에 의한), 급성신부전, 치명적인 부정맥, 경련 등이 나타날 수 있다.
- 대부분 항암화학요법 시작 시점에 발생하지만, 버킷림프종과 같이 종양의 세포주기가 매우 빠른 종양에서는 치료 시작 전 세포사멸에 의해 TLS가 발생하기도 한다.
- 다음 페이지에 가장 간편해서 자주 사용되는 TLS 진단 기준을 실었다.

TLS 진단기준(2010, TLS panel consensus)

LTLS(laboratory TLS): 항암화학요법 시작 3일 전부터 시작 7일 후까지 아래 임상검사 수치 이상 중 2개 이상에 해당함
고요산혈증: 기준치 상한 초과 고칼륨혈증: 기준치 상한 초과 고인산혈증: 기준치 상한 초과
CTLS(clinical TLS): LTLS에 추가로 다음 중 하나의 임상증상이 동반된 경우
신기능: 혈청 Cr ≥ 1.5 × 기준치 상한 부정맥, 돌연사, 경련

[Cario MS, et al. Br J Haematol 149:578-586, 2010]

- 발생 가능성은 종양의 종류에 따라 크게 달라진다. 고형종양, 백혈병, 림프종, 다발성 골수종 등 질환마다 위험도 평가가 다르므로 TLS 진료 가이드라인 등을 참고하기 바란다.
- 다음과 같은 상황에서는 질병 인자로 평가한 TLS 위험도를 1단계 높여야 한다.
  - 신장장애가 있거나 종양의 신장 침윤이 있음
  - 요산, P, K 수치가 높음
- 특히 발생하기 쉬운 악성종양으로는,
  - 버킷림프종/백혈병
  - 백혈구 수가 많은 AML(급성골수성백혈병)/ALL(급성림프구성백혈병)
  - CLL: 종양량이 많아 리툭시맙+벤다무스틴 또는 베네토클락스를 포함한 요법(regimen)을 시행하는 경우
- TLS는 치료보다 예방이 더 중요한 질환이다. 특히 clinical TLS가 발병하지 않도록 예방해야 한다.
- 예방법은 수액보충±이뇨를 통한 요량 확보 · 고요산혈증 치료 · 전해질 이상 치료, 이 세 가지가 주축이 된다.

	저위험	중간위험	고위험
모니터링 · IN/OUT 양 · 혈액검사(요산, IP, Ca, K, LDH, BUN, Cr)	일반병실도 가능 24시간마다 평가	일반병실도 가능하지만 상태에 따라 준중환자실(sub-ICU) 고려 8~12시간마다 평가	중환자실 또는 그에 준하는 병상 4~6시간마다 평가
수액보충 · 요량 *P나 K 등이 포함되지 않은 생리식염수로 수액 투여	불필요한 경우가 많음 식사 섭취량이나 현재 체액량에 따른 수액	2~3 L/m²/day 수액 요량: 적어도 100 mL/m²/hr 이상	중간 위험과 같음
요산	예방 불필요	다음 중 하나의 약물 투여 · 페북소스타트 60 mg/day 1일 1회 · 알로푸리놀 300 mg/m²/day 1일 3회 위의 치료로도 감소하지 않을 경우 라스부리카제 사용 고려	· 라스부리카제(0.2 mg/kg/회)를 1일 1회 30분 이상에 걸쳐 투여 최대 7일까지 투여 가능 위 약물을 투여할 경우 요산 합성 억제제는 불필요

(계속)

	저위험	중간위험	고위험
P	예방 불필요	고인산혈증이 있으면 P흡착제 투여 P 섭취를 적극적으로 줄이고 흡착제를 사용해도 호전되지 않는 경우 혈액투석 고려	중간 위험과 같음
Ca	예방 불필요	• Ca 투여에 의해 P와의 결정화를 촉진할 가능성이 있기 때문에 원칙적으로는 교정 불필요 • 부정맥 및 신경근과민성이 문제가 될 때만 글루콘산칼슘을 느린 속도로 정맥주사 고려	중간 위험과 같음
K	예방 불필요	K 섭취를 적극 줄임 증후성 고칼륨혈증 치료는 23장 「고칼륨혈증」 p.283 참조	증후성 고칼륨혈증 치료는 23장 「고칼륨혈증」 p.283 참조

[Cairo MS, et al. Br J Haematol 149:578-586, 2010/Coiffier B, et al. J Clin Oncol 26:2767-2778, 2008/Howard SC, et al. N Engl J Med 364:1844-1854, 2011]

- 수액보충과 요량: 중요한 것은 요량을 유지하고 요산과 K, P의 배설을 촉진하는 것이다. 이뇨제는 어디까지나 요량을 유지하는 수단이므로 루틴하게 사용하지 않는다. 체액량, 요량을 종합적으로 평가하여 투여를 검토한다.
- 알로푸리놀, 페북소스타트: 잔틴산화효소를 억제함으로써 잔틴이 요산으로 전환되는 것을 막아 요산 생성을 저하시킨다. 간장애가 있는 경우는 알로푸리놀, 신장장애가 있는 경우는 페북소스타트를 선택하는 것이 좋다.
- 라스부리카제(rasburicase): 요산을 산화시켜 알란토인으로 전환시켜, 요산을 직접 무독화시키는 약물이다. 투여하면 요산은 거의 0이 된다. 주의할 점은 글루코스-6-인산 탈수소효소(G6PD) 결핍 환자나 기타 용혈성 빈혈을 유발하는 것으로 알려진 적혈구 효소 이상 환자에서 용혈 발작을 일으킬 수 있고, 1회 투여 후 재투여가 불가능하다는 점이다(과민반응이 있을 수 있기 때문). 또한 7일 이상 사용은 안전성이 불분명하여 권장하지 않는다.
- 라스부리카제는 시험관 내에서도 요산을 분해하기 때문에 요산 수치를 측정할 수 없다. 정확한 요산 수치를 측정하기 위해서는 채혈 후 냉각하여 즉시 측정하는 것이 중요하다. 그렇게 해도 라스부리카제 투여 중에는 요산이 거의 사라진다.
- 전해질: P 상승으로 인산칼슘 결정 형성에 의해 저칼슘혈증이 발생한다. Ca 투여는 이를 조장할 수 있으므로 증상이 없는 한 교정하지 않는다.
- 치료 불응성 고칼륨혈증, 고인산혈증, 대사성 산증, 체액 저류, 요독증 등이 있는 경우 혈액투석을 고려한다.

이 증례에서는…

- 질병으로 인한 TLS 위험도는 중간위험군이었으나, 신장장애와 고요산혈증이 있어 위험도를 1단계 높여 고위험군으로 대응했다.
- 수액: 생리식염수 150 mL/hr, 요량: 100 mL/hr 이상을 유지할 수 있도록 이뇨제를 적절히 사용했다.

- 요산: 라스부리카제 0.2 mg/kg/회를 사용하기로 했다.
- 전해질: TLS 모니터링 중 P와 K의 섭취를 줄일 방침을 세웠다.
- 모니터링: ICU로 이동해 동맥압 라인을 확보하고, 6시간마다 혈액검사를 모니터링했다.
- Day1에 CHOP요법을 시작했는데, LDH가 일시적으로 상승했을 뿐 laboratory TLS 없이 경과했다.

A 종양용해증후군에 주의할 것! 예방이 생명인 만큼, 항암화학요법 전에 위험도를 평가하여 적절히 예방한다!

증례 ④ 70세 남성. 다량의 설사.

폐편평상피암 Stage IV에 대한 펨브롤리주맙 치료 중이며 2주기째의 day12이다. 이틀 전부터 하루 10회 이상의 설사를 주소로 응급실에 내원했다. 1~2주 동안 날음식 등 식중독 위험이 있는 음식은 먹지 않았고, 가족 중 같은 증상을 가진 사람도 없었다. 식사는 설사가 시작된 이후 소량밖에 먹지 못했다. 내원 시 활력징후는 의식 명료, 체온 37.8℃, 혈압 90/45 mmHg, 맥박 110/분·규칙적, 호흡수 20/분, SpO_2 98%(room air). 복부는 평평하고 부드러움. 장음 항진, 복부 전체에 NRS 6/10의 압통 있음. 반동압통 없음. Tapping pain 없음.

Q 설사의 원인으로 생각할 수 있는 질환은 무엇일까?

철칙 4 면역관문억제제(ICI)를 사용하는 환자에서는 면역 관련 부작용에 주의한다

면역관련 이상반응(immune-related adverse events, irAE)

- 면역관문억제제(immune checkpoint inhibitor, ICI)는 활성 T세포의 PD-1, CTLA-4 또는 항원제시세포상의 PD-L1을 억제하여 T세포의 항종양면역을 활성화시킨다.
- 최근 개발이 진행되고 있는 약물로, 많은 암종에 효과를 보이고 있다.
- ICI의 사용 빈도가 급증하는 가운데 기존 항암제와는 다른 기전의 부작용인 irAE가 문제되고 있다.
- irAE는 환자 자신의 장기에 대한 면역반응도 활성화되어 발생하는 부작용의 총칭으로, 임상 양상은 매우 다양하다. 알아야만 진단할 수 있는 병태도 있기 때문에 반드시 알아두자.
- 요컨대 '모든 장기에 염증을 일으킨다'는 것이다.
- ICI의 종류와 암종에 따라 발생하기 쉬운 부작용이 다르므로[Ann Oncol 28:2377-2385, 2017], 관심 있는 독자는 공부해 보면 좋을 것이다.

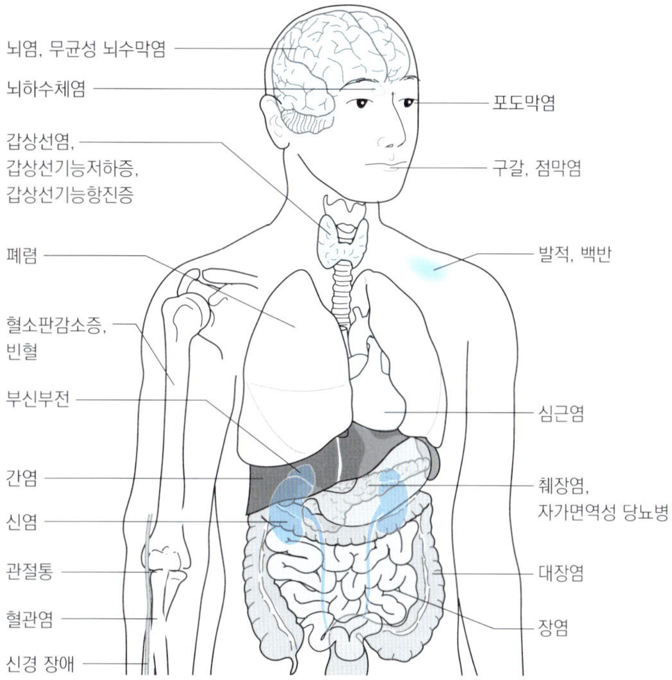

[Postow MA, et al. N Engl J Med 378:158-168, 2018에서 수정하여 작성]

- 위 그림과 같이 다양한 장기에 irAE가 발생하지만, 크게 비내분비 장기와 내분비 장기의 장애로 나눌 수 있다.
- 비내분비 장기에서는 CTCAE(Common Terminology Criteria for Adverse Events) Grade 2 이상이면 전신 스테로이드 투여의 적응증이 된다.
  - Grade 2 : 프레드니솔론 0.5~1 mg/kg/day
  - Grade 3 이상 : 1~2 mg/kg/day, 또는 스테로이드 펄스요법(메틸프레드니솔론 1 g/day 3일간 투여)
- 내분비 장기에서는 분비할 수 없게 된 호르몬 보충요법이 주축이 된다.
  - 췌장 : 제1형 당뇨병→ 인슐린 요법
  - 뇌하수체 : 중추성 갑상선 · 부신기능저하증
    →히드로코르티손과 레보티록신 보충
  - 갑상선 : 갑상선기능저하증→ 레보티록신 보충
  - 부신 : 부신기능저하증→ 히드로코르티손 보충

이 증례에서는…

- *Clostridioides difficile* 검사 및 기타 세균의 대변 배양, 충란 검사 시행 결과 음성으로 나타났다. 조영 CT 검사 결과 대장 전체에서 뚜렷한 부종이 관찰되었다.
- 소화기내과에 의뢰하여 대장내시경 검사 및 조직검사를 시행하였으나, 거대세포바이러스 감염은 확인되지 않았다.
- Grade 3였기 때문에 프레드니솔론 1 mg/kg/day 투여를 시작했다. 다음 ICI 치료는 대장염이 호전될 때까지 연기하기로 했다.

- 치료 시작 후 2일째 설사와 복부 증상은 현저하게 개선됐다. 이후 스테로이드를 점진적으로 줄여나갔고, 1.5개월 후 점진적 감량을 종료할 수 있었다.

A **ICI에 의한 irAE로 진단했다. irAE를 알지 못했다면 진단과 치료가 어려웠을 것이다.**

더 알고 싶다!

상대정맥증후군

- 종양이 상대정맥을 압박해 협착된 상태로 여러 가지 증상을 일으킨다. 겉보기에는 위험해 보이지만, 실제로 치명적인 경우는 드물다. 그보다 더 중요한 것은 적절한 중증도 분류를 통해 응급성 여부를 평가하고, 조직진단을 우선해야 하는지, 조직진단보다 응급치료를 우선해야 하는지를 판단하는 것이다.
- 과거에는 매독 감염성 동맥류나 결핵성 종격동염에서 볼 수 있었으나, 현재는 종양에 의한 침윤이 많다. 카테터, 심박조율기 등의 혈관 내 장치의 발달로 인해 혈전성 질환도 증가하고 있다. 상대정맥의 기계적 압박에 의해 증상이 나타난다.
- 암종은 아래 표 참조.

원인이 되는 암과 빈도가 높은 증상

원인	빈도(%)
비소세포폐암	50
소세포폐암	22
악성림프종	12
전이 암	9
배세포성 종양	3
흉선종·암	2
중피종	1

[Wilson LD, et al. N Engl J Med 356:1862-1869, 2007]

증상	빈도(%)
안면 부종	82
경정맥 팽창	63
호흡곤란	54
기침	54
흉벽 정맥 확장	53
상지 부종	46
쉰 목소리	17
실신	10
두통, 어지럼증	6~9

- 증상: 호흡곤란, 경정맥 팽창, 안면부종, 흉벽 표재정맥 확장, 기침, 상지부종, 청색증 등. 아래에 증상의 중증도와 그에 따른 치료법이 제시되어 있다.

상대정맥증후군 Grade 시스템

Grade 0	방사선 영상에서 상대정맥 폐쇄가 보이나, 증상은 없다.
Grade 1	안면 또는 경부 부종, 청색증, 안면 홍조
Grade 2	기능 부전을 동반한 안면 또는 경부 부종(경미한 연하 장애, 기침, 머리·턱·눈꺼풀의 경증~중등도의 운동장애, 안검 부종으로 인한 시각장애)
Grade 3	경증~중등도 뇌부종(두통, 어지럼증), 후두부종, 심장 관련 증상(운동 시 실신)
Grade 4	중증 뇌부종(의식장애, 착란), 중증 후두부종(stridor 청취), 순환 부전(유발 요인 없는 실신, 저혈압, 신장장애)

[Yu JB, et al. J Thorac Oncol 3:811-814, 2008에서 수정하여 작성]

- 경정맥압은 20~40 mmHg 정도까지 상승한다고 알려져 있다. 이로 인해 두경부·상지·기도 점막의 부종이 발생하여 위와 같은 증상이 나타난다.

- 누운 자세나 전굴 자세 시 악화된다. 따라서 앉은 자세로 머리를 심장보다 높은 위치에 두는 것이 증상 개선에 효과적이다.
- 수 주 안에 측부순환이 완성되어 증상은 자연적으로 호전된다. 이런 호전을 기대하기 어려울만큼 진행이 빠른 암은 드물다. 다만, 종격종양은 거대해져 심장과 기도를 직접 압박할 가능성이 있으므로 주의가 필요하다.
- 진단: 조영 CT에서 상대정맥의 폐색 소견, 측부순환 소견이 관찰될 수 있다. 종양의 조직학적 진단이 없는 경우 조직검사를 시행한다.
- 치료: 암종과 Stage에 따라 치료법이 다르다.
- 우선 안정과 산소 투여를 시행한다. 중증도에 따라 아래 흐름도에 따른 치료를 고려한다.

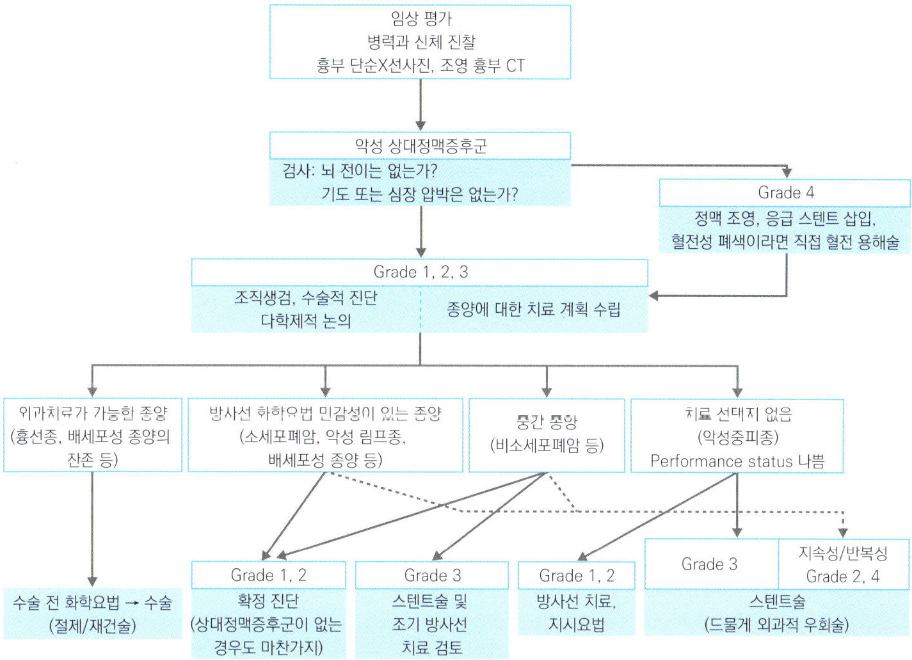

참고 문헌

1) McCurdy MT, Shanholtz CB. Oncologic emergencies. Crit Care Med 40:2212-2222, 2012 [PMID: 22584756].
   - 조금 오래되었지만 간결하게 정리된 리뷰.
2) Gould Rothberg BE, et al. Oncologic emergencies and urgencies:A comprehensive review. CA Cancer J Clin 72:570-593, 2022 [PMID: 35653456].
   - 상당히 새로운 narrative review이지만 매우 깔끔하게 정리되어 있어 oncologic emergency의 개요를 배우기에는 딱 좋다.
3) Thandra K, et al. Oncologic Emergencies-The Old, the New, and the Deadly. J Intensive Care Med 35:3-13, 2020 [PMID: 30411648].
   - 이 역시 핵심을 간결하게 정리하고 있으며, irAE와 CAR-T 요법에 의한 부작용 등 최신 지견도 포함되어 있다.
3) DeVita VT, et al(eds): DeVita, Hellman & Rosenberg's Cancer:Principles & Practice of Oncology, 12th edition. Lippincott Williams & Wilkins, 2022
   - 종양학의 교과서. 더 자세히 알고 싶은 경우.
4) Jones GL, et al. Guidelines for the management of tumour lysis syndrome in adults and children with haematological malignancies on behalf of the British Committee for Standards in Haematology. Br J Haematol 169:661-671, 2015 [PMID: 25876990].
   - 현재 최신 해외 TLS 가이드라인.

5) 日本臨床腫瘍学会(編): 腫瘍崩壊症候群(TLS)診療ガイダンス 第2版. 金原出版, 2021
- 일본에서의 TLS 가이드라인으로 2021년과 최근 개정되었다.

6) Postow MA, et al. Immune-Related Adverse Events Associated with Immune Checkpoint Blockade. N Engl J Med 378:158-168, 2018
- 조금 오래된 논문이지만 irAE가 잘 정리된 narrative review이다.

7) Thompson JA, et al. Management of Immunotherapy-Related Toxicities, Version 1. 2022, NCCN Clinical Practice Guidelines in Oncology. J Natl Compr Canc Netw 20:387-405, 2022 [PMID: 35390769].
- 종양학계에서는 잘 알려진 미국 암 네트워크의 가이드라인이다. 현재 시점에서 가장 최근 업데이트된 가이드라인이므로 한 번 쯤은 읽어보도록 하자.

(후지노 다카히사)

III

병동관리편

병동관리는 진료의 기본!
유능한 병동 치프가 되자!

30 전혈구검사(CBC)

빈도가 높은 CBC 이상에 대응할 수 있도록!

철칙

1. 빈혈은 망상적혈구와 MCV로 감별한다
2. 철분 보충은 소량, 매일, 1일 1회 복용이 기본이다
3. 대구성 빈혈은 비타민 B_{12}와 엽산 결핍을 검사한다
4. 혈소판 감소는 가성 배제→수혈 필요성 판단→감소 경과와 IPF를 통해 감별한다

증례 ❶ 특별한 병력 없고, 평소 건강한 25세 여성.

건강검진 결과 빈혈이 있어 내과 진료 의뢰 받고 내원. 자각 증상은 없었으나, 본인은 더워서 그런지 얼음을 먹고 싶을 때가 많다고 했다. 내원 시 활력징후는 의식 명료, 체온 36.5℃, 혈압 108/55 mmHg, 맥박 60/분·규칙적, 호흡수 12/분, SpO_2 98%(room air). 신체소견으로 안검결막은 창백했고, 설염은 없었다. 손톱은 중앙이 오목하고 가장자리가 휘어져 있었다. 건강검진 당시 CBC 결과는 WBC 4,300/μL, Hb 6.0 g/dL, Hct 24.7%, MCV 60.8 fL, Plt 48만/μL이었다.

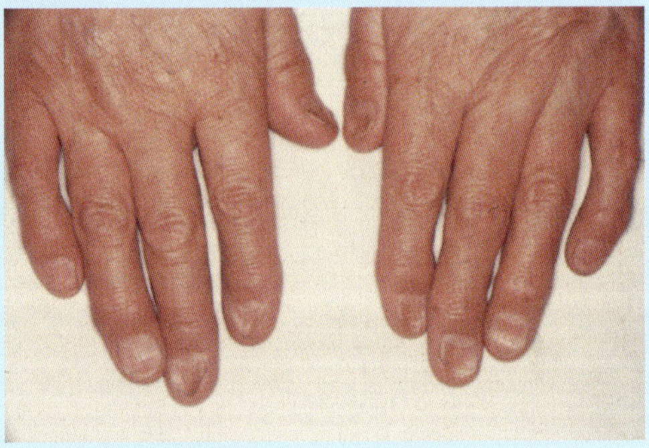

[참고: 숟가락모양 손톱(koilonychia) 예시]
[오카다 사다무·외 다수(편): 내과 레지던트 지도서, p.219. 의학서원, 2001에서 인용]

Q 빈혈의 진단은? 치료는 어떻게 해야 할까?

철칙 1 빈혈은 망상적혈구와 MCV로 감별한다

- 빈혈은 임상에서 가장 많이 접하는 CBC 이상이다.
- 빈혈의 정의는 WHO 기준을 알아두자(다음 페이지 표).
- 빈혈의 원인은 적혈구의 ① 생산 감소, ② 소실 증가(출혈, 용혈, 무효조혈), 이 두 가지밖에 없다. 이를 감별하기 위해 망상적혈구를 사용한다.
- 망상적혈구(reticulocyte, Ret)는 적혈모구(erythroblast)가 탈핵한 직후의 크고 어린 적혈구이다. 골수에서 생산되는 정도를 나타내는 중요한 지표이다.

Hb(g/dL)	대상 인구
11 미만	6개월 이상 5세 미만
11.5 미만	5세 이상 12세 미만
12 미만	12세 이상 15세 미만
12 미만	15세 이상 여성
11 미만	임신부
13 미만	15세 이상 남성

[WHO: Haemoglobin concentrations for the diagnosis of anaemia and assessment of severity, 2011년]

- Ret의 평가는 절대값도 중요하지만, 현재 빈혈에 반응하고 있는지를 판단할 필요가 있다. 이때 RPI(reticulocyte production index)를 사용한다.

> RPI: (Hct/45) × Ret ÷ maturation time → RPI ≥ 2: 정상반응·조혈 항진
> RPI < 2: 적혈구 생산 감소
> *maturation time은 Hct마다 정해져 있다.
> 40 ≥ 이면 1.0, 30~39.9이면 1.5, 20~29.9이면 2.0, <20이면 2.5

- 평균 적혈구 용적(mean corpuscular volume, MCV)은 쉽게 말해 적혈구 크기의 평균이다. 다음 공식으로 계산한다.

> MCV(fL)=Ht(%) ÷ RBC(만/μL) × 1,000

- 빈혈의 종류에 따라 특징적인 MCV가 되기 때문에 감별에 매우 중요하다.
- 대부분의 빈혈은 Ret와 MCV로 감별이 가능하다. 아래는 진단 흐름도의 한 예이다.

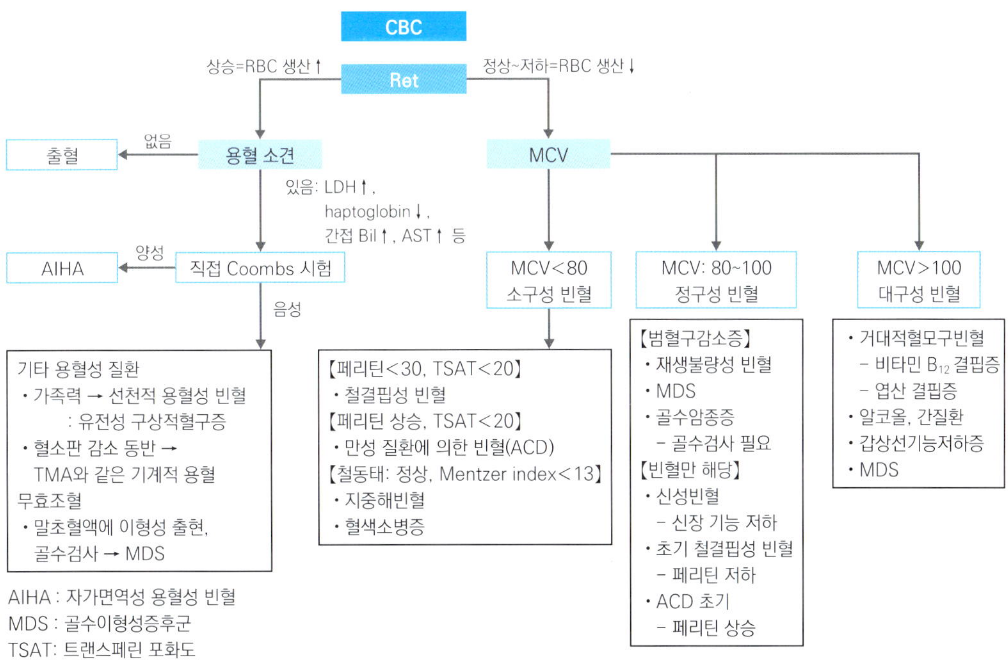

- Mentzer index(지중해빈혈 지수)는 MCV(fL)/RBC($\times 10^6$/μL)로 계산하는 수치로, Mentzer index < 13인 경우 지중해빈혈 등의 혈색소병증으로 판단한다. 적혈구는 많은데 빈혈이 있고 MCV가 작은 것이 전형적인 패턴이다.

이 증례에서는…

- Ret는 0.84%, Ret count는 34,104/μL, RPI는 0.2로 명백한 생산 감소 패턴이었으며, MCV는 60 fL로 소구성이었으므로 철동태를 평가했다.
- 혈청철은 8 μg/dL, 불포화철결합능(UIBC)은 401, 총철결합능(TIBC)은 409, 트랜스페린 포화도(TSAT)는 1.9%, 페리틴은 2.8 ng/mL로 철결핍성 빈혈로 진단했다.

A 빈혈은 망상적혈구와 MCV로 감별한다. 철결핍성 빈혈은 페리틴과 TSAT로 진단하며, 치료는 철분제 소량, 매일, 1일 1회 복용이 기본이다. 철 결핍의 원인에 대한 정밀 검사도 잊지 말아야 한다.

더 알고 싶다!

적혈구 분포폭(Red cell Distribution Width, RDW)

- 자동 혈구 분석기에서 자동으로 계산되는 값. 적혈구의 크기 편차를 나타낸다.
- RDW가 크다→적혈구 크기가 다양하다.
  예: 영양결핍성 빈혈(철분, 비타민), MDS 등
- RDW가 정상→적혈구 크기가 균일하다.
  예: 지중해빈혈, 만성 질환에 의한 빈혈 등
- 특히 소구성 빈혈의 감별에 사용되기도 하지만, 지중해빈혈에서도 RDW가 상승하는 경우가 종종 있다.
- 어디까지나 진단 보조용으로만 활용하자.

철칙 2 철분 보충은 소량, 매일, 1일 1회 복용이 기본이다

철결핍성 빈혈 진단

- 철결핍성 빈혈은 임상에서 가장 많이 접하는 빈혈이다.
- 특징적인 증상으로 이식증(pica; 이유 없이 얼음 등을 계속 먹고 싶어 하는 증상), 하지 불안증후군 등이 있다. 이러한 증상은 철분 보충에 의해 호전될 수 있으므로 병력청취가 중요하다.
- 진단은 철동태에 따른다. 페리틴 < 30 ng/dL, TSAT < 20%가 기준이다.
- 트랜스페린 포화도(transferrin saturation, TSAT)는 혈청철/TIBC로 계산되는 값이다. 철 결핍이면 혈청철이 감소하고, TIBC가 증가(트랜스페린이 증가)하기 때문에 TSAT는 감소한다. 하지만 용혈 등으로 혈청철이 증가하면 TSAT는 상승하기 때문에 철결핍을 놓칠 수도 있다.
- 페리틴은 철분 저장량의 지표로, 30 ng/mL를 컷오프로 설정했을 경우 민감도와 특이도 모두 90%를 넘는다[Am Fam Physician 87:98-104, 2013].

- 철결핍성 빈혈일 경우 반드시 원인을 찾아야 한다. 다음과 같은 원인이 없는지 문진 · 진찰 · 검사가 필요하다.
  - 월경과다, 비정상자궁출혈
  - 종양이나 궤양 등으로 인한 위장관출혈
  - 편식, 과도한 다이어트식
  - 흡수 장애: 위나 소장 수술 후, 헬리코박터 파일로리균 감염(특히 치료 저항성 철결핍성 빈혈에서 주의)
- 헬리코박터 파일로리균 감염은 균 자체가 철분을 빼앗아 가는 것, 위축성 위염에 의해 무산성 상태가 되어 철분 흡수가 억제되는 등의 기전이 제시되고 있다. 또한 균주에 따라 철결핍성 빈혈을 일으키는 균주와 그렇지 않은 균주가 있다고도 알려져 있다.
- 임상적으로는 원인 불명 또는 치료 저항성 철결핍성 빈혈을 봤을 때는 헬리코박터 파일로리균 감염도 고려한다.

철결핍성 빈혈 치료

- 치료는 철분 보충이다. 소량을 1일 1회 매일 복용하는 것이 원칙이다.
- 소량을 격일로 복용하는 것이 흡수율이 높고, 오심 부작용도 적다[Blood 126:1981-1989, 2015].
- 그러나 격일 복용은 특히 고령자에서 어려울 수 있는데, 매일 복용해도 임상적으로는 문제 없다.
- 매일 복용하도록 처방하고, 어쩌다 한 번씩 잊어버리는 것은 괜찮다고 지도한다.

일반명	상품명	철분 함량	비고
황산제1철(서방정)	훼로바-유서방정®	2가철로서 80 mg/정	흡수가 빠르고 효과가 좋음 서방형 제제로 위장장애를 줄였다고는 하지만, 다른 철분제에 비해 위장장애, 변비 등이 자주 발생 공복 투여
철아세틸트랜스페린	볼그레®	3가철로서 40 mg/캡슐, 포	산성인 위에서 철분이 유리되지 않으므로 위장 자극이 거의 없음 양호한 효과(훼로바-유서방정®에 비해서는 떨어짐)
수산화제2철폴리말토스복염	훼럼키드액®	3가철로서 50 mg/mL	위장장애가 적지만, 효과가 느림 소아용 시럽

- 철분 보충요법의 기본은 경구 복용이지만, 부작용으로 내약성이 떨어지거나, 위장관 흡수가 어려운 경우에는 주사제로 보충한다.
- 인간에게는 능동적인 철분 배설 메커니즘이 없다. 경구 철분 보충제 투여 시, 위장관에서 흡수가 조절되기 때문에 철분 과다에 대한 우려는 적다.
- 그러나 주사제는 투여한 양이 모두 저장되기 때문에 철분 과다의 위험이 있다. 미리 아래의 '나카오 공식' 등으로 철분 결핍량을 계산해 두고, 그 양까지만 투여한다.

총 투여량(mg)={2.2(16−X)+10} × 체중(kg) (X는 헤모글로빈 수치)

일반명	상품명	철분 함량(1A)	용법 용량
수산화제2철수크로오스	베노훼럼®	100 mg	40~120 mg, 주 2~3회
카르복시말토오스제2철	페린젝트®	500 mg, 1,000 mg	500~2,000 mg, 주 1회 투여※

※ 일반환자 급여 기준: 헤모글로빈(Hb) 10 g/dL(단, 임신부는 11 g/dL) 이하이고 경구투여가 곤란한 경우로서 출혈 등이 있어 철분을 반드시 신속하게 투여할 필요성이 있는 철결핍성 빈혈 환자로 혈청 페리틴(Serum ferritin) 30 ng/mL 미만 또는 트랜스페린 포화도(Transferrin saturation) 20% 미만인 경우

- 철분제의 용매로는 포도당액을 사용해야 한다. 포도당액 이외의 용매로 용해시키면 교질 상태가 불안정해지고 유리철이 발생하여 오심 · 구토 등의 부작용이 심해질 수 있다.
- 철분제 정맥주사는 알레르기 반응이나 비알레르기성 주입 반응이 발생할 수 있다. 특히 첫 투여 시에는 활력징후에 주의한다.
- 그 외 저인산혈증도 특징적인 부작용으로, 골연화증도 보고되고 있으므로 주의한다. 투여 중에는 정기적으로 P 수치를 체크한다.
- 치료 반응은 다음과 같은 순서로 일어난다.

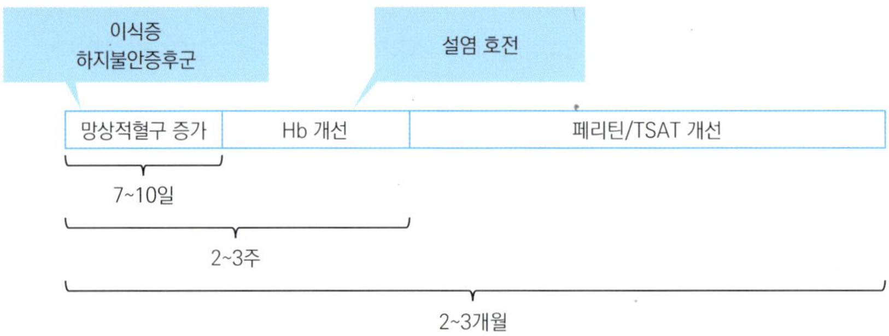

- 치료 기간은 경구 치료의 경우 페리틴이 정상화될 때까지이며, 약 2~3개월이 걸린다. 주사요법이라면 앞서 다룬 '나카오 공식'으로 구한 양을 투여하고 종료한다.

이 증례에서는…

- 훼로바-유서방정® 1T, 1일 1회 저녁 식사 후 복용했고 Hb는 1~2주 후부터 상승하기 시작했다. 페리틴이 정상화될 때까지 3개월간 철분제 투여를 계속했다.
- 문진 결과 월경과다증이 원인으로 생각되어 산부인과에 진료의뢰했다.

더 알고 싶다!

철결핍성 빈혈과 혈소판증가증

- 실제 임상에서는 철결핍성 빈혈과 혈소판증가증이 동반된 증례를 종종 볼 수 있다.
- 철결핍성 빈혈에 반응하여 상승하는 에리트로포이에틴(EPO)이 트롬보포이에틴(TPO) 수용체를 자극하는 기전, 적혈모구계(erythroid lineage)와 거핵구계(megakaryocytic lineage)의 전구세포가 동일하기 때문인 것으로 추정된다.
- 철결핍성 빈혈이 호전되면 혈소판증가증도 개선되므로 당황할 필요는 없다.
- 빈혈이 없는 잠재적 철분 결핍 상태에서는 혈소판증가증이 발생하지 않는다.

증례 ❷ 위암으로 위 전절제술을 받은 79세 남성.

15년 전 위암으로 위 전절제술을 시행한 병력이 있다. 최근 한 달간 운동 시 호흡곤란, 식욕부진이 발생하여 동네 의원을 방문하였고, 빈혈을 진단받은 후 본원에 내원했다. 이전 의사의 검사 자료는 다음과 같다. WBC 2,900/μL, Hb 4.8 g/dL, MCV 130 fL, Ret 3.5%, Plt 13만/μL, T-Bil 2.0 mg/dL, D-Bil 0.5 mg/dL, LDH 950 IU/L.

Q 빈혈의 감별은? 추가적으로 시행해야 할 검사는 무엇일까?

철칙 3 대구성 빈혈은 비타민 B_{12}와 엽산 결핍을 검사한다

대구성 빈혈

- MCV가 100 fL 이상인 빈혈을 대구성 빈혈이라고 한다.
- 망상적혈구는 적혈구보다 크기 때문에 망상적혈구가 증가하면 대구성이 된다. 출혈성 빈혈의 급성기나 용혈성 질환에서 흔히 볼 수 있다. **증례 1**에서 다룬 흐름도는 먼저 Ret의 반응성으로 감별을 진행하기 때문에 이러한 혼란을 줄일 수 있다.
- 대구성 빈혈의 대표적인 질환은 비타민 B_{12} 결핍과 엽산 결핍이다. 비타민 보충이나 적혈구 수혈을 하기 전에 반드시 이들 비타민을 검사해야 한다. 특히 수혈 시 함정(pitfall)에 빠질 위험이 있다. 적혈구 수혈에는 당연히 비타민 B_{12}와 엽산도 포함되어 있기 때문에 검체를 채취하기 전에 수혈부터 하면 진단을 할 수 없게 될 수 있다.
- 거대적혈모구 빈혈은 MCV가 110 fL보다 큰 경우가 많다. 한편, MDS나 알코올, 갑상선기능저하증 등은 MCV가 100~110 fL 정도인 경우가 많다.

거대적혈모구 빈혈

- 비타민 B_{12}와 엽산 결핍으로 인한 빈혈을 특히 거대적혈모구 빈혈이라고 한다. 이는 비타민 B_{12} 또는 엽산 결핍으로 인해 활성형 엽산이 부족해져 골수에서 DNA 합성 장애가 발생하여 핵이 미성숙하고 세포질만 큰 거대적혈모구가 생기는 데서 기인한다. 이러한 비정상적인 적혈모구는 골수 내에서 세포 사멸을 일으킨다. 이를 무효조혈이라고 한다. 또한 백혈구계, 거핵구계에도 마찬가지로 DNA 합성 장애를 일으켜 범혈구감소증을 초래한다.
- 비타민 B_{12}는 3~5 mg의 저장량이 있는데, 이는 따로 섭취하지 않아도 10년 정도 유지할 수 있는 양이다. 반면 엽산은 5~10 mg의 저장량이 있지만, 수요가 많아 섭취하지 않으면 몇 달 안에 부족해진다.
- 비타민 B_{12} 결핍증은 설염(Hunter 설염)과 심부 감각 장애를 일으키는 아급성연합척수변성증(Subacute combined degeneration of the spinal cord)을 일으킬 수 있다.
- 우리나라에서 많이 발생하는 원인은 흡수 장애이다. 비타민 B_{12}는 위에서 분비되는 내인자와 결합하여 말단회장에서 효율적으로 흡수된다. 이러한 흡수 경로가 손상되면 결핍증이 발생한다.

① 원인

- 비타민 B_{12} 결핍 : 자가면역성 위염(악성 빈혈), 위 또는 말단회장 절제술 후, 맹관증후군, 염증성장질환, 채식주의 등 편식, H_2 차단제 및 양성자 펌프 억제제(PPI), 메트포르민의 장기간 사용
- 엽산 결핍 : 다량의 음주, 염증성 장질환, 근위부 공장 절제술 후, 엽산대사 길항제 장기간 사용

② 진단

- 거대적혈모구 빈혈이 의심되면 비타민 B_{12}와 엽산을 측정한다. 수치가 낮으면 확진이 되지만, 기준치를 약간 밑도는 정도이거나 기준치 이내인 증례도 드물지 않다. 따라서 검사 민감도를 높이기 위해 혈청 호모시스테인을 측정할 수도 있다. 이는 비타민 B_{12}와 엽산 결핍 모두에서 상승한다. 또한, 비타민 B_{12} 결핍증일 때만 상승하는 혈청 · 요중 메틸말론산(MMA)을 측정하면 어느 쪽이 부족한지 감별할 수도 있다.
- 비타민 B_{12} 결핍은 자가면역성 위염(악성 빈혈)의 감별을 위해 상부위장관 내시경 검사와 항내인자 항체 · 항벽세포 항체를 검사한다. 자가면역성 위염의 경우 갑상선 질환이나 위암 · 위 신경내분비종양 등이 발생할 수 있어 이에 대한 추적관찰이 필요하다.

이 증례에서는…

- 15년 전 위 절제술을 한 이력과 현저한 대구성 빈혈 · 범혈구감소증, 무효조혈 소견을 통해 비타민 B_{12} 결핍에 의한 거대적혈모구 빈혈을 첫 번째 감별진단으로 생각했다.
- 비타민 B_{12}, 엽산, 호모시스테인, 철동태를 측정한 후 비타민 B_{12} 보충요법을 시작했다.

거대적혈모구 빈혈의 치료

- 치료는 간단해서, 보충만 하면 된다.
- 비타민 B_{12}는 메코발라민 근육 주사가 기본이다.
- 유럽과 미국에서는 비용과 통원치료 순응도 문제로 경구 치료 중심이다. 내인자가 없어도 경구 투여량의 1% 정도는 수동적으로 확산되어 흡수되기 때문이다[Blood 92:1191-1198, 1998/Blood 129:2603-2611, 2017/Cochrane Database Syst Rev 3:CD004655, 2018].
- 경구 투여량은 악성 빈혈, 위 · 말단회장 수술 후 등 흡수 장애가 있는 경우 하루 2,000 μg 이상 복용할 것을 권장하며 흡수 장애가 없는 경우에는 하루 1,000 μg로 충분하다.
- 신경장애나 빈혈에 의한 증상이 심한 경우에는 근육 주사를 우선으로 한다. 또한 우리나라처럼 의료 접근성이 좋고, 전국민 의료보험이 적용되는 나라에서는 근육 주사를 통원치료로 시행하는 경우가 많다.

  〈처방 예〉 메코발라민(메트란주®) 500 μg 근육 주사 주 1~2회 정도로 CBC가 회복될 때까지 지속, 또는 1~2주간 매일 근육 주사→주 1회 근육 주사를 1개월→3개월에 1회 근육주사 지속

  * 신경장애가 있는 경우, 2개월에 한 번씩 근육 주사를 계속한다.

〈처방 예〉 메코발라민(메코민캡슐®) 1,000~2,000 μg 1일 2~3회 나누어 복용

* 말단회장에서 흡수가 안 되는 경우에는 2,000 μg 이상 복용 또는 근육 주사 권장

- 엽산은 경구요법이 기본이지만, 공장절제술 등 흡수를 기대할 수 없는 경우에는 주사제로 투여한다.
- 비타민 B_{12} 결핍증에 엽산만 투여하면, 신경증상이 악화할 수 있으므로 엽산 단독 투여는 하지 않는다. 검사 결과가 나올 때까지 B_{12}만 보충하거나 엽산과 B_{12}를 함께 보충하도록 한다.

〈처방 예〉 엽산(에스폴산주®) 엽산 5 mg(1앰플) 근육주사 매일 또는 15 mg 근육주사 주 1~2회

엽산(폴산정®) 1,000 μg 1회 1정 1일 1회 복용

- 특히 흡수장애가 있을 경우 철분 결핍증을 동반할 가능성이 있으므로 가장 먼저 확인해 두어야 한다. 또한 보충요법에 의해 급격하게 조혈이 항진되기 때문에 점차 철결핍성 빈혈이 될 가능성이 있다. 빈혈이 잘 호전되지 않는 경우 철동태를 체크한다.

이 증례에서는…

- 메트란주® 근육 주사를 주 2회 주사하기로 했다. 근육 주사 후 전신 상태와 식욕부진은 개선되었고, 2주 후에는 Hb 7.3 g/dL, Ret 13%까지 개선되었다.
- 추가 검사 결과 비타민 B_{12} 70 pg/mL, 엽산 5.0 ng/mL, 혈청철 70 μg/dL, TIBC 300 μg/dL, 페리틴 85 ng/mL이었다.
- 비타민 B_{12} 결핍에 의한 거대적혈모구 빈혈로 진단했다.

A 대구성 빈혈은 비타민 B_{12}와 엽산을 평가해 감별한다!

증례 3 흡인성 폐렴으로 치료 중인 65세 남성.

중증 흡연력이 있고 COPD로 외래 통원 중이었으며, 과거에도 폐렴으로 입원한 병력이 있다. 입원 전날부터 발열, 입원 당일부터 호흡곤란이 발생해 응급 후송되어 중증 지역사회획득 폐렴+급성 호흡곤란 증후군 진단 하에 삽관(intubation)·인공호흡기·ICU에 입원시켜 관리했다. 항생제는 피페라실린-타조박탐+반코마이신으로 치료를 시작했다. 입원 8일째에 발관(extubation)했고, 이후에도 호흡 상태는 안정적이어서 입원 9일째 일반병실로 옮겼다. 그 후 시행한 혈액검사에서 혈소판 수치가 점차 감소했다.

입원일수	입원 10일째	입원 13일째	입원 15일째	입원 16일째
혈소판 수(만/μL)	15.5	10	5.5	1.0

Q 혈소판감소증 시 가장 먼저 평가해야 할 것은? 진단은 어떻게 해야 할까?

철칙 4 혈소판 감소는 가성 배제 → 수혈 필요성 판단 → 감소 경과와 IPF를 통해 감별한다

가성 혈소판 감소

- 혈소판 감소 시 먼저 가성인지부터 감별한다. 이것은 진공채혈관에 첨가된 EDTA에 의한

혈소판 응집이 원인이다. 빈도는 인종에 따라 차이가 있지만, 0.1% 정도로 알려져 있다.

- 현미경으로 확인하면 바로 알 수 있다.
- 헤파린이나 구연산나트륨이 첨가된 채혈관으로 재검사하면 응집을 방지할 수 있다.

혈소판 수혈의 필요성

- 이 책의 혈소판감소증은 주로 입원 환자의 혈소판 감소에 초점을 맞추고 있다.
- 외래에서 발생하는 혈소판 감소는 혈액종양내과에서 대응하는 경우가 많으므로 관련 서적을 참고하도록 하자.
- 담당 환자에서 혈소판 감소가 발생한 경우, 중요한 것은 수혈 필요성의 판단이다. 수혈요법의 개요는 후술하겠지만, 병동에서는 다음과 같이 혈소판 수혈의 필요성을 판단하는 것이 좋다.

> 혈소판<1만/μL, 또는 점막 출혈(wet purpura)이 있는 경우
> 혈소판<5만/μL 및 활동성 출혈, 응급 침습적 처치, 분만

- 출혈 경향이 없고 침습적 처치나 수술이 없는 경우, 1만/μL 이상을 유지하면 된다.
- 만약 이러한 조건을 충족하여 혈소판 수혈을 시행하는 경우, 수혈 후에도 CBC를 확인해 혈소판 수혈 반응성(보정 혈소판 증가 수; corrected count increment, CCI)을 평가한다. 다음은 혈소판 수혈 반응성이 있는 경우의 기준치이다.

> 수혈 1시간 후 CCI≥7,500/μL
> 수혈 24시간 후 CCI≥4,500/μL

- CCI를 평가하는 것은 혈소판 감소의 기전에 대한 큰 힌트가 된다. 면역학적 기전으로 파괴가 항진된 경우, CCI는 위의 기준을 충족시키지 못한다.
- 예를 들어 혈액종양 등으로 수혈을 반복한 경우나, 임신 출산 등을 계기로 항HLA 항체가 생기면 수혈 불응증(transfusion refractoriness)이 될 수 있다.

혈소판 감소의 원인 정밀 검사

- 혈소판 감소의 원인도 빈혈과 마찬가지로 혈소판의 ① 생산 저하, ② 소모/파괴 항진의 두 가지로 나눌 수 있다.
- 이러한 감별에는 미성숙 혈소판 비율(immature platelet fraction, IPF)이 유용하며, IPF는 혈소판에서 망상적혈구와 같은 역할을 한다고 생각하면 이해하기 쉽다. 정확히 말하면, 전체 혈소판에 대한 미성숙 혈소판의 비율을 자동 계산한 값이다.
- 건강한 사람의 혈소판 수와 IPF는 역상관관계가 있다. 즉, 혈소판이 감소하면 IPF가 상승하고(생산 항진), 혈소판이 증가하면 IPF가 감소한다(생산 억제).
- 소모/파괴가 증가하면 이러한 변화가 두드러지게 나타난다. IPF > 5%가 기준이 된다.
- 생산 저하인 경우, 혈소판이 감소함에도 불구하고 IPF < 5%가 된다.
- 혈소판 감소 환자가 외래인지 입원인지, 급성인지 만성인지 축을 나누어보면 감별진단은 더욱 좁혀진다. 다음 페이지에 감별진단표의 한 예를 실었으니 참고하자.

	입원	외래
급성~아급성	파괴/소모 항진 • 약물 • 파종성혈관내응고증후군(DIC) • 헤파린 유도 혈소판감소증(HIT) • 혈전성미세혈관병증(TMA) 생산 저하 • 약물 • 항암화학요법	파괴/소모 항진 **• 특발성 면역성 혈소판감소증** • 약물 • 혈전성미세혈관병증(TMA) • 감염증[HCV, HIV, 리케치아, 렙토스피라증, 중증열성혈소판감소증후군(SFTS) 바이러스, 말라리아, 뎅기열] 생산 저하 • 약물 • 혈액 질환 • 감염증(HCV, HIV, 리케치아, 렙토스피라증, SFTS 바이러스, 말라리아, 뎅기열)
만성	파괴/소모 항진 • 약물 • 기계 판막이나 체외 순환에 의한 파괴 생산 저하 • 약물 • 혈액 질환	파괴/소모 항진 **• 특발성 면역성 혈소판감소증** • 약물 • 중증 간기능 장애 • 비장기능항진증 생산 저하 • 약물 • 혈액 질환

※파란 글씨는 진단 시 골수검사가 필수적인 질환/**굵은 글씨**는 혈소판만 감소하는 질환

- 위 표에서 볼 수 있듯이, 약물은 항상 최상위 감별진단에 포함된다. 약물성 혈소판 감소도 ① 생산 저하와 ② 파괴/소모 항진이 나타난다. 특히 약물에 의한 파괴항진성 혈소판 감소를 약물유발성 혈소판감소증(drug-induced thrombocytopenia, DITP)이라고 부른다.
- 입원 환경에서는 약물 외에도 DIC, HIT, TMA가 주요 감별진단이 된다.
- DIC는 응고 이상을 전제로 하기 때문에 응고 검사를 추가하여 정밀 검사한다.
- TMA는 혈전성 혈소판감소성 자반병(thrombotic thrombocytopenic purpura, TTP)과 용혈성 요독증후군(hemolytic-uremic syndrome, HUS) 등을 포함하는 질환군으로, 분열적혈구, 신장장애, 중추신경장애 등이 힌트가 된다. 진단은 ADAMTS-13과 베로독소 등 질환 특이적 검사를 통해 이루어진다.
- HIT에 대해서는 다음 페이지의 '더 알고 싶다!'를 참조.

이 증례에서는…

- 입원 환자의 급성 경과를 보이는 혈소판 단독 감소이다.
- 현미경 검사를 통해 가성 혈소판감소증은 배제했다.
- 피부에 점상출혈이 산재하고, 구강 점막에도 자반이 보여 혈소판 수혈을 10단위 실시하기로 했다. 수혈 1시간 후 CCI는 3,627로 낮은 수치여서 혈소판수혈 불응성으로 판단했다.
- IPF는 8.5%로 상승하여 파괴/소모 항진을 시사했다. 응고 이상이나 새로운 장기 장애는 없었다.
- 종합해서 면역성 기전에 의한 혈소판감소증을 의심했다. 입원 10일째 항생제를 세프트리악손으로 변경했기 때문에 이것을 의심 약물로 생각했고, 따라서 입원 시 투여했던

피페라실린-타조박탐으로 다시 변경했다. 그 외에 양성자 펌프 억제제를 의심 약물로 생각했다.

- HIT에 관해서는 4T's 점수가 2점으로 위험도가 낮았기 때문에 따로 HIT 항체 검사는 시행하지 않았고, 헤파린 사용도 중단하지 않았다.
- 다음날 혈소판 감소는 멈췄고, 입원 20일째에는 혈소판이 상승하기 시작했다.

A 혈소판 감소는 먼저 가성을 배제하고, 수혈 필요성을 판단한다. 혈소판 감소 경과와 IPF를 통해 감별하고, 약물성인지를 의심한다!

더 알고 싶다!

헤파린 유도 혈소판감소증(heparin-induced thrombocytopenia, HIT)

- 케모카인의 일종인 혈소판 4인자: PF4에 대한 항체(HIT 항체)를 유도하여 혈소판 감소와 함께 혈전색전증을 유발하는 혈전성 질환.
- 전체 헤파린 사용 환자의 0.5~5%에서 발생한다.
- 여성(vs 남성), 미분획 헤파린(vs 저분자 헤파린), 외과 수술력, 과량 투여 등이 위험 요인으로 작용한다.
- 70% 이상은 정상 발병형 HIT로 헤파린 투여 후 5~14일 후에 발병한다. 혈소판은 감소하지만 5~6만/μL에 머무르며, 2만/μL 이하로 떨어지는 경우는 드물다.
- HIT가 의심되면 먼저 혈전성 질환이 없는지 확인한다. 정맥 혈전증이 많지만 동맥 혈전증도 발생할 수 있다.
- 예를 들어, 혈액투석 시 혈관이 잘 막히는 것도 HIT의 징후일 수 있다.
- HIT의 징후가 있는지 아래 표의 4T's 점수로 평가한다.
  HIT 항체 양성률: 0~3점: 0.9%, 4~5점: 11.4%, 6~8점: 34%

	2점	1점	0점
혈소판 감소 Thrombocytopenia	>50% 감소(최저치는 20 $\times 10^3/\mu L$ 이상)	30~50% 감소(또는 수술에 따라 >50% 감소). 또는 최저치가 10~19$\times 10^3/\mu L$	<30% 감소 또는 최저치가 10$\times 10^3/\mu L$ 미만
혈소판 감소 시기 Timing of platelet count fall (투여 시작일=0일)	투여 5~10일에 명확한 발병. 혹은 과거 30일 이내 헤파린 투여 이력이 있는 경우에는 1일 이내 혈소판 감소	투여 5~10일에 혈소판이 감소하지만 명확하지 않음(예를 들어 혈소판 수가 불명확). 또는 10일 이후에 발병. 혹은 과거 31~100일 이내에 헤파린 투여 이력이 있는 경우에는 1일 이내의 혈소판 감소, 또는 10일 이후의 혈소판 감소	최근 헤파린 투여 이력이 없고 4일 이내의 혈소판 감소
혈전증 및 속발병 Thrombosis or other sequelae	새로운 혈전증 발생. 피부괴사, 헤파린 급속 투여 시 급성 전신 반응	혈전증의 진행과 재발. 헤파린 투여 부위의 피부 발적. 혈전증 의심(증명되지는 않음), 무증상 상지 DVT	없음
혈소판 감소 외 원인 oTher cause for thrombocytopenia	HIT 외에는 뚜렷한 원인이 없음	의심되는 다른 원인이 있음	명확한 다른 원인이 있음

※ 0일=헤파린 투여 첫날. 혈소판 감소가 시작된 날을 혈소판 감소 발생일로 본다.
[Lo GK, et al. J Thromb Haemost 4:759-765, 2006]

- 4T's 점수 평가에서 HIT가 의심되는 경우, HIT 항체를 검사한다. 음성이면 HIT를 부정할 수 있다. 일본에서는 라텍스 응집법과 CLIA법만이 보험 적용 대상이다. 둘 다 민감도가 매우 높기 때문에 어느 방법을 사용해도 무방하다[Blood 127:546-557, 2016]. (한국에서는 CLIA법과 ELISA법이 가능)
- 위와 같은 면역학적 측정법의 경우 민감도는 매우 높지만 특이도가 낮다. 숙련자에 의한 ^{14}C-세로토닌 방출 시험과 같은 기능적 측정법은 민감도와 특이도가 매우 높기 때문에 양성이면 HIT, 음성이면 HIT가 아니라고 할 수 있다.
- 치료로서 모든 헤파린을 중단하고(라인의 헤파린락도 중단), 아가트로반(argatroban)으로 항응고요법을 시작한다. 임상 증상도 고려해서 3개월 정도 지속한다.
- HIT 항체는 헤파린에 노출되지 않으면 자연 소실될 가능성이 있다. 면역학적 측정법으로 85일 정도면 절반이 음성으로 변한다고 알려져 있다[N Engl J Med 344: 1286-1292, 2001]. 따라서 적어도 100일 정도는 헤파린 사용을 금지하고, 이후 HIT 항체를 재검사하여 음성이면 신중하게 헤파린을 다시 사용하는 것도 이론적으로는 가능하다. 특히 헤파린 사용이 필요한 혈액투석환자 등에서 고려할 수 있다.

수혈

- 수혈요법은 가장 빈번하게 시행되는 이식 치료라는 사실을 잊지 말아야 한다.
- 수혈요법은 공여자와 수혜자 모두에게 부담을 주는 의료행위이므로 불필요한 수혈은 절대로 피해야 한다.
- 이 책에서는 특히 사용 빈도가 높은 적혈구제제와 혈소판제제를 다루도록 하겠다.
- 먼저 대표적인 수혈제제의 보관 방법, 투여 시간을 정리했다. 수혈제제는 매우 고가이므로 절대 낭비하지 말아야 한다.

적혈구제제 packed red blood cell, pRBC	농축혈소판제제 platelet concentrate, PC	신선동결혈장 fresh frozen plasma, FFP
2단위: 280 mL(이내)	10단위: 200 mL	2단위: 240 mL
2~6℃	실온	−20℃ 이하
21일(헌혈 채취일을 1일로 봄)	약물을 흔들어가며 4일	6개월(180일)
1단위: 1~1.5시간 *심부전 위험이 있으면 1단위 2~3시간	10단위 30분 정도	2단위 30분 정도

적혈구 수혈(red blood cell concentrate, RBC)

- 원칙적으로 수혈요법 외에 빈혈을 개선할 방법이 없는 경우에만 적혈구 수혈의 적응이 된다.
- 제한 수혈 vs 비제한 수혈: 제한 수혈은 목표치를 밑돌 때 수혈하는 방법이고, 비제한 수혈은 목표치 이하로 떨어지지 않도록 수혈하는 방법이다. 두 전략 모두 생존율 등에는 차이가 없다. 일본에서는 주로 제한 수혈을 사용하고, 한국도 과거에는 비제한 수혈이 관행적으로 이루어졌으나 현재는 제한 수혈 비율이 높아지고 있다[BMJ 350: h1354, 2015].
- 증상 유무, 심부전 유무, 급성/만성 빈혈인지, 이 3가지를 반드시 확인한다.
- 혈액질환: 수혈 이외의 치료법이 있고 증상이 없는 경우에는 수혈 적응증이 아님.
- 항암화학요법으로 인한 골수억제 및 조혈계 종양: Hb 6~7 g/dL을 유지하도록 수혈.

- 만성 출혈 : 대장암, 월경과다 등, 대부분 철결핍성 빈혈이다. 철분제 보충이라는 치료법이 있으므로 원칙적으로 수혈 적응증이 아니다. 하지만 증상이 심하거나 심부전이 있고, Hb 8 g/dL 이하인 경우 수혈을 고려한다.
- 급성 출혈: 순환 혈액량의 20% 이상 출혈 시 고려한다. Hb 수치보다 활력징후를 우선으로 생각한다.
- 위 상황 이외에는 수혈 이외의 치료법이 없는 경우 Hb 7 g/dL을 목표로 수혈한다. 심부전이 있는 경우, Hb 8 g/dL이 목표치이다.
- 예측 Hb 상승량은 다음 식으로 계산할 수 있다. 체액량을 70%, 수혈하는 적혈구액의 Hb 농도를 14 g/dL로 가정하면 80 ÷ 체중으로 대략 계산 가능하다.

> 예측 Hb 상승량(g/dL)=투여 Hb량(g)/순환혈액량(dL)
> 2단위 수혈 시: 56 g/체중 × 0.07 × 10=80/체중(g/dL)

- 적혈구액 1단위은 사람 혈액 200 mL(2 dL)에서 혈장 성분과 백혈구 성분을 제거하고, MAP액(92 mL)을 혼합한 제제이다. 따라서 1단위당 함유된 Hb의 양은 14 g/dL × 2 dL=28 g이 되며, 2단위는 56 g이므로 위 계산식이 성립한다.
- 일본 적십자사에서 제공하는 아래 표를 참고해도 좋다.

적혈구 수혈 시 Hb 수치 상승 예측치(g/dL)

(Ir-)RBC-LR-1 투여량	체중(kg)														
	5	10	15	20	25	30	35	40	45	50	60	70	80	90	100
1	7.6	3.8	2.5	1.9	1.5	1.3	1.1	0.9	0.8	0.8	0.6	0.5	0.5	0.4	0.4
2		7.6	5.0	3.8	3.0	2.5	2.2	1.9	1.7	1.5	1.3	1.1	0.9	0.8	0.8
3			7.6	5.7	4.5	3.8	3.2	2.8	2.5	2.3	1.9	1.6	1.4	1.3	1.1
4				7.6	6.1	5.0	4.3	3.8	3.4	3.0	2.5	2.2	1.9	1.7	1.5
6					9.1	7.6	6.5	5.7	5.0	4.5	3.8	3.2	2.8	2.5	2.3
8							8.7	7.6	6.7	6.1	5.0	4.3	3.8	3.4	3.0
10								9.5	8.4	7.6	6.3	5.4	4.7	4.2	3.8

(g/dL)

[일본 적십자사(https://www.jrc.or.jp/mr/blood_product/about/red_blood_cell/)] (2023년 8월 열람)

혈소판 수혈(platelet concentrate, PC)

- 혈소판제제는 적혈구제제보다 보관 기관이 짧아서 더 귀하고 비싸다. 따라서 보다 계획적인 사용이 필요하다.
- 혈소판은 목표치 이하로 떨어지지 않도록 수혈을 계획한다. 항암화학요법이나 조혈모세포 이식 등의 환자는 혈소판 수혈이 필요한 전날에 CBC를 측정하는 것이 좋다.
- 목표치는 다음 페이지의 표와 같다.

목표 혈소판 수(/μL)	병태·질환
5,000 이상	출혈 등급 1 이하의 조혈부전(재생불량성 빈혈, MDS 등)
1만 이상	출혈 등급 1 이하의 혈액종양, 항암화학요법, 조혈모세포 이식
2만 이상	• 출혈 등급 2 • 응고 이상을 동반한 간장애 합병증, DIC, AML(급성 골수성 백혈병), 38.5℃ 이상의 발열, 활동성 감염증 • 항응고요법 중 • 면역억제 치료 중 • 급격한 혈소판 감소: 3일 만에 2만 개 이상 감소 • 백혈구 증가 • 소아, 신생아 • CVC(중심정맥관) 삽입 전
5만 이상	• 출혈 등급 3 이상 • 요추 천자 전 • 활동성 출혈 후(중추신경, 폐, 위장관출혈 등) • 혈소판 10만/μL 이상에 해당하지 않는 수술 • 기관지내시경, 대장내시경 검사 • 바늘 생검
10만 이상	• 중추신경 등 중요 장기 수술 • 인공 심폐를 3시간 이상 사용하는 심혈관 수술 • 광범위한 유착박리를 요하는 수술 • 출혈 경향이 있는 CKD(만성신장병) 및 간질환 수술
출혈 등급	
0	출혈 없음
1	경미한 출혈(점상출혈, 자반, 요잠혈, 대변잠혈, 월경과다 등)
2	상당량의 출혈, 적혈구 수혈 필요량이 증가하지 않는 정도(비출혈, 육안적 혈뇨, 토혈)
3	상당량의 출혈, 1일 1단위 이상의 적혈구 수혈 필요(거대혈종, 지속적 출혈 등)
4	생명을 위협하는 출혈(쇼크, 장기출혈, 두개내출혈, 폐출혈 등)

[Takami A, et al. Japanese Journal of Transfusion and Cell Therapy 65:544-561, 2019]

• 예측 혈소판 증가량은 다음 공식으로 계산한다. 적혈구와 마찬가지로 체액량을 70%로 가정하면 200 ÷ 체중으로 대략 계산할 수 있다.

수혈 혈소판 총수 ÷ 순환혈액량(dL) × 2/3 = 200 ÷ 체중(kg)(만/μL)

• 일본 적십자사가 제공하는 아래의 퀵뷰 표를 사용할 수도 있다.

조사 혈소판 농축액[(Ir-)PC-LR] 투여 시 혈소판 증가 예측 수치

(Ir-)PC-LR 투여량	체중(kg)														
	5	10	15	20	25	30	35	40	45	50	60	70	80	90	100
1	3.8	1.9	1.3	1.0	0.8	0.6	0.5	0.5	0.4	0.4	0.3	0.3	0.2	0.2	0.2
2	7.6	3.8	2.5	1.9	1.5	1.3	1.1	1.0	0.8	0.8	0.6	0.5	0.5	0.4	0.4
5	19.0	9.5	6.3	4.8	3.8	3.2	2.7	2.4	2.1	1.9	1.6	1.4	1.2	1.1	1.0
10		19.0	12.7	9.5	7.6	6.3	5.4	4.8	4.2	3.8	3.2	2.7	2.4	2.1	1.9
15			19.0	14.3	11.4	9.5	8.2	7.1	6.3	5.7	4.8	4.1	3.6	3.2	2.9
20				19.0	15.2	12.7	10.9	9.5	8.5	7.6	6.3	5.4	4.8	4.2	3.8

※ 조사 혈소판 농축액 1단위: 혈소판 함유량 0.2×10^{11}개 이상 (만/μL)

[일본 적십자사(https://www.jrc.or.jp/mr/blood_product/about/platelet/)](2023년 8월 열람)

신선동결혈장(fresh frozen plasma, FFP)

- 적정 사용이 가장 어려운 제제이다.
- 명확한 과학적 근거가 있는 사용법은 대량 수혈이 필요한 수술이나 외상 시 투여이며, 희석성 응고장애를 예방 및 개선하기 위해 RBC : FFP = 1~2.5 : 1이 되도록 수혈한다.
- 수술이나 시술에 대한 예방적 투여는 근거가 부족하며, 개별 증례의 응고 검사 등을 통해 결정할 수밖에 없다.
- 혈액종양내과 협진을 통해 사용하는 것이 좋다.
- 투여량과 목표치는 어떤 응고인자가 부족한지, 목표 활성치가 얼마인지에 따라 달라진다. 일본적십자사가 응고인자별로 필요한 활성도와 회수율을 제공하고 있으니 참고하기 바란다(https://www.jrc.or.jp/mr/blood_product/about/plasma/)(2023년 8월 열람).

수혈 부작용

- 시간 축과 중증도로 구분해 보자!
- 수혈 후 10분 이내
  - **급성 용혈성 부작용**: ABO 부적합 수혈로 인한 혈관 내 용혈이 대부분이며, **사망률이 20%** 정도로 매우 심각하다! 애초에 발생하지 않도록 하는 것이 전제!
  - 아나필락시스 쇼크: 수혈을 중단하고 아드레날린 0.3 mg을 근육주사!
- 24시간 이내
  - **수혈관련급성폐손상(transfusion-related acute lung injury, TRALI)**: 수혈 후 6시간 이내에 발생하는 수혈로 인한 비심장성 폐부종을 말한다. 심각한 부작용 중 빈도도 높으며, 수혈 부작용 사망의 50%를 차지한다. 치료는 ARDS에 준해서 시행한다.
  - **수혈관련순환량과다(transfusion-associated circulatory overload, TACO)**: 수혈 후 6시간 이내에 발병하는 수혈에 의한 심장성 폐부종을 말한다. 급격한 volume 부하로 혈압이 상승하여 CS1의 심부전(→p.218)과 같은 경과를 밟는다.
- 24시간 이후
  - 지연용혈성수혈부작용: 대부분 불규칙한 항체에 의한 혈관 외 용혈이다. 치료는 불필요하다.
  - 감염 질환: HBV, HCV, HTLV-1, HIV, 인간파보바이러스 B19, CMV, 매독 등을 선별 검사하고 있다. 특히 HBV, HCV, HIV는 핵산 증폭 검사도 시행하고 있다. 일본 홋카이도에서는 HEV 검사도 실시하고 있다. **수혈 후 3개월 정도 후에 HBV, HCV, HIV 검사를 실시한다.**

● 참고 문헌

1) Means RT Jr, et al(eds): Wintrobe's Clinical Hematology, 15th ed.
- 혈액학의 세계적인 교과서이다. 빈혈, 혈소판 감소 등 기본적인 부분도 꼼꼼하게 기술되어 있다.

2) 米村雄士ほか. 科学的根拠に基づいた赤血球製剤の使用ガイドライン(改訂第 2版). 日本輸血細胞治療学会誌 64:688-699,201

3) 高見昭良ほか. 科学的根拠に基づいた血小板製剤の使用ガイドライン: 2019年 改訂版. 日本輸血細胞治療学会誌 65:544-561,2019

4) 松下正ほか. 科学的根拠に基づいた新鮮凍結血漿(FFP)の使用ガイドライン[改訂第 2 版].日本輸血細胞治療学会誌 65:525-537,2019
- 수혈에 관한 일본의 가이드라인이다. 한국에는 제5판 수혈가이드라인(2022년 부분개정)이 있으니 수혈 관련된 의료인은 꼭 읽어보도록 하자.

(후지노 다카히사)

31 수액

겨우 수액? 그래도 수액!

철칙

1. 수액에서는 유지수액과 보충수액을 구분하여 생각한다
2. 유지수액 처방은 수분·Na·K·당의 배분을 중심으로 한다
3. 수액제제는 생리식염수와 5% 포도당액으로 구분해 이미지화한다
4. 심부전, 신부전, 간부전에서는 유지수액 투여량과 투여속도에 주의한다
5. 쇼크에 대한 초기 보충수액은 세포외액에 가까운 것으로 한다
6. 보충수액에 체액평가와 배액량을 잊지 않도록 한다

증례 ❶ 흡인성 폐렴으로 입원 중인 82세 여성.

흡인성 폐렴으로 입원했고, 입원 초기에는 금식하면서 관리하기로 했다. 체중 50 kg. 내원 시 활력징후는 의식 명료, 체온 36.4℃, 혈압 110/70 mmHg, 맥박 74/분·규칙적, 호흡수 12/분, SpO_2 96%(room air), Na 138 mEq/L, K 3.7 mEq/L, Cl 102 mEq/L.

Q 어떤 수액을 처방할까?

철칙 1 수액에서는 유지수액과 보충수액을 구분하여 생각한다

- 수액은 막연하게 처방하기 쉬운데, 최소한 필요한 유지수액과 치료에 필요한 보충수액으로 구분해 생각할 필요가 있다.
- 수액을 시작하기 전에 ① 무엇을 목적으로 하는지, ② 수액의 적응증이 있는지, ③ 목표를 어디로 설정할 것인지의 3가지를 명확히 한다.

유지수액: 일반적으로 하루에 손실되는 수분 · 전해질을 보충하는 것 = 현재의 체액 균형을 유지한다.
보충수액: 부족한 수분과 전해질을 보충하는 것 = 무너진 체액 균형을 바로잡는다.

- 체액 균형을 의식하며, 유지수액과 보충수액의 필요성을 평가한다.
- 수액을 처방할 때, 어떤 수액인지 항상 의식한다.

일반적인 수액 요법의 흐름

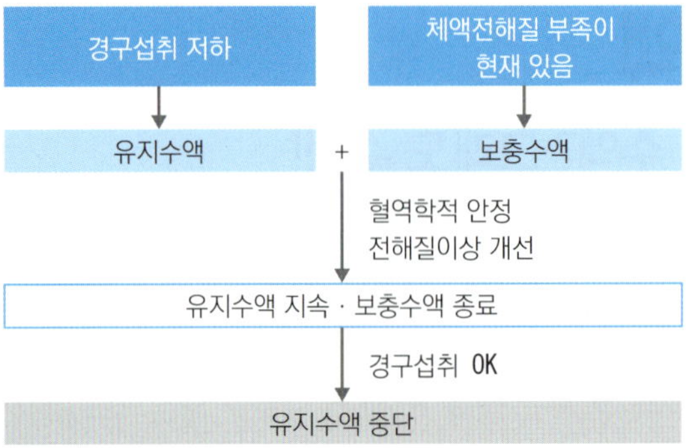

이 증례에서는…

- 체액전해질 부족이 없으므로 보충수액은 필요하지 않았다.
- 금식을 위해 유지수액을 투여할 필요가 있었다.

A **유지수액과 보충수액을 구분하여 생각한다. 이 증례에서는 경구섭취 저하를 보충하는 유지수액을 시행한다.**

Q **그렇다면 유지수액은 어떻게 선택할까?**

철칙 2 유지수액 처방은 수분 · Na · K · 당의 배분을 중심으로 한다

- 유지수액은 체액의 항상성을 유지하기 위한 수액 투여로 생리적 체액 손실을 보충하는 것이 목적이다.
- 하루에 필요한 수액의 양은 수분 30 mL/kg, Na 2 mEq/kg, K 1 mEq/kg, 포도당 100 g을 포함하도록 구성한다.
- 기저질환이 없는 경우 하루에 필요한 최소 수분량은 약 30 mL/kg이다. 이 증례의 경우 30 mL/kg × 50 kg = 1,500 mL로 계산된다.
- 하루에 최소한 필요한 Na는 약 2 mEq/kg이다. 이 증례의 경우 2 mEq/kg × 50 kg = 100 mEq로 계산되며, NaCl은 1 g = 17 mEq이므로 NaCl로 6 g 정도가 된다. 따라서 이른바 염분제한식과 비슷한 양을 투여한다고 생각하면 된다.
- 하루에 최소한 필요한 K는 약 1 mEq/kg이다. 이 증례의 경우 1 mEq/kg × 50 kg = 50 mEq로 계산된다. 금식이 장기화될 경우 혈액검사 결과에 따라 Mg나 P의 보충도 검토할 필요가 있다.
- 하루에 필요한 포도당은 약 100 g이다. 이는 뇌가 에너지원으로 사용하는 포도당의 양이 100 g/day 정도이며, 이보다 적으면 단백질 이화작용이 진행되어 케톤증이 발생하기 때문이다. 금식이 장기화될 경우 비타민, 아미노산, 지질 등의 투여도 검토할 필요가 있다.
- 유지수액으로 위의 투여량을 대략적으로 충족하도록 만들어진 것이 3호액(유지수액)이

라고 불리는 수액제제이다.

*역자 주: 국내에는 이런 제품이 따로 있지 않고, 환자 상태에 따라 수액과 전해질을 mix해서 사용하고 있다. 이 증례는 유지수액으로 하트만 1 L 혹은 10%DNaK 1 L를 사용할 수 있다.

이 증례에서는…

- 흡인성 폐렴으로 인한 일시적인 식사섭취 저하를 보충하기 위해 유지액(솔뎀® 3A) 1,000 mL/day와 포도당젖산링거액(솔랙트® D) 500 mL/day 투여로 시작했다.
- 그 후, 연하기능에 문제가 없는지 평가해서 식사섭취를 시작했고, 수액량은 식사섭취량에 맞춰 점진적으로 줄여나갔다.

A 수액은 수분·Na·K·포도당의 1일 유지량을 고려하여 처방한다.

더 알고 싶다!

수분 30 mL/kg의 근거

- 1일 in-out 수분량을 계산하면 대략 30 mL/kg이 된다.
- 구체적으로는 주로 ①~④를 생각할 수 있다.
  ① 소변: 0.5~1 mL/kg/hr
  ② 대변: 200 mL 정도
  ③ 불감수분손실: 15 mL/kg, 단, 체온이 1℃ 올라갈 때마다 100 mL씩 증가한다.
  ④ 대사수(세포의 대사에 의해 생성되는 물): 5 mL/kg
- 예를 들어 같은 체중이라도 열이 나는 사람과 그렇지 않은 사람은 필요한 수분량이 다르다.

실제 유지수액

- 스트레스나 침습적이지 않은 단순 금식인 경우에는 위와 같이 3호액(유지수액)을 투여하면 된다.
- 그러나 실제 입원 환자는 발열, 통증, 침습적 시술 · 수술 스트레스로 ADH 분비가 항진되어 있는 경우가 많다.
- 평소보다 자유스의 재흡수가 더 많이 이루어지고 있으므로 3호액 투여를 지속하다 보면 상대적으로 수분이 과잉이 되고, 저나트륨혈증을 초래할 수 있다.
- 따라서 스트레스 하에 있는 입원 환자에서는 상기의 조성보다 더 세포외액에 가까운 수액을 투여하는 경우가 많다.

증례 ❷ 특별한 병력 없는 41세 남성.

내원 5일 전 유통기한이 지난 빵을 먹은 후 구토와 설사를 시작했고, 호전되지 않아 내원했다. 내원 당시 활력징후는 의식 명료, 체온 36.4℃, 혈압 124/62 mmHg, 맥박 80/분·규칙적, 호흡수 14/분, SpO_2 98%(room air). 신체소견상 구강건조 있음. 복부초음파에서 IVC는 10/2 mm로 호흡성 변동이 관찰되었다. 신장 170 cm, 체중 63 kg.

Q 응급실에서 투여할 수액으로 3호액(예: 솔뎀® 3A) 500 mL와 세포외 수액(예: 소류겐® F) 500 mL 중 어느 것이 적절할까?

- 병력, 신체소견, 검사결과로 보아 탈수가 있다고 생각되기 때문에 탈수교정을 위한 보충수액이 필요하다.
- 탈수교정을 위해서는 먼저 체액의 조성과 수액 관계를 이해할 필요가 있다.

체액 구성과 수액

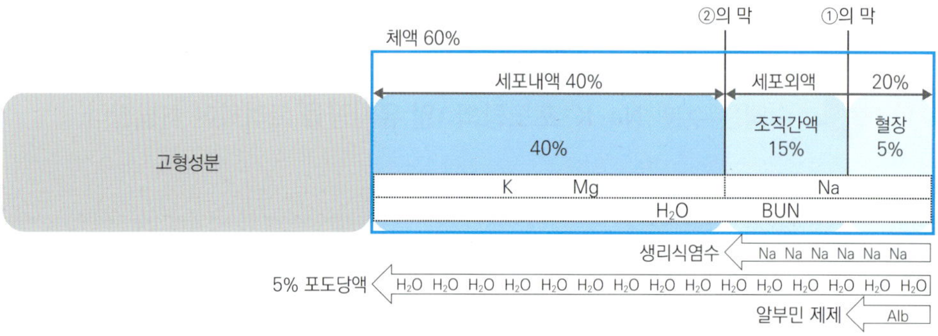

- 체내 총 수분량은 전체의 60%(2/3).
- 세포내액과 세포외액의 비율은 2 : 1(40% : 20%).
- 세포외액은 다시 혈관외(조직간액)와 혈관내(혈장)로 나뉜다. 그 비율은 3 : 1(15% : 5%).
- 수액의 종류에 따라 수액을 투여했을 때 수분이 어느 영역에 분포하는지는 다르다.
- Na와 K 등의 전해질은 Na/K ATPase에 의해 농도 구배가 조절된다.
  ①의 막 : 전해질, 요소는 통과시키지만 알부민은 통과시키지 않는다.
  ②의 막 : H_2O와 요소는 통과시키지만 전해질은 자유롭게 통과시키지 않는다.
- 따라서 생리식염수는 세포외액과 같은 농도이므로 ①의 막은 통과하지만 ②의 막은 통과하지 않기 때문에 세포외액과 같은 영역 내에 머무른다. 그러므로 혈관 내에는 투여량의 1/4이 남는다.
- 한편, 5% 포도당액은 투여 후 바로 당이 대사되어 물(자유수)이 되기 때문에 ②의 막도 통과해 체액 전체로 퍼진다. 따라서 혈관 내에는 투여량의 1/12만 남게 된다.
- 또한 알부민은 혈관벽을 통과할 수 없으므로 전부 혈관 내에 남는다.

Volume depletion과 dehydration

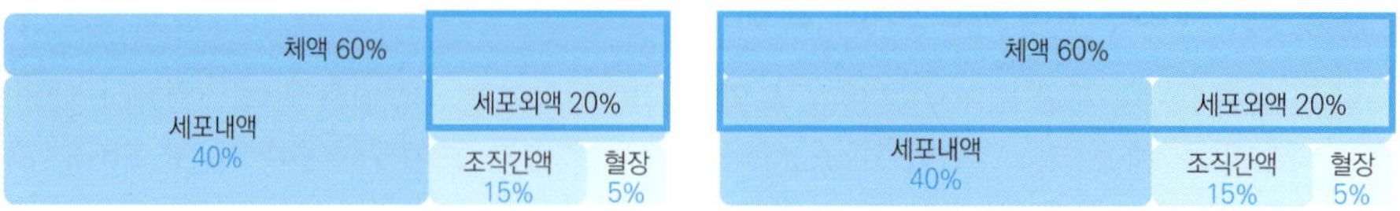

Volume depletion = 세포외액의 결핍
혈압저하, 빈맥

Dehydration = 물(자유수)의 결핍
갈증, 고나트륨, 고삼투압

- 탈수라고 통칭하지만, 손실되는 수분의 개념은 크게 volume depletion과 dehydration의 두 가지로 나누어 생각할 필요가 있다.

- Volume depletion = 세포외액의 결핍
  혈압저하와 빈맥을 보임 → 보충 시 생리식염수(외액)를 사용.
- Dehydration = 자유수(체액 전체)의 결핍
  갈증, 고나트륨혈증, 고삼투압을 보임 → 보충 시 5% 포도당액(자유수)을 사용.

- 여기까지 이해한 후, 어떤 탈수증에 대해 어느 체액 영역을 보충할 것인가를 의식하여 수액을 선택한다.

철칙 3 수액제제는 생리식염수와 5% 포도당액으로 구분해 이미지화한다

- 수액 성분은 모두, 생리식염수와 5% 포도당액의 조합을 기본으로 하고 있으므로, 투여할 수액을 선택할 때는 다음과 같이 이미지화하면 된다.
- 단일 병태가 아닌 경우도 있는데, 그런 경우에는 우선 활력징후의 유지를 우선으로 volume depletion에 준해 수액(세포외액)을 투여하는 경우가 많다.

생리식염수 ↕ 5% 포도당		
	세포외액	생리식염수, 소류겐®F, 솔루락트®D
	1호액 1/2 생리식염수	KN 1호
	3호액 1/4 생리식염수	솔뎀® 3A, 비플루이드®
	자유수	5% 포도당액, 10% 포도당액

- 같은 투여량이라면 Na 함량에 따라 생리식염수 ≒ 세포외액 > 1호액 > 3호액 > 5% 포도당액 순으로 혈관 내에 많은 수분이 남는다.

	Na(mEq/L)	K(mEq/L)	Glu(g/dL)	특징
생리식염수(0.9%)	154	0	0	Na 함유가 가장 많다.
세포외액(예)				
[glucose 미첨가]				
소류겐®F	130	4	0	아세트산 링거액
빈®F	131	4	0	아세트산 링거액
락텍®	130	4	0	아세트산 링거액
[glucose 첨가]				
솔루텍®D	131	4	5	젖산 링거액, 당+
락텍®G	130	4	5	젖산 링거액, 당+
개시액(예)				
KN 1호	77	0	2.5	K free 제제
솔리타®-T1	90	0	2.6	K free 제제
유지액(예)				
솔리타®-T3	35	20	4.3	
솔뎀® 3A	35	20	4.3	
빈® 3G	45	17	5	
KNMG 3호	50	20	10	
솔리탁스®-H	50	30	12.5	말초투여수액 중 가장 Glu 농도가 높다.
비프리드®	35	20	7.5	아미노산+비타민B_1 첨가

이 증례에서는…

- 병력, 신체소견, 심장초음파의 IVC(하대정맥)를 종합하면 volume depletion이 중심이라 생각할 수 있다. 세포외액을 보충하는 수액이 필요하기 때문에 소류겐®F를 80 mL/hr로 시작했다.

A **Volume depletion 소견이 있으므로 세포외액(예: 소류겐®F 500 mL)이 적절하다.**

증례 ③ 심부전 병력이 있는 72세 남성.

심근경색 후 HFrEF(좌심실 박출률이 저하된 심부전)가 있는 환자. 이번에 폐렴으로 입원했고, 식사섭취가 어려웠다. 체중 65 kg(이전 심부전 퇴원 시와 비교하여 체중증가는 없음). 솔루락트®D(dextrose+sodium lactate) 500 mL를 80 mL/hr로 수액요법을 시작했고, 치료로 암피실린-설박탐(유나신®)을 정맥주사로 투여했다. 4일째 SpO_2가 87%(room air)로 저하되었다. 활력징후는 의식 명료, 체온 37.4℃, 혈압 120/60 mmHg, 맥박 90/분·규칙적, 호흡수 18/분이었다. 양측 폐야에서 wheeze가 들렸고, 흉부 단순X선사진에서 양측 폐야에 새로운 침윤상이 관찰되었다. 경흉부 심장초음파에서 하대정맥 직경의 호흡성 변동이 소실된 것을 확인했다.

Q **이 증례에서 수액 처방이 적절했을까?**

철칙 4 **심부전, 신부전, 간부전에서는 유지수액 투여량과 투여속도에 주의한다**

- 먼저 심기능이 안 좋다는 것에 주의할 필요가 있다.
- 고령자에서 심기능 저하가 있는 경우, **증례 1**과 같은 방법으로 유지수액(30 mL/kg × 65 kg = 약 2 L/day)을 투여하면 울혈성 심부전을 유발할 가능성이 있다.
- 심부전, 신부전, 간부전에서 수액속도를 잘못 설정하면 체내 수분이 쉽게 증가해 울혈성 심부전뿐만 아니라 부종의 악화, 복수·흉수 저류가 발생한다.
- 또한, 입원 중에는 항생제 등 의도치 않게 수액의 총 투여량이 증가하는 경우가 있으므로 주의가 필요하다. 항생제나 기타 정맥주사 약물의 용매인 생리식염수나 포도당액 등의 수액량도 고려하는 것이 중요하다.
- 활력징후가 안정되어 있다면 총수분량을 적은 편으로 설정해서 수액을 시작하는 경우가 많다. 경우에 따라서는 하루 500~1,000 mL 정도의 수액량으로 조절하는 경우도 있다.
- 수분량에 비례해 전해질 투여량도 줄어드는 경우가 많으므로, 혈액검사로 추적관찰하면서 전해질을 적절하게 교정한다.

이 증례에서는…

- 우선 폐렴에 대한 항생제로 유나신®을 1일 4회 투여하고 있는데, 이를 통해 총 200 mL의 생리식염수가 투여되고 있었다.

- 심장기능을 고려하여, 예를 들어 3호액 40 mL/hr 등 소량부터 투여를 시작하고, 식사 섭취가 가능해진 시점에 수액요법을 바로 중단하는 것이 바람직한 증례였다.

A 심장·신장·간기능에 따라 수액을 고려하고, 이 증례와 같은 심부전 환자에서는 유지수액 투여량과 투여속도를 줄일 필요가 있었다.

증례 4 요추 압박골절로 입원 중인 78세 여성.

요추 압박골절로 입원 중이며, 요도카테터를 삽입한 상태였다. 심장·신장·간질환의 병력은 없었다. 야간에 38℃대의 발열과 오한이 생겼다. 혈압이 떨어졌다고 콜이 왔다. 체중 70 kg, 활력징후는 의식 명료, 체온 38.5℃, 혈압 74/48 mmHg(평상시 110/70 mmHg), 맥박 120/분·규칙적, 호흡수 24/분, SpO_2 95%(room air).

Q 초기대응으로 어떤 수액을 선택해야 할까?

철칙 5 쇼크에 대한 초기 보충수액은 세포외액에 가까운 것으로 한다

- 병력과 활력징후로 보아 요로감염증에 의한 패혈증과 그에 따른 혈압저하가 의심된다.
- 혈압 유지를 위해 혈관 내 많이 남는 수액이 바람직하므로, 세포외액을 선택한다.
- 또한 쇼크의 경우, 핍뇨에 의해 K 배설이 저하될 수 있으므로 K가 많이 함유된 수액은 예상보다 혈청 K 농도를 더 높게 올릴 수 있다. K free 또는 소량만 함유된 수액을 선택한다.

이 증례에서는…

- 소류겐® F를 full drip하면서 신속하게 항생제 투여를 시작했다.

  *역자 주: 우리나라 환경에서는 혈액검사를 하고 0.9% 생리식염수(isotonic saline) 1 L를 full drip 후 환자 상태에 따라 이후 수액을 결정한다.
- 서서히 혈역학적으로 안정화되었으나, 승압제가 필요하다고 판단해 당일 밤은 ICU에서 경과를 지켜보기로 했다.

A 쇼크의 초기 수액은 세포외액으로 칼륨이 없는(또는 소량) 수액제제를 선택한다.

더 알고 싶다! 필요한 수액은 시시각각 달라진다

- **증례 4**에서도 처음에는 쇼크에 대응하기 위해 세포외액을 full drip했지만, 혈압이 안정된 시점에서 유지수액량을 의식해 수액 종류와 투여량을 재검토할 필요가 있다.
- 예를 들어 병세가 호전되면서 고령자의 경구섭취량이 회복되면, 섬망 예방을 위해서라도 조기에 수액 투여 종료 시기를 결정할 필요가 있다.

- 일반적으로 급성기 질환에서는 입원 초기에 수액량이 많고, 서서히 감량하는 경과를 밟는 경우가 많다.

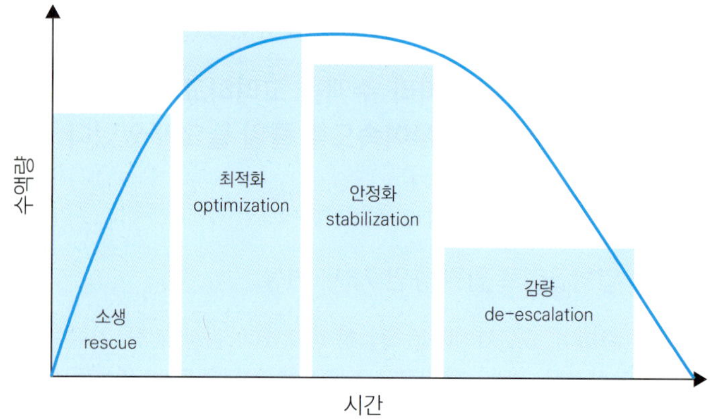

일반적으로 패혈성 쇼크의 수액치료는 크게 4단계로 분류되며, rescue→optimization→stabilization→de-escalation의 순서로 표현된다. Optimization은 장기 손상의 진행을 억제하기 위한 적극적인 수액 투여 단계이며, stabilization은 쇼크가 관리된 후의 유지수액을, de-escalation은 쇼크에서 벗어나 적극적으로 수액을 제거하는 단계를 말한다. 이 4단계를 의식한 수액 관리가 중요하다.
[Rewa O, et al. Crit Care Clin 31:785-801, 2015]

- 한편, 말기 악성종양 환자에서는 전신 부종을 피하기 위해 500 mL/day 정도의 수액량을 허용하는 경우도 있다.
- 환자에게 필요한 수액량은 시간 경과에 따라 변화해 가므로 수액도 약물 중 하나라는 것을 잊지 말고, 매일 수액 처방을 재검토하는 것이 중요하다.

교질액

- 위에서 소개한 것이 정질액(crystalloid solution), 이 항목에서 다루는 것이 교질액(colloid solution)이다.
- 교질액으로 가장 많이 사용되는 것 중 하나가 알부민 제제이다.
- 5% 제제 250 mL와 25% 50 mL 제제는 모두 12.5 g의 알부민을 함유하고 있다(성인의 1일 생산량).
- 교질액은 혈관 내 내피세포 간극을 통과하지 않고, 분자량이 커서 삼투압에 기여하기 때문에 혈관 내 수분을 유지하기 쉽다.

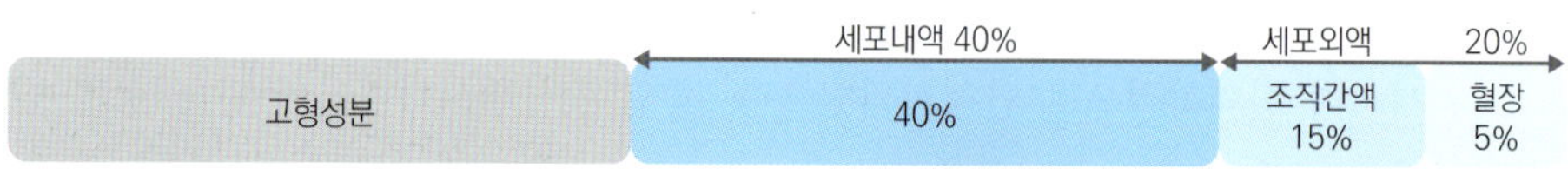

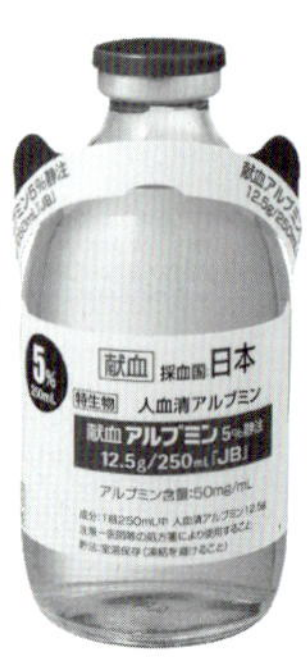

5% 제형
혈장과 유사한 성분으로, 등장성 알부민이라고 불린다.
혈관 내에 100% 머물러 있다.
→대량 출혈에서 수혈이 늦어질 때 사용한다.

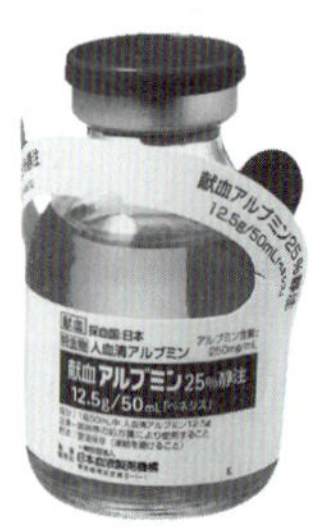

25% 제형
고장성 알부민이라고 불린다.
혈관 내로 수분을 끌어들인다.
→부종, 복수 등에서 혈관 내로 수분을 끌어들이고 싶을 때 사용한다.

증례 ⑤ 췌장두부암 병력이 있는 75세 남성.

급성담관염으로 내시경적 경비담도배액술(ENBD)을 시행한 수술 당일. ENBD 튜브를 통해 500 mL/day 배액 중이며, 현재 금식 중. 체중 50 kg(평소 체중 52 kg). 활력징후는 의식 명료, 체온 37.2℃, 혈압 120/60 mmHg, 맥박 80/분·규칙적, 호흡수 14/분, SpO_2 98%(room air). 신체소견상 구강 건조 있음, 겨드랑이 건조 있음, 하지부종 없음, Na 138 mEq/L, K 3.8 mEq/L, Cl 103 mEq/L. 심장·신장·간질환 병력 없음.

Q 적절한 유지+보충수액 오더는?

철칙 6 보충수액에 체액평가와 배액량을 잊지 않도록 한다

- 유지수액 외 보충수액을 고려할 때는 먼저 체액평가를 할 필요가 있다.
- 체액량을 평가해 수액을 투여한다. 수액은 체액량이 저하되어 있다면 좋은 치료가 되지만, 과도하게 투여하면 오히려 해가 될 수 있다는 것을 잊지 말자.
- 수액 필요성은 한 가지 항목만으로 하는 것이 아니라 종합적으로 판단한다.

체액평가 항목

문진	식사섭취량, 수분섭취량, 식습관 변화, 구토·설사, 갈증, 부종, 경구약(이뇨제, 스테로이드) 변경, 체중 변화, 심장·신장·간질환 병력
신체소견	활력징후(발열 유무, 맥박, 혈압), 요량(In/Out), 구강점막 건조, 수포음, 경정맥 팽창, 제3음, 복수, CRT(capillary refilling time), 피부긴장도 저하, 겨드랑이 건조, 부종
혈액검사	BUN/Cr, Na, Hct, uric acid, total protein, albumin, 혈장 삼투압
검사 소견	소변검사: Na, Cl, BUN, 삼투압
심장초음파	IVC(직경 및 호흡성 변동), TRPG, 흉·복수
흉부 단순X선사진	흉수, 심흉곽비

- 체액평가에서 결핍이 있다고 판단되면 유지수액에 보충수액을 추가해야 한다.
- 다음으로 배액이 있는 경우, 배액으로 인한 수분 및 전해질 손실량도 고려하여 보충수액을 처방해야 한다.
- 예를 들어 담도 배액, 장폐색관을 삽입한 경우나 발열이 지속되어 불감수분손실이 증가된 경우 고려해야 한다.

체액의 1일량 및 전해질 조성

	1일 체액량 (mL/day)	Na (mEq/L)	K (mEq/L)	Cl (mEq/L)	HCO3 (mEq/L)
타액	1,000	9	25	10	15
위액	1,000~2,000	60	10	80	0
담즙	1,000	150	5	100	45
췌장액	1,000~2,000	140	4.5	80	90
소장액	1,000~2,000	110	5	100	50
불감수분손실		0	0	0	0
대장액	1,000~1,500	130	10	95	20

[Miller RD, et al: Miller's Anesthesia 8th, p.1767-1810]

이 증례에서는…

- 2 kg 정도의 체중 감소가 있었고, 신체소견상으로도 탈수(volume depletion)가 의심됐다.
- ENBD 튜브에서 500 mL/day의 담즙이 체외로 소실되고 있다. 담즙액의 성분이 세포외액에 가깝기 때문에 그 손실분을 세포외액으로 보충할 필요가 있다. 활력징후는 유지되고 있기 때문에 수 일에 걸쳐 교정할 예정으로 유지수액에 300~500 mL/day 정도의 세포외액을 추가한다.
- 유지수액제제 1,500 mL＋세포외액제제 1,000 mL(탈수교정＋담즙배액분)를 처방하고, 계속 체액평가를 실시하기로 했다.

A 일반적인 유지수액에 더해 체액평가와 배액량을 고려한 수액을 투여한다.

참고 문헌

1) Malbrain MLNG, et al. Intravenous fluid therapy in the perioperative and critical care setting:Executive summary of the International Fluid Academy (IFA). Ann Intensive Care 10:64, 2020 [PMID: 32449147].
   - 응급의료 및 수술 전후 수액의 개념 및 실제 사례를 학습할 수 있다.
2) NICE Clinical Guidelines: Intravenous fluid therapy in adults in hospital. 2013(https://www.nice.org.uk/guidance/cg174)(2023년 8월 열람)
   - 수액요법에 대한 가이드라인으로, 입원 중 성인 수액요법의 일반적인 원칙을 학습할 수 있다.
3) Lewis SR, et al. Colloids versus crystalloids for fluid resuscitation in critically ill people. Cochrane Database Syst Rev 8:CD000567, 2018 [PMID: 30073665]
   - 교질액과 정질액을 비교한 코크란 리뷰.

(스즈키 다카히로)

32 영양

계산하지 않았다면, 투여하지도 말 것

철칙

1. 먼저 영양 스크리닝과 평가를 한다
2. 식사는 기저질환과 식사형태를 고려해 선택한다
3. 영양투여 경로의 제1선택은 경장영양이다
4. 필요한 영양량을 6단계로 나누어 생각하고, 계산한다
5. 영양제 투여계획은 3단계로 세운다
6. 정맥영양은 가능한 한 완제품 제제를 사용하고, 투여속도와 혈당치에 주의한다

증례 ① 88세 여성. 신우신염으로 입원.

3일 전부터 시작된 발열, 요통, 식욕저하로 내원했다. 당뇨병, 뇌경색 병력이 있고, 식사 시 자주 사레 걸림. 3일 전부터 식사를 거의 섭취하지 못함. 신장 155 cm, 체중 40 kg(평소 약 42 kg). 내원 시 활력징후는 의식 명료, 체온 37.8℃, 혈압 120/65 mmHg, 맥박 102/분·규칙적, 호흡수 20/분, SpO_2 95%(room air). 신체소견으로 혀와 겨드랑이 건조, 눈 주위의 함몰과 쇄골 돌출, 전체적으로 쇠약 상태. WBC 11,600/μL, CRP 8.6 mg/dL, Alb 2.8 g/dL, 요중 WBC(3+), Nitrite(+), 그람염색에서 장내세균으로 보이는 그람음성간균 다수와 백혈구 탐식상.

➡ 이 증례는 급성 신우신염으로 입원했다.

➡ 전신상태가 아주 나쁘지는 않았기 때문에, 식사는 경구섭취를 계속할 방침이었다.

Q 영양상태는 어떻게 평가할까?

철칙 1 먼저 영양 스크리닝과 평가를 한다

영양상태 평가

① 영양 스크리닝

- 첫 번째 단계로 비교적 간단한 항목으로 구성된 스크리닝 도구를 이용해 저영양 환자를 찾아내는 것이 중요하다. 스크리닝에서 고위험군인 경우, 후술하는 영양평가를 통해 자세한 평가를 실시한다.
- 대표적인 것으로는 NRS2002(European Society for Clinical Nutrition and Metabolism, ESPEN; 유럽임상영양대사학회에서 권장), NUTRIC score(유일하게 ICU

환자 대상), MUST(American Society for Parenteral and Enteral Nutrition, AS-PEN; 미국정맥경장영양학회에서 권장, 재택진료도 포함), MNA-SF(MNA의 스크리닝 도구 버전), CONUT score 등이 유명하다. 아래에 대표적인 NRS2002를 기재한다.

제1부 NRS 초기 스크리닝*		
	예	아니오
1. BMI가 20.5 미만인가? 2. 환자의 체중이 지난 3개월 이내에 감소했는가? 3. 지난 1주일 동안 환자의 식사섭취량이 감소했는가? 4. 환자는 중증인가? 예를 들어, 집중치료를 받고 있는가?		

* 질문 중 하나라도 '예'라고 답한 경우, 2부 최종 스크리닝으로 넘어간다. 모든 질문에 대한 답변이 '아니오'인 경우, 주 1회 간격으로 환자를 스크리닝한다. 환자가 대수술을 받아야 하는 경우, 영양 위험을 피하기 위해 예방적 영양 관리 계획을 사용한다.

제2부 NRS 최종 스크리닝*			
영양장애의 중증도		**질병 또는 외상의 중증도**	
영양상태 정상	점수 0점	질병이나 외상 없음	점수 0점
3개월 동안 체중이 5% 이상 감소, 또는 지난 1주일 동안 식사섭취량이 평소 필요량의 50～75%	경증 점수 1	대퇴골부경부 골절 급성 합병증이 있는 만성 환자. 예를 들어 간경변, 만성폐쇄성폐질환(COPD), 만성 투석, 당뇨병, 종양	경증 점수 1
2개월 동안 5% 이상의 체중 감소, 또는 BMI 18.5～20.5 및 전신상태 악화, 또는 지난 1주일 동안 식사섭취량이 평소 필요량의 25～60%	중등도 점수 2	복부 대수술, 뇌졸중, 중증 폐렴, 조혈계 종양	중등도 점수 2
1개월 동안 5% 이상의 체중 감소(3개월에 15% 이상), 또는 BMI 18.5 미만 및 전신상태 악화, 또는 지난 1주일 동안 식사섭취량이 평소 필요량의 0～25% 식사 섭취량	중증도 점수 3	두부손상, 골수이식, 집중치료환자(APACHE>10)	중증 점수 3
영양, 질병 중증도 점수			
총점=영양+질병 중증도 점수			
70세 이상일 경우 총점에 1을 더함			

3점 이상: 환자는 영양학적 위험이 있으며, 영양 계획을 시작한다.
3점 미만: 주 1회 간격으로 환자 스크리닝을 반복하고, 환자가 대수술을 받아야 하는 경우 영양 위험을 피하기 위해 예방적 영양 관리 계획을 사용한다.

[Abbott Nutrition: 임상영양학 핸드북, p.29.2014]© 2014 Abbott

② 영양평가

- 스크리닝에서 영양장애가 있다고 판정된 환자를 대상으로 주관적 평가와 객관적 평가로 구성된 영양평가를 실시한다.
- SGA와 MNA가 유명하다. SGA는 처음에는 수술환자를 대상으로 개발됐고, MNA는 고령자를 대상으로 개발됐다. SGA가 수술환자뿐 아니라 대상을 넓혀 사용되며 보급되고 있다.
- ICU 영역에서는 스크리닝 도구로 사용한 NUTRIC score를 그대로 평가에도 사용할 수 있다.
- 위의 것들은 주관적 정보+일부 객관적 데이터로 구성되어 있다. 영양상태의 추적관찰에 사용은 할 수 있으나, 부족한 면이 있다. 보다 세밀하게 영양상태를 평가하고 추적관

찰을 위해 후술할 객관적 영양 데이터 평가(objective data assessment, ODA)도 병행한다.

③ SGA(subjective global assessment; 주관적 종합영양평가)

- 다양한 영양평가 도구가 있지만, SGA가 가장 많이 사용된다. 간단한 문진과 신체소견으로 구성되어 있다.
- 평가자가 아래 항목에 대해 주관적으로 평가하는 도구로, 많은 검사를 하지 않고도 평가 가능한 것이 특징이다. 주관적인 평가이기 때문에 평가자의 통일된 교육이 필요하지만, 저비용이라 널리 사용되고 있다.

A 병력

1 . 체중 변화

과거 6개월 동안 체중감소: ________ kg , 감소율: _______%

과거 2주 동안 체중변화: □ 증가 □ 변화 없음 □ 감소

2 . 음식섭취 변화 (평상 시와 비교)

□ 변화 없음

□ 변화 있음(기간) ________________(월, 주, 일)

식사내용: □ 고형식 □ 경장영양 □ 경정맥영양 □ 기타

3 . 소화기 증상 (과거 2주 동안 지속되고 있음)

□ 없음 □ 오심 □ 구토 □ 설사 □ 식욕부진

4 . 기능성

□ 기능장애 없음

□ 기능장애 있음: (기간) ________________(월, 주, 일)

유형: □ 기한부 노동 □ 보행가능 □ 와상상태(누워만 있음)

5 . 질환과 영양필요량

진단명:

대사성 스트레스: □ 없음 □ 경증 □ 중등도 □ 중증

B 신체(score: 0 = 정상, 1 = 경증, 2 = 중등도, 3 = 중증)

피하지방 소실(삼두근, 흉부): __________

근육소실(사두근, 삼각근): __________ __________

경골전방(pretibial) 부종: __________ 천골부종: __________ 부종: _______

C 주관적 포괄평가

A. □ 영양상태 양호 B. □ 중등도 영양불량 C. □ 중증 영양불량

④ ODA(objective data assessment; 객관적 영양 데이터 평가)

- SGA에서 영양장애가 있다고 판정된 환자를 대상으로 실시한다(SGA를 할 수 없는 경우 처음부터 ODA를 실시한다).
- 신체계측, 혈액 · 소변 화학검사, 신체기능평가, 면역기능 등 각종 검사 데이터를 수집하고, 이를 바탕으로 영양상태를 판정한다.
- 객관적인 데이터를 기반으로 하기 때문에 평가자 간의 평가가 더 안정적이다.
- 병동 관리에서는 ODA를 1~2주에 한 번씩 평가하는 것이 좋다.

신체계측

- 키, 몸무게, BMI(body mass index), %이상체중, 피하지방 두께, 상완근 둘레를 측정한다(그 외 체중 감소율 등을 계산하기도 한다).
- %이상체중: 이상체중에서 실제 체중이 차지하는 비율. 이상체중은 일본인의 신체계측 기준치[JARD 2001]나 [신장(m)]^2 × 22[일본비만학회] 등으로 계산하며, 70% 이하는 중증, 70~80%는 중등도, 80~90%는 경증 소모로 판단한다.
- 피하지방 두께: 지방량의 지표로서 상완삼두근 부위의 측정이 보편화되어 있다. 상완 등쪽 견갑골 견봉(acromion)과 척골 주두돌기(olecranon precess) 사이의 거리 중간점(상완삼두근 중간점)에서 2 cm 아래쪽의 피부를 피하지방과 함께 잡아 올려 3차례 측정해서 평균을 낸다.
- 상완근 둘레: 근육량의 지표이다. 위의 삼두근 중간점을 통과하는 둘레의 길이를 측정한다. 피하지방 두께, 상완근 둘레 모두 JARD 2001의 표준치와 비교하여 60% 미만은 중증, 60~80%는 중등도, 80% 이상 90% 미만은 경증 영양장애로 판정한다.

혈액·소변 화학검사

- 알부민 등의 단백질, 질소 균형, 크레아티닌, 요중 크레아티닌, 콜레스테롤, 콜린에스테라아제, 혈구검사, 응고계 검사 등을 종합적으로 판단한다.
- 혈청 알부민은 반감기가 17~23일로 길어 단기간의 지표로는 부적절하다.
- 트랜스페린(반감기 7일), 프리알부민(반감기 1.9일), 레티놀결합단백(반감기 0.5일) 등이 단기간의 영양지표로 효과적이며, 실제 임상에서는 프리알부민을 참고하는 경우가 많다.
- 질소 균형은 섭취한 단백질 내 질소와 배설되는 질소화합물 내 질소의 in/out이다. 다음 값이 음수(−)인 경우 영양요법의 개입이 필요하다.

> 질소 균형 = 단백질 섭취량(g)/6.25 − [요중 요소질소 배설량(g/day) × 1.25]
> (24시간뇨가 바람직함)

- 알부민, 프리알부민, 트랜스페린, 레티놀결합단백은 ASPEN 영양 가이드라인 2016 [Crit Care Med 44:390-438, 2016]에서는 평가가 어렵기 때문에 사용하지 않는 것을 권장하고 있다. 이는 급성기에 염증에 의한 단백질 생산 저하의 영향으로 영양상태만을 반영하는 것이 아니고, 일정한 임상 데이터가 없다는 것이 이유인데, 일반 병동 진료에서는 추이를 보면서 참고할 수 있어 상태가 안정된 환자나 장기 입원 환자에서 평가에 활용하고 있다.

신체기능 측정

- 근력 측정의 지표로 악력 등을 측정한다. 남성 < 30 kg, 여성 < 20 kg이 저하의 지표로 쓰인다.

면역기능

- 말초혈액 림프구수, 림프구 subset, 림프구자극시험(lymphocyte stimulation test) 등이 사용되는데, 가장 널리 쓰이는 것은 말초혈액 림프구수이다. 백혈구 분획측정을 의뢰한다. 림프구 900~1,500/μL이면 중등도, 900/μL 미만이면 중증 영양장애로 판단하는데 급성기, 특히 감염증(세균감염에 의한 호중구 편위)이나 스테로이드(호중구의 겉보기 상승; 검사에서만 높음) 사용 중에는 그 영향을 고려할 필요가 있다.

이 증례에서는…

- NRS2002에서 총점 5점(영양점수 3점+중증도 점수 1점+연령 1점)이어서, 영양평가를 실시하였고, SGA에서는 중등도의 영양불량으로 판정했다.
- ODA에서 BMI 16.6, 피하지방두께 표준치 대비 62%, 상완근 둘레 67%, 알부민과 림프구수는 급성 감염증이 있어 평가가 어렵다고 판단되어 호전된 단계에서 재평가하기로 했다.

A 영양 스크리닝으로 영양위험이 있는 환자를 선별하고, 영양평가로 영양요법이 필요한 환자를 파악한다. 스크리닝으로는 NRS2002, 평가로는 SGA와 ODA로 실시한다.

Q 어떤 식사형태로 해야 할까?

철칙 2 식사는 기저질환과 식사형태를 고려해 선택한다

- 입원 중 식사는 처방약이나 주사제 못지않게 중요하다. '기저질환이나 병태에 따른 식사 내용'과 '연하기능에 따른 식사형태'의 2가지 축으로 생각하면 이해하기 쉽다.
- 식사형태의 경우, 본원에서는 젤리→페이스트→잘게 다진 식사(식사를 잘게 썰어 먹기 편한 식사)→연식(부드러운 반찬)→일반식으로 연하기능에 따라 식사를 선택할 수 있도록 되어 있다.
- 병태에 따른 식사에 관해서는 각종 가이드라인을 참고해 선택한다.
- 여기서는 식사를 잘 섭취할 수 있는지 여부가 중요. 병태에 따른다고 해서 섭취량이 적어지는 형태가 되어서는 안 된다.
  예 : 고혈압이라고 해서 염분 제한식을 하면 식욕이 없어지는 경우가 있다. 거의 섭취하지 못하는 경우에는 과감하게 일반식으로 하는 등의 선택도 필요하다.
- 다음은 병태별 식사제한의 예시이다.

기저질환	식이제한 내용
당뇨병	당질 제한
당뇨병성 신증	당질 제한, 단백 제한
만성신부전	단백 제한
심부전	염분, 수분 제한
혈액투석환자	염분, 수분 제한, K, P 제한
복막투석환자	염분, 수분 제한, K 제한 안 함
간성뇌증 회복기	단백 제한
비대상성(decompensated) 간경변	단백 제한
대상성(compensated) 간경변	단백 제한
췌장염	지질 제한
출혈, 철결핍성 빈혈	철분 13 mg/day 이상
궤양	저잔사: 불용성 식이섬유

이 증례에서는…

- 당뇨병이 동반되어 있고, 연하기능이 조금 저하되어 있었기 때문에 염분제한과 칼로리 제한을 실시하였고, 식사형태는 잘게 다진 식사로 했다.

A 기저질환과 식사형태를 생각한다.

증례 ❷ 86세 남성. 뇌경색으로 와상상태.

고혈압, 당뇨병 병력이 있는 86세 남성. 우측 중대뇌동맥 부위의 광범위한 죽상혈전성 뇌경색으로 입원했다. 내원 당시 활력징후는 의식수준 JCS II-10(보통의 소리자극에 반응), GCS E3V2M4, 체온 36.5℃, 혈압 155/82 mmHg, 맥박 66/분·규칙적, 호흡수 12/분, SpO_2 95%(room air). 영양 스크리닝 및 평가 결과 중등도 영양장애로 판단되었으나, 뇌경색으로 인한 의식장애가 있고 연하기능이 저하되어 경구섭취가 어렵다고 판단했다.

Q 경구섭취가 어려운 경우 어떤 영양투여경로를 선택하면 좋을까?

철칙 3 영양투여 경로의 제1선택은 경장영양이다

- 장관을 사용할 수 있다면 우선 장관을 사용하는 것이 원칙!
- 그 이유로는
  - · 생리적인 투여방법
  - · 림프장치 및 내분비기관으로서의 위장관 기능과 구조를 유지할 수 있는 것
  - · 세균 전위 억제
  - · 카테터관련감염증 등의 위험이 없음
  - · 관리가 비교적 쉽고, 경제적

  등을 들 수 있다.

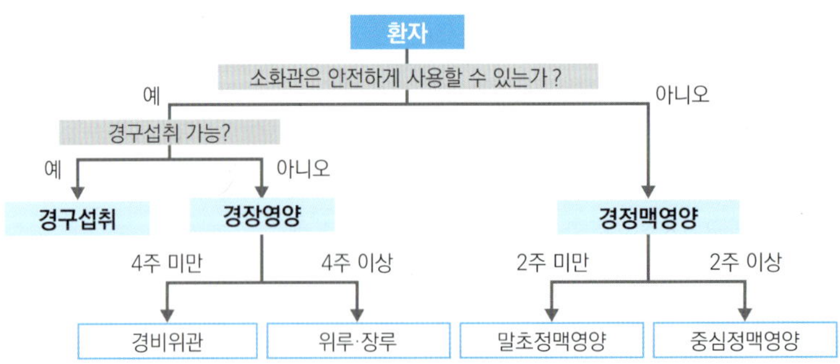

[ASPEN: 미국정맥경장영양학회]

- ASPEN 가이드라인 2016에서도 경구섭취가 불가능한 경우, 장관을 사용할 수 있다면 24~48시간 이내에 경장영양을 시작할 것을 권장하고 있다.

이 증례에서는…

- 뇌경색의 급성기이고 의식상태의 회복과 연하 재활이 진행되지 않은 상태에서는 경구 섭취가 어렵다고 생각되었다. 따라서 경비위관을 삽입하여 경장영양을 시작할 방침을 세웠다.

A 원칙적으로 장관을 사용할 수 있는 경우 경장영양이 바람직하다.

Q 실제로 경장영양을 계획해보자!

철칙 4 필요한 영양량을 6단계로 나누어 생각하고, 계산한다

① 열량(에너지)의 총투여량 결정
② 총열량(총에너지)에 대한 3대 영양소 비율 결정
③ NPC/N ratio(비단백칼로리/질소 비율) 확인
④ 수분 투여량 결정
⑤ 전해질 투여량 결정
⑥ 비타민 · 미량원소 투여량 결정

① 열량(에너지)의 총투여량 결정

- 주로 다음의 3가지 계산방법이 있으나, 간이법에 의한 계산으로도 문제없다.

필요 열량 결정	
간접열량계 (indirect calorimetry, IC)	호기·흡기 가스분석을 통해 산소 소비량(VO_2)과 이산화탄소 배설량(VCO_2)을 측정한다. 이를 Weir 식에 적용해 에너지 소비량(EE)을 산출한다. 기초대사량(BEE) 측정은 금식이나 휴식이 필요하기 때문에 실용적이지 않다. 영양 투여 하에서도 측정 가능한 안정 시 에너지 소비량(REE)과 총에너지소비량(TEE)을 측정해 영양 투여량의 기준으로 삼는다. **모든 가이드라인에서 제1선택으로 되어 있고**, 근거도 풍부하다.
간이예측식	IC를 사용할 수 없는 경우에는 다양한 예측식을 사용한다. 간이예측식은 25~30 kcal/kg이라는 간단한 계산식이지만 유용하다. 실제체중, 이상체중은 환자의 체형에 따라 결정한다.
Harris-Benedict 식	남성 BEE = 66.47 + 13.75 Wt + 5.0 Ht − 6.76 Age 여성 BEE = 655.1 + 9.56 Wt + 1.85 Ht − 4.68 Age Wt: 체중(kg), Ht: 신장(cm) 환자의 총에너지소비량(total energy expenditure, TEE)은 BEE를 기반으로 계산되며 다음 식으로 표현된다. TEE = BEE × 활동 계수 × 스트레스 계수 **다만 계수에 근거는 없다. 계산해 보면 알겠지만 간이예측식보다 overfeeding 되기 쉬운 것이 가장 큰 문제!**

- 간접열량계는 측정할 수 있는 시설이 매우 제한적이기 때문에 실용적이지 않다.
- Harris-Benedict식은 서양인을 대상으로 작성된 것으로 한국인에게는 overfeeding 되기 쉽다.
- 간이예측식은 각종 가이드라인에서 간접열량계를 사용할 수 없는 경우에 추천하고 있다.

- 간이예측식은 간편하고 overfeeding 되기 어렵다는 점에서 가장 많이 사용된다.

② 총열량(총에너지)에 대한 3대 영양소 비율 결정

- 열량의 내역은 다음과 같다.
  (1) 단백질(4 kcal/g)은 급성기 1.2~2.0 g/kg, 안정 시 0.8~1.0 g/kg.
    * AKI 환자에서도 단백 제한을 하지 않는 방향으로 변화하고 있다.
  (2) 지방(9 kcal/g)은 총 투여 열량의 20~40%.
    * 급성기에 무리해서 투여할 필요는 없다.
  (3) 단백질, 지방의 나머지 영양은 당질(4 kcal/g)로 조절한다. 기준은 총투여열량의 50~60%이다. 단, 고혈당은 피해야 하므로 7 g/kg/day 정도를 상한으로 하고 고혈당이 발생하지 않는지 모니터링(혈당, 요당 등)하는 것이 좋다.

③ NPC/N ratio(비단백칼로리/질소 비율) 확인

- 단백질을 잘 이용하기 위해서는 충분한 당질과 지질이 필요하다. NPC/N ratio란 투여하는 단백질을 에너지원으로 이용하기 위한 지표이다.

> NPC/N ratio = 단백질 이외의 열량(kcal)/질소량(g)
> = 당질(g)×4(kcal)+지질(g)×9(kcal)/단백질(g)×0.16

- 성인의 경우 150~200을 기준으로 하되, 침습 시 100 전후로 하는 것이 바람직하다.
- 완제품 영양제제를 사용하는 한 잘못된 NPC/N ratio가 되는 경우는 거의 없다.
- 직접 TPN(완전중심정맥영양)을 만드는 경우 신경쓰는 정도면 충분하다.

④ 수분 투여량 결정

- 체중당 30~40 mL/day를 기준으로 한다. 경장영양의 경우, 1 kcal/mL 농도의 경장영양제에 수분이 약 85% 함유되어 있다.
- 최소 필요량=소변량(500 mL/day)+불감수분손실(500 mL/day)−대사수(250~350 mL/day)
- 불감수분손실은 37℃에서 1℃ 상승할 때마다 수분손실이 100~150 mL 증가한다.
- 소화액 등으로부터의 손실(구토, 설사)분도 계산한다.
- 수분은 과해도 부족해도 좋지 않은데, 영양요법에 익숙하지 않은 상태에서는 특히 부족해지기 쉽다. 혈액검사에서 고나트륨혈증 등이 발견되면 투여하는 수분량이 적지 않은지 체크하고, 물 등으로 조정하자.
- 급성기를 지나면 땀이나 불감수분손실이 줄어들어 자유수 과잉이 되므로 물을 줄인다.
- 중요한 것은 영양요법을 시작하면 반드시 모니터링→평가→영양요법 수정이라는 PDCA 사이클을 돌리는 것이다.

⑤ 전해질 투여량 결정

- 1일 필요량에 대해서는 나라마다 다양한 지표가 있지만, 대체로 Na 2 mEq/kg, K 1 mEq/kg, Cl 80~100 mEq, Ca 4.6~9.2 mEq, Mg 8.1~12.1 mEq, P 12~20 mEq 정도가 기준이 된다.

⑥ 비타민·미량원소 투여량 결정

- 지용성은 비타민 A · D · E · K.
- 수용성은 비타민 C · B_1 · B_6 · B_{12} · 엽산(B_9) · 니아신(B_3) · 비오틴(B_7) · 판토텐산(B_5)
- 경구 섭취가 부족하면 비타민 B_1이 가장 빨리 결핍된다.
- 미량원소는 아연(Zn), 구리(Cu), 셀레늄(Se), 크롬(Cr), 코발트(Co), 요오드(I), 망간(Mn), 몰리브덴(Mo) 등.
- 장기적으로 투여가 부족하면 Zn, Cu, Se 결핍이 생기기 쉽다.

이 증례에서는…

① 필요 총열량은 체중 66 kg × 25 kcal/kg = 1,650 kcal

② 단백질은 실제체중 × 1 g으로 66 g × 4 kcal/g = 264 kcal

지질은 30%로 1,650 × 0.3 = 495 kcal, 495 kcal ÷ 9 kcal/g = 55 g

당질은 나머지 891 kcal ÷ 4 kcal/g = 222 g

③ 이 투여량으로 NPC/N ratio를 계산하면 131이 되어 침습 시 대체로 적정하다고 판단

④ 수분은 66 kg × 30 mL/kg = 1,980 mL

⑤, ⑥은 경장영양제에 함유된 것으로 보충.

- 이를 기준으로 경장영양제(1 kcal/mL) 1,600 mL + 물 100 mL × 3을 목표로 경장영양을 구성했다.

A 6단계로 영양을 구성한다!

Q 구성된 영양요법은 어떤 투여계획으로 시작하면 될까?

철칙 5 영양제 투여계획은 3단계로 세운다

① 목표 열량까지 도달 계획

1. 영양위험이 낮은 경우: 7일 이내에 목표 열량의 80% 이상을 목표로 한다.
2. 영양위험이 높은 경우: 7일 이내에 목표 열량의 70% 정도까지 목표(permissive underfeeding)를 목표로 한다.

   * 영양위험이란 위의 영양평가에 의한 결과를 의미함.

- 급성기에는 체내 조직의 이화작용이 증가해 환자 스스로 에너지를 생산하기 때문에 과영양에 빠지기 쉽다. 따라서 간접열량계를 사용할 수 없는 환경(즉, 필요한 영양 투여량이 부정확한 경우)에서는 위와 같은 목표가 적합하다.
- 애초에 영양위험이 높지 않은 환자에서는 조기에 목표 열량 달성을 피하는 것이 좋다.

② 경장영양 투여 방법 및 조정 방법

- 지속투여 vs 간헐투여

- ESPEN의 메타분석에서 설사는 지속투여에서 더 적고, 흡인은 둘 다 차이가 없는 것으로 나타났다. 따라서 본원에서는 지속투여로 시작해 간헐투여로 변경하는 방법을 자주 시행하고 있다.

③ 경장영양의 트러블 슈팅

- 다음과 같은 위해사건(adverse event)이 자주 발생하므로 대처 방법을 알고 있어야 한다.
- 일부는 TPN에서도 발생한다.

위해사건	대책
설사	투약 속도의 감속 간헐적 투여에서 지속적 투여로 경공장에서 경위로 CDI(*Clostridioides difficile* 감염증)를 배제한 후 지사제(로프민®) 사용 삼투압이 낮은 영양제로 변경 지방, 유당 무함유 영양제 변경 고형화(하이네이겔, REF-P1) ※ 역자 주: 액체를 겔 형태로 고형화시키는 제제 정장제 사용
위 잔류량(GRV) 증가	500 mL까지는 허용(흡인 증가는 없음), 그 이상이면 위장운동촉진제 사용 모사프라이드, 돔페리돈, 메토클로프라미드
역류, 흡인, 폐렴	head-up: 30~45도(30도 이상은 근거 있음) 지속 투여로 변경(근거는 부족함) GRV 감량 경십이지장 투여로 변경
고혈당	140~180 mg/dL 정도를 목표로 한다. 지속 투여라면 인슐린 지속 정맥주사 또는 다이나믹 스케일, 간헐적 투여라면 강화인슐린요법을 선택한다. 또한, 투여 방법에 따라 슬라이딩 스케일을 사용하기도 한다. PN(정맥영양)에서는 제제에 인슐린을 섞어서 사용할 수도 있다.
비타민 결핍	특히 PN에서 발생하기 쉬우므로 제제에 비타민이 섞여 있지 않다면 보충한다. 특히 비타민 B_1은 당질 대사에 필요한데, PN 중에는 당질 과잉이 되기 쉬우므로 보충을 고려한다. 중심정맥카테터가 있는 경우 주사용 비타민제, 말초나 경구 섭취 시에는 경구용 비타민제.
미량원소 결핍	비타민과 마찬가지로 미량원소 보충도 신경 써야 한다. 결핍되기 쉬운 것은 아연(2~3개월)과 셀레늄(1개월)이다. 미량원소 제제를 병용하거나 경구약(프로맥®), 젤리 등으로 대응한다.

이 증례에서는…

- 다음과 같은 스케쥴로 영양 투여량과 투여 방법을 변경했다. 지속 투여든 간헐적 투여든 중요한 것은 위해사건을 평가하고 대응하면서 무해한 영양요법을 모색하는 것이다.

  1일차 10 mL/hr

  2일차 20 mL/hr

  3일차 30 mL/hr

  4일차 200 mL 1일 3회+식간 물

  5일차 300 mL 1일 3회+식간 물

  6일차 400 mL 1일 3회+식간 물

  7일차 600 mL→600 mL→400 mL+식간 물

A 3단계로 투여 계획을 세우고 시작한다! 투여 과정에서 트러블 슈팅도 잊지 말자!

증례 ❸ 고혈압이 있는 65세 남성. 식도암 수술 후.

식도암 수술로 입원. 수술 후 한동안 금식이 필요. 특별히 다른 병력은 없음. 신장 170 cm, 체중 60 kg.

Q 장관을 사용할 수 없는 경우 영양은 어떻게 생각하면 좋을까?

정맥영양의 적응증

- 정맥영양(PN)은 말초정맥영양(peripheral PN, PPN)과 보완정맥영양(supplemental PN, SPN), 완전중심정맥영양(total PN, TPN)으로 나뉜다.
- SPN은 말초라인과 중심정맥라인 모두 가능하다.
- PPN은 간편하지만, 투여 제제의 삼투압이 높아지면 혈관 손상과 누출이 문제될 수 있으므로 혈장 삼투압비가 3 이하인 수액제제만 사용할 수 있다.
- PPN의 총 열량은 아미노산 제제나 지방 제제를 동원해도 1,000~1,300 kcal 밖에 확보할 수 없어 장기간 영양상태 유지는 어렵다.
- 일반적으로 PPN은 2주 정도가 한계로 알려져 있는데, 영양상태의 유지를 위해서는 TPN을 주저하지 않는 것도 중요하다. 7일 이상 지속될 것 같으면 TPN을 고려해도 좋다.
- TPN의 단점은 ① 중심정맥카테터 삽입에 의한 합병증 위험, ② 카테터감염의 위험, ③ 고비용, ④ 위장관 점막의 위축에 의한 세균전위(bacterial translocation) 등이다.
- 경장영양이 어렵거나, 목표 열량을 달성할 수 없는 경우 SPN을 사용한다.

이 증례에서는…

- 금식 기간은 그리 길지 않을 것으로 예상되었지만, 영양상태를 고려해 TPN으로 시작하게 되었다.

A 장관을 장기간 사용할 수 없는 경우 정맥영양을 고려한다.

Q TPN을 실제로 구성해 보자!

철칙 6 정맥영양은 가능한 한 완제품 제제를 사용하고, 투여속도와 혈당치에 주의한다

- 우선 필요 총열량을 계산한다(앞서 설명한 경장영양과 마찬가지로).
  ① 이번에는 간이식을 사용해 35 kcal/kg(스트레스 상태라고 생각해서 더 많게) × 60 kg = 2,100 kcal

② 중등도의 스트레스로 단백질은 1.2 g/kg × 60 kg = 72 g, 지질은 46~92 g(총칼로리의 20~40%), 당질은 243~348 g

③ NPC/N ratio의 확인, 약 150이 되도록 조정

④ 수분 투여량 1,800~2,400 mL

- 상기 영양 계산에 따라 완제품 제제를 이용하는 것을 우선적으로 고려한다.
- 완제품 제제의 장점은
  - 조정이 간편하다.
  - 제제 내의 무균적 상황이 유지된다.
  - 젖산이나 아세트산 등 buffer를 함유하고 있어 Cl의 과잉부하가 적다(생리식염수 vs. 밸런스수액과 동일).
- 비타민과 미량원소의 경우 근무하는 병원에서 이용할 수 있는 제제를 알고 있어야 한다.
- 직접 구성하는 경우 20~50% 포도당액 등의 고농도 포도당액, 인트라리피드® 10%, 20% 등의 지방제제, 후리아민® 등의 아미노산제제, 타미풀® 등의 비타민제제, 후루트만® 등의 미량원소제제, 필요에 따라 나트륨, 칼륨, 마그네슘, 칼슘 등의 전해질제제를 조합해 투여계획을 세운다.
- 직접 구상하는 TPN의 장점은 다음과 같다.
  - 수분량이나 Na 부하량을 조절할 수 있다→심부전이나 신부전 등에 유리하다.
  - 단백질로서 신부전이나 간부전에 적합한 제제를 선택할 수 있다.

    → 신부전 : 네프라민®, 간부전 : 헤파타민®

영양 공급을 계획할 때는 투여 시 속도에 주의한다

- 목표 열량까지의 도달 계획은 경장영양과 동일하다.
- PN은 혈관 내로 직접 투여하게 되므로 특히 혈당치에 주의한다. 당뇨병이 없더라도 당 이용 역치를 초과하면 고혈당이 되기 때문에 TPN 투여 개시 시나 제제 변경 시 등에는 혈당이나 요당을 며칠간 모니터링하는 것이 중요하다.
- 혈당치가 높다면
  - 제제에 인슐린을 혼합투여 : 6~10 g당 휴물린® 1단위
  - 지속형 인슐린제제 피하주사

  등의 방법을 강구한다.

이 증례에서는…

- 콤비네이션제제 엘네오파® NF 2호 2,000 mL, 인트라리피드® 20% 150 mL를 목표(총 투여 칼로리 2,096 kcal, 단백질 60 g, 지질 35 g, 당질 350 g, 수분 2,150 mL)로 설정했다.
- 엘네오파® NF 1호 1,000 mL를 24시간 지속투여로 시작하고 전해질, 간효소, 혈당, 요당을 모니터링했다. 동시에 인트라리피드® 10%도 시작했는데, refeeding 증후군이나 당대사에 문제가 없었기 때문에, 2호액 1,000 mL→1,500 mL→2,000 mL로 7일

정도에 걸쳐 점진적으로 증량했다.

- 실제로는 다른 약물의 용해액으로 수분이 과량이 되는 경우가 많기 때문에 수분량을 적절히 제한하면 대개 문제없다.
- 정맥영양에 의한 과영양은 간장애를 일으킨다. 이런 경우 투여속도나 투여량을 줄이는 등의 노력이 필요하다.

A 우선 완제품 제제를 이용하는 것을 고려한다! 혈당치와 간장애에 주의하면서 투여량 목표까지 점진적으로 증량한다!

더 알고 싶다!

Refeeding 증후군

- 장기간의 기아로 인한 소모증(marasmus, 체내에 비축된 에너지와 단백질이 모두 고갈된 영양장애) 상태에서는 필요한 열량의 대부분은 지방산의 분해로 충당되며, 포도당 대사는 최소한으로 유지된다.
- 상대적으로 많은 양의 포도당이 유입되면 다음과 같은 변화가 급속하게 발생한다.
  - 고혈당→대사수분 생산 증가→저나트륨혈증→신장에서의 Na 재흡수 증가→부종, 울혈성 심부전
  - 고혈당→인슐린 분비→K, Mg, P가 당과 함께 세포 내로 이동해 저하
- 위험인자로 신경성 식욕부진증(anorexia nervosa) · 고령 · 단백결핍성 소아영양실조증(Kwashiorkor) · 소모증(marasmus) · 암 환자 · 수술 후 · 소화관이상 · 알코올의존 환자 · 만성 간장애 · 노숙자 · 입덧 · 1~3개월 이내에 10% 체중 감소 · 체중이 이상체중의 70% 이하 · 근감소증(sarcopenia) · NPO 7일 이상 등이 있다.
- NICE 가이드라인에서는 다음과 같은 항목이 refeeding 증후군의 고위험군으로 분류된다[Nutrition Support for Adults: Oral Nutrition Support, Enteral Tube Feeding and Parenteral Nutrition. Nice Clinical Guidelines, 2006].

Refeeding 증후군 고위험군 환자 평가 기준

다음 항목 중 하나 이상에 해당하는 환자 · BMI가 16 kg/m^2 미만 · 최근 3~6개월 이내에 15% 이상의 의도적인 체중 감소 · 10일 이상 영양 섭취가 없거나 적은 환자 · 영양 섭취 전 K, P, Mg의 농도가 낮은 환자
또는 다음 항목 중 2개 이상에 해당하는 환자 · BMI가 18.5 kg/m^2 미만 · 최근 3~6개월 이내에 10% 이상의 의도적인 체중 감소가 있는 경우 · 5일 이상 영양 섭취가 없는 경우 · 알코올, 인슐린, 항암화학요법, 제산제, 이뇨제 등의 약물 복용 이력이 있는 경우

- 더 세밀하게 위험을 분류하는 방법도 제안되었다[Clin Exp Gastroenterol 11: 255-264, 2018].

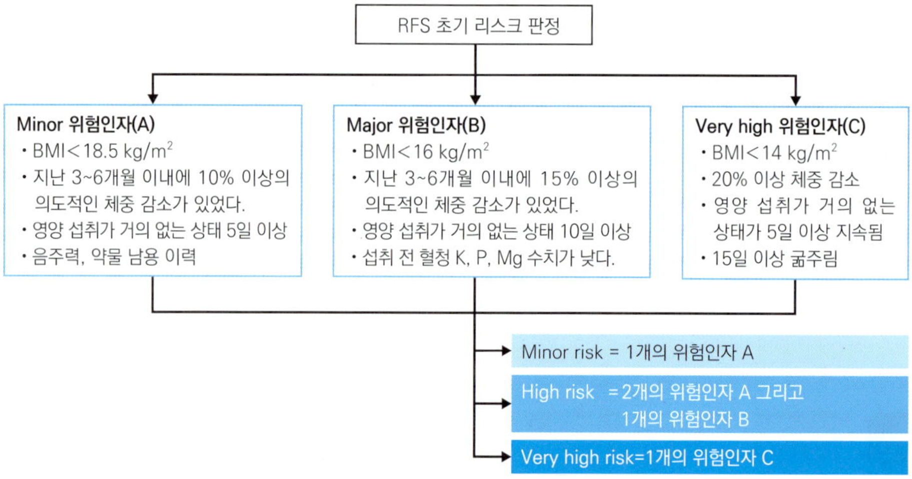

- 증상은 저인산혈증, 저칼륨혈증, 저마그네슘혈증, 울혈성 심부전, 부정맥, 내당능장애, 베르니케(Wernicke) 뇌증 등이 있다. 특히 저인산혈증은 의식장애나 심정지를 일으킬 수 있으므로 주의가 필요하다.
- 예방을 위해 칼로리는 필요량의 1/4부터 시작하거나 10 kcal/kg부터 시작해 1주일 전후로 목표치에 도달하도록 한다.
- refeeding 증후군에 의해 발생하는 베르니케 뇌증이나 전해질이상은 매우 위험하므로 저칼륨혈증, 저인산혈증, 저마그네슘혈증에 대해 선제적으로 교정하면서 영양을 투여하는 것이 중요하다! [Nice Clinical Guidelines, 2006/Clin Nutr 31:429, 2012]
  - 비타민B_1: 티아민 200~300 mg/day, 영양 투여 전부터 시작, 최소 10일간 계속
  - K: 2~4 mEq/kg/day
  - Mg: 0.4 mEq/kg/day 정맥주사 또는 9.2 mg/kg/day 내복
  - P: 9~18 mg/kg/day
- 체중, 수분섭취량, 요량, 혈당, 전해질(K, P, Mg)을 3~7일간은 매일 체크한다.

● 참고 문헌

1) Taylor BE, et al. Guidelines for the Provision and Assessment of Nutrition Support Therapy in the Adult Critically Ill Patient: Society of Critical Care Medicine(SCCM) and American Society for Parenteral and Enteral Nutrition(A. S. P. E. N). Crit Care Med 44:390-438, 2016 [PMID: 26771786].

2) Singer P, et al. ESPEN guideline on clinical nutrition in the intensive care unit. Clin Nutr 38:48-79, 2019 [PMID: 30348463] [PMID: 30348463].
   • 중환자실 입원 환자의 영양요법에 대한 미국과 유럽의 가이드라인. 영양요법의 기본이 망라되어 있으므로 여유가 있다면 꼭 한번 읽어보길 바란다! 일반 병동 환자에게는 상황에 따라 적용한다.

3) 日本静脈経腸栄養学会(編): 静脈経腸栄養テキストブック. 南江堂, 2017
   • 실무적인 관점에서의 영양 평가, 계산부터 투여 방법까지 상세히 기술되어 있으며, ASPEN, ESPEN 가이드라인과의 비교도 수록되어 있다.

4) 日本静脈経腸栄養学会(編): 静脈経腸栄養ガイドライン 第3版. 照林社, 2013
   • 가이드라인. 근거 등을 확인하고 싶을 때는 인용문헌도 참조.

5) 清水健一郎:治療に活かす! 栄養療法はじめの一歩. 羊土社, 2011
   • 간결하고 이해하기 쉬워서 초보자가 먼저 읽어보면 좋을 책이다.

(후지노 다카히사)

33 변비 · 설사
자주 보기 때문에 오히려 진단을 꼼꼼하게!

철칙

1. 변비의 원인을 생각한다
2. 변비약은 작용 기전을 고려하여 필요 최소량을 처방한다
3. 설사의 감별은 시간 경과, 변의 상태, 문진을 통해 감별진단을 좁혀나간다
4. 병동에서의 설사는 우선 *Clostridioides difficile* 감염증(CDI)을 의심한다

증례 ❶ 변비가 한 달간 지속된 70세 남성.

한 달 전부터 생긴 변비를 주소로 본원 내과에 내원했다. 그전까지는 특별히 변비를 앓은 적이 없었고, 보통 하루에 한 번은 대변을 봤다. 내원 3주 전 동네 의원에서 산화 마그네슘을 처방받아 복용 중이었다. 배변은 2~3일에 한 번 정도였고, 진흙 같은 변을 봤다. 복부 팽만감도 호소했다. 내원 시 활력징후는 의식 명료, 체온 36.5℃, 혈압 120/82 mmHg, 맥박 80/분·규칙적, 호흡수 12/분, SpO_2 98%(room air)였다.

Q 변비약을 추가하고 경과를 지켜봐도 될까? 추가로 확인해야 할 사항은?

변 상태

- 이 장에서는 대변과 관련된 장애를 다루기 때문에, 변의 상태 평가 척도를 알아두는 것은 매우 중요하다.
- 세계적으로 널리 사용되는 브리스톨 대변 척도(Bristol stool form scale, BSFS)를 기억해 두자(다음 페이지 그림).

위장관 통과 시간	유형	명칭		설명
매우 느림 (약 100시간)	1	작고 동글동글한 변	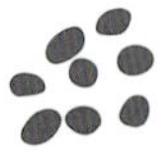	딱딱하고 동글동글한 형태의 토끼똥 같은 변
	2	딱딱한 변	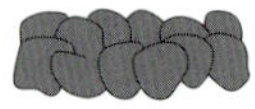	소시지 형태의 딱딱한 변
	3	약간 딱딱한 변	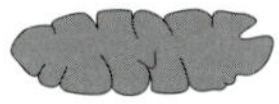	표면이 갈라진 소시지 형태의 변
위장관 통과 시간	4	보통의 변	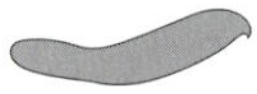	표면이 매끄럽고 부드러운 소시지 형태, 혹은 똬리를 튼 뱀 같은 변
	5	약간 무른 변	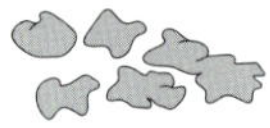	선명한 주름이 보이는 무른 반고체 상태의 변
	6	진흙 같은 변	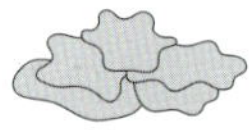	경계가 일정하지 않고 흐물흐물하며 작게 조각난 변, 진흙 상태의 변
매우 빠름 (약 10시간)	7	물 같은 변	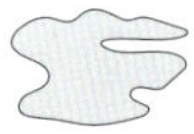	물처럼 덩어리가 전혀 없는 액체 상태의 변

[Lewis SJ, et al. Scand J Gastroenterol 32:920-924, 1997]

변비

- 변비는 병동, 외래 할 것 없이 가장 많이 접하는 증상 중 하나이다.
- 적절한 대응을 배우면 임상능력을 단숨에 향상시킬 수 있다.
- 변비의 정의, 그리고 급성 및 만성 변비의 정의는 다음과 같다.

1. '변비' 진단 기준

다음 6가지 항목 중 2가지 이상을 만족하는 경우

a. 배변의 4분의 1 이상의 빈도로 배에 강한 힘을 주어야 한다.
b. 배변의 4분의 1 이상의 빈도로 토끼똥 같은 변 또는 딱딱한 변(BSFS 유형 1 또는 2)을 본다.
c. 배변의 4분의 1 이상의 빈도로 잔변감을 느낀다.
d. 배변의 4분의 1 이상의 빈도로 항문 · 직장 폐쇄감 또는 배변 곤란을 느낀다.
e. 배변의 4분의 1 이상의 빈도로 손을 통한 배변 보조가 필요하다(손가락을 이용한 배변·회음부 압박 등).
f. 자발적 배변 횟수가 일주일에 3회 미만이다.

2. '만성' 진단 기준

6개월 이상 증상이 계속되고, 최근 3개월 동안 상기 1. 변비 진단 기준을 충족할 것.

[일본소화기병학회 관련연구회 만성변비 진단·치료연구회(편): 만성변비 진료 가이드라인 2017. 난코도, 2017]

철칙 1 변비의 원인을 생각한다

- 이 책에서 여러 번 반복되는 내용이지만, 변비 역시 원인을 먼저 찾아야 한다.
- 원인을 찾을 수 없거나, 원인이 있지만 개입이 어려운 경우에는 변비약을 처방할 필요가 있다.
- 비약물성 변비의 원인과 주의해야 할 기저질환을 시사하는 red flag sign이라고 할 수 있는 소견을 다음 페이지의 표에 각각 정리했다.

비약물성 변비의 원인

기전	원인
기질적 원인	대장암, 직장암, 수술 후 장협착 및 장폐색, 치열, 치핵, 염증성 장질환, 직장탈출증
내분비대사계	당뇨병, 갑상선기능저하증, 범뇌하수체기능저하증, 고칼슘혈증, 포르피린증, 만성신장병
신경계	척수 손상, 파킨슨병, 다발성 경화증, Hirschsprung병, 만성가성장폐색
근육질환	근이영양증(muscular dystrophy)
결합조직질환	피부근염, 피부경화증(scleroderma)
퇴행성 질환	아밀로이드증
식습관 · 생활습관	식이섬유 섭취 부족, 운동 부족 등

- 위 표의 대부분은 만성 변비를 일으키지만, 대장종양이나 고칼슘혈증 등 발병 양상에 따라 급성 변비가 될 수도 있다.

변비의 red flag sign
가는 변
혈변
복부 팽만감, 심한 복통·복부 압통, 복막자극징후
오심·구토
체중 감소(6개월 동안 10% 이상)
발열, 혈압 저하 등 활력징후 변화
진행성 급성 변비(특히 고령자에서)

- Red flag sign이 양성인 경우 악성종양, 장폐색, 장천공 등 중증·응급질환을 고려하여 정밀검사를 시행한다.
- Red flag sign이 없는 급성 변비는 약물에 의한 경우가 많다.

만성 변비를 유발하는 약물

약품 종류	약품명	약리작용·특성
항구토제	• 그라니세트론, 온단세트론, 라모세트론	• 5-HT_3 수용체 길항작용에 의한 연동운동 억제 작용
항콜린제	• 아트로핀, 스코폴라민 • 항콜린 작용을 하는 약제(항우울제 및 일부 항정신병약, 항파킨슨약, 벤조디아제핀, 1세대 항히스타민제 등)	• 위장관 운동의 긴장과 연동운동, 장액 분비 억제 작용
향정신성 약물	• 항정신병약 • 항우울제	• 항콜린 작용 • 사환계보다 삼환계 항우울제가 변비를 일으키기 쉽다.
항파킨슨약	• 도파민 보충제, 도파민 수용체 작용제 • 항콜린제	• 중추신경계의 도파민 활성 증가 및 아세틸콜린 활성 저하 작용 • 항콜린 작용

(계속)

약품 종류	약품명	약리작용·특성
마약성 진통제	• 모르핀, 옥시코돈, 코데인, 펜타닐, 트라마돌	• 장관의 오피오이드 $\mu 2$ 수용체 활성화에 따른 소화관 장기의 소화 효소 분비 억제 작용 • 연동운동 억제 작용 • 세로토닌 유리 촉진 작용
항암제	• 식물 알칼로이드(빈크리스틴, 빈데신) • 탁산계(파클리탁셀) • 알킬화제(사이클로포스파미드)	• 말초 신경 장애 및 자율 신경 장애 • 약물의 영향과는 달리 암 치료에 수반되는 정신적 스트레스, 섭취량 감소, 운동량 저하 등에도 관여
순환기작용 약물	• 칼슘 길항제(베라파밀, 니페디핀) • 항부정맥제(아미오다론) • 혈관 확장제	• 칼슘의 세포 내 유입 억제로 장평활근 수축 억제
이뇨제	• 항알도스테론제 • 루프 이뇨제	• 전해질 이상에 따른 장관 운동 능력 저하 작용 • 체내 수분 배출 촉진 작용
제산제	• 알루미늄 함유제(수산화 알루미늄겔 및 수크랄페이트)	• 위장관 운동 억제 작용
흡착제, 음이온 교환 수지 이상지질혈증 약물 (담즙산 흡착제)	• 침강탄산칼슘 • 세벨라머 탄산염 • 폴리스틸렌설폰산칼슘 • 콜레스티라민	• 배출 지연으로 약물이 장관 내에 축적되어 이차적 연동운동 저해 작용
지사제	• 로페라마이드	• 말초성 오피오이드 수용체 자극제
철분제	• 황산제1철	• 수렴 작용(장 점막 수축)으로 연동 억제 작용
NSAIDs	• 이부프로펜	• 장관 억제 작용

[일본소화관학회(편): 배변이상증진료 가이드라인 2023—만성변비, p.37, 표2. 난코도, 2023]

- 약물의 종류는 매우 다양하기 때문에 평상시 복용하는 약에 대해 자세한 병력청취가 필요하다.
- 비약물성 변비의 경우, 특히 고령자에서는 대장종양에 주의한다. 생명 예후와 관련이 있으므로 문진을 통해 체중 감소와 혈변 등이 없었는지 확인하고, 대변잠혈검사나 내시경검사도 고려한다.

이 증례에서는…

- 장기간 복용 중이던 혈압약 외의 약물 복용은 없었으므로 약물성 변비로 보기는 어려웠다.
- 최근 3개월 동안 6 kg의 체중 감소가 있었기 때문에 대장종양을 의심했다.
- 대변잠혈검사 양성이었고, 대장내시경검사를 시행한 결과 S상 결장에서 진행성 대장암이 발견되었다.

A 먼저 원인을 확인한다. 빈도가 높은 것은 약물성, 중증도가 높은 것은 악성종양이다.

증례 ❷ 제2형 당뇨병, 이상지질혈증, 고혈압, 만성신장병을 동반한 뇌경색으로 입원 중인 80세 남성.

죽상혈전성 뇌경색으로 치료 중. 현재 재활치료를 지속하면서 회복기 재활병원으로의 전원 조율 중. 4일 정도 배변이 없어 병동에서 상담 요청이 있었다. 활력징후는 의식 명료, 체온 36.9℃, 혈압 148/80 mmHg, 맥박 68/분·규칙적, 호흡수 14/분, SpO_2 98%(room air). 신체소견상 복부는 평평하고 부드러웠으며, 장음의 의 증가나 감소는 없었다. 타진상 가스팽만음(tympanic sound)과 압통은 없었다. 평소 암로디핀 5 mg, 침강탄산칼슘 1,500 mg, 리나글립틴(트라젠타®) 5 mg, 로수바스타틴(크레스토®) 5 mg, 탄산수소나트륨 3g, 아스피린 200 mg, 에소메프라졸(넥시움®) 20 mg을 복용하고 있었다. 6일전부터 취침 전 쿠에티아핀(쎄로켈®) 50 mg을 복용하기 시작했다.

Q 변비의 원인은 무엇이며 치료는 어떻게 해야 할까?

철칙 2 변비약은 작용 기전을 고려하여 필요 최소량을 처방한다

- 원인을 평가하고 필요한 경우 변비약을 처방한다.
- 변비약을 처방하기 전 복부 진찰을 잊지 않는다. 병태에 맞는 변비약 처방이 가능해진다.
- 변비약은 작용 기전에 따라 분류하면 정리하기 쉽고, 응용이 용이해진다. 최근 여러 가지 새로운 변비약이 승인되어 처방이 가능해졌으므로 그 특징도 알아두자.

삼투압성 변비약(완하제)	효과·기능·부작용
기존 약물	
• 산화마그네슘(마그밀에스®) • 수산화마그네슘(마그밀®)	• 가장 많이 사용되는 삼투압성 변비약. 저렴하고, 사용 용이 • 신기능이 저하된 경우 정기적인 Mg 측정 필요 • 위산에 의한 활성화가 필요하기 때문에 위산억제제 사용 중인 환자에서는 효과 감소
• 락툴로오스(듀락칸®)	• 저렴하며 신기능에 관계 없이 사용 가능 • 흡수되지 않아 당뇨병 환자도 사용 가능 • 효과는 마일드
신규 약물	
• 폴리에틸렌글리콜(PEG)(폴락스산®)	• 대장내시경 시 전처치로 사용되는 성분으로 변비약으로도 나와 있음 • 효과는 용량 의존성 • 분말을 녹여 사용하므로 미세 조정이 가능하며 소아에게도 사용 가능 • 미국/유럽의 가이드라인에서는 1차 선택 약물이지만 약값이 비싸고 맛이 좋지 않은 것이 단점
• 프루칼로프라이드(루칼로®)	• 세로토닌4형 수용체에 선택적 작용해 연동운동을 자극
혼합제	
• 카산트라놀/비사코딜/도큐세이트/디하이드로콜린산(메이킨에스®)	• 자극성 변비약과 연화제 복합제

(계속)

삼투압성 변비약(완하제)	효과·기능·부작용
Cl^- (염화이온) 채널 활성화제	
• 루비프로스톤(아미티자®)	• 소장에서 수분 분비를 촉진하여 변비 개선 • 중등도 변비에 사용하면 좋음 • 약 30%의 환자에게 오심·구토 부작용 있음 • 동물 실험에서 유산이 보고되어 가임 연령 여성에게는 사용하지 않음
• 리나클로타이드(한국에는 없음)	• 소장 상피 C형 구아닐산 시클라제 수용체 작용제 • 소장 상피세포 내 cGMP 농도를 상승시켜 Cl^- 분비 촉진 • cGMP에 의해 점막하의 내장 지각신경을 억제함으로써 내장 지각 과민 또한 개선하는 것으로 알려져 있음 • 식사와 동시에 복용하면 설사에 걸리기 쉽기 때문에 식전에 복용해야 함
담즙산 수송체 억제제	
• 엘로빅시바트수화물 (한국에는 없음)	• 말단회장의 담즙산 수송체를 억제함으로써 담즙산이 대장의 운동과 Cl^- 분비를 자극하여 분변 배출 촉진 • 담즙산이 크롬 친화성 세포를 자극하여 세로토닌을 방출하는 기전도 있음 • 담즙산 분비가 감소한 환자는 효과가 낮음 • 부작용으로 설사와 복통이 많음
자극성 변비약	**효과·기능·부작용**
대장 자극제	
• 센노시드(비코그린®) • 피코설페이트나트륨수화물 (피콜렙산®)	• 장 연동을 자극함으로써 배변을 촉진하지만 복통이 생길 수 있음 • 내성 및 의존성이 문제로 여겨지나 과학적 근거는 없음 • 단기간 또는 증상이 있을 때만 복용할 것을 권장
직장 자극제	
• 탄산수소나트륨·무수인산이수소나트륨 배합제(한국에는 없음)	• 장 내에서 이산화탄소를 발생시켜 장 연동 촉진
• 비사코딜(둘코락스좌약®)	• 장 연동과 배변반사 촉진
• 글리세린(그린관장약®)	• 연동 촉진 및 윤활제로서 작용

- 다음 페이지 만성 변비 치료의 흐름도를 참고하자.
- 자극성 변비약은 근거가 부족하지만, 의존성 및 내성 형성이 우려된다.
- 따라서 변비약의 첫번째 선택약은 삼투압성 변비약이다. 약값이 저렴하고 사용 경험이 많은 산화마그네슘(마그밀에스®)이나 수산화마그네슘(마그밀®) 등이 많이 쓰인다.
- 2차 선택약으로는 신규 약제가 포함되어 있다. 만성신장병 등으로 산화마그네슘 등을 사용할 수 없는 경우에는 약값을 고려해 가며 적극적으로 선택해도 좋을 것이다.
- 삼투압성 변비약은 변을 부드럽게 할 뿐만 아니라 장내 수분을 증가시켜 장 연동운동도 자극할 수 있다. 따라서 자극성 변비약만 투여하기보다는 먼저 삼투압성 변비약을 사용 후 여전히 장의 연동운동이 부족한 경우에 자극성 변비약을 추가로 투여한다.

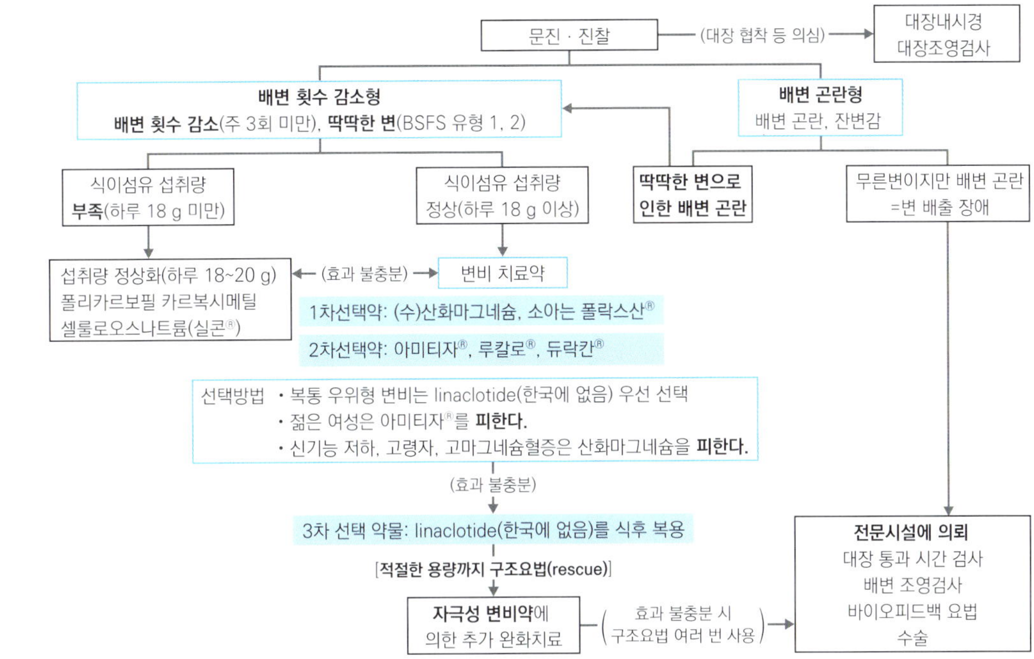

BSFS: Bristol stool form scale
[미무라 도시키: 만성변비 진단과 치료, 2020년(주식회사 겐에이제약), 그림4에서 인용
(https://www.kenei-pharm.com/cms/wp-content/uploads/2018/04/ 2109b2ff10b218f6028c61 cda6f54927.pdf) (2023년 8월 열람)]

이 증례에서는…

- 칼슘차단제, 침강탄산칼슘, 쿠에티아핀 등을 약물성 변비의 원인으로 생각했다. 또한 뇌경색으로 인한 운동량 감소도 하나의 요인이 될 수 있다.
- 양성자 펌프 억제제 사용으로 인해 산화마그네슘의 효과가 부족할 수 있고, 만성신장병을 앓고 있어 산화마그네슘 투여는 부적합하다고 판단했다.
- 삼투압성 변비약인 폴리에틸렌글리콜 제제(마이락스산®)를 투여하기로 하고 1일 1회, 1회 1포씩 복용하는 것으로 시작했다.
- 2일 후 배변을 했고 그 후로도 1~2일에 한 번은 완전 배변이 이루어졌다.

A 변비의 원인으로 항상 약물을 확인한다! 변비약은 삼투압성 변비약을 중심으로 자극성 변비약은 증상이 있을 때만 단기간으로 사용하도록 한다! 병태에 따른 변비약 선택에 유의한다.

더 알고 싶다!

말초성 μ오피오이드 수용체 길항제

- 날데메딘토실산염(한국에는 없음): 심프로익®
- 오피오이드 마약성 진통제는 암성 통증을 중심으로 광범위하게 사용되고 있다. 부작용으로 나타나는 변비는 내성이 생기지 않으며 이 약을 사용하는 한 지속되는 부작용이다. 변비의 원인은 장관에서 μ수용체가 자극받아 장 연동 · 장액 분비 억제, 수분 흡수 항진이 일어나기 때문이다.
- 날데메딘은 말초 조직에만 작용하는 μ오피오이드 수용체 길항제다. 즉, 진통 작용을 저해하지 않고 변

비를 개선한다.

- 오피오이드 유발성 변비(opioid-induced constipation, OIC)에서 선택할 수 있는 유용한 치료제이므로 알아두자.
- 일본 국내 암 환자를 대상으로 한 제3상 시험에서 자발적 배변(spontaneous bowel movement, SBM)이 기준선 대비 주 1회 이상 증가했으며, 주 3회 이상 SBM을 보인 환자의 비율이 위약효과와 비교했을 때 유의미한 증가세를 보였다.

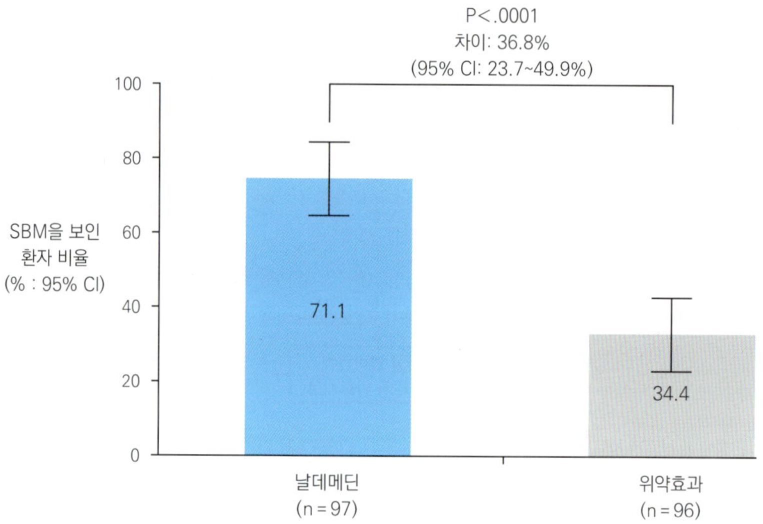

[Katakami N, et al. J Clin Oncol 35:3859-3866, 2017]

증례 ❸ 평소 건강했던 34세 남성. 3개월 전부터 지속되는 설사.

3개월 전부터 지속되는 설사를 주 증상으로 내원. 3개월 전부터 일주일에 3일 이상 설사를 했고, 일내변동은 없었다. 대변은 무른변일 때도 있고, 수양성변일 때도 있었다. 혈변은 없었으나 체중이 4 kg 정도 감소했다. 복용 중인 약 없음. 해외여행, 동물 접촉, 날음식 섭취 이력 없음. 가족력으로는 아버지가 크론병. 활력징후는 의식 명료, 체온 38℃, 혈압 144/66 mmHg, 맥박 98/분·규칙적, 호흡수 16/분, SpO_2 98%(room air). 복부는 평평하고 부드러우며, 장음은 약간 증가해 있었다. 타진상 가스팽만음이나 tapping pain 없었고, 우측 하복부에 NRS 6/10의 압통이 있었으나, 반동압통이나 근성방어는 나타나지 않았다.

Q 설사 평가는 어떻게 해야 할까? 이 증례에서 가장 가능성이 높은 진단은 무엇일까?

철칙 3 설사의 감별은 시간 경과, 변의 상태, 문진을 통해 감별진단을 좁혀나간다

설사 진단

- 설사란 24시간 동안 3회 이상 무른변 또는 수양성변(BSFS 5~7)을 보는 것을 말한다. 다만, 엄밀한 정의는 없다.

- 설사도 변비와 마찬가지로 우선 증상 지속 기간이 4주 이상인지 아닌지에 따라 급성과 만성으로 나눈다.
- 급성인 경우 대부분 1주일, 길어도 14일 이내에 증상이 호전된다.
- 급성 설사와 만성 설사 사이에 지속성 설사(14~30일 정도 지속)라는 정의도 있다.
- 급성 설사는 거의 감염성 질환이기 때문에, 주목해야 할 점은 **"어떤 미생물에 의한 감염인가?"**이다.
- 감염성 설사증은 대부분 바이러스성이다. 한 연구에서는 경증 설사에서 대변배양 검사가 양성으로 나온 비율은 1.5~5.6% 정도였다[Clin Infect Dis 65:e45-e80, 2017].
- 한편, 중증 급성 설사는 87%가 세균성이라는 보고가 있다[Clin Infect Dis 22:1019-1025, 1996].
- 감염성 설사증은 감염된 위장관 부위에 따라 변의 상태 등 특징이 달라진다. 소장형과 대장형의 특징을 알아두자.

	대장형	소장형	천공형
기전	염증성(침윤성, 세포독성)	비염증성(장독소, 상피 흡착·표면 침윤)	천공에 의함
부위	대장	상부 소장	하부 소장
대변	대변 다핵구, 락토페린 다량	백혈구 없음, 락토페린은 없거나 소량	대변 단핵구
미생물 예시	세균[*Escherichia coli*(EIEC, EHEC), *Salmonella enteritidis*, *Shigella*, *Vibrio parahaemolyticus*, *Campylobacter jejuni*], 원충(*Entamoeba histolytica*)	바이러스(로타바이러스, 노로바이러스), 세균[*Vibrio cholerae*, *E. coli*(ETEC), *Clostridium perfringens*, *Bacillus cereus*, *Staphylococcus aureus*], 원충(*Giardia lamblia*, *Cryptosporidium parvum*, *Cyclospora cayetanensis*, *Microsporidia*)	세균(*Salmonella typhi*, *Yersinia enterocolitica*, *Campylobacter fetus*)

[아오키 마코토: 레지던트를 위한 감염증 진료매뉴얼 제4판, p.757.의학서원,2020]

- 만성 설사라면 감염 가능성은 낮아진다. 주목할 점은 **"기질적 질환인가, 기능적 질환인가?"**이다.
- 급성이든 만성이든, 심각한 질환이나 응급성을 시사하는 red flag sign을 반드시 평가한 후 정밀검사를 진행한다.

설사의 red flag sign

급성 설사	만성 설사
탈수증 24시간 동안 6번 이상의 설사 심한 복통 고령자 면역결핍이나 심장질환 같은 중증 동반질환 활력징후 이상	50세 이상에서 발병 혈변, 흑색변 야간 설사·복통 진행성 복통 원인 불명의 체중 감소 염증성 장질환 및 대장종양의 가족력 전해질 이상, 철결핍성 빈혈, 심한 염증 반응, 변잠혈 양성, 대변 칼프로텍틴 양성과 같은 검사 이상

- 설사 환자에서는 문진으로 다음 사항을 반드시 확인한다.
  - 약물 복용력: 특히 항생제, 약물성 설사의 원인은 뒤에서 설명
  - 알레르기 병력: 아나필락시스
  - 식사 및 날음식 섭취 이력: 식중독, 아래 표 참조
  - 수술력: 누공 형성, 맹관증후군 등
  - 동물 접촉 이력: 붉은귀거북, 파충류(이구아나) 등에 의한 살모넬라균 감염 등
  - 해외여행 이력: 여행자설사
  - 당뇨병 유무: 당뇨병성 케톤산증
  - 염증성 장질환(inflammatory bowel disease, IBD)의 가족력: IBD
  - 방사선 치료 이력: 방사선 장염

식중독을 일으키는 대표적인 병원체와 원인 식품 및 유행기와 잠복기

병원체	원인 식품	유행기	잠복기
황색포도구균	오염된 식품 및 요리	여름	1~4시간
장염비브리오	어패류	봄~가을	6~24시간
세레우스균	육류, 수프, 쌀밥 등	여름	설사형: 8~24시간 구토형: 1~4시간
Clostridium perfringens	조림 요리(스튜, 카레)	가을~봄	8~24시간
보툴리누스균	레토르트 식품, 통조림, 식혜	여름~가을	12~48시간
Salmonella 속균	날고기, 날달걀(특히 껍데기)	여름~가을	24~72시간
Campylobacter 속균	닭고기	봄~여름	24~72시간
이질균	오염된 식품 및 요리	여름	24~72시간
Yersinia 속균	돼지고기	겨울	3~7일
장출혈성대장균	덜 익힌 소고기, 소간 등	봄~여름	1~8일
노로바이러스	쌍각류 조개(특히 굴)	겨울	24~48시간
아니사키스	고등어, 오징어, 가다랑어 등	겨울	소장: 수시간~수일 대장: 1~7일

[Bennett JE, et al: Mandell, Douglas, & Bennett's Principles & Practice of Infectious Disease, 9th ed. ELSEVIER, 2019에서 수정하여 작성]

설사+α 증상 소견에 따른 원인 미생물

설사 동반 증상/소견	병원체
만성 설사	이질아메바, *Cryptosporidium*, 람블편모충, 원포자충증
혈변	장출혈성대장균, 이질균, *Salmonella* 속균, *Campylobacter* 속균, 이질아메바, *Vibrio* 속균, *Yersinia* 속균
발열	특이적 소견은 아니지만 고열은 세균성(*Campylobacter* 속균, *Salmonella* 속균, *Yersinia* 속균, 이질균 등) 및 이질아메바를 시사한다.
복통	장출혈성대장균, 이질균, *Salmonella* 속균, *Campylobacter* 속균, 이질아메바, *Vibrio* 속균(비콜레라), *Clostridioides difficile*

(계속)

설사 동반 증상/소견	병원체
심한 복통+혈변	장출혈성대장균, 이질균, *Salmonella* 속균, *Campylobacter* 속균, *Yersinia* 속균[*1]
지속되는 복통과 발열(맹장염이나 게실염 같은 증상)	*Yersinia* 속균
24시간 이내 발생한 오심·구토	황색포도구균, 세레우스균
24~48시간 지속되는 설사와 복통	*Clostridium perfringens*, 세레우스균
48~72시간 지속되는 구토와 설사(혈변 없음)	노로바이러스(약 40%의 증례에서 발병 후 24시간 내에 가벼운 발열을 동반함)

[*1] 발열이 없더라도 이러한 세균을 감별에 포함시켜야 한다.

[Shane AL, et al. Clin Infect Dis 65:e45-e80, 2017]

감염 후 증상/소견별 원인 미생물

감염 후 증상 소견	병원체
결절성 홍반	*Yersinia* 속균, *Campylobacter* 속균, *Salmonella* 속균, 이질균
사구체신염	이질균, *Campylobacter* 속균, *Yersinia* 속균
IgA신증	*Yersinia* 속균
Guillain-Barre 증후군	*Campylobacter* 속균
용혈성 빈혈	*Campylobacter* 속균,*Yersinia* 속균
용혈성 요독증후군	장출혈성 대장균, 이질균
반응성 관절염	*Yersinia* 속균, *Campylobacter* 속균, *Salmonella* 속균, 이질균, 드물게 람블편모충이나 사이클로스포라
감염 후 과민성 대장증후군	*Campylobacter* 속균, *Salmonella* 속균, 이질균, 장출혈성 대장균, 람블편모충
뇌수막염	*Listeria* 속균, *Salmonella* 속균(3개월 이하의 영아는 고위험군)
위장관 천공	*Salmonella* 속균, 이질균, *Campylobacter* 속균, *Yersinia* 속균, 이질아메바
대동맥염, 골수염, 혈관 외 원격 조직 감염	*Salmonella* 속균, *Yersinia* 속균
이질증후군(경련, 치명적인 뇌증)	이질균

[Shane AL, et al. Clin Infect Dis 65:e45-e80, 2017]

- 후생노동성의 식중독 통계 자료에 의한 식중독 발생 현황은 다음과 같다.

1. 노로바이러스
2. 병원성 대장균(장출혈성 대장균 제외)
3. *Clostridium perfringens*
4. *Campylobacter* 속균
5. 아니사키스
6. *Salmonella* 속균
7. 황색포도구균

급성 설사와 만성 설사의 감별 흐름도와 감별표

급성 설사의 감별 흐름도

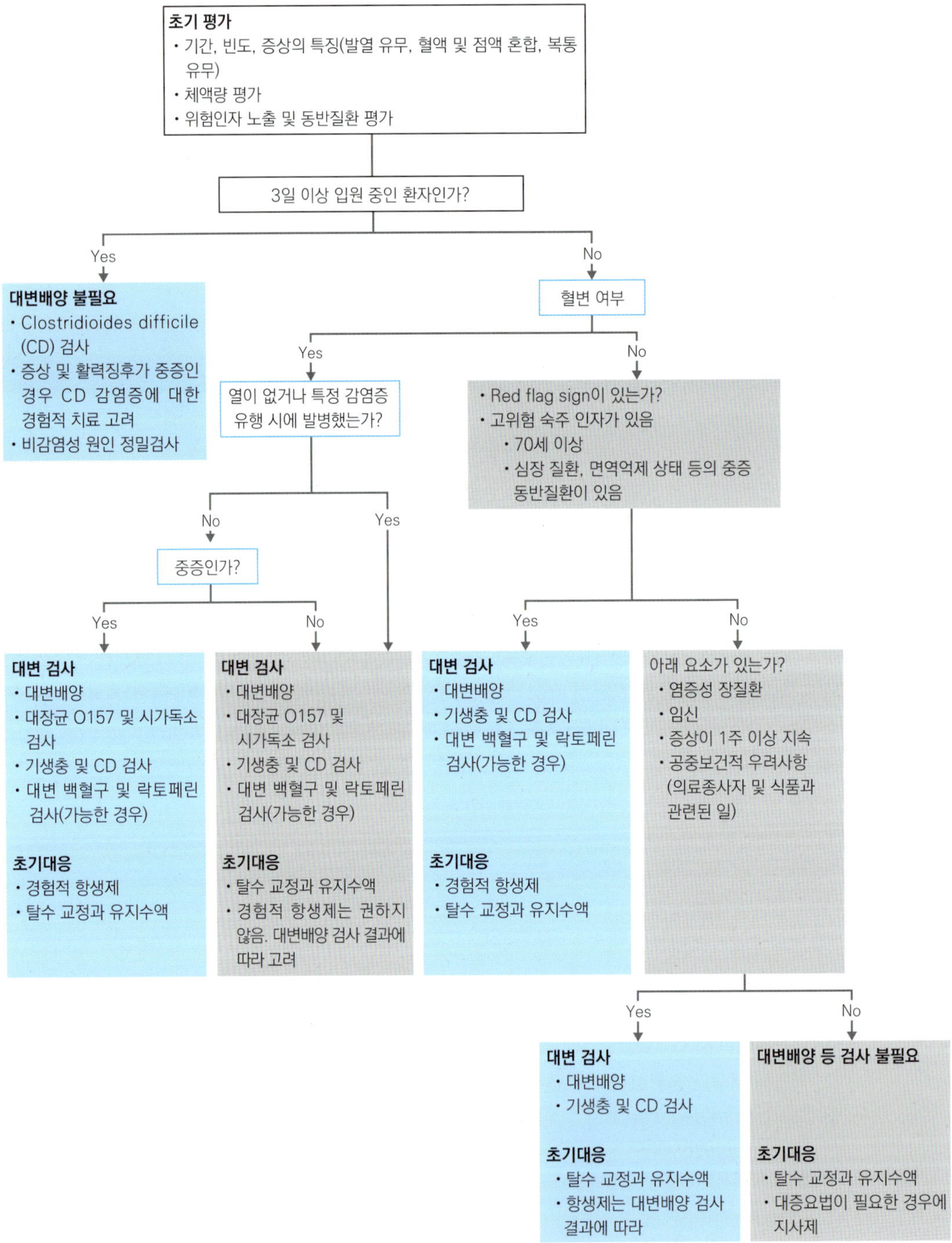

[LaRocque R, et al. Approach to the adult with acute diarrhea in resource-rich settings. UpToDate, 2023에서 수정하여 작성]

만성 설사의 감별 흐름도

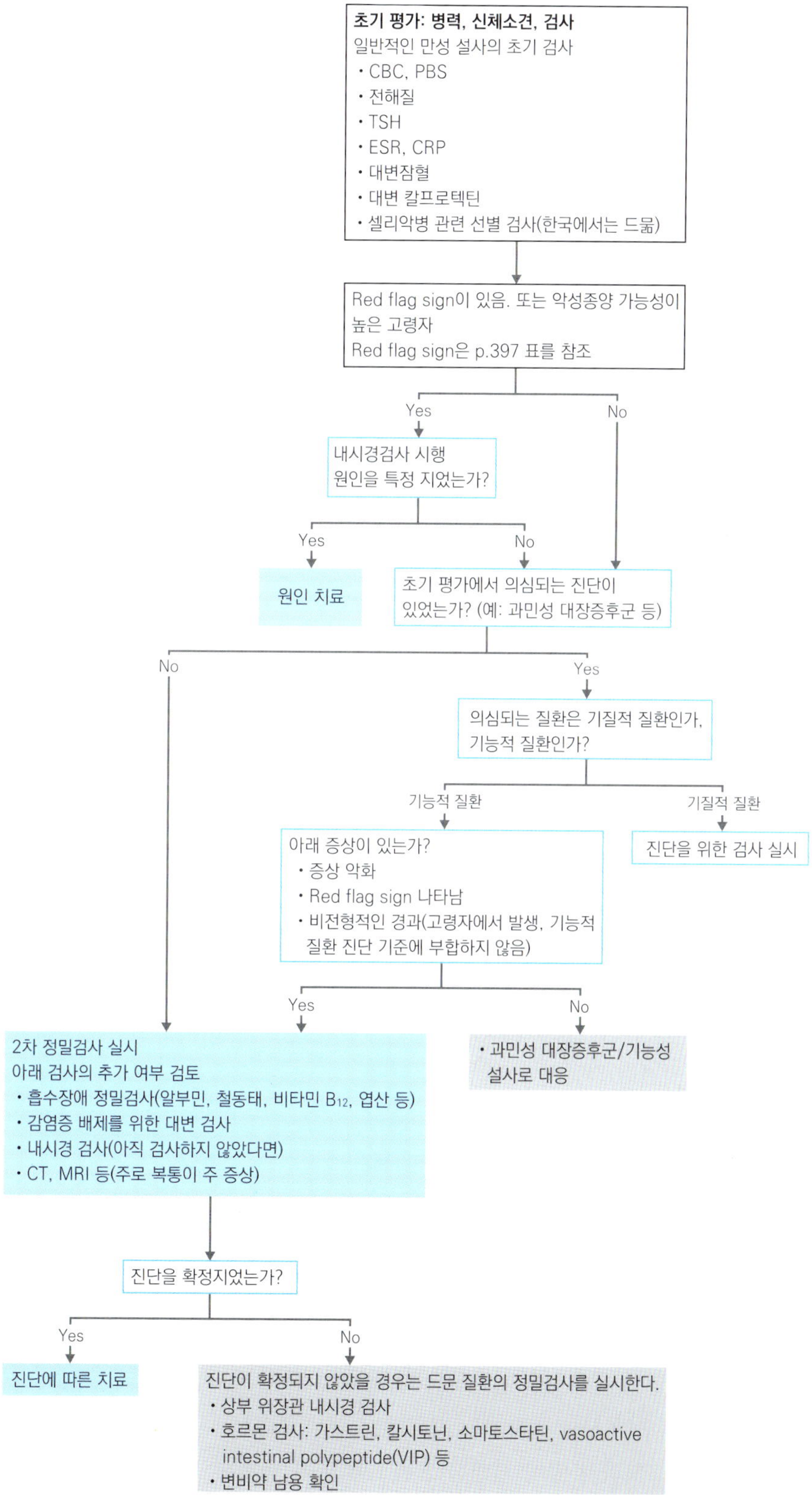

[LaRocque R, et al. Approach to the adult with acute diarrhea in resource-rich settings. UpToDate, 2023에서 수정하여 작성]

만성 설사의 감별

Common
과민성 대장증후군
담즙산에 의한 설사
식이 • FODMAP 흡수장애(유당불내증), 인공감미료(소르비톨, 자일리톨), 카페인, 과도한 알코올 섭취, 감초 다량 섭취
결장 종양
염증성 장질환 • 궤양성 대장염, 크론병, 현미경적 장염
셀리악병(한국인에게는 드묾)
약물성 • 항생제(특히 마크로라이드), NSAIDs Mg 함유 약물 • 경구 혈당강하제(메트포민, DPP-4억제제), 항암제, 기타(푸로세미드)
재발성 CD 감염
모순성 설사(Paradoxical Diarrhea)
Infrequent
소장 세균 과증식(SIBO), 장관 허혈, 악성림프종, 외과적 원인(소장 절제 후, 변실금, 내치루), 만성 췌장염, 방사선 장염, 췌장암, 갑상선기능항진증, 당뇨병, 편모충증(giardiasis), 낭포성 섬유증

[Arasaradnam RP, et al. Gut 67:1380-1399, 2018에서 발췌]

- 위장관 질환 외 원인으로 발생하는 설사 또한 빈도는 낮지만 중요하다. 필자는 'DAPT'라는 말을 만들어 기억하고 있다. 각각의 알파벳에 두 가지 질환을 붙였다. 참고로 DAPT는 보통 'Dual Anti-Platelet Therapy'를 뜻한다.
  - Drug & Diabetes : 약물과 당뇨병(당뇨병성 케톤산증)
  - Anaphylaxis & Addison's disease : 아나필락시스, Addison병
  - Pancreas & hypoparathyroidism : 췌장염/췌장암, 부갑상선기능저하증
  - Thyroid & Toxic shock syndrome : 갑상선기능항진증, 독성쇼크증후군
- 약물성 설사도 중요한데, 'DATSuN'이라는 암기법이 유명하다. 참고로 Datsun(닷선)은 닛산이 출시했던 자동차 브랜드 이름이다.
  - Diuretics : 이뇨제
  - Anti acids : 제산제(양성자 펌프 억제제)
  - Anti arrythmia : 항부정맥제
  - Theophylline & TKI : 테오필린, 티로신 키나아제 억제제
  - Softener : 변비약
  - NSAIDs : 비스테로이드성 항염증제
- 대변배양은 감염성 설사증을 진단하는 데 중요하지만, 검사실 입장에서는 부담이 큰 검사이다. 왜냐하면 설사를 일으키는 병원체는 각각 고유한 배지를 이용해야 하는 경우가 있기 때문이다. 따라서 앞서 설명한 흐름도에 따라 적절한 증례에서만 제출할 수 있도록 노력해야 한다.

- *Yersinia* 속, *Campylobacter* 속이나 장출혈성 대장균 등은 사전에 검사실에 연락하거나 전자차트에 균명을 기재할 필요가 있다.

치료

- 급성 설사의 치료는 대부분 탈수 교정 등 대증요법으로 이루어진다.
- 대부분의 경우 항생제는 필요하지 않다. 항생제 효과가 기대되는 경우에도, 항생제 투여 시 증상 개선까지의 기간이 1~2일 정도 단축되는 정도이다.
- 중증 환자나 면역결핍 환자의 경우 증상 개선 효과가 상대적으로 크기 때문에 사용을 고려해도 좋다. *Clostridioides difficile* 감염증(CDI)의 치료는 후술한다(→p.405).
- 장출혈성대장균이 의심되는 경우에는 원칙적으로 항생제를 투여하지 않는다.
- 사용하는 항생제는 마크로라이드계와 퀴놀론계 항생제이다. 아래는 처방 예시이다.
  〈처방 예〉 아지트로마이신(지스로맥스®) 1회 500 mg 1일 1회, 3일간 복용
  〈처방 예〉 레보플록사신(크라비트®) 1회 500 mg 1일 1회 3~5일간 복용
- 지사제, 소위 설사를 멎게 하는 약은 감염이 의심되는 경우에는 사용하지 않는 것이 원칙이다. 증상이 심한 경우 이질균, 장출혈성대장균, CDI 등 대장형 설사를 배제한 후 신중하게 사용하는 것은 가능하다. 급성 설사에 사용하는 경우 2일 이내로 사용을 제한한다.
  〈처방 예〉 로페라미드(로프민®) 1~2 mg/day, 1일 1~2회 나누어 복용 가장 강한 작용을 한다.
  〈처방 예〉 스멕타이트(포타겔®) 9 g/day, 1일 3회 나누어 복용
  *상기 내용은 증상에 따라 조절하며, 무작정 지속하지 않는다.
- 만성 설사의 치료는 원인 질환에 따라 달라진다. 지사제는 급성 설사의 치료보다 만성 설사의 치료에서 이용하기 쉽다.

이 증례에서는…

- 발열, 체중 감소 등의 red flag sign이 있고, 밤에도 설사와 복통이 나타나는 것과 나이로 보아 염증성 장질환을 의심했다.
- 혈액검사에서는 WBC 10,000/μL, Hb 12.8 g/dL, PLT 20만/μL, CRP 8.8 mg/dL로 염증 반응이 높게 나타났다. 갑상선 기능은 정상이었다.
- 대장내시경 검사를 시행한 결과 종주형 궤양과 조약돌 점막 형태가 관찰되었고, 조직검사 결과 비건락 육아종(noncaseating granuloma)이 관찰되어 크론병으로 진단했다.

A 급성인지 만성인지에 따라 감별 범위를 좁히고 red flag sign을 확인한다.

증례 ❹ 요로감염으로 입원 중인 74세 여성.

우측 신우신염으로 패혈증이 발생하여 세프트리악손으로 치료 중이었다. 입원 7일째부터 설사 증상을 보였으며 BSFS는 6~7로, 하루 6~7회 정도의 설사 증상이 나타났다. 활력징후는 의식 명료, 체온 37.4℃, 혈압 102/50 mmHg, 맥박 104/분·규칙적, 호흡수 18/분, SpO_2 98%(room air)였다. 복부는 평평하고 부드러웠으며, 장음은 항진 경향, 타진 상 가스팽만음이나 tapping pain은 없었다. 하복부 전체에 NRS 5~6/10의 압통이 있었으나, 반동압통은 없었다.

Q 설사를 어떻게 감별해야 할까? 이 증례에서 가장 가능성이 높은 진단은 무엇일까?

철칙 4 병동에서의 설사는 우선 *Clostridioides difficile* 감염증(CDI)을 의심한다

- 병동에서는 급성 설사를 자주 접하게 된다. 급성 설사는 감염으로 인한 것이 압도적으로 많지만, 병동에서는 항생제 관련 설사증, 특히 CDI가 많다.
- CDI는 병태로서도 감염 관리 측면에서도 매우 중요하기 때문에 진단과 치료에 익숙해져야 한다.

CDI의 위험

- 고령, 입원, 항생제 사용력, 면역억제상태 등이 발병의 위험 요인이다.
- 특히 항생제 사용과 밀접한 연관이 있으며, 3, 4세대 세팔로스포린, 플루오로퀴놀론, 카바페넴, 클린다마이신은 특히 위험요인이 된다.

CDI 진단

- CDI를 의심해야 하는 환자는 다음과 같은 환자이다.
- "항생제 사용 중이거나 사용력이 있고, 원인을 알 수 없는 BSFS 5 이상의 설사가 24시간 이내에 3회 이상 지속되는 환자"
- 항생제 사용은 매우 중요하며, 현재 사용 중이 아니더라도 사용력만 있어도 위험하다.
- BSFS 4 이하의 대변에서는 검사하는 의미가 적다.
- 위 사항에 해당되는 환자는 다음 페이지의 흐름도에 따라 진단한다.

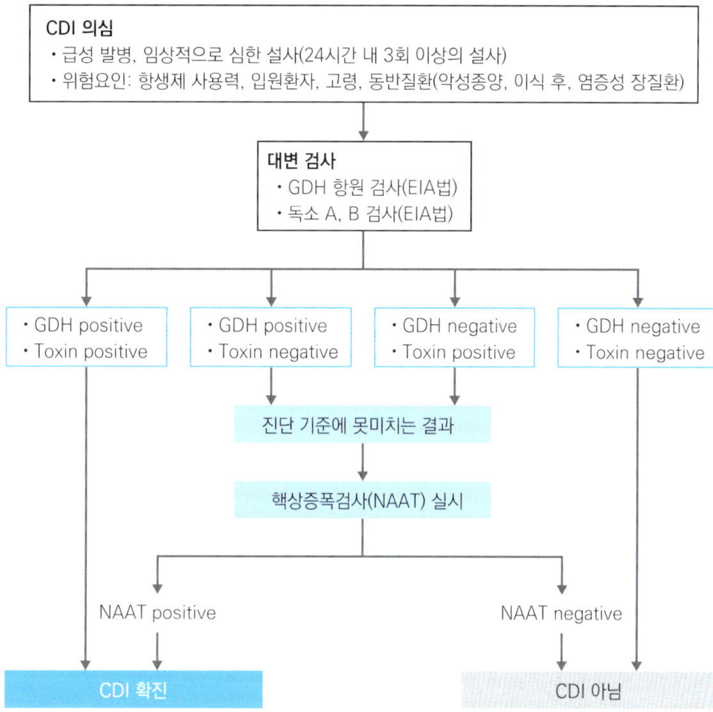

- GDH 항원이란 *C. difficile*이 생산하는 효소로, GDH 항원이 양성이면 "*C. difficile*이 존재한다"는 것을 의미한다. 그러나 그 균주가 독소를 생산하는지 여부는 GDH 항원 검사로는 판별할 수 없다. 즉, 민감도가 높고 특이도가 낮은 검사이다.
- 독소(toxin) 검사는 CDI의 원인이 되는 독소 A/B를 검출하는 검사이다. 대부분의 균주는 두 가지 독소를 모두 생산하지만, 드물게 독소 B만을 생산하는 균주가 보고되고 있다[J Clin Microbiol 38:1696-1697, 2000]. 특이도는 95% 이상이며, 민감도는 70% 이상으로 중등도이다[J Clin Microbiol 48:606-608, 2010].
- 위 두 가지 검사를 조합하여 높은 민감도와 특이도를 달성할 수 있다. 한 쪽만 양성인 경우, PCR 등의 핵산증폭법(nucleic acid amplification test, NAAT)을 이용하여 독소 유전자를 검출한다.
- CD 검사의 재검사는 어떤 경우에 실시해야 할까. 원칙적으로 '최초 대변 검사로부터 7일 이내거나 무증상 환자에게는 대변 검사를 시행하지 않는다'. 그러나 CDI는 재발할 가능성도 있기 때문에 'CDI 치료가 끝나고 설사가 멈춘 후 설사가 재발한 경우'에는 재검사를 해도 좋다.
- 치료 효과 판정을 위한 대변 검사는 시행하지 않는다. 치료 성공 시에도 60% 이상의 환자에게서 *C. difficile*이 검출되기 때문이다.

CDI 치료

- 원칙적으로 불필요한 항생제는 중단한다. 그러나 치료 기간이 아직 끝나지 않는 등 항생제를 즉시 중단할 수 없는 경우도 많다.
- 다음 페이지에 IDSA 가이드라인에 따른 CDI 치료 권장사항을 게재한다.

임상 정의	뒷받침되는 임상 데이터	권장 치료법
초발, 비중증	WBC ≤ 15,000 cells/mL, Cr<1.5 mg/dL	• 경구 반코마이신 1회 125 mg 1일 4회씩 10일간 복용 • 피닥소마이신(한국에 없음) 1회 200 mg 1일 2회씩 10일간 복용 • 위 약제를 사용할 수 없는 경우 메트로니다졸(후라시닐®) 1회 500 mg 1일 3회씩 10일간 복용
초발, 중증	WBC ≥ 15,000 cells/mL, Cr>1.5 mg/dL	• 반코마이신 1회 125 mg 1일 4회씩 10일간 복용 • 피닥소마이신 1회 200 mg 1일 2회씩 10일간 복용
초발, 극증	쇼크, 장폐색, 거대결장	• 반코마이신 1회 500 mg 1일 4회 복용 또는 10일간 위관으로 투여 • 장폐색인 경우 대장조영술 고려 • 특히 장폐색인 경우 위와 더불어 메트로니다졸 1회 500 mg 점적 정맥 주사를 8시간마다 병용
첫 재발	-	• 초기 치료에 메트로니다졸을 사용한 경우 반코마이신 1회 125 mg 1일 4회 10일간 복용 • 초기 치료에 반코마이신을 사용한 경우 피닥소마이신 1회 200 mg 1일 2회 10일간 복용 • 초기 치료에 반코마이신 또는 피닥소마이신을 사용한 경우 반코마이신 펄스 테이퍼링 요법(반코마이신 1회 125 mg 1일 4회 10~14일간 복용→1일 2회씩 7일간 복용→1일 1회씩 7일간 복용→1일 1회씩 2~3일에 한 번 2~8주간 복용)
2회 이상 재발	-	• 반코마이신 펄스 테이퍼링 요법 • 반코마이신 1회 125 mg 1일 4회씩 10일간 복용→리팍시민* 1회 400 mg 1일 3회씩 20일간 복용 • 피닥소마이신 1회 200 mg 1일 2회씩 10일간 복용 • 대변 이식 *리팍시민(노르믹스®)은 CDI 치료를 위한 400 mg 1일 3회 투여는 급여 허가 초과, 고암모니아혈증에만 이 용법의 급여 허가

- 과거 CDI의 1차 선택 약물은 메트로니다졸(후라시닐®)이었다. 그러나 2018년 IDSA 가이드라인 개정에 따라 메트로니다졸은 1차 선택 약물에서 물러나고, 반코마이신과 피닥소마이신이 1차 선택 약물이 되었다.
- 더욱이 2021년 개정에서는 치료와 관련하여 주목할 만한 변화가 있었다. 증상 개선의 지속적 효과가 반코마이신보다 피닥소마이신에서 더 우수한 결과를 보였기 때문에 피닥소마이신이 1차 선택 약물이 되었다는 것이다.
- 그러나 피닥소마이신은 약값이 비싸기 때문에 실제로는 반코마이신이 1차 선택 약물이 되는 경우가 많다.

  *역자 주: 한국에는 없기 때문에 참고로만 알아두자.
- CDI 치료 중에는 접촉 예방 조치를 취한다. 설사가 호전되고 48시간이 경과할 때까지 지속한다.

A 입원 환자의 설사는 우선 CDI를 고려해야 한다! GDH 항원 및 CD 독소 검사로 진단한다. 치료는 경구 반코마이신!

더 알고 싶다!

피닥소마이신(디피시드®)

- 피닥소마이신은 CDI에 대해서만 보험 승인을 받은 약제이다.
- RNA 중합효소를 억제하여 항균 활성을 나타낸다.
- 특징으로는 항균 스펙트럼이 좁고 장내 세균에 영향을 미치기 어려운 점, *C. difficile*에 대한 강한 항균 활성, 위장관에서 흡수되지 않아 대변 중 농도가 높음 등이 있다. 반코마이신과 비교한 임상시험에서 비열등성을 입증했다. 이 시험에서 피닥소마이신 사용군에서 반코마이신 사용군보다 재발이 적었다[N Engl J Med 364: 422-431, 2011].
- 이후 진행된 메타분석에서 설사의 지속, 재발, 사망과 관련하여 피닥소마이신에 유리한 결과가 나왔다[Clin Infect Dis 55: S93-103, 2012].
- 2021년 IDSA 가이드라인 개정으로 단독 1차 선택 약물로 도약했다.
- 단, 1일 약 8,000엔(1정: 약 4,000엔)으로 반코마이신(1일 약 700~1,000엔)에 비해 고가이다.

PPI(양성자 펌프 억제제)와 설사

- PPI는 현재 가장 많이 쓰이고, 그만큼 남용되고 있는 약물 중 하나이다.
- PPI 부작용으로 설사가 발생할 수 있다. 기전으로는 ① CDI의 발병, ② 현미경적 장염(microscopic colitis)의 두 가지를 들 수 있다.
- PPI가 CDI의 위험을 높일 뿐 아니라 H_2 차단제 등 다른 제산제에 비해 CDI의 위험을 더 높이는 것으로 나타났다[Am J Gastroenterol 107: 1011-1019, 2012].
- 또한 메타분석을 통해 CDI 재발의 위험도 높이는 것으로 밝혀졌다[JAMA Intern Med 177: 784-791, 2017].
- 현미경적 장염은 만성 장염의 일종으로 만성 수양성 설사를 특징으로 한다. 림프구성 장염이나 교원성 대장염(collagenous colitis) 등의 표현형이 있는데, PPI는 이러한 위험을 높인다[Aliment Pharmacol Ther 48: 618-625, 2018]. 특히 란소프라졸이 가장 위험이 높다고 알려져 있다.
- 따라서 PPI 사용 환자의 설사에서는 위 질환들을 염두에 둘 필요가 있다.

참고 문헌

1) 日本消化器病学会関連研究会, 慢性便秘の診断・治療研究会(編): 慢性便秘症診療ガイドライン 2017. 南江堂, 2017
   - 일본의 만성변비 가이드라인.
2) Paquette IM, et al. Dis Colon Rectum 59:479-492, 2016[PMID: 27145304].
   - 미국의 변비 가이드라인. 1차선택약은 폴리에틸렌글리콜 제제인 점 등 차이점을 배워보자.
3) Corsetti M, et al. A Guide to Refractory Constipation: Diagnosis and Evidence-Based Management. BRITISH SOCIETY OF GASTROENTEROLOGY, 2022(https://www.bsg.org.uk/web-education-articles-list/a-guide-to-refractory-constipation-diagnosis-and-evidence-based-management/) (2023년 8월 열람)
   - 영국의 변비 가이드라인으로 가장 최근에 개정되었다.
4) DuPont HL. Acute infectious diarrhea in immunocompetent adults. N Engl J Med 370:1532-1540, 2014[PMID: 24738670].
   - 급성 설사에 대한 리뷰이다. 읽기 쉽고 간결하게 정리되어 있다.
5) Shane AL, et al. 2017 Infectious Diseases Society of America Clinical Practice Guidelines for the Diagnosis and Management of Infectious Diarrhea. Clin Infect Dis 65:1963-1973, 2017[PMID: 29194529].
   - IDSA의 감염성 설사 가이드라인.
6) McDonald LC, et al. Clinical Practice Guidelines for *Clostridium difficile* Infection in Adults and Children: 2017 Update by the Infectious Diseases Society of America(IDSA)and Society for Healthcare Epidemiology of Ameri-

ca(SHEA). Clin Infect Dis 66:e1-e48, 2018 [PMID: 29462280].

• IDSA의 CDI에 관한 가이드라인. 필독!

7) Johnson S, et al. Clinical Practice Guideline by the Infectious Diseases Society of America(IDSA) and Society for Healthcare Epidemiology of America (SHEA): 2021 Focused Update Guidelines on Management of *Clostridioides difficile* Infection in Adults. Clin Infect Dis 73:e1029-e1044, 2021 [PMID: 34164674]

• 6)의 가이드라인이 2021년에 추가로 업데이트되었다. 본문에 있는 바와 같이 치료약의 서열이 바뀌었으므로 이 문헌도 함께 필독!

(후지노 다카히사)

34 암성통증 · 마약성 진통제

통증을 참게 하지 말자!

철칙

1. 통증 원인 평가 후 통증 조절을 시작한다
2. 통증 조절은 목표를 정하고 시작한다
3. 아세트아미노펜 · NSAIDs 사용 시 부작용에 주의한다
4. 마약성 진통제 도입 시 오심과 변비 대책을 잊지 않는다
5. 구조요법(rescue)은 경구일 경우 1일 분량의 1/6, 주사일 경우 1시간 분량이다
6. 경구 투여가 어려운 경우, 패치제 · 설하 · 지속피하주사 · 정맥주사로 전환한다

증례 ❶ 난소암 Stage IV 69세 여성. 구토, 복통.

복막전이, 폐전이 등을 동반한 난소암 Stage IV로 종양내과 외래 통원 중. 내원 전날 아침 식사 후 오심과 복통이 발생했다. 원래 복막전이에 의한 복통에 대해 복시콘틴® 정기 복용과 오코돈®으로 구조요법을 시행하고 있었다. 구조약물로도 복통은 호전되지 않고 오심이 심해졌으며, 배에 가스가 차고 복통이 더 심해져 응급실로 내원. 내원 시 활력징후는 의식 명료, 체온 37.0℃, 혈압 144/80 mmHg, 맥박 90/분·규칙적, 호흡수 22/분, SpO_2 98%(room air). 복부팽만·부드러움, 장음은 항진, 타진 상 가스팽만음, 전신에 NRS 6/10 정도의 압통, 반동압통은 없음, tapping pain 없음, 파동 촉지됨(복수 의심 소견).

Q 통증의 원인은 무엇일까?

철칙 1 통증 원인 평가 후 통증 조절을 시작한다

- 모든 통증에는 반드시 원인이 있다. 그 원인을 밝혀내는 것은 적절하게 통증을 조절하는 데 필수적이다. 특히 암환자의 통증은 암성통증으로 마약성 진통제를 도입하고 싶을 것이다. 그러나 원인에 따라서는 단순히 진통제 투여가 아니라, 통증에 대한 근본적인 치료가 가능할 수도 있다.

이 증례에서는…

- 장폐색(ileus)이 의심되어 정밀 검사한 결과, CT 검사에서 뚜렷한 소장의 확장이 보여 소장폐색으로 진단했다.

- 장의 허혈이나 괴사 소견이 없었기 때문에 비위관을 삽입해 감압을 시작했고, 곧 오심과 복통이 호전 양상을 보였다.

A 암환자의 통증이라도 암에만 국한해서 생각하지 말고, 기질적 원인이 없는지 반드시 평가한다.

증례 ❷ 전립선암 Stage IV 74세 남성. 요통.

3년 전 전립선암을 진단받고 항암화학요법·호르몬요법을 시행했으나 progressive disease였다. 현재 종양내과 외래에서 best supportive care를 받고 있으며, 정기적인 진통제 복용은 하지 않고 있었다. 1주일 전부터 요통이 발생하여 처방받은 아세트아미노펜을 복용했으나 통증은 나아지지 않았고, 밤에 잠을 잘 수 없게 되었다. 요통으로 움직일 수 없게 되어 응급실로 내원했고, 통증 조절을 위해 입원하게 되었다. 내원 시 활력징후는 의식 명료, 체온 36.5℃, 혈압 132/67 mmHg, 맥박 91/분·규칙적, 호흡수 18/분, SpO_2 98%(room air). 통증은 안정 시 NRS 6/10, 운동 시 NRS 9/10 정도이며, 통증 변동(fluctuation)은 없었다. 동반 증상은 없고 하지마비나 방광직장장애 또한 없었다. 흉요추 단순X선촬영과 흉복부 CT, MRI를 시행한 결과 요추 L2에 압박골절과 종괴음영이 관찰되어 전립선암의 요추 전이로 진단했다. 척수 압박은 없었으며, 우선 암성통증으로 통증을 조절하기로 했다.

Q 어떤 진통제를, 어떻게 시작해야 할까?

철칙 2 통증 조절은 목표를 정하고 시작한다

- 먼저 WHO 암성통증 치료 가이드라인의 4대 원칙을 확인해두자.

원칙 1: 경구 투여(by oral)
원칙 2: 정시 투여(by the clock)
원칙 3: 환자별 적정량 설정(for the individual)
원칙 4: 환자 개개인에 대한 세심한 배려(attention to detail)

- 이전에는 '원칙: 통증에 따른 최적의 진통제 선택(by the ladder)'을 포함한 5가지였으나, 반드시 비마약성 진통제→약한 마약성 진통제→강한 마약성 진통제의 순서를 따를 필요는 없으며, 오히려 강한 마약성 진통제부터 사용하는 것이 적절한 경우도 종종 있다. 따라서 이 원칙은 for the individual에 흡수되는 형태가 되었다.
  ① 경구 섭취가 가능하다면 원칙적으로 패치제, 주사제, 좌약은 사용하지 않는다.
  ② 통증을 느낀 후에야 '필요시 복용'하는 방법으로 통증을 조절해서는 안 된다. 약효를 고려하여 정시 투여를 원칙으로 한다.
  ③ 돌발통에 대한 구조요법을 반드시 준비한다.
  ④ 진통제에도 부작용이 있다. WHO 진통제 사다리에 따라 약효가 약하지만, 편하게 처방할 수 있는 것부터 순서대로 사용한다.

WHO 진통제 사다리

1st 사다리 : 아세트아미노펜, 비스테로이드성 소염제(Non-steroidal anti-inflammatory drugs, NSAIDs)로 대표되는 비마약성 진통제(Non-Opioid)*1
2nd 사다리 : 약한 마약성 진통제(코데인인산염, 트라마돌*2)*3
3rd 사다리 : 강한 마약성 진통제(모르핀, 옥시코돈, 펜타닐 등)

*1 단계가 올라가도 베이스라인으로 아세트아미노펜, NSAIDs를 병용하는 경우가 많다.

*2 트라마돌은 2nd 사다리로 자주 사용되지만, WHO 사다리에는 대체 약물로서 등재되어 있다.

*3 유럽의 권고사항으로는 2nd 사다리에 소량의 강한 마약성 진통제가 기재되어 있다. 실제 임상에서는 소량의 강한 마약성 진통제가 자주 사용된다는 것을 기억해 두자.

- 통증 조절 목표

1st step : 통증 없이 잠을 잘 수 있다.
2nd step : 안정 시 통증이 없다.
3rd step : 활동 시 통증이 없다.
4th step : 통증 없이 일상적인 삶의 질(QOL)이 유지된다.

- 위와 같이 통증 조절을 4단계 목표로 나누면, 필요 이상으로 진통제를 사용하거나 불충분한 진통제를 무분별하게 처방하는 것도 막을 수 있다.
- 처음부터 갑자기 3rd step인 '활동 시 통증 소실'을 목표로 하면 달성하기 어려운 경우가 많으므로 우선 2nd step '안정 시 통증 소실'을 목표로 한다.

철칙 3 아세트아미노펜 · NSAIDs 사용 시 부작용에 주의한다

- 아세트아미노펜, NSAIDs 모두 자주 사용하는 진통제이지만, 사용할 때는 부작용을 충분히 알아두는 것이 중요하다.

아세트아미노펜

- 진통제로 사용할 경우 1회 복용량을 충분히 해야 한다.
- 위장관, 신기능, 혈소판 기능에 미치는 영향이 적기 때문에 아래 열거하는 부작용으로 인해 NSAIDs를 사용하기 어려운 경우에도 사용할 수 있다.
- 간기능장애에 주의하면서 4,000 mg/day까지 증량이 가능하지만, 암환자는 간 전이에 의한 간기능 저하가 동반된 경우도 있으므로 최대용량 사용 시 충분한 주의가 필요하다. 3,000 mg/day까지로 제한하는 것을 권장한다.
  〈처방 예〉 아세트아미노펜을 500~1,000 mg 또는 15 mg/kg/회 복용하거나 15분 이상에 걸쳐 정맥주사. 간격은 4~6시간 이상. 정기투여라면 1일 3~4회
- 부작용으로는 피부발진, 아나필락시스 등의 약물 과민증 외에 간기능장애, 황달 등이 발생할 수 있으므로 간기능 변화에 주의한다. 아세트아미노펜 과다 복용 시 해독제로 아세틸시스테인을 사용한다.
- 체중이 50 kg 미만인 성인은 1회 투여량을 15 mg/kg으로 설정하는 것이 안전하다.

- 미국에서는 아세트아미노펜에 의한 간손상을 심각하게 보고 있으며, FDA는 아래 사이트와 같은 권고를 내어 혼합제제의 경우 아세트아미노펜 양을 325 mg으로 제한하고 있다. [https://www.fda.gov/drugs/drug-safety-and-availability/fda-drug-safety-communication-prescription-acetaminophen-products-be- limited-325-mg-dosage-unit] (2023년 8월 열람)

비스테로이드성 소염제(NSAIDs)

- 항염증, 진통, 해열 작용을 하며, 스테로이드 골격이 없는 약물의 총칭이다.
- 항염증 작용도 하기 때문에 암성통증, 특히 뼈에서 기인한 통증에 효과가 있다.
- 아래 부작용에 주의하여 사용한다면 매우 유용한 약물이다.
- 위점막 손상: NSAIDs에 의한 위점막 손상의 원인은 점막 보호인자를 분비시키는 PG(프로스타글란딘)의 억제와 NSAIDs 자체의 세포 손상으로 보고 있다.
- 위점막 손상의 예방법으로 충분한 근거가 있는 것은 미소프로스톨(싸이토텍®), 양성자 펌프억제제(PPI) 병용뿐이며, 통상량의 H_2 차단제는 PPI만큼의 효과가 없다.
- COX-2 선택적 억제제는 위점막 손상의 위험을 낮추지만, 아래와 같은 부작용은 COX의 선택성과는 무관하므로 주의해야 한다.
- 신장장애: PGE2, PGI2에는 각각 신동맥, 세동맥 확장작용이 있는데, NSAIDs는 이들을 억제해 신혈류를 저하시킨다.
- 급성간질성신염, 급성세뇨관괴사 등도 일으킬 수 있다. 특히 고령자, 만성신장병 환자에서 주의.
- 천식 병력이 있으면 주의해야 한다. 특히 아스피린 천식 병력이 있다면, NSAIDs는 절대 금기.
- NSAIDs는 골수억제 의심 약물로도 잘 알려져 있다.
  〈처방 예〉 록소프로펜(록소닌®) 60 mg 1정 매 식후 복용
  〈처방 예〉 셀레콕시브(쎄레브렉스®) 100~200 mg 1일 2회 아침 · 저녁 식후 6시간 이상 간격으로 복용
- 아세트아미노펜, NSAIDs가 효과 없는 경우에는 약한 마약성 진통제를 고려한다. 그 중에서도 트라마돌이 자주 사용된다.

트라마돌

- 트라마돌은 코데인 유사 합성화합물로 μ오피오이드 진통제 수용체에 대한 약한 친화성과 세로토닌 · 노르에피네프린 재흡수 억제 작용을 한다.
- 트라마돌은 2nd 사다리로 분류된다(WHO에서는 대체약으로 분류).
- 트라마돌은 그 작용 기전으로 인해 신경병증성 통증에도 효과적인 것으로 보고되었다.
- 부작용으로는 오심, 변비, 졸음 등이 있고, 항구토제와 함께 사용하는 경우가 많다. 다른 마약성 진통제와 마찬가지로 경련발작을 일으킬 수 있으므로 뇌 전이가 있는 환자에게 사용할 때는 주의가 필요하다.
- 울트라셋®은 트라마돌 37.5 mg+아세트아미노펜 325 mg의 복합제이므로 아세트아

미노펜을 별도로 복용하고 있는 경우, 총 복용량에 주의해야 한다.

- 울트라셋®의 아세트아미노펜이 325 mg인 이유는 앞서 언급한 FDA의 권고사항에 의한 것이다.

이 증례에서는…

- 뼈 유래 통증이기 때문에 NSAIDs인 록소닌® 60 mg 1회 1정씩 1일 3회 복용을 시작했다. 구조요법으로 아세트아미노펜 500 mg을 사용하도록 지시했다.
- 장기 투여가 예상되어 위점막 손상을 예방하기 위해 에소메프라졸(넥시움®)을 병용 투여하기 시작했다.
- 활동 시 통증은 남아 있었지만, 안정 시 통증은 사라지고 수면도 취할 수 있게 되었다. 환자가 자택에서 생활하고자 하여 활동 시 발생하는 통증의 개선이 필요했다.
- 압박골절에 대해 맞춤형 복대를 제작하였다.
- 아세트아미노펜 500 mg을 1회 1정씩 1일 3회 정기적으로 복용하고, 추가로 트라마돌(트리돌®) 25 mg을 1회 1정씩 1일 4회 복용하도록 했다. 구조요법으로 트라마돌 25 mg 1정을 사용하도록 지시했다.
- 활동 시 통증이 NRS 2~3/10까지 개선되어 복대를 착용한 채 걸을 수 있게 되었다.

A 우선 목표를 정하고 WHO 암성통증 4대 원칙과 진통제 사다리에 따라 통증을 조절한다. 안정 시 통증 소실을 초기 목표로 아세트아미노펜이나 NSAIDs의 정시 투여부터 시작하고, 효과가 불충분하다면 2nd 사다리의 약한 마약성 진통제나 소량의 강한 마약성 진통제 사용을 고려한다.

증례 ❸ 폐암 말기인 79세 남성. NSAIDs만으로는 통증이 조절되지 않음.

2년 전 폐 편평상피 세포암으로 진단. 항암화학요법을 시행했으나 병세가 진행되어 best supportive care를 받고 있다. 좌측 장골 전이에 따른 좌측 요통이 있어, 트리돌®(tramadol 25 mg 1회 2정 1일 3회), 디페인®(diclofenac 25 mg 1회 1정 1일 3회)을 사용했으나 안정 시 통증이 지속되었다. 강한 마약성 진통제 도입을 통한 통증 조절 목적으로 입원했다.

Q 강한 마약성 진통제 도입은 어떻게 하면 좋을까?

강한 마약성 진통제 도입

- 앞서 언급한 바와 같이 진통 목표를 설정한다.
- 강한 마약성 진통제는 모르핀, 옥시코돈, 펜타닐의 3가지 약물을 숙지한다.
- 투여 방법: 경구 투여가 가능하고 장내 흡수에 문제가 없다면, 경구 투여가 우선이다.
- 경구 투여가 어렵다면 지속피하주사(CSI) 또는 지속 정맥주사(CVI)를 사용한다.
- CSI는 정맥주사보다 안전하게 사용할 수 있으며, 정맥라인을 확보할 필요가 없다.
- CSI든 CVI든 시린지 펌프를 사용하는 방법과 PCA(patient controlled anesthesia) 펌프를 사용하는 방법이 있다.

철칙 4 마약성 진통제 도입 시 오심과 변비 대책을 잊지 않는다

- 오심, 변비, 졸음, 동공수축, 호흡억제, 섬망 등이 발생할 수 있다.
- 포인트는 '예방 가능한가'와 '내성이 생기는가'의 두 가지이다.
- 예방 가능한 부작용으로는 오심, 변비, 섬망 등을 들 수 있다.
- 내성이 생길 수 있는 부작용으로는 오심, 졸음을 들 수 있다.

① 변비

- 내성이 생기지 않기 때문에 마약성 진통제를 사용하는 한 대책이 필요하다.
- 마약성 진통제에 의한 변비약으로는 말초성 μ수용체 길항제인 날데메딘토실산염(한국에는 없음)이 매우 유용하다. 루비프로스톤(아미타자®)도 마약성 진통제에 의한 변비에 허가 받은 약물이나 2024년 한국 시장에서 철수했다.
- 일반적인 삼투성 변비약인 마그네슘제제(마그밀®)와 락툴로오스(듀락칸®), 장연동운동 자극제(듀오락스® 등)를 사용한다.

② 오심

- 1주일 정도면 내성이 생기므로 그 동안 오심을 느끼지 않도록 한다.
- 첫 1주일 전후로 항구토제를 필요시 사용하거나 정기적으로 병용한다.
- 오심에 대한 내성이 생기면 항구토제를 중단한다. 계속 복용이 더 해로울 수 있다.
- 오심을 느끼면 마약성 진통제 사용에 대해 부정적인 이미지를 갖게 되어 향후 사용하지 못할 수도 있다.
- 항구토제로는 맥페란® 등 중추성 D_2 수용체 길항제를 사용하는 경우가 많다(9장 「오심·구토」 p.106 참조).

③ 졸음

- 내성이 생길 때까지 기다릴 수밖에 없다.
- 다른 마약성 진통제 전환에 의해 다시 발생할 수 있으므로 주의해야 한다.

④ 동공수축

- 동공이 수축된 환자는 호흡억제의 위험이 있으므로 주의한다.
- 통증 조절이 잘 되고 있다면 동공수축 단계에서 감량을 검토한다.

⑤ 호흡억제

- 암성통증이 호흡억제에 대해 길항작용을 하기 때문에 적정 사용 시 발생하기 어렵다.
- 신장장애, 간장애 등 장기장애 환자에게 투여할 때는 주의해야 한다.
- 마약성 진통제 외 치료법으로 통증이 완화되었을 때, 마약성 진통제가 상대적으로 과다해져 호흡억제가 발생할 수 있으므로 주의한다.
- 대처법은 마약성 진통제의 감량이나 전환 등이 있다.
- 갑자기 중단하면 금단증상이나 심한 암성통증이 재발하므로 반드시 계획적으로 감량할 것.

	변비	오심·구토	졸음	동공수축	호흡억제	섬망
내성	−	+	+	−	−	−
대응	일반적인 변비약 외에 날데메딘토실산염 등 사용 마약성 진통제 전환	메토클로프라미드 프로클로르페라진 할로페리돌 마약성 진통제 전환	내성화 감량 마약성 진통제 전환	호흡억제가 임박한 상태로, 진통 효과가 양호하다면 감량 검토	감량 날록손 마약성 진통제 전환	섬망 치료 마약성 진통제 전환
메모	날데메딘토실산염은 말초성 μ수용체 길항제로, 마약성 진통제 유발성 변비에 승인된 약물(한국에는 없음)	1～2주면 내성이 생김. 정기 사용 또는 필요시 사용할 수 있도록 준비해 둘 것	비교적 빠르게 내성이 생김. 마약성 진통제 전환으로 재발할 수 있으므로 주의		암성통증이 호흡억제에 대해 길항작용을 하므로 적정 사용 시 발생하기 어려움	환경 조정도 중요. 특히 증량했을 때 잘 발생함

통증 조절과 구조요법(rescue)

■ 지속통과 돌발통

- 지속통: 항상 느끼는 통증으로, 정기복용으로 대응한다.
- 돌발통: 갑자기 느끼는 통증으로, 지속통을 억제해도 발생할 수 있기 때문에 반드시 구조요법을 준비하는 것이 중요하다.
- 지속통은 약물을 정시투여하고, 돌발통은 구조요법으로 통증을 조절한다.

■ 마약성 진통제의 제형별 환산

- 본원에서 사용하는 약물과 그 역가는 다음과 같다.
- 마약성 진통제의 제형별 투여 방법을 기억해두자.

진통제(마약성 진통제 포함) 환산 기준

경구	옥시콘틴®	20 mg	40 mg	80 mg	120 mg	160 mg
	황몰핀정	30 mg	60 mg	120 mg	180 mg	240 mg
	코데인®	180 mg				
	트리돌®	150 mg	300 mg			
좌약	ANPEC®	20 mg	40 mg	80 mg		
주사	염산모르핀(지속정맥주사)	10 mg	20 mg	40 mg	60 mg	80 mg
	염산모르핀(지속피하주사)	15 mg	30 mg	60 mg	90 mg	120 mg
	옥시넘®(지속정맥주사)	10～15 mg	20～30 mg	40～60 mg	60～90 mg	80～120 mg
	옥시넘®(지속피하주사)	15 mg	30 mg	60 mg	90 mg	120 mg
	펜타닐®(지속정맥주사)	0.2 mg	0.4 mg	0.8 mg	1.2 mg	1.6 mg
	펜타닐®(지속피하주사)	0.3 mg	0.6 mg	1.2 mg	1.8 mg	2.4 mg
패치	듀로제식 디트랜스®	2.1 mg	4.2 mg	8.4 mg	12.6 mg	16.8 mg
	펜토스 테이프	1 mg	2 mg	4 mg	6 mg	8 mg

(계속)

구조요법	오코돈정®	2.5~5 mg	5~10 mg	15 mg	20 mg	25 mg
	황몰핀정®	5 mg (2.5 mg)	10 mg (5 mg)	20 mg (10 mg)	30 mg (15 mg)	40 mg (20 mg)
	펜타닐® (점적정맥주사)	25 μg/회	25~50 μg/회	50~100 μg/회	75~150 μg/회	100~200 μg/회

(　) 안은 신장장애, 고령자 등의 고위험 환자[성누가국제병원 완화관리 작성]

철칙 5 구조요법(rescue)은 경구일 경우 1일 분량의 1/6, 주사일 경우 1시간 분량이다

- 돌발통에는 prn으로 마약성 진통제를 사용한다(구조요법). 투여량은 정시 투여하는 마약성 진통제의 양을 참고하여 1회 용량을 결정한다.
- 구조요법 용량은 경구 투여일 경우 1일 투여량의 1/6, 주사 투여일 경우 1시간 용량을 기준으로 투여한다.
- 필요시 사용하는 구조요법은 효과가 빨리 나타나고, 오래 지속되지 않는 타입이 좋다.
- 따라서 구조요법으로는 옥시코돈은 오코돈®을, 모르핀은 염산모르핀정®을 사용한다.
- 펜타닐을 정기적으로 사용하고 있다면 오코돈® 등을 구조요법으로 사용하는 경우가 많다.
- 펜타닐의 구강점막흡수제인 펜토라박칼정®, 액틱구강정이펜®, 앱스트랄설하정®이 출시되어 구조요법으로서 기대를 모으고 있지만, 조정이 어렵고 고가이기 때문에 사용하려면 완화의학 의사의 지도하에 사용하는 것이 좋다.
- 모르핀 산제는 쓴맛이 강하기 때문에 시럽과 함께 복용하라는 권고도 있다. 이런 문제 때문에 일본에는 단맛이나 향을 첨가한 모르핀 내복액도 나와 있다.

  *역자 주: 현재 모르핀 산제, 내복액 모두 한국에는 없다.
- 구조요법 횟수가 4회 이상일 경우, 정시 투여하는 마약성 진통제의 용량을 늘린다.

이 증례에서는…

- 첫 번째 목표는 안정 시 통증 해소로 정했다(목표 설정).
- WHO 진통제 사다리에 따라 NSAIDs 외에 소량의 옥시콘틴® 10 mg을 1일 2회로 나누어 추가했다.
- 예방 가능한 부작용인 변비와 오심에 대해서는 각각 마그네슘 제제와 항구토제를 처방했다.
- 옥시콘틴® 1일 10 mg을 추가함으로써 통증은 일단 해소되었으나, 며칠 후 재발했다. 1일 20 mg까지 증량한 후 안정 시 통증은 완전히 사라졌다.
- 하루에 1, 2회 정도 돌발통이 나타나서 오코돈® 2.5 mg을 필요시(prn) 투여했다.

A 마약성 진통제를 도입한다. 오심과 변비 부작용 대책과 구조요법을 반드시 설정한다!

증례 ④ 위암 말기인 65세 여성. 장폐색으로 경구 섭취 불가.

말기 위암에 의한 암성 복막염으로 자택 요양 중, 복부 불편감과 요통에 대해 록소닌®과 옥시콘틴® 80 mg을 복용 중이었다. 악액질(cachexia) 진행으로 식사와 약 복용이 어려워졌고, 통증이 악화되어 입원했다.

Q 어떻게 통증을 조절하면 좋을까?

철칙 6 경구 투여가 어려운 경우, 패치제 · 설하 · 지속피하주사 · 정맥주사로 전환한다

- 경구 투여가 어려운 환자의 암성통증은 CSI나 CVI로 조절하기 시작하여 필요한 양을 파악하는 경우가 많다.
- 펜타닐은 패치제도 사용할 수 있다. 단, 패치제는 구조요법이 내복약이 되기 때문에 위 증례에서는 사용하기 어렵다. 또한, 패치제는 세밀한 조정이 어렵다.
- 펜타닐은 소화기 증상의 부작용이 적기 때문에 이 증례에 가장 적합하다.
- 펜타닐은 모르핀이나 옥시코돈보다 안전역이 좁기 때문에 전환할 때는 주의해야 한다. 특히 모르핀 · 옥시코돈→펜타닐 전환으로 등가 환산하면 졸음이나 호흡억제가 발생할 수 있으므로, 우려되는 경우 약 20% 감량하여 전환하는 것이 안전할 때가 많다.
- p.415의 환산표를 참조하여 투여량을 결정한다. 옥시콘틴® 80 mg/day는 펜타닐 지속피하주사 1.2 mg/day에 해당한다. 구조요법은 1시간 용량으로 한다.
- 마약성 진통제를 도입한 후에는 용량 조절(titration)이 중요하다.
  - 전날 사용한 구조요법의 50~100%를 정기량에 추가하거나 정기량을 30~50% 증량
  - 고령자, 신기능장애 환자, 모르핀 경구용 120 mg 이상 사용 환자 등은 20% 정도씩 신중하게 증량
  - 섬망이나 호흡억제 등으로 감량이 필요한 경우 20~30%씩 감량하되, 갑자기 중단하지 않는다!
- 용량 조절이 끝나면 퇴원을 염두에 두고 내복약이나 패치제로 바꾼다.
- 일본에는 1일 1회 교환하는 펜토스테이프®가 있다. 유효 혈중 농도에 도달하는 데 12시간이 걸리도록 투여 설계한다.

  〈처방 예〉 펜토스테이프® 부착 6시간 후에 지속 투여 속도를 반으로 줄이고 12시간 후에 지속투여를 중단한다.
- 최근에는 펜타닐의 구조요법에 사용되는 설하정인 앱스트랄설하정®이나 볼과 잇몸 사이에 끼워 볼점막을 통해 흡수시키는 펜토라박칼정® 등도 사용할 수 있게 되어 다양한 상황에서 스트레스 없이 통증 조절이 가능해졌다.

  〈처방 예〉 스트랄설하정® : 돌발통에 펜타닐 100 µg을 시작 용량으로 설하 투여

  〈처방 예〉 펜토라박칼정® : 돌발통에 펜타닐 50 µg 또는 100 µg을 시작 용량으로 하여 윗어금니의 잇몸과 볼점막 사이에 끼워 사용

이 증례에서는…

- 진통제 전환 기준표(→p.415)에서 옥시콘틴® 80 mg/day를 펜타닐 지속 피하주사 1.0 mg/day로 변경했다(등가 환산보다는 감량 선택).
- 구조약물의 사용은 1일 1~2회이며, 동공수축이나 호흡억제 등의 부작용은 발생하지 않았다.
- 장폐색 치료 중이기 때문에 지속피하주사에서 패치제인 펜토스테이프® 3 mg/day로 투여 방법을 변경했다. 구조약물은 앱스트랄설하정® 1회 100 μg 투여로 변경했다.

A 경구 투여가 불가능한 경우 패치제, CSI, CVI를 고려한다. 상황에 따라 마약성 진통제의 종류, 제형, 투여 경로를 달리한다.

더 알고 싶다!

각 마약성 진통제와 오피오이드 수용체의 종류

- 오피오이드 수용체에는 $\mu1$, $\mu2$, κ, δ 등의 종류가 존재한다. 각 수용체에 결합했을 때의 주요 작용을 아래에 정리했다.

$\mu1$	진통, 오심, 다행감, 소양감, 동공수축, 요폐
$\mu2$	진통, 진정, 호흡억제, 신체의존, 정신의존, 위장관운동 억제, 진해(antitussive)
κ	진통, 진정, 불쾌감, 흥분, 환각, 호흡억제, 진해, 동공수축, 이뇨
δ	진통, 신체의존, 호흡억제

약물	결합 부위	특징
모르핀	$\mu1$, $\mu2$, κ, δ	호흡곤란과 기침에 효과가 좋음. 신기능 저하 시 작용시간이 길어짐
옥시코돈	$\mu1$, $\mu2$	섬망이 적음
펜타닐	$\mu1$	위장관 연동운동에 영향이 적음

- 이러한 효과와 제형을 고려해 마약성 진통제를 선택한다.

● **참고 문헌**

1) 세계보건기구(WHO): WHO Guidelines for the pharmacological and radiotherapeutic management of cancer pain in adults and adolescents. ISBN: 978-92-4-155039-0] [ISBN: 978-92-4-155039-0].
   - 최신 WHO 암성 통증 가이드라인이다. 꼭 한 번 읽어보길 바란다.
2) Swarm RA, et al. Adult Cancer Pain, Version 3. 2019, NCCN Clinical Practice Guidelines in Oncology. J Nat Compr Canc Netw 17:977-1007, 2019 [PMID: 31390582]
   - 미국의 가이드라인. 회원 가입을 하면 무료로 읽을 수 있으므로, 암 진료를 지망하는 사람은 꼭 읽어보길 바란다!
3) Caraceni A, et al. Use of opioid analgesics in the treatment of cancer pain:evidence-based recommendations from the EAPC. 2012 [PMID: 22300860].
   - 유럽완화의료학회의 마약성 진통제 사용에 관한 권고 논문이다. 조금 오래되었지만 WHO와 뉘앙스가 다른 내용도 있어 비교를 위해 읽어두면 좋다.
4) 日本緩和医療学会ガイドライン統括委員会(編): ん疼痛の薬物療法に関するガイドライン(2020年版). 金原出版, 2020
   - 일본의 가이드라인. 온라인에서도 참조할 수 있다.

5) 森田達也ほか: 3 ステップ実践緩和ケア 第2版. 青海社, 2018
- 첫 입문서로 추천한다. 로테이션 시 참고하면 좋다.

6) 森田達也: 緩和治療薬の考え方, 使い方 ver. 3. 中外医学社, 2021
- 매우 알기 쉬운 문체로 evidence와 non-evidence를 설명해 주는 좋은 책이다. 저자의 철학까지 엿볼 수 있는 문서로서, 읽어 보기에 좋다.

(후지노 다카히사)

35 만성신장병(CKD)
크레아티닌만이 신기능은 아니다

철칙

1. 만성신장병(CKD)은 eGFR과 단백뇨로 평가한다
2. CKD 환자는 더블 ABCD로 관리한다
3. 약물 투여 시 신기능은 환자의 체표면적으로 환산한다
4. 투석환자는 투석 응급성과 접근로(access)를 확인한다

증례 ❶ 당뇨병이 있는 74세 남성.

30대에 2형 당뇨병 진단을 받은 74세 남성. 내원 시 활력징후는 의식 명료, 체온 36.2℃, 혈압 140/64 mmHg. 맥박 84/분·규칙적, 호흡수 12/분, SpO_2 97%(room air). 신장 170 cm, 체중 80 kg. 입원 시 혈액검사 결과 Cr 1.8 mg/dL(eGFR 29.7 mL/min/1.73 m^2)이었다. 이전 담당 의사에게 문의한 결과, 3개월 전 혈액검사에서도 Cr 1.9 mg/dL이었다. 소변 알부민/Cr 비율은 350 mg/gCr이었다.

Q 이 증례의 CKD는 어느 단계의 CKD로 판단해야 할까?

철칙 1 만성신장병(CKD)은 eGFR과 단백뇨로 평가한다

CKD란?

신장장애 지표	소변 이상, 영상진단, 혈액, 병리에서 신장장애의 존재가 명확 특히 0.15 g/gCr 이상의 단백뇨(30 mg/gCr 이상의 알부민뇨)의 존재가 중요
GFR 감소	GFR < 60 mL/min/1.73 m^2

- CKD란 위의 것들 중 하나라도 3개월 이상 지속되는 것을 말한다.
- 알부민뇨를 측정할 수 없는 경우에는 단백뇨를 g/gCr로 평가하는데, 자세한 내용은 '더 알고 싶다!: 요단백/크레아티닌 비' p.422 참조.
- CKD의 진단과 중증도 분류를 위해서는 GFR과 알부민뇨 검사가 필요하며, 원인 질환(C : Cause) 동정과 함께 신기능(G : GFR), 단백뇨(A : 알부민뇨)의 CGA 분류를 통해 중증도를 분류한다. 당뇨병성 신증이 의심될 때 알부민뇨를 사용한다.
- 단백뇨 구분은 원칙적으로 요중 알부민 정량을 실시하지만, 알부민뇨를 측정할 수 없는 경우에는 요단백 정량과 요중 Cr 측정을 통해 요단백/Cr 비율(g/gCr)을 산출하여 대체한다.

CKD 중증도 분류

원질환	단백뇨 구분			A1	A2	A3
당뇨병성 신증	요중 알부민 정량 (mg/day) 요중 알부민/Cr 비율 (mg/gCr)			정상	미량 알부민뇨	현성 알부민뇨
				30 미만	30~299	300 이상
고혈압성 신장질환 신염 다낭성 신장질환 이식신장 불명 기타	요단백 정량 (g/day) 요단백/Cr 비율 (g/gCr)			정상	경증 단백뇨	중증 단백뇨
				0.15 미만	0.15~0.49	0.50 이상
GFR 구분 (mL/min/1.73 m^2)	G1	정상 또는 상승	≥90			
	G2	정상 또는 경증 저하	60~89			
	G3a	경증~중등도 저하	45~59			
	G3b	중등도~중증 저하	30~44			
	G4	중증 저하	15~29			
	G5	중증 저하~말기신부전(ESKD)	<15			

중증도는 원질환·GFR 구분·단백뇨 구분을 조합한 stage에 따라 평가한다. CKD의 중증도는 사망, 말기 신부전, 심혈관 사망 병증 위험을 ■단계를 기준으로 ■, ■, ■ 순으로 단계가 올라갈수록 위험도가 커진다(KDIGO CKD guideline 2012를 일본인용으로 수정).
[일본신장학회(편): CKD 진료가이드 2023, p.4 표2. 도쿄의학사, 2023]

- 여기서 사용하는 GFR은 모든 사람의 체격을 1.73 m^2로 고정했을 때의 수치, 즉 eGFR (mL/min/1.73 m^2)인 점에 유의해야 한다.
- 단백뇨를 측정하는 이유는 같은 GFR이라도 그에 따라 심혈관질환 위험이 크게 상승하기 때문이다. 예를 들어 같은 CKD G3b라도 A1에 비해 A3에서는 심혈관질환 사망 위험이 3배가 된다.
- 또한 CKD G3 이상인 환자는 향후 말기 신부전이 되었을 때, 혈액투석 가능성을 고려해 점적 정맥라인은 가급적 션트 만들 가능성이 있는 주로 쓰지 않는 쪽 아래팔은 피한다. 이상적으로는 주로 쓰는 쪽의 손등에 라인을 잡는 것이 바람직하다. 또한, 동맥라인 삽입도 가급적 피하는 것이 좋다.

이 증례에서는…

- 내원 3개월 전 이미 신기능 저하가 있었고, 이번 내원 당시 신기능은 원래보다 악화되지 않았다. GFR은 eGFR 29.7 mL/min/1.73 m^2로 G4에 해당하고, 단백뇨 구분은 현성 알부민뇨인 A3에 해당했다.
- 원질환으로는 검사 결과 당뇨병성 신증으로 추정했고, CKD G4A3로 진단했다.

A **GFR 수치와 요중 알부민/Cr 비율을 통해 CKD 중증도를 분류한다.**

더 알고 싶다!

요단백/크레아티닌 비

- CKD의 중증도 판정에서 평가하는 요단백량은 이상적으로 24시간뇨가 필요하다.
- 그러나 매번 24시간뇨를 모을 수는 없으므로, 임의뇨(random urine)의 크레아티닌 농도와의 비율로 1일 단백뇨의 양을 추정할 수 있다.
- 구체적으로는 1일 크레아티닌 배설량이 약 1 g이라는 점을 이용해,
  요단백/크레아티닌 비 = 요단백(mg/dL)/요크레아티닌(mg/dL)
  로 계산하며, 요단백/크레아티닌 비(g/gCr)가 그대로 1일 요단백 추정량(g/day)이 된다.
- 단, 염증반응이 있어 일시적으로 요단백이 증가한 상황이나 AKI(급성신손상)가 있어 일시적으로 크레아티닌 배설량이 감소한 상태에서는 과대평가 되기도 한다. 가급적이면 외래 등 전신 상태가 안정된 상태에서 평가하자.

CKD와 심혈관질환 위험

- CKD는 만성적으로 진행되는 신장질환의 개념이지만, 심혈관질환에 대한 위험인자라는 인식이 중요하다.
- 여러 연구에서 CKD일 때 eGFR이 감소함에 따라 심혈관 사건의 위험비(hazard ratio)가 지수적(exponential)으로 증가한다는 보고가 있으며[N Engl J Med 351:1296–1305, 2004], 알부민뇨가 존재하는 것만으로도 전체 사망 및 심혈관질환의 위험을 증가시키므로[Atherosclerosis 204:503–508, 2009], CKD 환자가 심혈관질환에 취약하다는 것을 이해하고 CKD 환자의 심혈관질환 예방을 위해 초기부터 위험인자에 대한 관리를 철저히 해야 한다.

Q 그렇다면 CKD는 어떤 점에 유의하여 관리해야 할까?

철칙 2 CKD 환자는 더블 ABCD로 관리한다

- CKD 진단을 내렸다면 ① GFR 감소 속도를 완화시키고, ② 심혈관질환을 예방하기 위한 중재를 실시해야 한다.
- 구체적으로 더블 ABCD로 기억하고 확인하면 좋다.

CKD 환자 관리

Anemia: 빈혈

- 신장에서 ESA(erythropoietin-stimulating agent) 생산 저하에 의해 신장성 빈혈이 생길 수 있다.
- 목표치: 활동량에 따라 Hb 11~12 g/dL 정도.
- 치료: ESA 제제 피하주사, HIF-PH 억제제('더 알고 싶다!' p.425 참조), 철결핍성 빈혈 동반에 주의한다.

  ※CKD에서는 혈청 페리틴 수치가 < 100 ng/mL이고 TSAT가 < 20%인 환자의 경우, 철분 보충을 고려하는 것이 권장된다. TSAT(트랜스페린 포화도)는 혈청 Fe를 총 철결합능(TIBC)으로 나누어 산출한다.

Acidosis: 산증

- 신장에서의 NH_3 배설 저하에 따른 HCO_3^- 저하.
- 목표치: HCO_3^- 22~24 mEq/L에서 신기능 저하 진행이 가장 느리다고 알려져 있다.
- 치료: 탄산수소나트륨 1~3g/day 투여, 복부증상이 나타날 수 있다.

Blood pressure: 혈압

- 고혈압 조절이 신기능 저하를 늦춘다.
- 목표치: 130/80 mmHg(DM 비합병 단백뇨 A1은 140/90 mmHg 미만), 75세 이상은 원질환이나 요단백 유무에 관계없이 150/90 mmHg.
  ※특히 과도한 강압은 피해야 하며, 수축기 혈압이 110 mmHg 이하가 되지 않도록 주의한다.
- 치료: 당뇨병성 신증으로 단백뇨가 있다면 ACE 억제제/ARB가 1차선택약, 그 외 칼슘 차단제, 베타차단제 등.

Body weight: 체중

- 감량과 함께 신기능 저하가 진행되면 이뇨제 병용이 필요하다.
- 입원 환자는 환자식을 통해 자연적으로 염분 제한이 이루어지므로, 필요한 이뇨제의 양이 평소보다 감소할 수 있음에 주의한다.
- 말기 신부전으로 요량이 감소된 환자라도 금식 시 불감성 수분소실이나 배변 등으로 하루 1,000 mL 정도의 수액은 필요하다.
- 치료: 우선 루프이뇨제부터 사용하고, 부종 조절이 어려우면 thiazide계를 병용한다.

CKD-MBD: 만성신장병에 동반된 뼈·미네랄 대사 이상

- 신장에서의 P 배설 저하에 따른 고인산혈증, 비타민D 활성화 저하로 나타나는 저칼슘혈증, 그 결과 이차성 부갑상선기능항진(iPTH 상승)이 발생한다.
- 목표치: 모두 기준치 이내로.
- 치료: 고인산혈증과 저칼슘혈증이 동반된 경우라면 탄산칼슘, 고인산혈증만 있으면 인 흡착제를 사용한다. 고iPTH에 대해서는 비타민D 제제를 병용할 수 있다.

Cholesterol: 이상지질혈증

- CKD 자체로도 지질대사 이상이 발생한다.
- 목표치: 동반된 심혈관질환 위험인자에 따라 다르지만, CKD가 있는 경우 LDL-C를 120 mg/dL 미만으로 조절하는 것이 바람직하다.
  *역자 주: 2019년 유럽심장학회·동맥경화학회(ESC·EAS)에서 발표한 이상지질혈증 가이드라인에서는 중등도 CKD 환자에게 LDL-C를 70 mg/dL 미만, 그리고 기저치 대비 50% 이상 강하시키도록 권고했다. 중증 CKD 환자에게는 55 mg/dL 미만과 50% 이상의 LDL-C 조절이 요구된다.
- 치료: 식사운동요법, 약물은 스타틴이 1차선택약이다. 피브레이트 계열은 신기능이 저하된 경우 사용하기 어렵다.

Diabetes: 당뇨병

- 당뇨병성 신증인 경우, 혈당을 조절하지 않으면 신기능 저하가 진행되는 것을 막을 수 없다.
- 목표치 : 적어도 HbA1c 6%대.
- 치료 : 식사운동요법, 약물은 메트포르민이 제1차 선택약이지만 신기능 저하가 진행되면 사용할 수 없기 때문에 DPP-4 억제제 · GLP-1 작용제 · SGLT-2 억제제(10장 「혈당이상」의 '더 알고 싶다!' p.118 참조) · 인슐린을 병용한다.

Diet: 식단

- 칼륨과 단백질 섭취량 제한이 필요하다.
- 목표치 : GFR에 따라 다르지만, G3 이상에서는 염분 6 g/day 미만, 단백섭취량 0.8~1.0 g/kg/day 미만을 목표로 한다.
- 치료 : 영양 지도, 고칼륨혈증이 있는 경우 칼륨흡착제를 병용한다.

이 증례에서는…

- 연고지 근처 의원과 연계하여 아래와 같은 치료를 실시했다.

Anemia	Hb 11.2 g/dL로 치료 필요 없음, 철결핍 없음
Acidosis	HCO_3^- 19 mEq/L, 탄산수소나트륨 1 g 2회 아침 · 저녁 식사 후
Blood pressure	혈압 높음, 평상시 복용해 온 암로디핀(노바스크®) 5 mg에다 텔미사르탄(텔미트렌®) 20 mg 추가.
Body weight	이상체중인 65 kg까지 감량 권장, 하지부종이 없어 이뇨제는 사용하지 않음.
CKD-MBD	Ca, P, iPTH 수치 모두 정상 범위 내이므로 치료 불필요.
Cholesterol	LDL-C 140 mg/dL로 로수바스타틴(수바스트®) 2.5 mg 1정 복용 시작
Diabetes	HbA1c 8.3%였기 때문에 원래 복용하던 빌다글립틴(가브스®)에 인슐린을 일시적으로 병용
Diet	저염 6 g/day, 단백질 섭취량 60 g/day로 영양 지도, K 5.1 mEq/L에 대해서는 우선 식사 지도로 대응하기로 함.

A CKD 환자는 심혈관질환 고위험군이며, 단백뇨 측정과 더블 ABCD 관리를 잊지 말아야 한다.

더 알고 싶다!

목표 혈압

- KDIGO2021에서는 투석환자를 제외한 CKD 환자를 원질환이나 단백뇨에 관계없이 수축기 혈압 120 mmHg 이하로 엄격하게 관리하여 심혈관질환 예후, 생명 예후가 개선되었다는 보고도 나오고 있다. 이는 신장보호효과라는 관점이 아닌 심장보호효과 및 생명 예후의 관점에서 제안되었으며, 향후 근거 축적이 기대된다[Kidney International 99:559-569, 2021].

CKD 영역의 신약

신약의 개발이 눈부신 분야로, 여기서는 간단한 개요만 소개하고자 한다.

HIF-PH 억제제

- 저산소 유도인자(hypoxia-inducible factor: HIF)는 저산소에 대한 방어기전을 담당하는 중요한 전사 인자이며, 그 발현량은 산소 의존적으로 활성을 갖는 HIF-prolyl hydroxylase(HIF-PH)에 의해 조절된다.
- HIF의 대표적인 표적 분자로 ESA가 있으며, HIF-PH 억제제는 이 저산소 반응 기전이 ESA 생성을 조절하는 것을 이용한 새로운 기전의 신장성 빈혈 치료제이다(이 저산소 반응 기전 규명의 공로가 인정되어 2019년 노벨 생리의학상을 수상했다).
- HIF-PH 억제제는 철결핍이 없고(TSAT>20%, 혈청 페리틴>100 ng/mL), ESA 저항성 신장성 빈혈이 좋은 적응증으로 여겨진다.
- 악성종양, 혈전색전증 등의 경고가 있으므로 환자 개개인의 상태, 선호도, 순응도 등에 따라 판단한다.

[일본신장학회지 62:711-716, 2020]

증례 ❷ CKD 병력이 있는 82세 여성.

요양시설 입소 중. 기상 시부터 발열이 있었고, 의식장애, 저혈압이 발생하여 응급 이송되었다. 내원 시 활력징후는 의식수준 JCS I-3(이름과 생년월일을 대답하지 못함), 체온 38.4℃, 혈압 110/70 mmHg, 맥박 90/분·규칙적, 호흡수 22/분, SpO_2 98%(room air). 신장 150 cm, 체중 42 kg, 혈액검사상 Alb 3.0 mg/dL, Cr 0.9 mg/dL, 혈액검사 및 복부 CT로 담관염 진단, 피페라실린-타조박탐을 투여하기로 했다.

Q 투여량과 투여 간격은 어떻게 결정해야 할까?

철칙 3 약물 투여 시 신기능은 환자의 체표면적으로 환산한다

- 약물은 일반적으로 간 또는 신장에서 대사되는데, 신장대사 약물을 투여할 때는 신기능에 따라 투여량을 조절할 필요가 있다.
- 신기능 저하는 어디까지나 배설 지연일 뿐이므로, 신기능장애가 있는 경우에도 초기 투여량은 신기능이 정상인 경우와 동일한 용량으로 투여한다.
- 신기능 저하 환자에게 약물을 처방할 때는 투여량 감량과 투여 간격 연장을 의식한다.
- 약물의 배설량은 사구체 여과율(glomerular filtration rate, GFR), 즉 1분당 사구체에서 배설되는 원뇨의 양에 따라 달라진다.
- 또한 GFR은 혈액검사 상 Cr로 계산하며, 신기능의 기준으로 자주 사용하는 추정 GFR(eGFR)은 아래 식으로 계산한다.

일본인의 GFRcreat 추정식(GFRcreat 추정)
$eGFRcreat(mL/min/1.73\ m^2) = 194 \times 나이(세)^{-0.287} \times SCr(mg/dL)^{-1.094}$
여성은 $\times 0.738$

*역자 주: 위 식은 일본인 맞춤형으로 개발된 것으로, 한국은 CKD-EPI 공식을 사용하므로 참고.

- 주목해야 할 점은 이 식이 모든 사람의 체표면적을 1.73 m^2로 가정했기 때문에 개인별 사구체 여과율을 보여주는 것이 아니란 사실이다.
- 어디까지나 모든 일본인을 같은 체격(체표면적 1.73 m^2)으로 가정했을 때 어느 정도의 신장 배설력을 가지고 있는가를 본 상대적인 지표이므로, 단위도 mL/min/1.73 m^2를 사용한다.
- 한편, 약물을 투여할 때는 집단 내 상대적인 신기능이 아닌 개인 고유의 약물처리 능력을 알아야 하므로, 일부 특수한 약물을 제외하고는 환자 본인의 체표면적으로 보정한 개별 eGFR을 사용해야 한다.
- 즉,

$$개별\ eGFR(mL/min) = eGFR \times (환자\ 본인의\ 체표면적\ m^2)/1.73$$

이 된다. 단위는 mL/min이다. 또한 체표면적은 다음과 같이 계산한다.

$$체표면적(m^2) = (체중\ kg)^{0.425} \times (신장\ cm)^{0.725} \times 0.007184\ (DuBois식)$$

- 신장장애가 있는 경우의 약물 투여량에 관해서는 '열병'(The Sanford Guide to Antimicrobial Therapy), 약제첨부문서 등을 참고하자.

이 증례에서는…

- 키 150 cm, 체중 42 kg, 체표면적은 1.33 m^2이다. eGFR은 36.5 mL/min/1.73 m^2이므로 개별 eGFR은 $36.5 \times 1.33/1.73 = 28.1$ mL/min이다.
- '열병'에 따르면 피페라실린-타조박탐은 GFR 20~40 mL/min인 경우 2.25 g 1일 4회 투여를 권장한다. 이 환자의 개별 eGFR은 28.1 mL/min이었다. 초기 투여량은 최초 혈중 농도를 높이기 위해 감량 없이 4.5 g을 투여했고, 이후 신기능에 맞춰 2.25 g을 1일 4회 투여하며 치료를 지속했다.

A 약물 투여량을 조절할 때는 모든 사람에게 맞춘 eGFR(mL/min/1.73 m^2)이 아닌 환자 개인의 체표면적으로 환산한 개별 eGFR(mL/min)을 사용한다.

더 알고 싶다!

약물 투여량과 creatinine clearance(C_{Cr})

- GFR의 또 다른 추정식으로 유명한 것은 Cockcroft-Gault식(CG식)이다.

$$추정\ C_{Cr}(mL/min) = [(140-나이(세)) \times 체중(kg)]\ /\ [SCr(mg/dL) \times 72]$$
여성은 $\times 0.85$

- CG식은 체중으로 체격 보정을 하기 때문에 단위가 mL/min이며, 계산 후 환자 본인의 체표면적으로 추가 보정할 필요가 없다는 점에서 편리하다.

- CG식에서 사용하는 크레아티닌 수치는 현재 일본에서 사용하지 않는 Jaffe법이라는 Cr 측정법을 기반으로 하고 있다는 점에 주의해야 한다.
- Jaffe법을 사용하는 이유는,
  - Cockcroft와 Gault가 이 식을 만들었던 시대에는 Jaffe법밖에 없었다.
  - 효소법이 더 정확한 Cr 수치이며, 애초에 Cr을 사용하는 단계에서 과대평가되고, Jaffe법은 과소평가되는 측정 시스템이기 때문에 각각 상쇄되어 GFR에 가까운 수치가 된다는 것이다.
- CG식으로 신기능을 추측할 때, 현재 효소법으로 측정한 Cr 측정치에 0.2 mg/dL을 더하여 대입해야 하므로 주의가 필요하다. 또한, 약제첨부문서 등을 보면 C_{Cr}로 투여량을 조정하도록 기재되어 있는 경우가 많은데, 이는 과거에 C_{Cr}을 기준으로 약물 투여량을 조정했던 방식이 지금까지 이어져 온 것이다.
- 실무상으로는 환자 본인의 체표면적으로 보정한 개별 eGFR도 약제첨부문서 등의 수치와 대조하여 약물을 조정할 수 있다.

신기능 평가

- 신기능의 정확한 평가는 진정한 사구체 여과율(true GFR)을 아는 것이다.
- GFR에는 추정 GFR(estimated GFR)과 실측 GFR(measured GFR)이 있다. 용도에 맞춰 구분해서 사용하자.

	추정 GFR	실측 GFR
예	일본인의 GFR 추정식(Cr) Cockcroft-Gault식 일본인의 GFR 추정식(cystatin C)	Inulin clearance 24시간뇨를 통한 creatinine clearance(C_{Cr}) 24시간뇨를 통한 creatinine clearance와 요소 clearance의 평균
장점	혈액검사로 계산할 수 있으므로 간편	신기능의 변동이나 체격의 영향을 덜 받으므로 더 정확
단점	신기능의 변동이 있는 환자나 표준 체격을 크게 벗어난 환자에서는 부정확. CKD 환자를 대상으로 만들어진 공식이므로 정상 신기능 평가에는 부적합	24시간뇨로 검사해야 하므로 여러 번 시행하기 어려움
용도	일반적인 약물 투여 및 CKD 평가 시 신기능 평가	항암제 투여 전 등 보다 엄격한 신기능 평가 ICU 환자 등 신기능이 변하기 쉬운 상황에서의 신기능 평가 표준 체격을 크게 벗어난 환자의 신기능 평가

추정 GFR(eGFR)

- 크레아티닌은 근육 내 대사물질이므로, 마른 사람 · 사지 절단 환자는 C_{Cr}로 신기능이 과대평가될 수 있다. 또한 크레아티닌은 엄밀히 말하면 세뇨관에서 소량 분비되기 때문에 특히 신기능이 저하된 환자에서 C_{Cr}에 의한 과대평가가 일어나기 쉽다.
- 크레아티닌을 대체할 수 있는 지표인 시스타틴C로도 GFR을 추정할 수 있다. 시스타틴C는 전신의 세포에서 생성되기 때문에 나이와 체격에 관계없이 생산량이 일정하다.

일본인의 eGFRcys 추정식(eGFRcys 추정)
남성: eGFRcys(mL/min/1.73 m^2)= [104 × Cys-C-1.019 × 0.996 나이(세)]-8
여성: eGFRcys(mL/min/1.73 m^2)= [104 × Cys-C-1.019 × 0.996 나이(세) × 0.929]-8

- 염증, 갑상선기능이상, 스테로이드 사용 시에는 부정확할 수 있다.

실측 GFR

- 사구체에서 전량 여과되고, 그 후 분비와 재흡수가 일어나지 않는 물질을 사용하는 것이 이상적이다.
- Gold standard는 inulin clearance이지만, 측정 방법이 번거로워서 자주 시행할 수 있는 검사는 아니다.
- Inulin clearance 대신 24시간뇨 C_{Cr}을 사용할 수 있다. 특히 입원 중인 환자라면 24시간뇨를 받기도 더 수월하다.

$$C_{Cr}(mL/min) = \frac{\text{요중 } Cr(mg/dL) \times \text{요량}(mL/day)}{\text{혈청 } Cr(mg/dL) \times 1{,}440}$$

- 추정식이 아닌 실제 배설된 크레아티닌량으로 계산하기 때문에 근육량이나 체격에 의존하지 않고 신기능을 평가할 수 있다.
- 크레아티닌이 세뇨관에서 분비되는 반면, 요소는 세뇨관에서 재흡수된다. 특히 신기능이 저하된 환자는 둘의 양이 거의 같기 때문에 $C_{Cr}+C_{urea}$(urea clearance)의 평균을 신기능 지표로 이용하는 경우도 있다. 또한 $C_{Cr} \times 0.715$배로 근사치를 구하기도 한다.
- **증례2**의 환자는 고령의 여성으로 정상인보다 근육량이 적고 신기능이 저하되어 있을 것으로 예상된다. 따라서 실제 사구체여과율은 계산한 값보다 더 낮을 가능성을 염두에 두어야 한다.
- 시스타틴C로 GFR 추정이나 24시간뇨로 GFR 측정을 검토해도 좋다.

시스타틴C

- eGFR에 필수적인 혈청 Cr은 총 근육량에 의존하기 때문에 근육대사에 이상이 있는 경우에는 시스타틴C로 대체한다. 따라서 eGFR을 계산할 때 시스타틴C를 추가로 측정하면 사망이나 말기 신부전의 위험 분류에 유용하다고 알려져 있다[N Engl J Med 369: 932-943, 2013].
- 원칙적으로 농도가 상승한 경우 신기능 저하가 주 원인이며, 기준치의 한 예로서 남성은 0.66~1.05 mg/L, 여성은 0.61~0.93 mg/L이다.
- 또한, GFR≤30 mL/min/1.73 m^2의 고도 신기능 저하 환자의 크레아티닌은 신기능 저하와 함께 증가하는 반면, 혈청 시스타틴C는 5 mg/L 이상으로 상승하기 어렵기 때문에 말기 신부전에서는 해석에 주의가 필요하다.

증례 ❸ 당뇨병으로 인한 말기 신부전으로 혈액투석 중인 68세 여성.

10년째 투석을 지속하고 있으며, 현재 주 3회 유지투석 중이다. 며칠 전부터 감기 증상이 나타났고 내원 당일 38℃대의 발열이 있어 응급실로 내원했다. 내원 시 활력징후는 의식수준 JCS I-1(지남력은 있으나 완전히 명료하지는 않은 상태), 체온 38.4℃, 혈압 98/72 mmHg(평상시 혈압은 140/80 mmHg 정도), 맥박 112/분·규칙적, 호흡수 16/분, SpO_2 92%(room air). 흉부 단순X선사진 및 폐 CT 검사에서 우측 상부 폐야에 폐렴 소견이 관찰되었다. 키 155 cm, 체중(dry weight) 52 kg.

Q 투석환자 관리에서 주의해야 할 점은 무엇일까?

철칙 4 투석환자는 투석 응급성과 접근로(access)를 확인한다

- 혈액투석환자는 생명 유지를 위해 기본적으로 주 3회 유지혈액투석이 필요하다. 월수금 또는 화목토 중 한 주기로 투석을 하는 경우가 많다.
- 그러나 활력징후가 불안정하거나 다른 질환의 합병으로 인해 부득이하게 투석을 중단해야 하는 상황이 있다. 이러한 경우 가급적 이틀 정도 중단을 고려하는데, 대부분의 경우 고칼륨혈증이나 수분 과잉이 아니라면 투석을 하루 정도 연기하는 것은 허용된다.
- 투석환자의 발열은 다양한 요인을 고려해야 한다. 투석 및 신부전 원질환에 의한 기회감염, vascular access 관련 감염증(MRSA 등 내성균도 고려), 복막투석환자의 복막염, 결핵성 감염증 등을 들 수 있다.
- 또한 감염 여부와 관계없이 투석환자가 입원했을 경우에는 사용 중인 access의 진찰이 필수이다. 90%가 자가혈관 내 션트(동정맥루)이며, 그 외 인공혈관, 투석용 카테터, 동맥표재화* 등의 패턴이 있다.

  *역자 주: 정식 션트는 아니고, 피부 위에서 촉지하기 쉽게 동맥혈관을 주변 조직으로부터 박리해 근막 위로 이동시켜 고정한 것. 션트를 만들면 심박출량이 늘어나기 때문에 심기능이 저하된 경우나 혈관의 손상이 심한 경우 선택한다. 동맥혈관이기 때문에 션트음이 들리지 않지만, 박동을 촉지해서 확인한다.
- 기본적으로 션트 쪽 팔에는 라인을 잡지 않는다.
- 무뇨 환자도 불감성 수분소실이나 배변으로 수분이 손실되므로, 체액과잉이 없다면 금식 시 1일 1,000 mL 정도의 수액 투여가 필요하다.

션트의 진찰

- 시진: 주위의 발적, 종창 등의 감염징후 유무
- 촉진: 혈류가 유지되는 션트에서는 thrill(진동)이 느껴진다.
- 청진: 동정맥 문합부~팔오금(팔꿈치 안쪽)~상완 부근을 청진한다. 청진기로 '좌좌좌'와 같은 연속음을 들을 수 있다. '휴휴휴'와 같은 고음의 휘파람음 또는 끊어지는 단속음은 협착을 의심할 수 있고, 션트 폐색 시 션트음은 소실된다.
- 진찰에서 션트 폐색·협착이 의심되거나 감염이 의심되어 혈전성 정맥염의 감별이 필요한 경우 혈관초음파로 평가한다.
- 기타 혈액투석환자의 경우 다음 정보를 수집한다.

혈액투석환자에게서 수집해야 할 정보

투석 스케줄	최종 투석일, 주당 투석 횟수와 요일(주 3회로 월수금 또는 화목토가 많음)
자가배뇨	자가배뇨 유무, 요량, 이뇨제 용량 및 종류
Access 종류 (투석혈관)	자가혈관 동정맥루, 인공혈관 이식, 동맥표재화, 영구 카테터(permanent catheter)
Dry weight (투석 목표 체중)	최근 변화 유무, 현재 체중과의 차이, 투석 중 체중 증가 정도
투석 조건	항응고제(헤파린, 나파모스타트) 혈류량(Qb) Dialyzer 종류 투석 시 투여 약물[ESA 제제, 철분제, 비타민D 제제, Ca 수용체 작용제, 드록시도파(돕스오디®)·아메지늄(리스믹®) 내복] 투석 경과표(투석 중 혈압의 추이 등) 제수량 상한

- 추가로 현재 응급 투석의 필요성은 응급 투석 적응증이기도 한 'AIUEO*'에 준하여 판단하는데, 이는 AKI 때와 동일하다(→p.264). 실제로는 수분 volume 과다와 K 등의 전해질이 특히 문제가 되는 경우가 많기 때문에, dry weight에서 몇 kg 증가했는지 등의 정보도 수집해 둔다. 하나의 기준으로서 2일 경과 후 dry weight의 6% 미만을 체중 증가 목표로 삼고 있다.

  *Acidosis(산증), Intoxication(약물 중독), Uremia(요독증), Electrolyte(전해질 이상), Overload(수분 과잉)

이 증례에서는…

- 평소와 비교해 혈압저하가 있어, 폐렴에 따른 패혈성 쇼크 상태로 판단했다. 노르에피네프린 지속 투여로 활력징후를 유지한 후, 폐렴 원인균이 확인될 때까지 피페라실린-타조박탐 및 레보플록사신으로 항생제 치료를 시작했다.
- 최종 투석은 내원 이틀 전으로 내원 시 혈액검사 결과 K 4.1 mEq/L이었고, 체중은 dry weight+1.5 kg이었다. 항생제 치료 시작 후 산소 요구량은 개선되는 경향을 보였으며, 기타 신체소견이나 폐 CT, 심장초음파에서도 울혈성 심부전을 의심할 만한 소견은 없었다.
- 승압제 수요가 있고, 위와 같이 전해질 및 볼륨 관리 관점에서 응급 투석 필요성은 없다고 판단했다. 당일 투석을 중지하고, 다음 날 이후 투석을 하기로 했다.
- 션트 부위 진찰 결과 감염 · 협착 · 폐색은 발견되지 않았으며, 평소와 같이 왼쪽 전완 내 션트로 투석을 계속할 방침으로 정맥 라인은 오른쪽 손등에 잡았다.
- 투석클리닉에서 기타 정보를 수집하여 신장내과에 전달했다.

A 투석환자에서 응급성과 투석에 필요한 access 부위를 평가한다.

더 알고 싶다!

다양한 신대체요법

- 우리나라에서 투석이라고 하면 혈액투석이 압도적으로 많지만, 전 세계적으로는 혈액투석 외에도 복막투석, 신장이식, CKM(conservative kidney management)이 보급되고 있다.
- 신장이식을 한 환자는 여러 면역억제제를 복용하기 때문에 전문 기관에서 진료받는 것이 바람직하다.
- CKM은 환자의 치료 옵션 중 하나로, 의사결정 공유와 전체적인 환자 중심 케어를 실시하고 투석 추가 없이 QOL을 중시하는 치료선택지이다.

복막투석의 응급상황(emergency)

- 지금까지는 혈액투석환자의 주의사항에 대해 설명했는데, 신대체요법으로 복막투석을 하는 환자도 있다.
- 복막투석은 생체막인 복막을 사이에 두고 투석하는 방법으로, 혈액투석에 비해 체액 변동이 완만하여 체액 항상성이 유지되기 쉽고 순환동태에 미치는 영향도 적다.
- 복막투석환자도 기본적으로 투석의 응급성과 access(복막투석 카테터)에 대한 진찰을 실시한다.
- 복막투석환자는 일반적으로 혈액투석환자에 비해 자가배뇨가 유지되는 환자가 많기 때문에 응급투석이 필요한 상황은 적다.
- Access에 관해서는 복막투석 카테터, 카테터 출구부 주변의 발적 · 배농, 카테터를 따라 발생하는 발적 · 압통, 복부 증상, 배액혼탁 유무를 확인한다.
- 배액혼탁이 있다면 내과적 응급상황인 복막투석관련 복막염이 의심되므로, 즉시 배액의 세포수 · 배양 검사, 혈액배양 검사를 하고 항생제 치료를 시작해야 한다.
- 복막염의 정의(다음 중 2가지 이상이 나타나는 경우)
  - 복막염과 일치하는 임상적 특징: 복통/배액혼탁
  - 투석 배액 내 백혈구 수가 100/μL 이상 또는 0.1×10^9/L 이상(최소 2시간 저장 후), 다핵백혈구 50% 이상
  - 투석 배액 배양 양성
- 항생제 치료는 경험적 치료로 그람양성구균과 그람음성간균을 모두 커버하는 것을 추천한다. 대장내시경 등의 처치 전에는 예방적 항생제 투여를 권장한다[Perit Dial Int 42: 110–153, 2022].
- 특히 소속 병원에서 복막투석 관리를 하고 있는 경우, 관련해서 응급 진료 기회가 생길 수 있으므로 병원 내 대응을 미리 확인해 두자.

● 참고 문헌

1) 日本腎臓学会(編): エビデンスに基づく CKD 診療ガイドライン 2018. 東京医学社, 2018
   - 신장내과 영역은 가이드라인이 알기 쉬우므로 꼭 한 번 읽어보기를 추천한다.
2) Vassalotti JA, et al. Practical Approach to Detection and Management of Chronic Kidney Disease for the Primary Care Clinician. 2016 [PMID: 26391748].
   - CKD의 관리에 대해 간결하게 정리된 리뷰.
3) Romagnani P, et al. Chronic kidney disease. Nat Rev Dis Primers 3:17088, 2017 [PMID: 29168475].
   - CKD가 진행되는 과정에서 사구체에 어떤 일이 일어나는지 등, 신장내과에 관심을 가지고 있다면 꼭 읽어봤으면 하는 책.

(스즈키 다카히로)

36 동맥혈가스분석(ABGA)

숨은 이상을 놓치지 말자!

철칙

1. 동맥혈가스분석의 이상은 구석구석까지 체크한다
2. 동맥혈가스분석의 해석 단계는 항상 ① 병태의 예측, ② 산혈증? 알칼리혈증?, ③ 일차성 변화는 대사성? 호흡성?, ④ 음이온 갭은?, ⑤ 보상성 변화는? 순으로 진행한다
3. AG가 증가되어 있으면 보정 HCO_3^-를 계산하여 숨겨진 병태를 찾는다
4. 보상성 변화는 대사성에서는 15, 호흡성에서는 0.1, 0.2, (0.3은 없음), 0.4, 0.5로 계산한다
5. AG 증가성 대사성 산증은 KUSSMAL-P로 감별한다

증례 ❶ 만성신장병이 있는 76세 남성. 호흡곤란을 주소로 내원.

내원 1주일 전부터 식욕부진이 있었고, 내원 전날부터 호흡곤란과 권태감이 발생했는데 호전되지 않아 내원했다. 내원 시 활력징후는 의식 명료, 체온 36.2℃, 혈압 90/50 mmHg, 맥박 110/분·규칙적, 호흡수 20/분, SpO_2 100%(room air). 심음과 호흡음에 뚜렷한 이상은 없었다. 동맥혈가스분석을 시행했다.

Q 다음 동맥혈가스분석에서 주의해야 할 수치는 무엇일까??

철칙 1 동맥혈가스분석의 이상은 구석구석까지 체크한다

항목명	결과	항목명	결과
TEMP	37.0	K	6.4
pH	7.393	Cl	114
$PaCO_2$	34.3	Ca^{2+}	2.24
PaO_2	84.5	Cr	2.1
HCO_3^-	20.4	Hb	7.8
ABE	-3.5	COHb	2.8
SBE	-3.7	FMetHb	1.6
O_2CT	10.6	Glu	93
O_2Sat	99.7	Lac	1.7
NA	134	mOsm	271.9
		FiO_2	21.0

- 동맥혈가스분석을 실시하는 타이밍은 크게 두 가지로 나눌 수 있다.
- 첫 번째는 응급상황이나 중증환자의 평가이다. 동맥혈가스분석은 신속하게 결과를 얻을 수 있고, 호흡(PaO_2, PCO_2), 순환(lactate), 신기능장애, 체액전해질이상(Cr, Na, K, Cl, pH, HCO_3^-)과 같은 생체 균형에 중요한 항목을 평가할 수 있다. 이런 것들은 의식장애의 원인이 되는 경우가 많다. 따라서 병동에서의 의식장애, 활력징후 이상, 상태 급변, 응급실에서의 중증 환자 등에서는 적극적으로 검사를 시행한다.
- 두 번째는 산소화(PaO_2), 환기($PaCO_2$), 산염기평형을 정확하게 평가할 때이다. 우선 정상값으로는 pH 7.4, $PaCO_2$ 40 mmHg, HCO_3^- 24 mEq/L을 암기해 두어야 한다.

산염기평형의 정상 범위

pH	7.4 ± 0.05
$PaCO_2$	40 ± 5 mmHg
HCO_3^-	24 ± 2 mEq/L

- 호흡상태를 평가할 때는 P/F 비율과 A-aDO_2를 계산해 평가할 수 있으면 좋다(3장 「산소포화도 저하」 p.27 참조).
- 또한, 앞서 언급한 타이밍 이외에도 즉시 검사 결과를 얻을 수 있어 전해질이상이나 Hb 등을 세밀하게 추적 관찰할 때도 사용된다. 이것들은 정맥혈가스로도 평가할 수 있다.
- 동맥혈가스분석에는 많은 항목이 포함되어 있으며, 모든 항목을 검토하는 습관을 들이는 것이 좋다. 특히 응급 대응 시에는 이상 수치를 놓치기 쉬우므로 의식적으로 전체를 확인해야 한다.
- 특히 빈혈, Na · K · Ca 이상, 저혈당 · 고혈당은 신속한 대응이 필요한 경우가 많으며, 놓치면 위험하므로 특히 주의해야 한다.
- 시설, 기계에 따라 측정 가능한 항목이 다르지만, 일반적으로 측정 가능한 항목을 아래에 정리했다.

동맥혈가스분석으로 측정 가능한 기타 항목

TEMP(체온)	여러 항목의 계산에서 보정에 사용되므로, ABGA 검사 시 체온 입력하기
FiO_2: 흡입공기산소농도(%)	ABGA 검사 시 투여 산소 농도에 맞는 값 입력하기
ABE/SBE actual/standard base excess	정상치 0±3 mEq/L. 37℃, $PaCO_2$ 40 mmHg일 때 pH를 7.4로 만드는 데 필요한 H^+이다. 양의 값은 염기과잉, 음의 값은 염기결핍을 나타낸다. 대사성 원인을 보는 데는 편리하지만, 일차성 변화인지 보상성 변화인지 알 수 없다는 점에 주의
O_2 Sat (산소포화도 SaO_2)	혈중 헤모글로빈에 O_2가 얼마나 많이 결합되어 있는지를 나타내며, PaO_2와 상관관계가 있다. Pulse oximeter로 측정하는 SpO_2와 차이가 나면 주의
COHb (일산화탄소헤모글로빈 비율)	정상치 0.5~1.5%. 화재나 연탄가스 자살사고 등에서 증가하지 않았는지 체크한다. 흡연자에서는 1.5~5.0%까지 증가될 수 있다.
FMetHb (메트헤모글로빈 비율)	정상치 0~1.5%. 상승하는 원인은 약물성이 많음. 청색증을 일으킴. SpO_2와 SaO_2가 차이 나는 질환의 대표적인 예
Glu: 혈당치	극단적인 고혈당에서는 정확하게 측정되지 않을 수 있다.

(계속)

Lac: 젖산치	2~4 mmol/L 이상이면 말초순환부전, 장관 등의 허혈, 경련 등을 의심한다.
Na	이상지질혈증이나 M단백혈증으로 인한 가성저나트륨혈증에서도 정확한 Na값을 알 수 있다(22장 「저나트륨혈증」 p.269 참조).
K	백혈구·혈소판 증가로 인한 가성 고칼륨혈증에서도 정확한 K값을 알 수 있다(23장 「고칼륨혈증」 p.283 참조).
Ca^{2+}	이온화 칼슘. 단위가 다르다는 점에 주의. 평소 익숙한 mg/dL로 변환하려면 mEq/L의 경우 4배, mmol/L의 경우 8배로 한다.
Cr	동맥혈가스분석으로 측정할 수 없는 시설도 있다.
Hb	바로 결과가 나오기 때문에 잦은 경과 관찰이 필요한 경우에 많이 사용된다.
mOsm : 삼투압	2Na+Glu/18로 산출. 그 외의 삼투압물질이나 BUN은 고려하지 않기 때문에 참고로만 활용한다.

이 증례에서는…

- 동맥혈가스분석에서 빈혈과 Cr 상승, 고칼륨혈증이 관찰됐다.
- 재차 문진 결과, 1주일 전부터 심와부 통증과 식욕부진이 있어 NSAIDs를 복용하고 있었고, 식사는 과일 등을 섭취하고 있었다. 또한 2일 전부터는 흑색변이 나왔다고 했다.
- 상부위장관출혈, 신기능장애 악화와 칼륨 섭취 증가로 인한 고칼륨혈증이 의심되었다.
- 고칼륨혈증에 대해서는 심전도에서 텐트형 T파가 관찰되어 글루콘산칼슘 10 mL를 정맥주사하고, 포도당인슐린 요법을 준비하면서 생리식염수 500 mL 급속투여를 시작했다.
- 빈혈에 대해서는 수혈을 위한 검사를 의뢰하면서 소화기내과에 컨설트를 냈다.
- 내시경 검사에서 출혈성 위궤양을 발견했고, 지혈 시행 후 입원시켰다.

A 동맥혈가스분석에서는 pH, $PaCO_2$, PaO_2, HCO_3^- 외에도 모든 항목 체크를 잊지 말자.

더 알고 싶다!

동맥혈가스분석과 정맥혈가스분석의 차이

- 동맥혈가스분석에 비해 정맥혈가스분석은 덜 침습적이고, 일반적인 채혈과 함께 검사를 할 수 있다.
- Hb, 전해질, 혈당 등의 항목은 정맥혈가스분석으로도 평가할 수 있으며, 바로 결과가 나온다는 장점이 있다.
- 산소화 평가 이외에는 대체로 사용할 수 있으며, 특징을 알아두면 유용하다.
  - **pH: 정맥혈 pH=동맥혈 pH−0.03(95% 신뢰구간 0.027~0.039)**
  - **PO_2: 부정확해 신뢰할 수 없다!**
  - **PCO_2: 정맥혈 CO_2=동맥혈 CO_2+4.41(95% 신뢰구간 2.55~6.27) mmHg**
  - **HCO_3: 정맥혈 HCO_3=동맥혈 HCO_3+1.03(95% 신뢰구간 0.56~1.5) mmol/L**
  - **Lac: 정맥혈 Lac=동맥혈 Lac+0.25(95% 신뢰구간 0.15~0.35) mmol/L**
- Lac은 정맥혈로도 사용 가능하지만, 지혈대 사용 등의 영향으로 정맥혈에서만 높은 수치를 보일 수 있음에 주의한다[Eur J Emerg Med 21: 81–88, 2014].

증례 ❷ 28세 여성. 지속되는 설사를 주소로 내원.

3일 전 해외여행에서 귀국한 후 하루 10회 정도의 설사가 지속되고, 서서히 탈력감과 어지러움이 심해져 내원함. 내원 시 활력징후는 의식 명료, 체온 37.3℃, 혈압 100/60 mmHg, 맥박 100/분·규칙적, 호흡수 26/분, SpO_2 99%(room air). 호흡수가 증가해 동맥혈가스분석을 시행한 결과, pH 7.29, $PaCO_2$ 21 mmHg, HCO_3^- 8 mEq/L, Na 140 mEq/L, K 2.4 mEq/L, Cl 120 mEq/L.

Q 이 동맥혈가스분석은 어떻게 해석해야 할까?

철칙 2 동맥혈가스분석의 해석 단계는 항상 ① 병태의 예측, ② 산혈증? 알칼리혈증?, ③ 일차성 변화는 대사성? 호흡성?, ④ 음이온 갭은?, ⑤ 보상성 변화는? 순으로 진행한다

동맥혈가스분석 해석 단계의 전체 그림

• 동맥혈가스분석의 해석은 매번 동일한 순서에 따라 시행한다.

① 병태의 예측	동맥혈가스분석은 병력을 통해 예측한 결과의 확인
↓	
② 산혈증? 알칼리혈증?	현재 pH 상태: pH<7.35이면 산혈증, pH>7.45이면 알칼리혈증
↓	
③ 일차성 변화는 대사성? 호흡성?	HCO_3^-와 $PaCO_2$를 확인해 ②에 부합하는 변화면 일차성
↓	
④ 음이온 갭은?	$Na^+ - (HCO_3^- + Cl^-$로 계산해 12±2가 정상. Alb이 낮으면 보정 음이온 갭이 증가했을 경우 보정 HCO_3^-를 계산
↓	
⑤ 보상성 변화는?	일차성 변화에 대한 보상이 적절한지 판단함으로써 다른 병태의 합병 여부를 확인. 일차성 변화가 대사성이면 HCO_3^- +15가 적절히 보상된 $PaCO_2$의 기준

① 병태의 예측

• 동맥혈가스분석은 병력을 통해 예측한 병태와 정도를 확인하는 데 이용한다.

• 병태를 예측함으로써 결과의 해석도 원활해지고, 예측에서 벗어난 경우에는 숨겨진 병태를 찾기도 쉬워진다.

• 전형적인 산염기평형 이상을 초래하는 병태의 패턴을 파악해 둔다. 여러 개의 산염기평형 이상을 동시에 일으키는 병태도 있다.

전형적인 산염기평형 이상을 초래하는 병태

대사성		호흡성	
산증	알칼리증	산증	알칼리증
순환장애/쇼크(젖산 AG 증가) 설사(AG 정상)	유효순환혈장량 저하 세포외액량 저하 심부전	2형 호흡부전 (COPD, 신경근질환 등)	1형 호흡부전(폐색전증 등), 임신
신부전 (조기: AG 정상, 후기: AG 증가)	간경변 ← 합병	→	간경변
	이뇨제 구토 알도스테론증(감초)		
패혈증(젖산 AG 증가) ←		합병 →	패혈증

② 산혈증? 알칼리혈증?

- pH로 산혈증(acidemia)인지 알칼리혈증(alkalemia)인지 판단한다. -emia는 **현재 혈액의 상태**이다.
- pH가 7.35 이하이면 산혈증, pH가 7.45 이상이면 알칼리혈증으로 본다. 실제로는 7.4를 기준으로 위아래로 구분해서 기억해두면 좋다.

③ 일차성 변화는 대사성? 호흡성?

- $PaCO_2$와 HCO_3^-를 보고 산혈증이나 알칼리혈증의 원인이 대사성인지 호흡성인지 판단한다.
- 산혈증 · 알칼리혈증이 현재의 상태를 가리키는 반면, 산증(acidosis) · 알칼리증(alkalosis)은 산성 · 알칼리성으로의 벡터이다. -osis는 **병태**를 나타낸다.
- 즉, 산혈증이나 알칼리혈증의 원인이 되는 병태가 산증이나 알칼리증이지만, 산증과 알칼리증이 있는 경우 산혈증도, 알칼리혈증도 될 수 있다.

pH	$PaCO_2$	HCO_3^-
↓<7.4 산혈증	↑>40 mmHg 호흡성 산증	↓<24 mmol/L 대사성 산증
↑>7.4 알칼리혈증	↓<40 mmHg 호흡성 알칼리증	↑>24 mmol/L 대사성 알칼리증

- 일반적으로 중증 산혈증(pH < 7.20)에서는 호흡성 산증과 대사성 산증의 합병이 많고, 반대로 중증 알칼리혈증(pH > 7.60)에서는 호흡성 알칼리증과 대사성 알칼리증의 합병이 많다.
- 또한 후술할 보상성 변화는 일차성 변화를 초과하지 않기 때문에, 예를 들어 산혈증이 있으면 반드시 호흡성 또는 대사성 산증이 있다.

④ 음이온 갭은?

- 체내의 양이온과 음이온의 차이를 계산함으로써 산염기평형 이상 원인을 감별할 수 있다.
- 체내 양이온의 총량[cation]=음이온의 총량[anion]을 전제로 하며, 일상진료에서 측정가능 여부를 고려하면 아래와 같이 나타낼 수 있다.

> 측정된 양이온 [Na^+]+측정되지 않은 양이온 [UC]
> =측정된 음이온 [Cl^-, HCO_3^-]+측정되지 않은 음이온 [UA]
> ※ UC: unmeasured cation, UA: unmeasured anion

- 이 측정할 수 없는 양이온과 음이온의 차이를 음이온 갭(AG)이라고 하며, Na^+, Cl^-, HCO_3^-로부터 계산할 수 있다. 정상값은 12±2 mEq/L이다.
  AG=UA−UC=[Na^+]−([Cl^-]+[HCO_3^-])=12 mEq/L
  (K는 값의 변동이 미미하기 때문에 이 식에서는 무시한다)

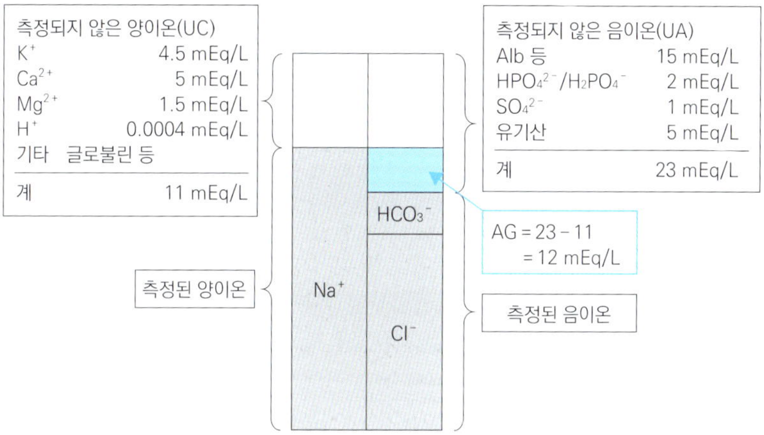

- AG가 정상보다 높은 것을 일반적으로 "AG 증가"라고 한다.
  (예) Na^+ 140, Cl^- 110, HCO_3^- 18의 경우, AG=140−(110+18)=12→정상
  Na^+ 140, Cl^- 100, HCO_3^- 16의 경우, AG=140−(100+16)=24→증가

- AG=UA−UC이기 때문에 AG가 커지는 것은 UA가 높거나 UC가 낮을 때이며, AG가 낮아지는 것은 그 반대이다.

AG	UC(측정되지 않은 양이온)	UA (측정되지 않은 음이온)
⬆>12 증가	⬇저감마글로불린혈증 저칼륨, 칼슘, 마그네슘혈증	⬆KUSSMAL-P(후술)
⬇<12 감소	⬆고감마글로불린혈증 고칼륨, 칼슘, 마그네슘혈증, 리튬 중독	⬇저알부민혈증

- 저알부민혈증이 있는 경우 AG를 보정하여 해석할 필요가 있다. Alb이 4 g/dL에서 1 g/dL로 감소할 때마다 AG는 2.5 mEq/L 감소된다.
- 예를 들어 AG가 12로 정상으로 보이더라도, Alb=2인 경우 실제 AG는 17이므로 AG 증가성 산증이 있다고 볼 수 있다.

⑤ 보상성 변화는?

- 체내에서는 가능한 한 pH를 정상값에 가깝게 하기 위해, ③의 일차성 변화에 대응하여 보상성 변화가 일어난다.

- 일차성 병태가 대사성인 경우는 호흡성으로 보상하고, 호흡성인 경우는 대사성으로 보상한다. [예: 일차성 변화가 대사성 산증(HCO_3^- ↓)인 경우, 호흡수를 증가($PaCO_2$ ↓) 시킴으로써 보상한다]
- 폐에서의 호흡성 보상은 신속하게 일어나지만, 신장에서의 대사성 보상은 수 일이 걸린다.
- 보상에는 적절한 범위가 있다고 알려져 있어, 보상이 그 범위를 벗어난 경우에는 보상하는 쪽에도 이상이 있다고 판단할 수 있다.
- 일차성 변화가 대사성이고 적절한 호흡성 보상이 이루어지고 있는 경우, **$PaCO_2 = HCO_3^- + 15$**의 관계가 대체로 성립한다. 정확하게는 다음 증례에서 설명할 계산을 하겠지만, 매우 간단하고 사용하기 쉬우므로 기억해 두면 좋다.

이 증례에서는…

- 위의 단계에 따라 평가하면,
  ① **병태의 예측**→설사가 있으므로 AG 비증가성 대사성 산증이 있을 것으로 예측된다.
  ② **산혈증? 알칼리혈증?** →pH 7.29이므로 산혈증이다.
  ③ **일차성 변화는 대사성? 호흡성?** →$PaCO_2$ 20 mmHg, HCO_3^- 8 mEq/L이므로 산혈증의 원인은 대사성 산증으로 생각된다.
  ④ **음이온 갭은?** →AG = 140 − (120 + 8) = 12 mEq/L로 정상이다. 설사에 의한 산증에서는 AG가 증가하지 않으므로 일치한다.
  ⑤ **보상성 변화는?** →대사성 산증에 대한 보상으로 호흡성 알칼리증이 발생한다. $HCO_3^- + 15 = 23$으로, $PaCO_2$ 21과 거의 동일하다. 아마도 적절한 호흡성 보상이 이루어지고 있다고 생각된다.
- 이상으로 보아, 설사에 의한 AG 정상 산증으로 생각했다.

A 동맥혈가스분석은 동일한 단계로 해석한다. 병력과 동맥혈가스분석으로 보아 설사에 의한 대사성 산증과 적절한 호흡성 보상이 있다고 진단했다.

더 알고 싶다!

AG 정상 산증에 대해 더 알아보기

- AG 정상 대사성 산증의 감별은 "HARD-UP"으로 기억한다.
  H: Hyperalimentation; 과영양
  A: Acetazolamide/Addison's disease; 아세타졸아미드나 Addison병
  R: Renal tubular acidosis; 신세뇨관산증
  D: Diarrhea; 설사
  U: Uretero-enterostomy; 요관-장문합술
  P: Pancreaticoduodenal fistula/Parental saline; 췌장십이지장루 및 생리식염수 투여
  (신부전 초기에도 AG 정상 산증을 보일 수 있음)
- 빈번한 설사 여부를 먼저 확인한다.
- 동시에 생리식염수나 고칼로리 수액이 대량으로 투여되고 있지 않은지, 아세타졸아미드 투여 여부를

확인한다.

- 원인이 명확하지 않다면, 방광 수술 후(회장도관) 또는 담췌장 수술 이력이 있는지 확인한다.
- 이러한 원인이 없다면 신세뇨관산증을 고려한다.
- HCO_3^-가 소실된 만큼 Cl^-이 상승하여 음이온의 양을 유지하기 때문에 고염소성 산증이라고도 한다.

AG 정상 산증의 다음 단계

- AG 정상 산증의 경우, 다음 단계가 있다. 요 음이온 갭(요 AG)이다.
- 이것은 AG 비증가성 대사성 산증이 있는 경우, 신세뇨관산증을 평가하기 위해 사용된다.
- 대사성 산증의 경우 정상에서는 요중 산(H^+)이 증가(NH_4^+ 형태로 배설)하지만, 신세뇨관산증에서는 이러한 과정이 잘 이루어지지 않는다는 점을 이용한다.
- 요 AG는 아래 그림과 같이 $Na^+ + K^+ - Cl^-$으로 표현할 수 있다.

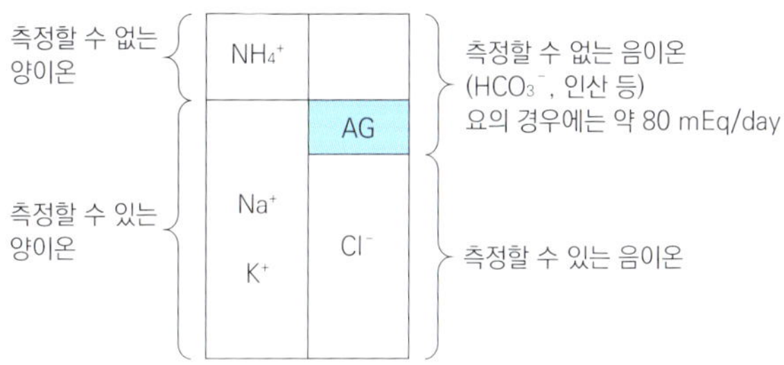

- 여기서 신장이 NH_4^+를 문제없이 배출하는 경우와 그렇지 않은 경우를 비교해 보자.

(1) 신장이 산(NH_4^+)을 배설할 수 있을 때
$Na^+ + K^+ - Cl^-$은 마이너스가 된다.

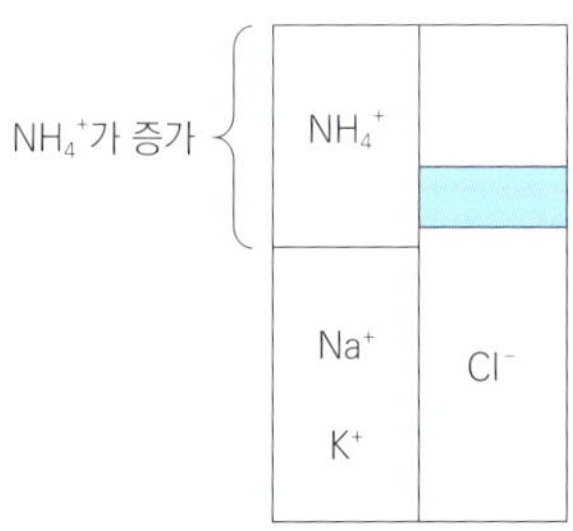

요 anion gap이 마이너스
→ 신장은 산을 배설하고 있다(신장은 산을 배설하려고 하지만, 설사나 산증 등으로 인해 결과적으로 산혈증 상태가 되어 있다).

(2) 신장이 산(NH_4^+)을 배설할 수 없을 때
$Na^+ + K^+ - Cl^-$은 플러스가 된다.

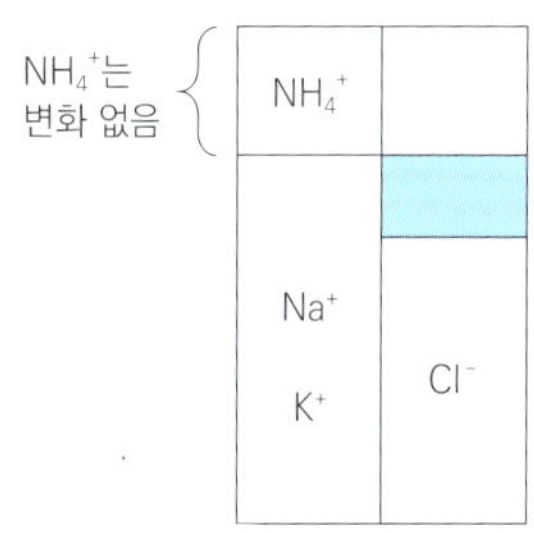

요 anion gap이 플러스
→ 신장은 산을 충분히 배설하지 못하고 있다(원위 세뇨관성 산증, 고칼륨혈증성 세뇨관산증 등).

- 일반적으로 설사 등에서는 요 AG는 −30 정도가 된다. 한편, 세뇨관성산증에서는 +20 정도로 증가한다.
- 또한 소변의 pH도 간편한 방법으로 사용할 수 있다. 보통 6~6.5인 소변 pH가 산혈증에서도 낮아지지 않는다면, 산의 요중 배출에 장애가 있다고 생각할 수 있다.

증례 ❸ 만성신장병(CKD) G5A1인 60세 남성. 오심·구토를 주소로 내원.

원래 신장경화증이 있어 투석도입을 검토하고 있었다. 내원 수일 전부터 전신권태감, 오심·구토가 있어 응급실 내원. 내원 시 활력징후는 의식수준 JCS I-1(지남력은 있으나 완전히 명료하지는 않은 상태), 체온 36.1℃, 혈압 120/70 mmHg, 맥박 90/분·규칙적, 호흡수 16/분, SpO_2 96%(room air). 혈액검사에서 Alb 4.0 g/dL, Na 137 mEq/L, K 5.7 mEq/L, Cl 82 mEq/L. 동맥혈가스분석 결과, pH 7.40, $PaCO_2$ 38 mmHg, HCO_3^- 24 mEq/L이었다.

Q pH는 정상이다. 이 환자에게 산염기평형 이상 병태는 없는 것일까?

- CKD G5라는 산염기평형 이상이 있을 것 같은 병력에도 불구하고, pH, HCO_3, $PaCO_2$ 모두 정상인 것은 이상하다.
- 이런 환자에서도 역시 단계에 따라 평가하는 것이 바람직하다. 실제 단계를 따라가면서 설명하겠다.

① 병태의 예측

→ CKD가 있으므로 대사성 산증이 있을 것으로 예측된다.

② 산혈증? 알칼리혈증?

→ pH 7.40으로, 알칼리혈증, 산혈증 어느 쪽도 아니다.

③ 일차성 변화는 대사성? 호흡성?

→ pH가 변화하지 않았고, $PaCO_2$, HCO_3^- 모두 거의 정상이므로 판단할 수 없다.

④ 음이온 갭은?

→ AG = 137−(82+24) = 31 mEq/L, ΔAG = 31−12 = 19로 높은 수치이며, AG 증가성 대사성 산증이 있다고 생각할 수 있다.

철칙 3 AG가 증가되어 있으면 보정 HCO_3^-를 계산하여 숨겨진 병태를 찾는다

- AG가 증가된 경우 보정 HCO_3^-를 고려하지 않으면 병태를 놓칠 수 있다.
- 보통 체내에서는 AG 증가분만큼 HCO_3^-를 감소시킴으로써 균형을 맞추고 있다.

  $H^+ + HCO_3^- \rightarrow H_2O + CO_2$
- AG가 증가된 경우에는 ΔAG로 HCO_3^-를 보정한다. (ΔAG = AG−12)

  보정 HCO_3^- = ΔAG + 실측 HCO_3^-
- 이렇게 계산된 보정 HCO_3^-는 AG 증가성 산증이 없었다면, HCO_3^-가 어느 정도였을지를 나타낸다.
- 따라서 일반적인 HCO_3^-의 해석과 마찬가지로, 이 값이 < 22 mEq/L이면 AG 비증가성 대사성 산증, > 26 mEq/L이면 대사성 알칼리증의 동반을 고려한다.

이 증례에서는…

- 보정 HCO_3^- = ΔAG + 실측 HCO_3^- = 19 + 24 = 43 > 26이므로 대사성 알칼리증이 동반되어 있다.

⑤ 보상성 변화는?

철칙 4

보상성 변화는 대사성에서는 15, 호흡성에서는 0.1, 0.2, (0.3은 없음), 0.4, 0.5로 계산한다

- 앞서 언급한 바와 같이 일차성 변화가 대사성인 경우, 적절한 호흡성 보상이 이루어지면 $PaCO_2$ = HCO_3^- + 15가 대체로 성립한다.
- 호흡성인 경우, 더 정확한 평가를 위해서는 다음과 같이 계산한다.

일차성 변화			예상되는 보상성 변화	보상 한계
대사성		산증	1.0~1.3 × ΔHCO_3^-	$PaCO_2$ = 15 mmHg
		알칼리증	0.6~0.9 × ΔHCO_3^-	$PaCO_2$ = 60 mmHg
호흡성	급성	산증	ΔHCO_3^- = 0.1 × $\Delta PaCO_2$	HCO_3^- = 38 mmHg
		알칼리증	ΔHCO_3^- = 0.2 × $\Delta PaCO_2$	HCO_3^- = 18 mmHg
	만성	산증	ΔHCO_3^- = 0.4 × $\Delta PaCO_2$	HCO_3^- = 45 mmHg
		알칼리증	ΔHCO_3^- = 0.5 × $\Delta PaCO_2$	HCO_3^- = 15 mmHg

- 일차성 변화가 호흡성인 경우, 급성 산증 · 알칼리증, 만성 산증 · 알칼리증 순으로 계수 0.1, 0.2, 0.4, 0.5를 써서 예측 HCO_3^-를 계산한다.
- 복잡하게 보이지만, 0.1, 0.2, (0.3은 없음), 0.4, 0.5로 기억하면 잊지 않을 수 있다.

예 1 : pH 7.30, $PaCO_2$ 38 mmHg, HCO_3^- 18 mEq/L

대사성 산증이 있고, 호흡성 보상이 예상된다.

예상되는 보상성 변화는 $PaCO_2$ = 18 + 15 = 33이다.

또는 위 표에 따라 계산하면, ΔHCO_3^- × 1.0–1.3–1.3 = 6~7.8이므로 예상되는 $PaCO_2$ = 40 – (6~7.8) = 32.2~34가 된다.

그러나 실제 $PaCO_2$는 33보다 높은 38로, 호흡성 산증이 존재함을 알 수 있다.

예 2 : 중증 COPD 환자 pH 7.20, $PaCO_2$ 70 mmHg, HCO_3^- 28 mEq/L

산혈증이 있고, 일차성 변화는 호흡성 산증, 대사성 알칼리증에 의한 보상이 예상된다.

COPD가 원인인 경우, 만성 산증으로 간주되므로 ΔHCO_3^- = 0.4 × ΔCO_2 = 0.4 × (70 – 40) = 12가 된다. 즉, 보상이 적절하다면 HCO_3^- = 24 + 12 = 36이 되어야 하지만, 실제 HCO_3^-는 28로 이보다 낮다.

따라서 대사성 산증의 병태도 동반되어 있다고 판단할 수 있다.

이 증례에서는…

- 호흡성 보상은 $PaCO_2$ = 24 + 15 = 39, 실제 $PaCO_2$ 38 mmHg와 거의 같은 값으로 적절하다고 생각되었다.

- 이상의 결과로, 이 증례의 병태는 AG 증가성 대사성 산증과 대사성 알칼리증의 동반으로 생각된다.
- 원인은 CKD에 의한 AG 증가성 대사성 산증과 구토로 인한 대사성 알칼리증으로 추정된다. 두 가지가 동시에 발생해 겉보기에는 pH와 HCO_3^- 모두 정상이므로 AG를 계산하지 않았다면 산염기평형 이상을 발견하기 어려운 사례였다.

A **pH가 정상이더라도, 병력상 산염기평형 이상이 있을 것 같다. 동맥혈가스분석의 겉으로 보이는 값에 현혹되지 말고, 단계적으로 숨겨진 병태를 찾아내는 것이 중요하다.**

더 알고 싶다!

Na^+-Cl^-를 이용한 산염기평형 감별

- 실제로 동맥혈가스분석을 하지 않아도 Na^+-Cl^-를 이용하여 산염기평형을 평가할 수 있다.
- 앞서 언급한대로 AG = Na^+-Cl^- - HCO_3^-이므로, 특히 AG나 HCO_3^-에 이상이 없다면 Na^+-Cl^- = AG + HCO_3^- = 12 + 24 = 36이 된다.
- 패혈증이나 케톤산증 등 AG가 증가하는 병태가 없다면, AG는 12로 예상되므로, Na^+-Cl^-가 36보다 클 때는 HCO_3^-의 상승을 생각할 수 있고, 반대로 작을 때는 HCO_3^-가 감소했다고 볼 수 있다.
- HCO_3^-의 변화를 추정할 수 있을 뿐, 일차성 반응인지, 보상성 변화인지 판단할 수 없다는 점, AG의 증가가 없다는 것을 전제로 한다는 점에 주의가 필요하다. 중증 증례나 엄격한 평가가 필요한 경우에는 동맥혈가스분석을 시행한다.

Na^+-Cl^-<36 → HCO_3^-의 저하	Na^+-Cl^-=36	Na^+-Cl^->36 → HCO_3^-의 상승
대사성 산증 호흡성 알칼리증의 보상성 변화	정상 (여러 가지 산염기 평형이 동반된 경우에는 판단할 수 없으며, 이상을 배제할 수 없다는 점에 주의한다)	대사성 알칼리증 호흡성 산증의 보상성 변화

- 이것은 특히 CO_2 narcosis의 위험 평가에 유용하다. COPD 환자가 폐렴 등으로 산소화가 나빠져 산소투여가 필요한데, 과거 동맥혈가스분석을 하지 않아 원래의 CO_2 저류 여부를 알 수 없는 경우가 있다. 이런 경우에 과거 검사에서 Na^+-Cl^-가 36보다 크게 상승해 있다면, 호흡성 산증(즉, CO_2 저류)이 있을 가능성이 있다.
- CO_2 narcosis 위험이 있더라도 산소투여를 주저해서는 안 되지만, 보다 신중하게 대응할 수 있다.
- AG = 12, HCO_3^- = 24 (12 × 2), Na^+-Cl^- = 36 (12 × 3)로 기억해두면 잊지 않을 것이다.

증례 ❹ 자동차 공장에서 일하는 50세 남성. 혼수상태로 내원.

자동차 공장에서 근무 중 구토를 했고, 이후 혼수상태에 빠져 응급실로 이송되었다. 작업 중 어떤 약품을 잘못 삼킨 것으로 추정된다. 내원 시 활력징후는 의식수준 JCS III-100(통증자극에 대해 뿌리치는 동작), 체온 36.4℃, 혈압 100/60 mmHg, 맥박 80/분·규칙적, 호흡수 20/분, SpO_2 95%(room air). 동맥혈가스분석 및 혈액검사 결과 pH 7.16, $PaCO_2$ 31 mmHg, HCO_3^- 8 mEq/L, Na 135 mEq/L, K 4.7 mEq/L, Cl 87 mEq/L, Alb 4 g/dL, Lac 1.0 mmol/L이다.

Q 동맥혈가스분석의 해석은? 이상의 원인은?

- 이 증례도 실제 단계를 밟아가며 설명하겠다.

① 병태의 예측

→ 병력상 어떤 약품에 의한 중독이 발생했을 가능성이 있다. 또한 구토로 인한 대사성 알칼리증 가능성도 있다.

② 산혈증? 알칼리혈증?

→ pH 7.16으로 심한 산혈증이 있다. 동시에 pH < 7.2이므로 대사성 산증과 함께 호흡성 산증이 동반되어 있을 것으로 예측할 수 있다.

③ 일차성 변화는 대사성? 호흡성?

→ HCO_3^- 8 mEq/L로 산혈증의 원인은 대사성 산증으로 생각된다.

④ 음이온 갭은?

→ $AG = 135 - (87 + 8) = 40$ mEq/L, $\Delta AG = 40 - 12 = 28$로 높은 값으로, AG 증가성 대사성 산증이 있다고 생각된다.

- 보정 $HCO_3^- = \Delta AG +$ 실측 $HCO_3^- = 28 + 8 = 36 > 26$이므로 대사성 알칼리증이 동반되어 있다.

⑤ 보상성 변화는?

→ $PaCO_2 = HCO_3^- + 15 = 23$(보상성 변화 식의 한계를 넘어 부정확할 가능성에 유의) 실제 $PaCO_2$는 31 mmHg로 예측보다 높아 $PaCO_2$를 상승시키는 병태, 즉 호흡성 산증의 동반도 생각할 수 있다.

- 이상으로 보아, AG 증가성 대사성 산증, 대사성 알칼리증, 호흡성 산증이 동반된 것으로 생각된다. 대사성 알칼리증은 구토, 호흡성 산증은 혼수상태에 따른 호흡부전으로 생각되는데, AG 증가성 대사성 산증의 원인은 무엇일까?

철칙 5 AG 증가성 대사성 산증은 KUSSMAL-P로 감별한다

- AG 증가성 대사성 산증은 가장 흔히 접하게 되는 산염기평형 이상이다.
- 원인으로는 다음과 같은 것들이 알려져 있다.

Ketoacidosis	케톤산증(β-Hydroxybutyrate가 축적)
Uremia	요독증(요소 자체가 음이온으로 축적되는 한편, 황산 등의 비휘발산도 축적)
Salicylate	살리실산
Sepsis	패혈증
Methanol	메탄올
Alcohol	알코올
Lactic acidosis	젖산
Paraldehyde	파라알데하이드

- 신부전에서 CKD G3~4에서는 AG 정상 산증을 보이지만, CKD G5가 되면 인산과 황산이 축적되어 AG 증가성 산증이 발생하게 된다.
- 검사로는 요중 케톤, 젖산, 신기능, 알코올 농도를 확인한다.
- 문진 시에는 당뇨병 · 신기능장애의 병력, 인슐린 자가 중단 · 약물 과다 복용, 감염을 시사하는 증상의 유무를 확인한다. 그러나 의식장애가 동반되는 경우도 많다.

이 증례에서는…

- 요중 케톤 음성, 젖산 및 알코올 농도 상승은 없었고, 신기능도 정상이었다.
- 이후 문진을 통해 메탄올을 마신 것으로 밝혀져, 메탄올 중독에 의한 AG 증가성 대사성 산증으로 진단됐다.

A 단계에 따라 생각하면 여러 가지 병태가 숨겨져 있더라도, 서서히 원인을 찾아낼 수 있다.

더 알고 싶다! 더 알고 싶다! 원인불명 AG 증가성 산증의 다음 단계

- AG 증가성 산증은 중독이 원인일 수 있는데, 의식장애 등으로 병력을 청취할 수 없는 경우가 많다.
- 원인불명의 AG 증가성 산증에서는 혈장 삼투압 격차(osmolal gap)의 계산이 다음 단계이다.
- 이는 실제 측정된 혈액의 삼투압과 계산된 삼투압의 차이를 계산하는 것으로, 원래는 0이 되어야 한다. 차이가 있다면, 미지의 삼투압 물질이 혈중에 존재한다는 것을 의미한다. 즉, 메탄올 · 에틸렌글리콜 · 파라알데하이드 중독의 가능성이 높아진다.

혈장 삼투압(계산) $= 2 \times [Na^+] + [Glu]/18 + [BUN]/2.8$
osmolal gap = 혈장 삼투압(실측값, 검사로 확인) − 혈장 삼투압(계산)

- 동맥혈가스분석의 삼투압은 실측값이 아닌 계산값이라는 점에 주의한다.
- 10 mOsm/L를 크게 초과한 경우 미지의 삼투압 물질의 존재를 의심한다.

대사성 알칼리증

- 대사성 알칼리증의 병태는 산증에 비해 다소 복잡하다.
- 이해하는 데 중요한 것은 아래의 발생인자와 유지인자가 모두 갖춰져야 대사성 알칼리증이 된다는 점이다.

① 산의 소실

• 신성 소실	이뇨제, 미네랄코르티코이드 작용 항진 (원위 네프론에서 H^+ 분비 증가에 의함)
• 신외성 (=위장관) 소실	구토, 위액의 배액
• 세포 내 이동	저칼륨혈증(H^+가 세포 내로 이동하기 때문)

② 알칼리의 증가

• 외인성	중탄산나트륨이나 링거액 투여, 수혈(구연산), 밀크알칼리증후군
• 내인성	젖산산증이나 호흡성 산증의 급격한 개선 세포외액량의 저하(contraction alkalosis)

① 유효순환혈장량의 저하 및 Cl^- 결핍

→ HCO_3^-여과 감소, 요중 HCO_3^-분비 저하, 원위 세뇨관에서 H^+와 K^+ 배출 증가

② K 결핍

→ 세뇨관에서의 요중 H^+ 분비 증가

③ 미네랄코르티코이드 작용 과잉, 저마그네슘혈증

→ 원위세뇨관에서 H^+와 K^+의 배출 증가

- 신장은 HCO_3^-를 대량으로 배출할 수 있어서, 예를 들어 구토로 H^+를 소실해도 그 만큼 HCO_3^-가 신장에서 배출되므로 알칼리증은 바로 개선된다. 따라서 유지인자라 불리는 신장에서의 HCO_3^- 배출 저해 요소가 없으면 대사성 알칼리증은 성립하지 않는다.
- 유지인자 중 가장 중요하고 빈도가 높은 것은 유효순환혈장량의 저하이며, HCO_3^- 여과 감소뿐만 아니라 요중 HCO_3^- 분비(Cl^-와 교환) 증가, ENaC 활성화에 따른 H^+ 분비 증가(22장 「저나트륨혈증」 p.269 참조)가 일어나 알칼리증이 유지된다.
- 즉, 구토가 발생해 H^+를 손실할 뿐만 아니라 그 후에도 구토가 계속되거나 식사와 수분섭취를 할 수 없게 되어 유효순환혈장량이 감소하게 되면 대사성 알칼리증이 발생하는 것이다.
- 따라서 탈수(세포외액량 저하)는 서서히 H^+가 소실되고, 동시에 유지인자도 되기 때문에 알칼리증의 중요한 원인이 된다.
- 감별과 대응에 있어서는 세포외액량의 평가와 요중 Cl^-의 평가가 중요하다. 요중 Na^+의 저하가 유효순환혈장량 저하의 지표(22장 「저나트륨혈증」 p.269 참조)로 사용되지만, 알칼리증에서는 요중에 배출되는 HCO_3^-와 Na^+가 결합하기 때문에 요중 Na^+는 참고할 수 없다. 따라서 대신 Cl^-를 참고한다.
- 세포외액량이 명확하게 감소하고, 요중 Cl^-이 낮은 경우($<$10~20 mEq/L), 세포외액량과 Cl^-의 보충을 위해 생리식염수가 좋은 적응증이 된다. 한편, 원발성 알도스테론증 등 체액량 감소가 없는 경우는 생리식염수에 대한 반응이 없고, 원인에 대한 대응이 중요하다.
- 실제로는 순환혈장량의 저하가 원인이 되는 경우가 대부분이다. 저칼륨혈증의 개선이나 이뇨제 중단 등 병태로서 개선할 수 있는 부분은 개선하면서, 명백한 심부전이나 체액 과잉이 없음을 확인하고 생리식염수를 투여하는 경우가 많다.

참고 문헌

1) 黒川清: 水・電解質と酸塩基平衡 改訂第2版. 南江堂, 2004
- 오랫동안 읽혀온 기본서 중 하나. 증례 중심으로 실용적이면서, 콤팩트해 틈틈이 읽기에 좋다.

2) 深川雅史(監), 柴垣有吾(著): より理解を深める! 体液電解質異常と輸液 改訂3版. 中外医学社, 2007
- 전해질과 산염기 평가의 바이블. 레지던트 시절에 통독할 것을 추천한다.

(후쿠이 쇼)

37 스테로이드 사용법

부작용을 예측해 선제적으로 대응!

철칙

1. 스테로이드 복용 중이던 환자의 상태가 악화될 경우, 우선 스테로이드 복용 상태를 확인한다
2. 부신기능부전이 의심되면 히드로코르티손 숙신산 50~100 mg 점적 투여한다
3. 스테로이드는 역가, 미네랄코르티코이드 효과, 작용 시간을 이해하고 사용한다
4. 스테로이드 치료 전 스크리닝을 잊지 말자
5. 스테로이드는 투여 후 시기에 따른 합병증 관리가 중요하다

증례 ① 35세 여성. 전신홍반루푸스(SLE) 환자의 감기 증상.

SLE로 3개월 전부터 스테로이드 치료를 시작했고, 스테로이드 감량 후 현재 프레드니솔론(소론도®) 10 mg/day와 면역억제제를 복용하고 있다. 내원 4일 전부터 38℃의 발열, 콧물, 인후통, 기침이 발생했다. 그 후 권태감과 오심이 심해지고 식사도 잘 못해 내원했다. 초등학생 자녀도 비슷한 상기도 증상이 있었다. SLE의 급성 악화는 없었다. 내원 시 전신 상태는 불량, 활력징후는 의식 명료, 체온 37.8℃, 혈압 98/56 mmHg, 맥박 102/분·규칙적, 호흡수 16/분, SpO_2 100%(room air). 신체소견상 인두 발적이 관찰되었으나, 그 외 국소 소견은 없었다. 혈액검사 결과 WBC 9,200/μL, Hb 13.6 g/dL, Plt 28만/μL, BUN 22 mg/dL, Cr 0.62 mg/dL, AST 36 IU/L, ALT 32 IU/L, C3 98 mg/dL(정상치 86~160), C4 22 mg/dL(정상치 11~34), CRP 1.22 mg/dL. CT에서는 뚜렷한 이상 소견이 발견되지 않았다.

Q 가장 먼저 확인해야 할 것은 무엇일까?

철칙 1 스테로이드 복용 중이던 환자의 상태가 악화될 경우, 우선 스테로이드 복용 상태를 확인한다

- 스테로이드를 복용 중인 환자는 감염이나 원질환 악화 시 반드시 스테로이드 복용 여부를 확인한다.
- 스테로이드를 장기간 사용하면 부신을 억제하기 때문에 스트레스를 받거나 갑자기 중단할 경우 부신기능부전이 발생해 다양한 증상이 나타난다.
- 부신기능부전이 발생한 경우, 원인 질환이 경미하더라도 부신기능부전이 동반되면서 상태가 현저히 나빠질 수 있다.
- 특히 의식장애나 저혈당은 놓치기 쉬우므로 주의해야 한다.

부신기능부전 증상

- 저혈압, 순환혈장량 감소, 쇼크
- 오심 · 구토, 복통, 설사
- 발열
- 권태감
- 의식장애
- 실신
- 현기증
- 두통
- 관절통, 근육통
- 혈액검사 이상(저혈당, 저나트륨혈증, 호산구 증가 등)

- 복약순응도가 좋은 환자라도 오심으로 인해 복용하지 못했거나, 바빠서 잊어버렸거나, 약이 부족했거나, 감염증에 걸려 면역을 위해 복용을 중단하는 것이 좋다고 판단하는 등 여러 가지 이유로 복용하지 못하는 경우가 있으므로 반드시 복약 상황을 확인한다.
- 일반적으로 경구 스테로이드의 생체이용률은 양호(60~100%)[Clin Pharmacokinet 44: 61-98, 2005]하지만 장부종, 장염, 설사 등에 의한 흡수 장애가 발생할 수 있다.
- 스테로이드를 처방하는 의사는 환자가 갑자기 이를 중단하지 않도록 외래에서 반드시 설명해야 한다.

이 증례에서는…

- 원래 복약순응도는 양호했으나, 상기도 증상이 나타나자 면역 억제를 피하고자 자의로 스테로이드 복용을 3일간 중단한 것으로 확인되었다.
- 병력상 바이러스성 상기도염이 의심되었으며, 오심과 심한 권태감의 원인은 부신기능부전으로 인한 것일 가능성이 높다고 판단했다.

A 스테로이드를 복용 중이던 환자 진찰 시, 스테로이드 복용 상황을 조기에 확인한다.

Q 부신기능부전은 어떻게 대처해야 할까?

철칙 2 부신기능부전이 의심되면 히드로코르티손 숙신산 50~100 mg 점적 투여한다

- 부신기능부전 환자에게는 가능한 한 빨리 스테로이드를 투여한다.
- 빠르게 효과를 보기 위해 히드로코르티손 숙신산(솔루코테프®) 50~100 mg을 점적투여하는 것이 기본이다.
- 정상인은 보통 히드로코르티손을 10~20 mg/day 정도 생산하며 가벼운 스트레스(예: 바이러스성 상기도염, 장염 등) 상태에서는 50 mg/day, 고도의 스트레스(예: 패혈성 쇼크) 상태에서는 200 mg/day 이상으로 생산이 증가하는 것으로 알려져 있다.
- 따라서 부신기능부전의 원인이 되는 병태가 경증인 경우 히드로코르티손 숙신산 50 mg, 중등증 이상이나 환자의 권태감, 오심 등이 심한 경우 100 mg을 투여한다(중증이

라 더 많은 스테로이드를 사용하는 경우에도 분할 투여나 지속 투여를 하기 때문에 초기 투여량은 100 mg으로 문제없다).

- 또한, 복용을 잊어버렸을 때는 반드시 평소보다 더 많은 양의 스테로이드를 투여한다.
- 스테로이드를 충분히 투여하면 30분~3시간 이내에 상태가 호전된다.
- 일반적으로 스테로이드 1회 투여로 감염증 등의 예후가 나빠질 가능성은 낮으므로, 스테로이드를 복용 중이던 환자에서 부신기능부전이 의심된다면 역치를 낮추어 적극적으로 투여하도록 하자.

이 증례에서는…

- 솔루코테프® 100 mg을 정맥주사로 투여한 결과, 몇 시간 후 오심과 권태감은 현저히 개선되었고, 바이러스성 상기도염 증상만 남았다.
- 면역억제 환자임을 고려하여 각종 배양검사를 실시했다. 환자와 상의하여 경과 관찰을 위해 입원하기로 방침을 정했다.
- 다음날도 증상은 안정적으로 유지되어, 원래 처방받은 소론도® 10 mg을 계속 복용하도록 하고 퇴원했다.
- 병력이나 소견으로 보아 바이러스성 상기도염일 가능성이 높았고, 스테로이드 복용을 중단하여 상태가 악화된 것으로 생각된다.

A 부신기능부전이 의심되면 역치를 낮추어 히드로코르티손 숙신산(솔루코테프®) 50~100 mg을 신속히 투여한다.

더 알고 싶다!

부신기능부전의 위험과 스테로이드 커버

- 일반적으로 프레드니솔론 환산 7.5 mg/day 이상을 3주 이상 복용하면 부신기능부전 위험이 높아진다고 알려져 있다.
- 그러나 환자의 나이와 체격, 이전 스테로이드 복용력 등에 따라 이보다 적은 용량으로도 부신기능부전을 유발할 수 있다.
- 부신기능부전의 위험은 환자의 증상과 전신 스테로이드 투여의 관점에서 보면 다음과 같다 (자세한 내용은 참고문헌 1 참조).

Very high risk	부신 위기 증상이 나타나고 외견상 Cushing증후군과 유사하다.
High risk	부신기능부전을 시사하는 증상 있음 프레드니솔론 5 mg 이상 4주 이상 투여
Moderate risk	1년 이내 스테로이드 투여를 중단한 경우 프레드니솔론 5 mg 이상 2~4주간 투여 프레드니솔론 5 mg 미만 투여
Low risk	1년 이상 전에 스테로이드 투여를 중단한 경우 2주 미만의 스테로이드 투여(양은 상관 없음) 스테로이드 펄스요법 중

- 수술 전후 기간에 상기 표의 고위험군(high risk) 증례, 즉 프레드니솔론 환산 5 mg 이상을 4주 이상 투여할 경우 스테로이드 커버의 적응증이 된다.
- 스테로이드 보충요법 시 투여량은 일반적으로 다음과 같다[JAMA 287:236-240, 2002].

침습도	수술·질환 예	보충 스테로이드 양
경증	대장내시경 검사, 서혜부 탈장, 경증 바이러스성 질환, 위장염 등	히드로코르티손 숙신산 25 mg 또는 메틸프레드니솔론 숙신산 5 mg →시술 당일에 한함
중등도	담낭적출술, 결장절제술 폐렴, 중증 위장염 등	히드로코르티손 숙신산 50~75 mg 또는 메틸프레드니솔론 숙신산 10~15 mg →1~2일 후 감량하여 정상량으로 복귀
중증	심폐 수술, 췌두십이지장절제술, 간절제술, 급성췌장염	히드로코르티손 숙신산 100~150 mg 또는 메틸프레드니솔론 숙신산 20~30 mg →1~2일 후 정상량으로 복귀
치명적	패혈성 쇼크	히드로코르티손 숙신산 50~100 mg을 6~8시간마다 투여 또는 히드로코르티손 숙신산 0.18 mg/kg/hr 지속 정맥주사+플루드로코르티손 0.05 mg/day(쇼크가 회복될 때까지) →수일~1주일 정도 활력징후와 Na를 확인해 가며 감량

※투여량은 다양하며, 위 내용은 하나의 예에 불과하다. 고위험군 환자에게만 소량 투여를 권장하는 경우[Current Rheumatol Rep 18:47, 2016]도 있고, 더 많은 양을 권장하는 경우[Anesthesia 75, 654-663, 2020]도 있다. 또한, 수술 후 오심 예방을 위해 마취과에서 스테로이드 투여를 예정하고 있는 경우도 있다. 스테로이드 처방의사와 시술 · 수술의사, 마취과 의사 등이 사전에 협의하는 것이 중요하다.

증례 ❷ 66세 남성. 만성폐쇄성폐질환(COPD) 악화로 입원.

COPD와 심부전 병력이 있고, 외래 통원 치료 중. 3일 전부터 기침이 시작되었고, 갑자기 운동 시 호흡곤란이 심해져 입원했다. 내원 시 활력징후는 의식 명료, 체온 38.2℃, 혈압 152/82 mmHg, 맥박 112/분·규칙적, 호흡수 22/분, SpO_2 89%(room air)였다. 신체소견상 양측 폐야에서 wheeze II도가 들렸다. 혈액검사 결과 WBC 8,600/μL, CRP 3.22 mg/dL. CT에서는 좌측 하부 폐에 약간의 침윤성 음영이 관찰되었다.

➡ 좌측 폐렴에 따른 COPD 급성악화 진단으로 항생제, 기관지확장제, 스테로이드 치료를 시작하기로 했다.

Q 스테로이드의 종류는 어떻게 결정할까?

철칙 3 스테로이드는 역가, 미네랄코르티코이드 효과, 작용 시간을 이해하고 사용한다

- 스테로이드에는 다양한 종류가 있으며, 선택 시 ① 역가, ② 미네랄코르티코이드 효과, ③ 작용 시간이 중요하다.

① 역가는 스테로이드의 항염증 · 항면역 작용인 글루코코르티코이드 작용에 의해 결정된다. 아래 표와 같이 히드로코르티손 100 mg은 프레드니솔론 25 mg, 덱사메타손 약 4 mg과 효과는 동등하지만, mg 수에는 큰 차이가 있으므로 주의가 필요하다. 역가는 프레드니솔론 환산 기준으로 생각한다.

② 미네랄코르티코이드에는 Na와 순환 혈장량 유지 작용 등이 있다. 미네랄코르티코이드 작용이 강한 히드로코르티손은 원발성 부신기능부전으로 미네랄코르티코이드 분비가 없는 경우나 탈수를 동반한 쇼크 증례에서 좋은 적응증이 된다. 한편, 심부전 환자나 부종이 있는 환자의 경우 병태를 악화시킬 수 있으므로 이러한 환자에게는 미네랄코르티코이드 작용이 적은 약제를 사용한다.

③ 작용 시간에 있어 스테로이드는 일반적으로 단 · 중간 · 장시간 작용형으로 나눈다. **증례 1**과 같이 급격한 부신기능부전 환자에서 스테로이드 효과를 보면서 이후 추가, 중단 등 세밀하게 용량을 조절할 경우에는 히드로코르티손이 사용하기 쉽다. 한편, 완화의료에서 식욕 부진에 대한 대응 등은 장기 효과가 있는 덱사메타손(부종을 일으키지 않는 장점도 있음) 등을 사용한다.

스테로이드의 종류와 특징

분류	상품명	성분명	투여 경로	글루코코르티코이드 작용	미네랄코르티코이드 작용	반감기 (시간)
단시간 작용형	하이손®	히드로코르티손	경구	1	1	8~12
	솔루코테프®	히드로코르티손 숙신산	점적			
중간시간 작용형	소론도®	프레드니솔론	경구	4	0.6	18~36
	메치론®	메틸프레드니솔론	경구	5	0.5	
	솔루메드롤®	메틸프레드니솔론 숙신산	점적			
장시간 작용형	덱사메타손®	덱사메타손(인산염 에스터)	경구 (점적)	20~30	0	36~54
	베타메타손®	베타메타손(인산염 에스터)				

- 항염증, 항면역 작용을 목적으로 스테로이드를 사용할 경우, 미네랄코르티코이드 작용이 적고 용량 조절이 용이하다는 점에서 프레드니솔론이나 메틸프레드니솔론을 자주 사용한다.
- 뇌척수액과 태반 이행성은 장시간 작용형이 좋은 것으로 알려져 있다. 뇌수막염에 스테로이드로 덱사메타손을 투여하는 것은 이 때문이다.
- 한편, 장시간 작용형은 부신 억제 효과가 강하기 때문에 만성적으로 사용하기에는 적합하지 않은 경우가 많다.
- 또한 아스피린 천식 환자에게 정맥으로 스테로이드를 투여할 때는 숙신산 에스터형 스테로이드(솔루코테프®, 솔루메드롤® 등)를 피하고 인산염 에스터 스테로이드(덱사메타손®, 베타메타손® 등)를 사용한다(※숙신산이나 인산은 수용성으로 만들기 위한 것으로, 경구 스테로이드에는 포함되지 않으므로 경구 스테로이드는 안전하다).

이 증례에서는…

- 심부전이 있어 Na 저류를 피하기 위해 히드로코르티손은 적절하지 않다고 생각했다.
- 투여량 조절의 용이성을 고려해 프레드니솔론(소론도®) 40 mg/day, 1일 1회 투여를 5일간 실시했다(치료의 자세한 내용은 17장 「천식발작, COPD 악화」 p.202 참조).

A 스테로이드의 종류는 역가, 미네랄코르티코이드 효과, 작용 시간에 유의하여 투여한다. 프레드니솔론과 메틸프레드니솔론이 많이 사용된다.

더 알고 싶다!

스테로이드 투여 방법

- 스테로이드는 1일 1회 투여 또는 2~3회 분할 투여, 격일 투여 등 다양한 방법으로 투여한다.
- 1일 환산 투여량이 동일하다면 횟수가 늘어날수록 작용이 강하고 부작용도 나타나기 쉽다.
  예: 프레드니솔론(프레드닌®) 1일 60 mg을 1회 투여하는 것보다 20 mg씩 1일 3회씩 나누어 투여하는 것이 약효가 강하게 나타나지만 부작용도 심하다.
- 스테로이드를 격일로 투여하면 부신억제 등의 위험을 감소시키는 것으로 알려져 있다.
- 따라서 치료 급성기에는 스테로이드를 분할 투여하고, 이후 만성기로 접어들면서 1일 1회, 격일 투여로 변경해 나간다. 만성적인 분할 투여는 부신억제 작용이 강하기 때문에 하지 않는다.
- 생체이용률이 높기 때문에 정맥투여와 경구투여는 같은 양을 투여해도 되지만 장부종, 장염 등으로 흡수 불량이 예측될 때는 정맥투여가 안전하다.
- CYP3A4를 유도하는 약물(리팜피신, 페니토인 등)은 스테로이드 대사를 항진시켜 혈중 농도가 낮아질 수 있으므로 증량도 고려한다. 특히 리팜피신에 의한 유도가 강하기 때문에 경험적으로 스테로이드의 양을 2배로 늘리는 경우가 많다.
- 한편, CYP3A4를 억제하는 클래리스로마이신이나 항진균제(케토코나졸, 이트라코나졸, 보리코나졸)는 프레드니솔론에는 영향이 적지만 메틸프레드니솔론이나 덱사메타손 등의 작용을 증강시키기 때문에 이런 약을 사용하고 있는 경우에는 감량이나 프레드니솔론으로 변경하는 경우도 있다.

스테로이드 펄스요법

- 프레드니솔론 환산 250 mg 이상의 스테로이드를 사용하는 치료를 스테로이드 펄스 요법이라고 한다. 500 mg이나 1,000 mg을 3일 정도 투여하는 경우가 많다.
- 스테로이드에는 Genomic effect와 Non-genomic effect가 있다.
- Genomic effect란 전사 조절을 통한 효과를 말한다. 스테로이드가 세포질 내에 있는 글루코코르티코이드 수용체와 결합하면 그 복합체가 핵으로 이동하여 전사를 조절한다. 그 결과, 염증성 단백질의 생성을 억제하고 항염증성 단백질의 생성을 촉진하여 항염증 효과를 얻는다. 이 효과는 강력하지만, 스테로이드가 수용체에 결합하여 30분 이상 경과한 후 서서히 효과가 발현된다.
- 한편, Non-genomic effect는 스테로이드가 세포막상의 글루코코르티코이드 수용체에 결합하거나 세포막 및 미토콘드리아막에 직접 작용하여 항염증, 항면역 작용을 발휘하는 것이다. 이는 스테로이드가 체내에 들어가면 몇 초에서 몇 분 단위로 효과를 발휘한다.

- Genomic effect는 글루코코르티코이드 수용체가 포화되기 때문에 100 mg/day 정도의 용량으로 효과가 정점에 도달하는 반면, Non-genomic effect는 용량을 늘릴수록 효과가 더 커지기 때문에 스테로이드 펄스요법에서는 이 Non-genomic effect의 효과 증대를 기대하는 것이다.
- 따라서 1일 1,000 mg의 프레드니솔론을 투여하더라도 100 mg의 10배의 효과가 있는 것이 아니라, 약 2배 정도로 생각한다.
- 앞서 언급한 스테로이드의 역가는 Genomic effect에 관한 것이지만, Non-genomic effect의 강도 또한 스테로이드 종류에 따라 차이가 있으며, 메틸프레드니솔론이나 덱사메타손이 강한 것으로 알려져 있다. 따라서 스테로이드 펄스요법을 시행할 때는 이들 약물을 선택한다.

증례 ③ 특별한 병력이 없는 60세 남성.

3주 전부터 미열 발생. 이후 기침과 결막염, 손관절통이 발생했고, 호전되지 않아 내원했다. 내원 시 활력징후는 의식 명료, 체온 38.0℃, 혈압 132/76 mmHg, 맥박 99/분·규칙적, 호흡수 22/분, SpO_2 89%(room air). 신체소견상 양손에 관절염 소견 있음. 혈액검사 결과 WBC 12,500/μL, ESR>100 mm/hr, Cr 1.8 mg/dL, PR3-ANCA 양성, 항핵 항체, 류마티스 인자, 항CCP 항체 음성. 요중 적혈구원주 양성, 요단백/Cr 1.0 g/gCr. CT에서 부비동염과 다발성 폐종괴 음영이 관찰되었다.

➡ 정밀검사 결과, 육아종 다발혈관염(Granulomatosis with polyangitis, GPA; 과거 베게너 육아종증으로 불리었음)으로 진단. 입원하여 메틸프레드니솔론 60 mg/day 치료를 시작하기로 했다.

Q 스테로이드 치료를 시작하기 전에 어떤 것을 체크해야 할까?

철칙 4 스테로이드 치료 전 스크리닝을 잊지 말자

- 스테로이드에는 다양한 부작용이 있으므로 장기적인 스테로이드 치료를 시작하기 전에 미리 스크리닝을 해야 한다.
- 주로 기회감염(폐포자충 폐렴, 결핵, 간염, 거대세포바이러스 감염증), 내분비대사 이상(고혈압, 지질, 당뇨병, 골대사), 기타(녹내장, 백내장 등)로 구분하여 생각해 볼 수 있다.
- 특히 감염증을 조심해야 하며 구체적으로는 다음 페이지의 항목을 체크한다.

스테로이드 투여 전 체크 항목

검체 검사(일반 검사 외)	생리 기능 검사, 영상검사 등	기타
• 결핵(T-SPOT) • B형 간염(HBs 항원/항체, HBc 항체, 이미 감염되었다면 HBV-DNA PCR 추가) • C형 간염(HCV 항체) • CMV(CMV-IgG) • 폐포자충 폐렴(β-$_D$-글루칸, KL-6) • IgG • 당뇨병(혈당, HbA1c) • 지질이상(콜레스테롤, 중성지방)	• 체중 측정 • 혈압 측정 • 흉부 단순X선사진 • 요추 X선 측면상(특히 고령자) • 골밀도 검사 +FRAX score®에 의한 위험도 평가	• 충치 확인, 치과 진찰(골다공증 약물 치료가 필요할 경우) • 백내장과 녹내장 확인(의심되는 경우 안과진찰) • 소화성 궤양 병력 • 백신 접종 이력(폐렴구균, 대상포진 등) • 병용 약물 확인(상호작용 등) • 복약 관리 가능 여부(인지 기능과 가족의 지원)

CMV: 거대세포바이러스

감염증 스크리닝과 대응에 대하여

- T-SPOT이 양성이거나 영상검사에서 결핵 병력이 의심되는 경우, 잠복 결핵으로 치료한다. 리팜피신이 프레드니솔론이나 메틸프레드니솔론의 농도를 낮추기 때문에 이소니아지드를 많이 사용한다.
- HBV가 기감염 패턴(HBs 항체 및 HBc 항체 양성)인 경우, 면역 억제에 따라 *de novo* 간염이라고 불리는 HBV 재활성의 위험이 있다. 1~3개월마다 HBV-DNA를 측정하여 양성인 경우 핵산 아날로그 제제로 치료해야 한다. 소화기내과 전문의와 상의한다.
- PCP는 보통 프레드니솔론 0.3 mg/kg/day 이상으로 3주 이상 사용을 기준으로 예방약을 투여한다. 실제로는 나이와 체격, 원질환, 다른 면역억제제의 사용 등도 고려한다. TMP-SMX가 1차선택약이며, 그 외 Atovaquone(말라론®)이나 Pentamidine(펜타미딘®) 등을 사용한다.
- IgG, β-D-글루칸, KL-6 등은 베이스라인으로 측정해 두면 이후 변화가 있을 때 쉽게 파악할 수 있다.

이 증례에서는…

- T-SPOT은 음성이었고 간염 검사 결과 HBs 항체와와 HBc 항체 양성, HBV-DNA PCR은 음성이었다.
- 콜레스테롤과 HbA1c는 정상이었다. 고용량 스테로이드를 사용하기 때문에 만약을 대비해 혈당 측정을 시작했고, 문제가 없으면 혈당 측정은 바로 중지하기로 계획했다.
- 골밀도 검사에서 현재 골다공증은 없었으나, 장기적인 스테로이드 사용을 고려하여 비타민 D, 비타민 K 제제 투여를 시작했고, 향후 비스포스포네이트 제제 투여 방침을 세웠다. 충치 병력이 있어 치과 진료를 의뢰했다.
- 백내장이나 녹내장 병력은 없으며, 과거 내시경 검사에서 소화성 궤양 소견은 없었다.

A **스테로이드를 사용할 때는 부작용을 숙지하고 반드시 스크리닝을 시행해야 한다.**

증례 ④ 특별한 병력이 없는 46세 여성.

내원 한달 전 건강검진에서 단백뇨 소견이 있었고 2주 전부터 권태감, 관절통, 발열, 볼 부위에 홍반이 생겨 내원. 내원 시 활력징후는 의식 명료, 체온 38.0℃, 혈압 152/72 mmHg, 맥박 86/분·규칙적, 호흡수 18/분, SpO_2 97%(room air). 신체소견상 경구개에 무통성 구내염, 나비 모양 홍반, 양측 MCP 관절 부종이 관찰됐다. 혈액검사 결과 WBC 4,000/μL(Ly 800/μL), Hb 9.6 g/dL, Plt 16만/μL, BUN 22 mg/dL, Cr 1.2 mg/dL, 요단백/Cr 2.8 g/gCr, 요침사 검사 결과 적혈구원주 있음. IgG 1,868 mg/dL(정상치 870~1,700), C3 21 mg/dL(정상치 86~160), C4 6 mg/dL(정상치 11~34).

Q 전신홍반루푸스(SLE) 진단으로 입원해 스테로이드 치료를 받게 됐다. 입원 중 특히 주의해야 할 합병증은 무엇일까?

철칙 5 스테로이드는 투여 후 시기에 따른 합병증 관리가 중요하다

스테로이드 투여 후 시기와 부작용

- 스테로이드 투여 후 갑자기 모든 부작용이 나타나는 것은 아니며, 아래 그림과 같은 시간적 순서에 따라 나타난다. 특히 병동 관리에서는 초기에 발생하는 부작용에 대한 대응이 중요하다.

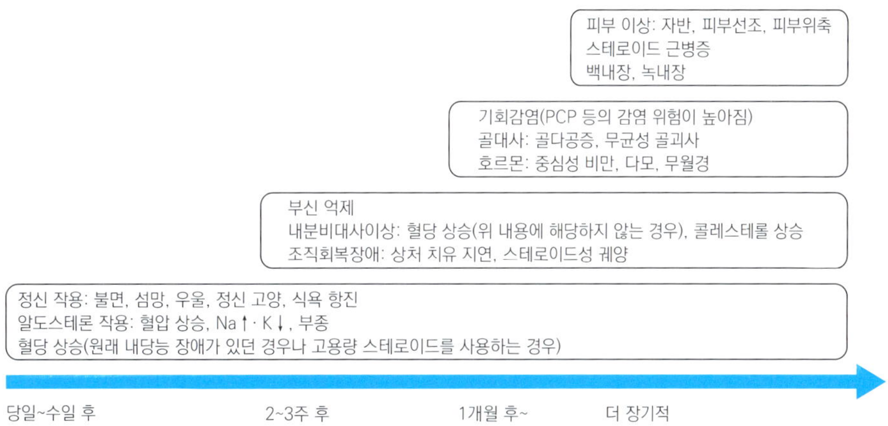

스테로이드 투여 후 수일 내로 발생하는 부작용

- 치료 시작 당일부터 불면증, 고령자라면 섬망의 위험이 높아진다. 미리 수면제를 PRN 처방하고, 고령자 등에게는 섬망에 대한 대응을 지시해 둔다. 또한, 고양감이나 과민성 등의 증상도 나타날 수 있다는 것을 환자에게 미리 알린다.
- 고용량 스테로이드를 사용하는 경우 수일 후 혈압이 상승하므로 필요하다면 혈압강하제도 고려한다. 부종이나 Na, K 이상이 나타나면 알도스테론 작용이 적은 스테로이드제로 변경한다(히드로코르티손이라면 프레드니솔론으로 변경, 프레드니솔론은 메틸프레드니솔론으로 변경하는 등).
- 내당능 장애가 있는 환자나 고용량 스테로이드·스테로이드 펄스 치료를 받는 환자는 치료 초기에 혈당이 상승한다. 혈당 측정을 시작하고, 내분비내과와 상의한다.

■ 스테로이드 투여 2~3주 후에 발생하는 부작용

- 수주 이후 발생하더라도 예방을 위해 가급적 발생 전 조기에 개입하는 것이 중요하다.
- 스테로이드는 고용량을 장기적으로 사용하면 부작용이 많아지므로 필요 최소한으로 사용하고 가능한 한 빨리 감량 및 중단한다.
- 고용량 스테로이드를 투여할 때는 환자의 상태가 좋지 않은 경우가 많으며, 예방을 포함해 많은 약물을 한꺼번에 투여하기 시작하면 부작용이 발생했을 때 원인을 찾기 어렵다. 따라서 우선순위를 정해 서서히 투여하는 것이 원칙이다.

골다공증·대퇴골두 괴사

- 골다공증의 경우 비타민D(+비타민K) 제제는 부작용이 적기 때문에 스테로이드와 동시에 투여한다. 비스포스포네이트 내복약은 소화기 계통의 부작용은 있지만 비교적 부작용이 적기 때문에 대부분의 경우 치과 진료에 문제가 없다면 조기에 투여할 수 있다. 반면, 주사제는 발열, 신장장애 등의 빈도가 높기 때문에 대부분 병세가 안정된 후 투여한다.
- 대퇴골두 괴사는 일반적으로 수개월 이후에 증상이 나타나는데, 괴사 자체는 몇 주 정도 지나면 시작되는 경우가 많다. 고용량 스테로이드 투여 중에는 운동이나 무거운 물건을 들고 이동하는 것, 체중이 실리는 동작(무리하게 계단을 내려가는 것) 등을 피하도록 지도한다.

소화성 궤양

- 스테로이드만으로는 위궤양이 증가하지 않지만, 다른 원인이 있다면 위궤양 위험이 크게 증가한다. 병태로서 신체가 받는 스트레스가 심한 경우, 위장관출혈 병력이 있는 경우, 항혈소판제나 항응고제를 사용 중인 경우, NSAIDs와 병용하는 경우에는 양성자펌프억제제(PPI)를 투여한다.

감염증

- 폐포자충 폐렴(*Pneumocystis jiroveci* pneumonia)은 스테로이드 투여 후 약 1개월 이후에 발생하므로 예방약은 2~3주 이내에 투여를 시작하면 문제 없다. TMP-SMX는 Cr 상승, 알레르기, 발열 등의 부작용이 있기 때문에 병세가 안정된 후에 투여하는 것이 바람직하다.
- 수주에서 1개월 이후에는 구강 칸디다증이나 대상포진 등의 감염증도 증가한다. 특히 구강 칸디다증은 환자가 증상을 호소하지 않는 경우가 많으므로 진찰 시 잊지 말고 구강 내를 확인한다.

이 증례에서는…

- 메틸프레드니솔론(솔루메드롤®) 20 mg 1일 3회 투여로 치료를 시작했고, 상기 부작용에 대해 설명했다.
- 골다공증 대책으로 비타민D 제제(알파칼시돌 0.5 μg), 비타민K 제제(메나테트레논 15 mg)를 투여했고, 치과 진료를 의뢰했다. 치과적 문제가 없으면 비스포스포네이트 제제를 투여하기로 했다.

- 십이지장 궤양 병력이 있어 PPI(란소프라졸 15 mg) 복용을 시작했다.
- 불면증에 대비해 미리 수면제(졸피뎀 5 mg)를 처방했다. 야간에 불면증이 있었으나 수면제 복용 후 수면을 취할 수 있었다.
- 2형 당뇨병의 가족력이 있었고 HbA1c는 6.2%였다. 혈당 측정과 인슐린 슬라이딩 스케일(ISS)을 시작했다. 혈당 수치가 높았기 때문에 내분비내과 진료를 의뢰했다.
- 혈압은 경과 중 상승하지 않았고, Na와 K도 추적관찰에서 문제없었다.
- 루푸스 신염과 발열이 있는 상태에서 TMP-SMX의 부작용이 발생할 경우, 그 원인이 원질환인지 TMP-SMX 때문인지 판단하기 어려우므로 병태가 안정된 후에 투여하기로 했다. 치료 시작 2주 후 SLE와 신염의 병태가 안정되어 TMP-SMX를 투여했다.

A 투여 직후에는 불면증, 혈당, 혈압, 전해질에 특히 주의한다. 부작용 예방약은 부작용과 환자 상태에 따라 순차적으로 투여한다.

더 알고 싶다!

골다공증과 스테로이드성 골다공증

- 골다공증으로 인한 골절은 예방 가능한 병태임에도 불구하고 적절한 개입이 이루어지지 않는 경우가 많아 문제가 되고 있다.
- 스테로이드는 골아세포와 골세포의 세포자멸사(apoptosis)를 촉진하여 골형성 저하를 유발한다.
- 스테로이드는 골질도 나쁘게 만들기 때문에 가령 같은 골밀도라도 골절 위험이 더 높다.
- 골절 위험은 스테로이드 투여 후 3개월부터 이미 높아지고, 12개월에 최고조에 달하므로 조기 개입이 중요하다.

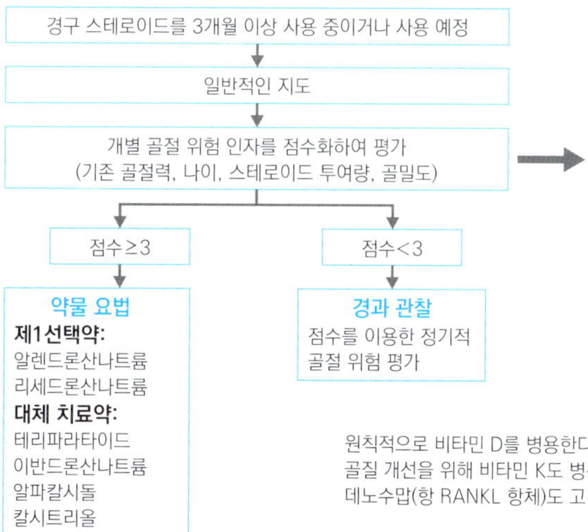

위험 인자		점수
기존 골절	없음	0
	있음	7
나이(세)	<50	0
	50≤ <65	2
	≥65	4
스테로이드 투여량 (PSL 환산 mg/day)	<5	0
	5≤ <7.5	1
	≥7.5	4
요추 골밀도 (%YAM)	≥80	0
	70≤ <80	2
	<70	4

원칙적으로 비타민 D를 병용한다.
골질 개선을 위해 비타민 K도 병용한다(와파린 복용에 주의).
데노수맙(항 RANKL 항체)도 고려된다.

참고 문헌

1) Prete A, Bancos I. Glucocorticoid induced adrenal insufficiency. BMJ 374:n1380, 2021 [PMID: 34340966].
   - 스테로이드 내복 환자의 부신기능부전에 대한 리뷰로서 탁월하다. 꼭 읽어보길 바란다.
2) Firestein GS, et al: Firestein & Kelley's Textbook of Rheumatology, 11th edition.
   - 류마티스질환의 교과서. 스테로이드 챕터의 내용이 어렵지 않게 정리되어 있어 비전문가도 쉽게 읽을 수 있다.
3) Buckley L, Humphrey MB. Glucocorticoid-Induced Osteoporosis. N Engl J Med 379:2547-2556, 2018 [PMID: 30586507] [PMID: 30586507].
   - 스테로이드성 골다공증에 대한 리뷰

(후쿠이 쇼)

38 항생제 사용법 총론

항생제를 남용하지 않는다!

철칙

1. 감염증 진료의 원칙은 환자배경 평가→감염장기 특정→적절한 배양검사→항생제 선택→적절한 치료효과를 판정한다
2. 항생제 선택·투여 시에는 환자배경, 감염장기, 병원체 삼각형을 고려한다
3. 검체를 채취했으면 그람염색
4. 항생제 투여 시에는 반드시 신기능을 확인한다
5. 초기 치료는 장기·환자배경을 통해 추정한 원인균을 커버하는 항생제를 사용하며, 원인균이 동정되면 de-escalation
6. 막힌 곳은 뚫어라! 농양은 배농!

증례 ❶ 28세 여성. 좌측 요통, 구토로 내원.

방광염 과거력이 있는 30세 여성. 내원 1주일 전부터 배뇨통, 내원 2일 전부터 좌측 요통과 구토를 주소로 내원. 키 158 cm, 체중 46 kg. 내원 시 활력징후는 의식 명료, 체온 38.6℃, 혈압 113/71 mmHg, 맥박 91/분·규칙적, 호흡수 21/분, SpO_2 98%(room air).

Q 감염증을 감별해야 할 때, 어떻게 진료하고 치료하면 좋을까?

철칙 1 감염증 진료의 원칙은 환자배경 평가 → 감염장기 특정 → 적절한 배양검사 → 항생제 선택 → 적절한 치료효과를 판정한다

- 발열의 가장 흔한 원인은 감염증이므로, 이를 놓쳐서는 안 된다.
- 다음 페이지의 흐름도는 감염증 진료의 기본 개념이므로 참고하자.

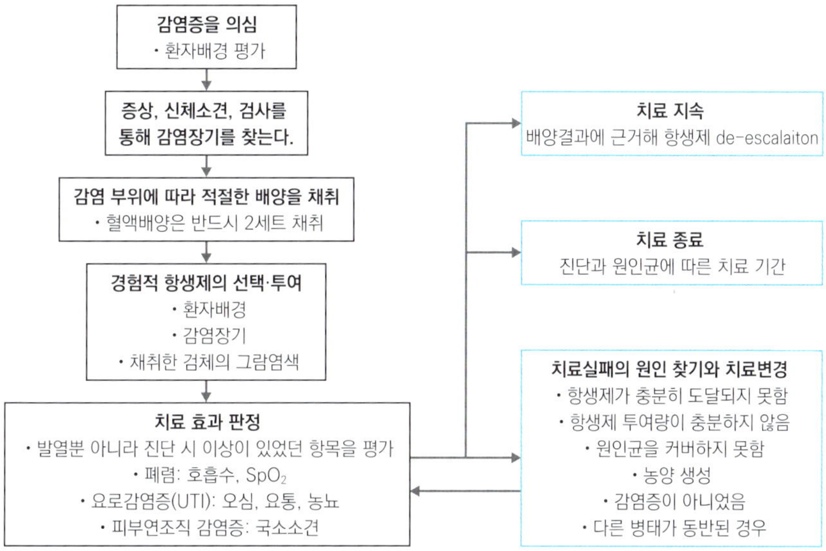

- 환자 배경, 감염장기, 병원체에 대해서는 **철칙 2**에서 후술한다.
- 적절한 치료효과 판정은 소홀히 여겨지는 경우가 많은데, 사실 매우 중요하다. 발열에만 주목하기 쉽지만, 치료시작 시점에 존재했던 발열 이외의 활력징후 이상, 증상, 검사소견 모두 치료효과 판정에 사용할 수 있다.
- 항생제를 투여할 때는 반드시 치료기간도 함께 고려해야 한다. 그렇지 않으면 무분별하게 장기간 항생제를 투여하게 된다.

치료효과 판정의 구체적 예

- 폐렴→호흡수, SpO_2, 산소투여량, 호흡곤란·기침 등의 증상. 이중 호흡수가 가장 빨리 개선되는 경우가 많다. 같은 양의 산소요법이라도 호흡수가 줄어들면 치료효과가 있다고 판단할 수 있다.
- 요로감염증(UTI)→오심, 요통, 빈뇨·배뇨통 등의 증상, 해열은 평균 48~72시간이 걸리기 때문에 증상호전보다 늦다.
- 피부연조직 감염증→국소소견이 중요. 치료기간도 국소소견이 호전될 때까지.

철칙 2 항생제 선택·투여 시에는 환자배경, 감염장기, 병원체 삼각형을 고려한다

- 항생제 선택은 환자배경, 감염장기, 병원체 3요소를 고려해 선택한다.
- 폐렴→세프트리악손과 같이 1:1 대응 패턴으로 결정하면 안 된다.
- 항생제 치료는 원인균을 아직 알 수 없을 때 시행하는 **경험적 치료(empirical therapy)**와 원인균이 특정된 후 시행하는 **적정 치료(definitive therapy)**로 나뉜다.
- 내성균을 증가시키지 않기 위해 empirical therapy에서 특별한 이유 없이 광범위 항생제를 사용해서는 안 된다. 배양결과와 항생제 감수성이 확인되면, 즉시 좁은 스펙트럼의 항생제로 변경해야 한다.

- 이렇게 좁은 스펙트럼의 항생제로 변경해 치료를 적정화하는 것을 'de-escalation'이라고 한다. 자세한 내용은 **철칙 5**(→ p.465)에서 배워보자.

환자배경

- 나이, 성별, 과거력 · 합병증, 약물알레르기.
- 지역사회획득 감염인지 또는 원내 감염인지. 원내 감염은 MRSA, 녹농균, ESBL 생산균 등 내성균이 문제가 된다.
- 과거 항생제 사용력, 내성균을 포함한 배양력.
- 당뇨병, 스테로이드 투여, 항암화학요법 중, 장기이식 후 등의 면역결핍* 유무.

  * 면역결핍에 관해서는 39장 '더 알고 싶다!'(→ p.484)를 참조.
- 감염자 접촉(sick contact), 동물 접촉, 날것 섭취력, 해외여행력, 거주환경, 성관계 이력 등.

감염장기

- 어느 장기의 감염인지에 따라 예상되는 원인균이 달라진다. 또한, 처치의 필요성도 달라지므로, 어떤 장기가 문제인지 확실히 해야 한다.
- 예를 들어 원인균으로,

  폐렴→폐렴구균, 마이코플라스마, 인플루엔자간균 등

  신우신염→대장균, *Klebsiella*속, *Proteus*속 등
- 폐색 · 협착된 장기에 감염된 경우는 반드시 막힌 곳을 해제하는 처치가 필요하다. 항생제 치료만으로는 효과를 기대하기 어렵다.

  담낭염→경피적담관배액술, 담낭절제술

  폐색성 신우신염→요관스텐트 삽입술

  농양→배농

  감염성 심내막염[판막 손상으로 인한 심부전, 판막륜 농양, 전도장애, 10 mm 이상의 우종(vegetation)]→판막치환술

  색전증→수술 적응증

병원체

- 감염 의심 시 반드시 가래, 소변(상황에 따라 농, 뇌척수액, 담즙, 관절액, 흉수, 복수 등) 검체를 채취해서 그람염색(뒤에 설명)과 배양검사를 하는 것이 매우 중요하다.
- 특히 혈액배양은 균혈증 검출을 위해 매우 중요하므로, 반드시 2세트 총 4병(1병당 10 mL, 1세트 약 20 mL)을 채취한다.
- 치료 시작 후 배양 결과에 따라 가장 효과적이고, 좁은 범위의 항생제로 변경한다(de-escalation).

이 증례에서는…

- 소견은 아래와 같았다.
  - 신체소견상 left CVAT(+) 외 특이 소견은 없었다.
  - WBC 12,300/μL, Cr 0.56 mg/dL, CRP 12.56 mg/dL, urine WBC(2+), nitrite(+)

· 복부초음파 상 양측 신우의 확장 소견은 관찰되지 않았다.

· 그람염색 : 소변에서 그람음성간균 다수와 백혈구에 의한 탐식상도 관찰되었다.

- 항생제 치료는 다음과 같은 사고프로세스로 결정했다.
- 환자 배경
  - 특별히 면역저하가 의심되지 않는 젊은 여성
  - 지역사회 감염
  - 방광염에 대한 TMP-SMX 사용력이 있으나, 마지막 발병은 1년 전
  - 그 외 항생제 사용력 없음
- 감염장기 : 증상과 소견으로 볼 때 신장(신우신염)이 가장 의심된다.
- 병원체
  - 요로감염의 원인균은 그람음성간균이 압도적으로 많으며, 그 중에서도 대장균, *Klebsiella*속, *Proteus*속이 많다.
- 단순요로감염(합병증이 동반되지 않은 신우신염)에 대해 장내세균을 커버할 수 있는 2세대 세파계 항생제인 세포티암으로 치료를 시작했다(항생제의 종류에 대해서는 후술).

A 감염진료의 흐름도를 염두에 두고, 환자배경, 감염장기, 병원체를 고려해 항생제를 선택한다.

증례 ❷ 76세 여성. 발열, 가래기침으로 내원.

고혈압, 만성신장병이 있는 76세 여성. 내원 4일 전부터 가래기침이 생겼고, 내원 전날 밤에 38.7℃ 발열이 있어 내원. 키 150 cm, 몸무게 51 kg, 내원 시 의식 명료, 체온 38.9℃, 혈압 152/81 mmHg, 맥박 99/분·규칙적, 호흡수 24/분, SpO_2 91%(room air). 신체소견 상 우측 흉부에서 coarse crackles, 기관지폐포호흡음이 들렸다. WBC 15,200/μL, PLT 23만/μL, BUN 32 mg/dL, Cr 1.22 mg/dL, CRP 16.2 mg/dL, 흉부 단순 X선사진에서 우측 제2궁 영역에 Silhouette sign 양성의 침윤음영.

Q 진단은? 항생제는 어떻게 결정할까?

철칙 3 검체를 채취했으면 그람염색

그람염색

- 그람염색은 1884년에 Hans C. J. Gram에 의해 고안된 세균 염색법으로 세균의 염색(그람양성, 음성)과 형태(구균, 간균)에 따라 분류한다. 각각 그람양성구균 GPC(gram positive cocci), 그람양성간균 GPR(gram positive rod), 그람음성구균 GNC(gram negative cocci), 그람음성간균 GNR(gram negative rod)로 부른다.
- 간편하고 신속하며, 임상 현장에서 세균을 예측하는 데 참고가 되므로, 감염증 진료 시 중요하다.

- 숙련되면 균종을 상당히 좁혀서 예측 가능하다. 잘 모르는 경우에는 임상병리사에게 조언을 구하는 것도 좋다.
- GPC와 GNR이 문제되는 경우가 압도적으로 많기 때문에 먼저 이 두 가지 그룹을 숙지하자. GPC와 GNR은 다시 ① GPC diplo, ② GPC chain, ③ GPC cluster, ④ 장내세균 GNR, ⑤ 포도당비발효균 GNR 이렇게 5종류로 분류할 수 있으면 좋다.
- 임상에 맞춰 GPC와 GNR을 분류한 개념도는 다음과 같다. 이 개념도를 직접 손으로 그릴 수 있도록 연습해 두자.

<table>
<tr><th colspan="4">그람양성</th></tr>
<tr><td rowspan="3">구균</td><td rowspan="3">GPC</td><td>diplo(cocci)
타원형 구균 2개가 나란히 있는 것처럼 보인다.
주위에 협막(capsule)이 보이는 경우도 있다.
(예) 폐렴구균</td><td>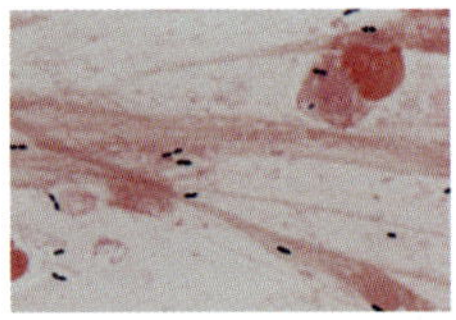</td></tr>
<tr><td>chain
비교적 크기가 고른 구균이 줄지어 있다.
폐렴구균, 장구균 이외의 많은 연쇄구균
(예) 화농연쇄구균(Streptococcus pyogenes), 녹색연쇄구균(Streptococcus viridans) 등</td><td>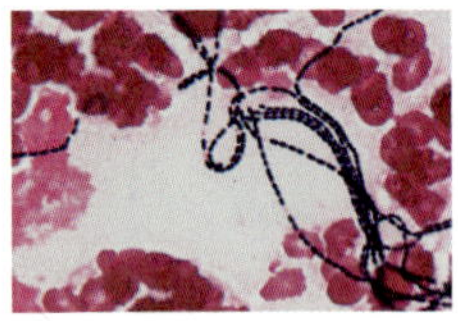</td></tr>
<tr><td>cluster
포도송이 같은 군집을 형성한다.
일반적으로 호기성 배양에서보다 입체적이면 황색포도구균, 편평하고 사이즈가 작으면 표피포도구균인데, 물론 판단이 어려운 경우도 있다.
(예) 황색포도구균(Staphylococcus aureus), 표피포도구균(Staphylococcus epidermidis)</td><td>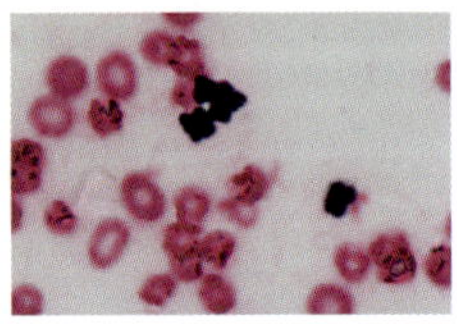</td></tr>
<tr><th colspan="4">그람음성</th></tr>
<tr><td rowspan="2">간균</td><td rowspan="2">GNR</td><td>safety-pin sign
비교적 크고, 진하게 염색된다.
각진 형태로 양쪽이 진하게 염색되어 '안전핀'처럼 보인다.
장내세균군(대장균, 클렙시엘라속, 프로테우스속, 엔테로박터속 등)</td><td>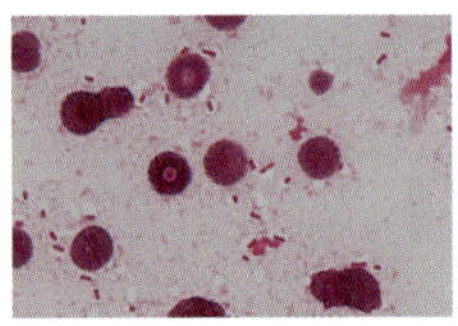</td></tr>
<tr><td>작은 사이즈의 GNR
가늘고, 비교적 작은 사이즈
포도당비발효균(Pseudomonas, Stenotrophomonas속, Burkholderia속, Acinetobacter속 등)
Acinetobacter속은 끝이 동그랗기 때문에 coccobacillus라고 불리기도 한다.</td><td>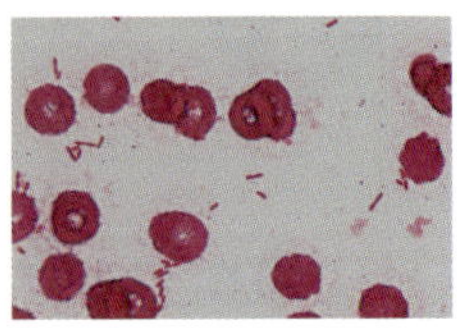</td></tr>
</table>

[성누가국제병원 감염내과 마츠오 타카히토, 후루카와 케이이치의 호의에 따른 게재]

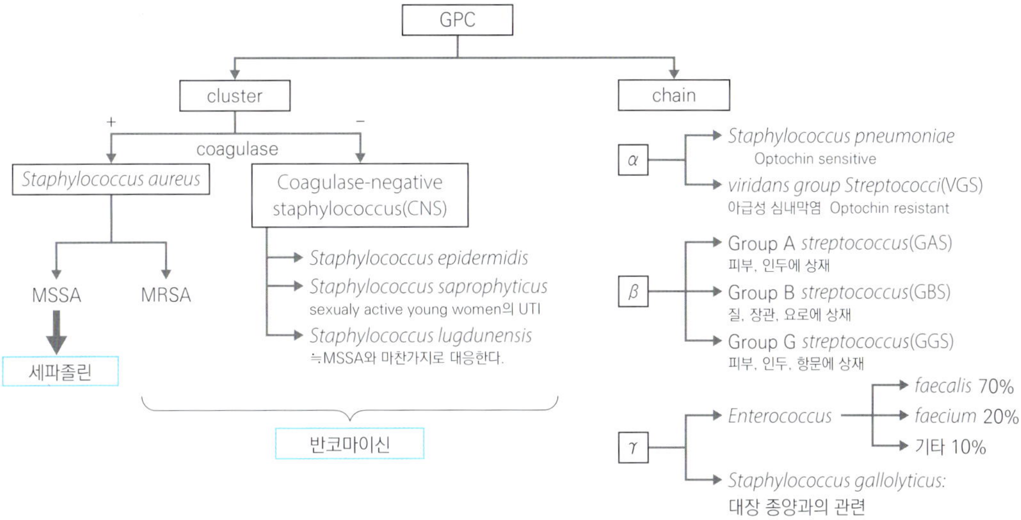

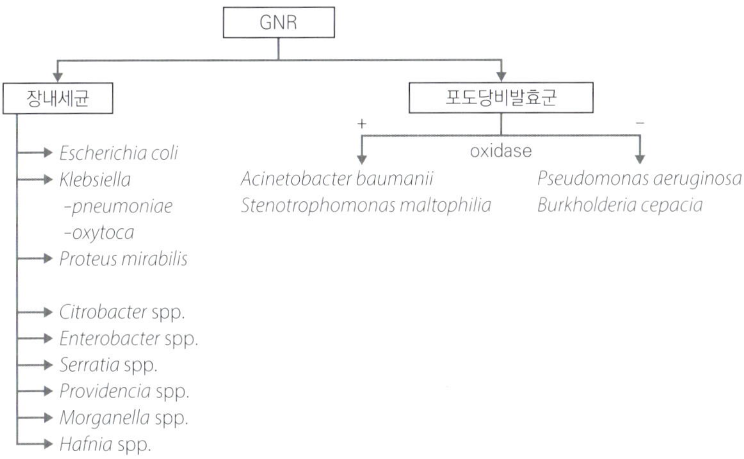

그람염색 보충사항

- GPR : *Listeria*, *Corynebacterium*, *Bacillus*, *Clostridium*(*Actinomyces*, *Nocarida* 등 방선균도 GPR로 분류되는데, 그람염색에서는 방사형 모양으로 나타난다)
- GNC : 임균, 수막구균, 모락셀라.
- 리케치아, 마이코플라스마, 클라미도필라, 레지오넬라, 결핵균, 비정형 항산균 등 세포내기생균은 그람염색에서는 보이지 않는다.
- 항생제 선택은 그람염색 결과, 혐기성균 커버, 녹농균이나 MRSA 등 내성균 가능성을 고려해 결정한다(내성균을 포함한 원내 감염 케이스는 39장「항생제 사용법 응용편」p.471 참조).

이 증례에서는…

- 다음과 같은 사고프로세스를 통해 폐렴구균에 의한 지역사회획득 폐렴으로 판단했다.
- 환자 배경 : 만성신장병, 지역사회 감염
- 감염장기 : 폐

- 병원체:
  - 정형 폐렴: *Streptoococcus pneumoniae*, *Haemophlus influenzae*, *Moraxella catarrhalis*
  - 비정형 폐렴: *Mycoplasma pneumoniae*, *Chlamydophila pneumoniae*, *Legionella pneumophila* 등
- 객담 그람염색에서 GPC diplococci가 다량으로 관찰되었고, 백혈구에 의한 탐식상도 보여, *Streptococcus pneumoniae*가 가장 의심되었다.
- 중증도: A-DROP 점수 3점(나이, BUN, SpO_2)→입원치료 필요(자세한 내용은 14장 「폐렴」 p.172 참조)
- 경험적 치료로 페니실린 내성 폐렴구균(penicillin-resistant *Streptococcus pneumoniae*, PRSP)을 고려해 세프트리악손을 선택했다.
- 배양검사 결과 *Streptococcus pneumoniae*로 확정되었다. 페니실린G의 최소발육농도(minimum inhibitory concentration, MIC)가 ≤1.0으로 치료 반응성이 양호했기 때문에, 경구 아목시실린으로 de-escalation했다.

A 지역사회획득 폐렴으로 진단했다. 원인균으로 폐렴구균, 인플루엔자균, 모락셀라 등을 생각하고, 그람염색을 한 후 항생제를 결정한다.

Q 항생제 투여량은 어떻게 결정할까?

철칙 4 항생제 투여 시에는 반드시 신기능을 확인한다

- 신기능 저하 시 항생제 용량은 신기능에 따라 조절한다.
- 항생제 용량을 결정할 때 사용하는 신기능은 Cockcroft-Gault 공식(CG 공식)에 따른 크레아티닌 청소율(CR) 또는 체표면적미보정 eGFR을 사용한다.
- CG 공식에 의한 C_{Cr}는 아래 공식으로 계산할 수 있다. 이 경우 사용하는 혈청 Cr값은 Jaffe법을 사용해야 한다. 일본에서는 보다 정확한 Cr값인 효소법으로 측정하는 것이 주류이기 때문에 Jaffe법으로 변환할 필요가 있으며, Jaffe법의 Cr값=효소법의 Cr값+0.2의 관계를 사용하거나 효소법으로 계산한 C_{Cr}에 0.789라는 계수를 곱하면 된다.

$$C_{Cr}\ (\text{mL/min}) = (140 - \text{Age}) \times \text{Weight (kg)} / 72 \times S_{cr}\ (\text{mg/dL})\ (\text{여성이면} \times 0.85)$$

- eGFR은 아래 식으로 계산한다.

$$\text{GFR} = 194 \times \text{Cr}^{-1.094} \times \text{Age}^{-0.287}\ (\text{여성이면} \times 0.739)$$

- 약물 용량 조정에 이용하기 위해서는 체표면적 보정(1.73 m^2)을 역 보정해서 사용하는 것이 권장된다.

*역자 주: 신기능 평가에 널리 이용되는 MDRD, CKD-EPI eGFR 공식은 신기능을 과대 평가해서 더 많은 약물이 투여될 수 있음.

- 신기능이 저하되어 있어도 첫 번째 투여 시에는 감량할 필요가 없다. 오히려 혈중 농도를 빨리 올리기 위해 감량해서는 안 된다.
- 2회째 이후 투여량은 신장 기능에 따라 감량한다.
- 항생제별 투여량은 관련 자료를 참고하자.
- 암피실린은 신장대사 약물이므로 신기능에 따라 용량을 조절한다[35장 '만성신장병(CKD)' p.420 참조].

이 증례에서는…

- 체표면적미보정 eGFR = 27.8 mL/min, CG식에 의한 C_{cr} = 27.1 mL/min으로 신기능 저하가 관찰되어 암피실린 2 g을 12시간마다 투여하기 시작했다. 다음날 바로 열이 내렸고, 그 다음날 객담 배양에서 폐렴구균이 검출되었다.

A **신기능 저하 환자에서 신장대사 항생제를 사용하는 경우, C_{cr} 또는 체표면적미보정 eGFR로 GFR을 추정해 용량을 조절한다.**

증례 ❸ 78세 남성. 발열, 우측 종아리 발적·부종·통증으로 내원.

78세 남성. 내원 3일 전부터 우측 종아리 발적과 경미한 통증 발생. 내원 전날부터 해당 부위의 부종과 통증 악화, 38℃를 넘는 열이 나서 내원하였다. 키 175 cm, 체중 80 kg. 내원 시 활력징후는 의식 명료, 체온 38.8℃, 혈압 140/85 mmHg, 맥박 110/분·규칙적, 호흡수 20/분, SpO_2 99%(room air). 신체소견상 우측 무릎 아래 내측의 뚜렷한 발적, 부종, 열감, 압통이 있었고, 파동을 촉지했다. WBC 16,600/μL, Hb 11.8 g/dL, Plt 39만/μL, Cr 1.25 mg/dL, Na 136 mEq/L, CRP 18.9 mg/dL, Glu 118 mg/dL, 초음파 검사상 해당 부위에서 echo free space 확인.

Q **진단은 무엇인가? 그리고 치료는 어떻게 할까?**

철칙 5 **초기 치료는 장기·환자배경을 통해 추정한 원인균을 커버하는 항생제를 사용하며, 원인균이 동정되면 de-escalation**

항생제 선택

- ① GPC, GNR, ② 혐기성균, ③ 장구균, ④ MRSA, ⑤ 녹농균, ⑥ 내성균(AmpC와 ESBL 생성균)에 따라 항생제를 선택하는 것부터 외우자. 이러한 축을 익히면, 항생제 선택에 대한 고민이 줄어든다.

  ① **GPC**: 페니실린계, 세파계(주로 1세대), 클린다마이신, 테트라사이클린, TMP-SMX 등

  GNR: 3세대 이상의 세파계, 베타락타메이즈 억제제 배합 페니실린계, 퀴놀론계, TMP-SMX 등

  ② **혐기성균**: 횡격막보다 위의 혐기성균인지, 횡격막보다 아래의 혐기성균인지로 나눈다.

• 횡격막보다 위의 혐기성균인 *Peptostreptococcus*속 등 : 페니실린계, 클린다마이신, 카바페넴계

• 횡격막보다 아래의 혐기성균인 *Bacteroides*속 등 : 베타락타메이즈 억제제 배합 페니실린계, 메트로니다졸, 카바페넴계 등.

③ **장구균** : 세파계가 전혀 효과없다는 것이 중요하다. 커버할 필요가 있는지 주의한다.

• *E. faecalis*는 암피실린이 Drug of Choice.

• *E. faecium*은 반코마이신, 답토마이신, 리네졸리드 등을 선택. 암피실린은 효과 없는 경우가 많다.

④ **MRSA** : 반코마이신, 테이코플라닌, 답토마이신, 리네졸리드 등.

⑤ **녹농균** : 세프타지딤, 세페핌, 피페라실린, 피페라실린–타조박탐, 퀴놀론계, 카바페넴계, 아미노글리코사이드계, 아즈트레오남 등.

• 이것들은 정리해서 한꺼번에 기억해두는 것이 좋다.

※ 위 내용은 원칙이고, 실제로는 각 병원의 안티바이오그램(antibiogram)을 확인해서 사용 가능성을 평가할 필요가 있다.

• MRSA와 녹농균은 입원력, 원내 감염, 면역부전, 중증환자에서는 커버를 고려한다.

• GPR, GNC, 세포내기생균(마이코플라스마, 클라미도필라, 레지오넬라, 리케치아, 렙토스피라 등), 결핵, 비결핵성 항산균 등은 균에 따라 감수성이 다르기 때문에 『The Sanford Guide to Antimicrobial Therapy '열병'』이나 UpToDate® 등을 참고한다.

• 대표적인 항생제 및 스펙트럼을 p.468, 469에 정리했다.

항생제 de-escalation

• 초기치료에 사용되는 비교적 광범위 항생제를 계속 쓰면, 내성균 출현의 온상이 된다.

• 치료 시작 전 배양검사를 하는 이유로, 예상되는 병원체에 대해 효과적인 항생제를 선택하는 것뿐만 아니라 무분별하게 광범위 항생제를 지속하지 않기 위한 목적도 있다.

• 배양 결과가 동정되고, 항생제 감수성이 나오면 반드시 적정 치료(definitive therapy)로 변경한다.

• 현재 사용하고 있는 항생제보다 ① 범위가 좁고, ② 효과가 유지되는 항생제로의 변경이 가능한지 검토한다.

• 좁은 범위이지만, 동정된 균에 대해서는 더 효과적인 항생제도 있다. 예를 들어, MSSA에 대해서는 세파졸린, 폐렴구균에 대해서는 페니실린이나 암피실린 등.

• 이를 de–escalation이라고 하고, 감염증 진료에서는 매우 중요한 개념이다.

철칙 6 막힌 곳은 뚫어라! 농양은 배농!

- 물리적으로 막힌 환경에서의 감염증과 농양은 막힌 곳을 뚫고, 배농(drainage)하지 않으면 호전되지 않는다.
- 항생제 치료와 동시에 신속하게 폐색제거 · 배농을 계획하고 실행할 필요가 있다. 이를 위해서는 외과, 비뇨기과, 피부과, 성형외과, 영상의학과 등 타 진료과와의 협진이 필수적이다.
- 치료 목적뿐만 아니라 원인균 동정이라는 중요한 의미도 있다.
- 농양은 치료기간이 '농양 소실까지'이기 때문에 배농을 함으로써 항생제 투여 기간을 대폭 단축할 수도 있다.

이 증례에서는…

- 환자배경 : 고령자
- 감염장기 : 피부연조직
- 병원체 : GPC (MSSA & MRSA, 연쇄구균) * 다음 장(→ p.471) 참조
- MRSA도 고려해 세파졸린+반코마이신으로 치료를 시작했다.
- 성형외과에 의뢰해 당일 배농술을 시행했다.
- 입원 2일째 빠르게 해열되었고, 국소소견도 호전 양상을 보였다.
- 농양 배양결과 황색포도구균이 나왔고, 세파졸린에 대한 감수성이 양호(MSSA)해서 반코마이신은 중단하고 세파졸린 단독요법으로 de-escalation했다.

A 우측 종아리 피하농양에 의한 피부연조직 감염증으로 항생제 치료와 함께 배농술을 시행했다.

더 알고 싶다!

안티바이오그램(antibiogram)

지역, 병원 또는 병동별로 세균의 약제 감수성 검사 데이터를 집계해 여러 균종에서 각 항생제에 대해 내성, 중간, 감수성 균이 어느 정도 비율로 존재하는지 보여주는 데이터이다. 대부분 병원별 안티바이오그램이 있다. 경험적 치료를 선택할 때 큰 도움이 된다. 예를 들어, 대장균의 암피실린-설박탐 감수성이 90% 이상인 시설과 60% 정도인 시설에서는 대장균이 원인균인 복강 내 감염에서 항생제 선택이 크게 달라진다. 또한, ESBL이나 AmpC 생산균 등 내성균의 검출률도 참고가 된다. 자신이 속한 시설의 최신 안티바이오그램은 반드시 체크해 두자.

■ 대표적인 항생제와 스펙트럼 정리 (1st: 1차선택약, ■: 항균활성 있음)

	일반명	MSSA	MRSA	연쇄구균	장구균 (*E. faecalis*)	장구균 (*E. faecium*)
페니실린계 (Penicillin)	Penicillin G			1st	■	
	Ampicillin Amoxicillin			1st	1st	감수성이 있으면 사용 가능
	Ampicillin-sulbactam Amoxicillin-clavulanate	■		■	■	
	Piperacillin			■	■	
	Piperacillin-tazobactam	■		■	■	
세파계 (Cephalosporine) (장구균은 커버 못함)	IV: Cefazolin PO: Cefalexin, Cefaclor	1st		■		
	Cefotiam	■		■		
	Cefmetazole	■		■		
	Ceftriaxone: 간대사 Cefotaxime: 신장대사	■		■		
	Ceftazidime					
	Cefepime	■		■		
카바페넴계 (Carbapenem)	Meropenem	■		■	통상 사용하지 않음	
퀴놀론계 (Quinolone)	Ciprofloxacin					
	Levofloxacin	■		폐렴구균에만	감수성이 있으면 사용 가능	감수성이 있으면 사용 가능
	Moxifloxacin	■		■	감수성이 있으면 사용 가능	감수성이 있으면 사용 가능
모노박탐계 (Monobactam)	Aztreonam					
아미노글리코사이드계 (Aminoglycoside)	Gentamicin Amikacin Tobramycin					
글리코펩타이드계 (Glycopeptide)	Vancomycin	■	1st	■	■	1st
	Teicoplanin	■	■	■	■	■
옥사졸리디논계 (Oxazolidinone)	Linezolid/Tedizolid	■	■	■	■	■
리포펩타이드계 (Lipopeptide)	Daptomycin	■	■	■	■	■
TMP-SMX	Trimethoprim-sulfamethoxazole	■		■		
린코마이신계 (Lincomycin)	Clindamycin	■		■		
메트로니다졸 (Metronidazole)	Metronidazole					
폴리펩타이드계 (Polypeptide)	Colistin					

4판에 생략된 항생제	일반명	스펙트럼
테트라사이클린계 (Tetracycline)	Doxycycline Minocycline	연쇄구균, 황색포도구균, 비정형 폐렴, 클라미디아, 매독, 라임병, 렙토스피라, 리케치아
마크로라이드계 (Macrolides)	Clarithromycin Azithromycin	폐렴구균, 연쇄구균, 황색포도구균, 인플루엔자간균, 마이코플라스마, 클라미디아
글리실사이클린계 (Glycylcycline)	Tigecycline	VRE, MRSA, ESBL생산 그람음성간균(녹농균은 커버 못함)

GNR	녹농균	AmpC 생산균	ESBL 생산균	혐기성균: 횡격막보다 위	혐기성균: 횡격막보다 아래	코멘트
				*1		GPC에 대한 효과 발군!
감수성이 있으면 사용 가능				*1		*E. faecalis*에 대해 제1선택
내성 증가 경향						GNR과 혐기성균에 강해짐
감수성이 있으면 사용 가능				*1		녹농균에 특화된 항생제
			*3			넓은 스펙트럼! 무분별 사용 X
감수성이 있는 GNR				*1		MSSA의 1차선택약!
감수성이 있는 GNR				*1		UTI의 de-escalation!
						복강내감염증에 사용하기 편리!
				*1		지역사회 감염증의 경험적 치료로!
				*1		GNR 전문가!
		1st		*1		녹농균에도, AmpC 생산균에도 효과!
		2nd	1st			Super broad spectrum이므로 적정 사용에 주의!
*2						녹농균에 대한 활성은 퀴놀론 중 최강
*2						폐렴구균, 황색포도구균도 OK
*2		감수성이 있으면 사용 가능				혐기성균에도 효과있지만, 녹농균은 커버 못함
						베타락탐 알레르기 시 활약!
						내성균도 포함한 GNR 전문가!
						MRSA의 1차선택약
						반코마이신의 형제! 효과도 부작용도 마일드
						혈구감소, 발진, 시신경염에 주의
						폐에는 효과 없다! 계면활성제(surfactant)에 의해 분해된다.
		감수성이 있으면 사용 가능				오심, 발진, 표면상 Cr 상승에 주의
						GPC 전문가
						혐기성균 전문가
						다제내성 녹농균, 카바페넴내성 장내세균에 대한 최종 수단

*1 구강 내 혐기성균인 *Peptostreptococcus*속과 *Parvimonas*속에는 효과 있음. 반면 *Prevotella*속에는 효과 없음. 따라서 일률적으로 횡격막보다 위라고 기억하지 않는 것이 좋다.

*2 퀴놀론계 항생제는 GNR에 효과적이지만, *Escherichia coli* 등은 내성화가 진행 중이므로 주의해야 한다.

*3 ESBL 생산균에는 *in vitro*로 피페라실린-타조박탐에 감수성이 있는 경우도 있으나, 임상적 사용은 자제해야 한다. MERINO trial에서 ESBL 생산균에 의한 균혈증 치료로 메로페넴과 피페라실린-타조박탐을 비교했다. 이 시험에서 피페라실린-타조박탐은 비열등성을 입증하지 못했기 때문에 감수성이 있더라도 권장하지 않는다.

[Harris PNA, et al. JAMA 320 : 984-994, 2018]

● 참고 문헌

1) Benett JE, et al(eds): Mandell, Douglas, and Bennett's Principles and Practice of Infectious Diseases 9th ed.
   • 세계적인 임상 감염증 교과서이다. 돈에 여유가 있다면 소장할 가치가 있다. 교과서이지만 가려운 곳을 긁어주는 명저!
2) Vincent JL, et al. Advances in antibiotic therapy in the critically ill. Crit Care 20:133, 2016 [PMID: 27184564].
   • 특히 중증환자에서 주의해야 할 항생제 투여 시 주의사항.
3) Cockcroft DW, Gault MH. Prediction of creatinine clearance from serum creatinine. Nephron 16:31-41, 1976 [PMID: 1244564].
   • 감염증 관련은 아니지만, 본문에서 언급한 CG식의 원저이다. 일생에 한 번은 읽어두면 좋을 것 같다.
4) 青木眞: レジデントのための感染症診療マニュアル 第4版. 医学書院, 2020
   • 일본어 감염증 진료의 바이블. 사전처럼 찾아보기 좋다.
5) 岩田健太郎: 抗菌薬の考え方, 使い方Ver. 5. 中外医学社, 2022
   • 저자의 철학까지 전해지는 좋은 책이다.
6) 古川恵一(監), 西原崇創(著): そこが知りたい! 感染症一刀両断! 三輪書店, 2006
   • 감염증 진료에 대해 알기 쉽게 쓰여 있다.

(후지노 다카히사)

39 항생제 사용법 응용편

다양한 감염증을 알자!

철칙

1. 봉와직염은 중증도 평가(LRINEC score)와 원인균 & 치료를 마스터한다
2. 카테터 관련 균혈증(CRBSI)을 정확히 진단하고, 관리한다
3. 화농성 척추염은 세균학적 검사와 치료기간이 중요하다
4. 발열성 호중구감소증(FN)은 최대한 빨리 혈액배양 검체 채취 후 광범위 항생제 투여를 시작한다

증례 ❶ 78세 여성. 좌측 하지 부종으로 내원.

고혈압, 2형 당뇨병 있음. 내원 1주일 전 발생한 발열, 좌측 하지 부종을 주소로 내원. 내원 시 활력징후는 의식 명료, 체온 38.6℃, 혈압 140/82 mmHg, 맥박 108/분·규칙적, 호흡수 20/분, SpO_2 98%(room air). 신체소견상 좌측 발등에서 종아리까지 발적, 부종, 압통 및 pitting edema가 관찰되었다. WBC 20,300/μL, Hb 10.2 g/dL, BUN 28 mg/dL, Cr 1.1 mg/dL, Na 136 mEq/L, Glu 128 mg/dL, CRP 24.6 mg/dL.

Q 좌측 하지의 봉와직염이 의심되는데, 초기대응은 어떻게 할까?

철칙 1 봉와직염은 중증도 평가(LRINEC score)와 원인균 & 치료를 마스터한다

분류 및 중증도 평가

- 봉와직염은 진피 깊은 층~피하조직에 걸친 세균 감염이다. 이렇게 피부의 어느 깊이에 염증이 생겼는지에 따라 표현형이 달라진다. 다음 페이지 그림을 염두에 두자.

  표피의 염증→농가진: impetigo

  진피 얕은 층→단독: erysipelas

  진피 깊은 층~피하조직→봉와직염: cellulitis

  피하조직(지방조직~근막)→괴사성 근막염: necrotizing fasciitis

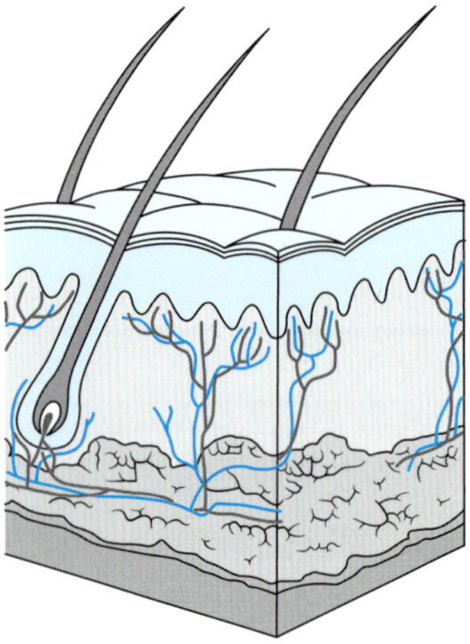

해부		병명
피부	표피	농가진(impetigo) 단독(erysipelas) 모낭염(folliculitis) 농창(Ecthyma) 종기(furuncle) 큰종기(carbuncle)
	진피	봉와직염 (cellulitis)
피하조직	지방조직 신경, 동맥·정맥 근막	괴사성 근막염 (NSTI)
근육		괴사성 근염 (NSTI)

- 특히 농가진 · 단독 · 봉와직염을 합쳐서 피부연조직 감염증(skin and soft tissue infection, SSTI)이라고 하며, 괴사성 연조직염/근막염/근염을 괴사성 피부연조직 감염증(necrotizing soft tissue infection, NSTI)이라고 칭한다.
- SSTI 진료에서 중요한 것은 NSTI로 진행되고 있는지 여부를 판단하는 것이다.
- 증상과 신체소견에서 NSTI를 시사하는 것은,
  - 혈압저하 등 중증 활력 징후 이상.
  - 수포 형성, 마찰음, 발적 범위를 벗어난 압통, 감각이상, 보라색~검은색 변화
- 검사 소견에 따라 NSTI 진단을 보조하는 점수로 LRINEC score(Laboratory Risk Indicator for Necrotizing Fasciitis score)가 유명하다. 13점 만점이며, 6점 이상에서 양성예측도(positive predictive value) : 92%, 음성예측도(negative predictive value) : 96%로 높은 정확도를 보인다. 그러나 발병 초기에는 이러한 검사 소견 변화가 나타나지 않는 경우도 많으므로, 너무 이 점수에만 의존하지 않도록 주의한다. 어디까지나 진단 보조 수단으로 사용한다.

Parameters	Points
CRP ≥ 15 mg/dL	4
WBC 15,000~25,000/μL >25,000/μL	1 2
Hb 11.0~13.5 g/dL <11.0 g/dL	1 2
Na<135 mEq/L	2
Cr>1.59 mg/dL	2
Glucose>180 mg/dL	1

[Crit Care Med 32 : 1535, 2004에서 수정해서 작성]

- 조영 CT : 농양 및 가스 평가가 가능하다. 염증범위를 정확히 파악하는 것은 어려움.
- 이상의 정보로 NSTI 또는 농양이 의심되는 경우, 외과에 의뢰해 가급적 빨리 절개 · 배농술을 계획한다.

원인균과 치료

- SSTI의 원인균은 황색포도구균(*Staphylococcus aureus*)과 연쇄구균(*Streptococcus* spp. 특히 *β-Streptococcus*)이다.
- 머리글자를 조합해 **S & S**로 기억하자.
- 황색포도구균은 농양을 형성하기 쉽다.
- 연쇄구균은 림프 순환으로 파급되기 쉬워 림프관염을 일으킨다. 서혜부 림프절도 붓기 쉬우므로 촉진하면 좋다.
- 초기치료로 S & S를 커버하는 항생제가 필요하다.
  IV : 세파졸린, 암피실린-설박탐
  PO : 세팔렉신, 세파드록실과 같은 1세대 세파계
  아목시실린-클라불란산
- 농양 형성이나 NSTI인 경우에는 위와 같이 외과적 개입이 필수적이다.

이 증례에서는…

- 좌측 종아리 중앙부 내측에서 파동이 촉지됐다. 조영 CT 결과, 직경 30 mm의 농양을 확인했다.
- 외과에 의뢰해 절개배농술을 시행한 결과, 농성 배액이 확인되었다.
- 배액을 그람염색한 결과, GPC cluster와 백혈구 탐식상을 다수 관찰할 수 있었다.
- 항생제는 황색포도구균이 가장 의심됐기 때문에 세파졸린을 선택했다.
- 배양 결과 황색포도구균(MSSA)이었고, 세파졸린에 대한 감수성이 양호해 치료를 지속했다.

A **활력징후, 증상, LRINEC score를 참고하여 NSTI나 농양형성까지 진행했는지 여부를 먼저 평가한다. 원인균은 S&S(*Staphylococcus* & *Streptococcus*)를 겨냥한 항생제를 선택한다.**

증례 ❷ **88세 여성. 입원 중 발열.**

뇌경색에 의한 좌측 편마비와 알츠하이머형 치매로 와상상태(bedridden state)인 88세 여성. 요양 목적으로 입원해 말초삽입형 중심정맥카테터(PICC)를 통해 중심정맥영양(TPN) 중. 야간 간호사 라운딩 중 열이 나서 내과 당직 호출을 받았다. 활력징후는 의식수준 JCS III-100(통증자극에 대해 뿌리치는 동작을 한다. 이 환자의 평소 상태와 변동 없음), 체온 39.0℃, 혈압 150/65 mmHg, 맥박 120/분·규칙적, 호흡수 22/분, SpO_2 98% (room air). 신체소견으로 PICC 삽입부에 발적·경결·압통이 있음. WBC 12,800/μL, CRP 8.6 mg/dL, 요잠혈반응(-), 요백혈구(-), 아질산염(-). 흉부 단순X선사진에서 새로 발생한 침윤상이나 흉수는 없었고, PICC tip은 상대정맥 내에 있었다. 혈액배양(말초혈액과 PICC에서 각각 1세트씩), 소변배양 검사를 한 후, 항생제로 세페핌과 반코마이신을 선택해 투여를 시작했다. 이후 혈액배양에서 2세트 모두 표피포도구균(coagulase-negative *staphylococcus*, CNS)이 검출되었다.

Q 진단은 무엇인가? 치료는 어떻게 할까?

철칙 2 카테터 관련 균혈증(CRBSI)을 정확히 진단하고, 관리한다

- 혈관 내 카테터 감염, 소위 카테터 감염은 정확한 용어가 아니다. 카테터 관련 균혈증(cathether related bloodstream infection, CRBSI)과 중심정맥 관련 균혈증(central line associated bloodstream infection, CLABSI)을 기억하자.

CRBSI	CLABSI
• 미국감염병학회(Infectious Diseases Society of America, IDSA)에서 정의 • 임상 및 연구에서 사용된다. • 다음 조건을 충족해야 한다. - 말초혈액과 카테터에서 동일균 검출 - Differential time to positivity(DTP) ≥ 2시간 - 카테터 배양에서 2시간 이상 빨리 양성반응이 나타난다. - 또는 정량배양이 가능한 시설에서는 카테터 혈액배양의 콜로니 수가 말초혈액으로부터의 혈액배양보다 3배 이상	• 미국질병통제예방센터(Centers for Disease Control and Prevention, CDC)에서 정의 • 주로 감염 관리의 감시 목적으로 사용 - 2일 이상, 중심정맥 카테터가 삽입되어 있고, Laboratory-confirmed bloodstream infection(LCBI) 기준을 충족하는 경우. - LCBI criterion 1 1회 또는 여러 번 혈액배양에서(피부상재균 이외의) 병원균이 검출되고, 혈액배양에서 양성으로 나온 미생물이 다른 부위의 감염과 관련이 없는 경우(카테터 외의 감염원이 없는 경우) - LCBI criterion 2 발열, 오한, 저혈압 중 하나 이상 있고, 카테터 외 감염원이 없으며, 다른 시점에서 채취한 2회 이상의 혈액배양(단, 2일 이내)에서 다음과 같은 상재균이 검출된 경우. • *Corynebacterium* spp, *Bacillus* spp, *Propionibacterium* spp, coagulase-negative staphylococci, *viridans* group *streptococci*, *Aerococcus* spp. *Micrococcus* spp.

- 임상에서는 CRBSI 진단으로 충분하다.
- 진단에서 중요한 것은 카테터 삽입 환자는 말초혈액과 카테터에서 각각 혈액배양을 채취하고, 이를 구분할 수 있도록 라벨링하는 것이다.

• 미국 데이터이지만, CLABSI의 원인균은 다음과 같으며 상위권을 그람양성구균이 독식하고 있다.

Rank	균명	%
1	*Enterococcus* spp.	17.2
2	Coagulase-negative staphylococci	16.4
3	*Candida* spp.	14.3
4	*Staphylococcus aureus*	13.2
5	*Klebsiella* spp.	8.4
6	*Escherichia coli*	5.4
7	*Enterobacter* spp.	4.4
8	*Pseudomonas* spp.	4.0

[Weiner LM, et al. IInfect Control Hosp Epidemiol 37:1288-1301, 2016에서 수정하여 작성]

• 치료는 항생제 투여와 함께 카테터 제거가 원칙이다. 아래는 IDSA의 치료흐름도이다. 단기유치형 CVC인지 장기유치형 CVC(CV 포트, PICC 포트)인지에 따라 카테터 제거와 항생제 잠금치료(antibiotic lock therapy, ALT)의 적응증이 다르다.

■ 단기유치 CVC인 경우

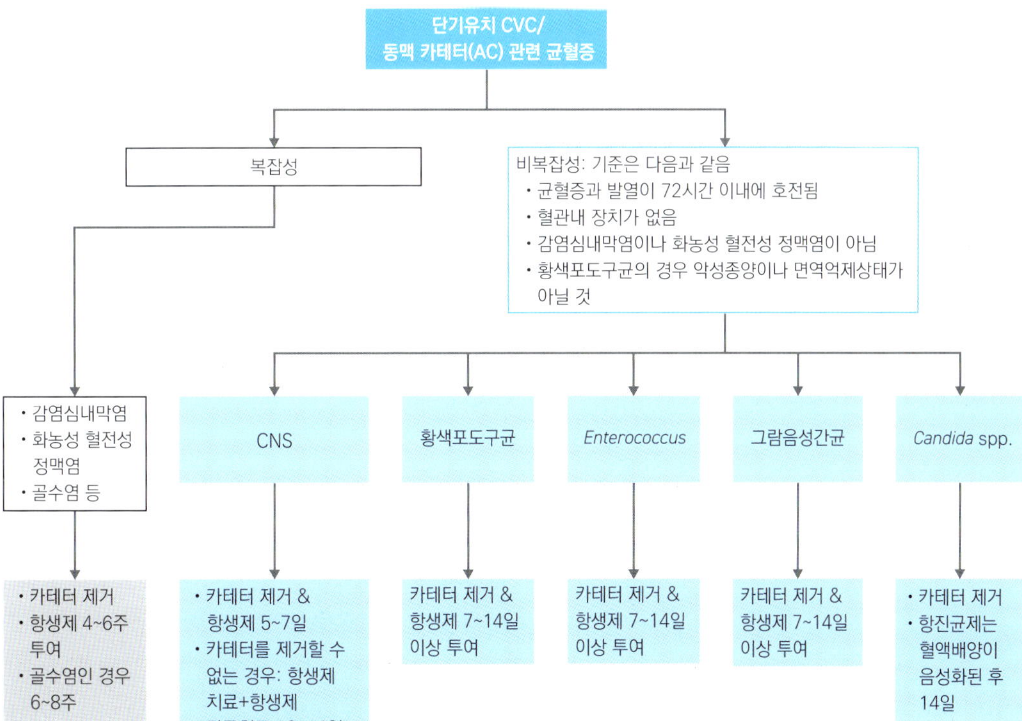

[Mermel LA, et al. Clin Infect Dis 49:1-45, 2009]

■ 장기유치 CVC인 경우

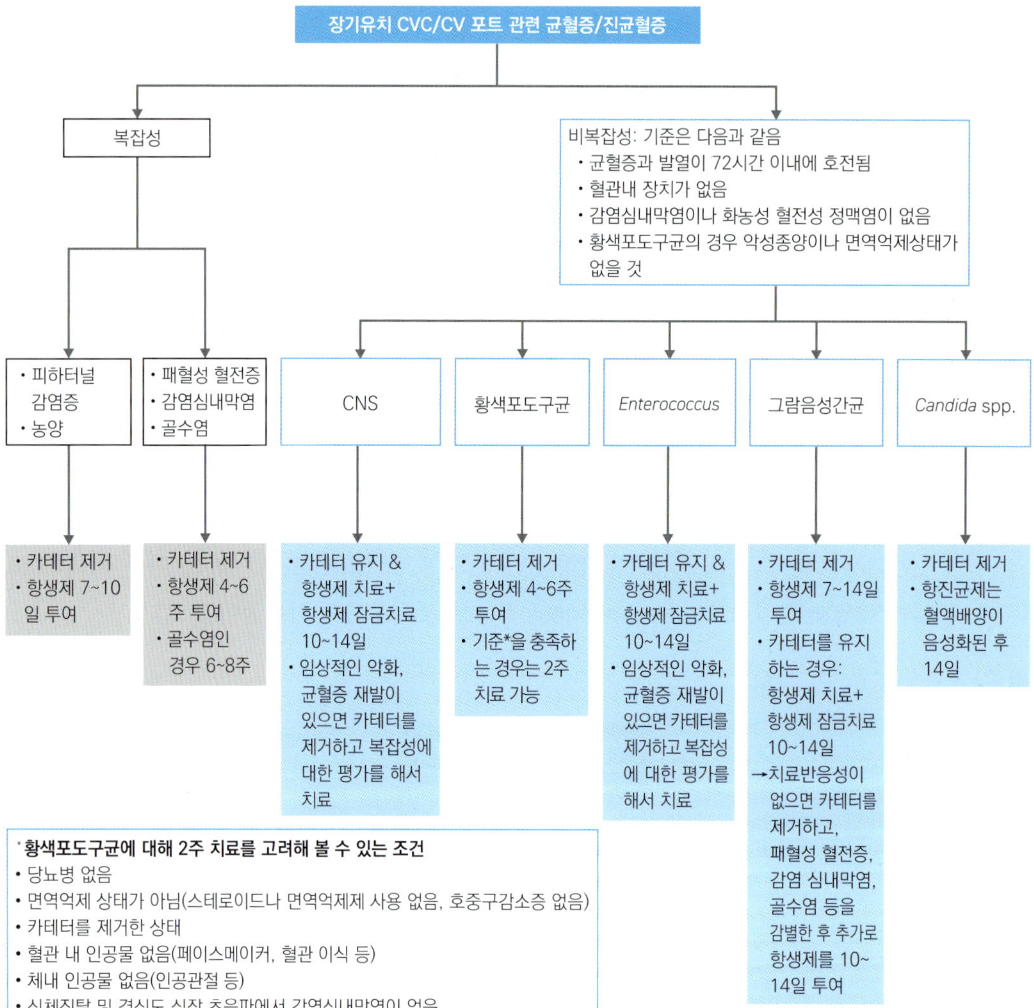

***황색포도구균에 대해 2주 치료를 고려해 볼 수 있는 조건**
- 당뇨병 없음
- 면역억제 상태가 아님(스테로이드나 면역억제제 사용 없음, 호중구감소증 없음)
- 카테터를 제거한 상태
- 혈관 내 인공물 없음(페이스메이커, 혈관 이식 등)
- 체내 인공물 없음(인공관절 등)
- 신체진탈 및 경식도 심장 초음파에서 감염심내막염이 없음
- 혈관 초음파에서 화농성 혈전성 정맥염이 없음
- 골수염이 없음
- 항생제 치료 시작 후 72시간 이내에 열과 균혈증이 호전되는 양상
- 혈행성 원격 전이 병소 없음

[Mermel LA, et al. Clin Infect Dis 49:1-45, 2009에서 수정하여 작성]

- Point는,
  - 단기유치 CVC에서 원인균이 CNS인 경우를 제외하고는 원칙적으로 카테터 제거.
  - CNS만 카테터 제거 없이 항생제 + 항생제 잠금치료(ALT)를 검토 가능.
  - 장기유치의 경우, CNS뿐만 아니라 *Enterococcus*나 GNR에서도 ALT를 고려할 수 있다.
  - 비복잡성과 복잡성을 판단한다. 복잡성은 무조건 카테터를 제거하고, 치료기간도 4~6주(골수염인 경우 6~8주)로 길어진다.
  - 다음 조건을 모두 충족하는 경우 비복잡성으로 간주한다.
    → 72시간 이내 해열 및 배양 음성화.

→ 혈관 내 장치 없음.

→ 감염심내막염, 혈전성이 아님.

→ 황색포도구균의 경우 활동성 악성종양이나 면역억제 상태가 아닐 것.

· 카테터를 제거하지 않고 ALT를 검토해도 되는 상황은 비복잡성 CNS(단기 · 장기유치 모두), 비복잡성 *Enterococcus*(장기유치만), 비복잡성 GNR(장기유치만).

이 증례에서는…

- PICC에서 혈액배양 양성까지의 시간은 6시간, 말초혈액에서 혈액배양 양성까지의 시간은 10시간이었다.
- DTP가 2시간 이상, PICC측에서 빨랐기 때문에 CNS에 의한 CRBSI로 진단했다.
- 항생제는 반코마이신만 지속했고, PICC를 제거했다. 열은 내렸고, 1주일 항생제 치료를 완료했다.

A CRBSI가 의심되는 경우 반드시 말초혈액과 카테터에서 혈액배양 검사를 해서, 배양 양성까지의 시간을 확인한다. CRBSI에서 원인균이 CNS가 아닌 경우 모든 증례에서 카테터를 제거한다!

더 알고 싶다!

항생제 선택 시 주의해야 할 내성균

AmpC 생성균

- AmpC 유전자 유도에 의해 AmpC형 cephalosporinase를 과잉으로 생산하게 된 균. 주요 균종으로 아래와 같은 것들이 있다(AMPC-HES로 외우자).

A *Acinetobacter/Aeromonas* spp.
M *Morganella morganii*
P *Pseudomonas aeruginosa/Providencia* spp.
C *Citrobacter freundii*
H *Hafnia* spp.
E *Enterobacter cloacae, Enterobacter aerogenes (Klebsiella aerogenes)*
S *Serratia marcescens*

- AmpC 생산균의 치료는 다음과 같이 균종에 따라 선택할 수 있는 항생제가 달라진다[Clin Infect Dis 74: 2089-2114, 2022].
- 중간~고위험 세균
  - *Enterobacter cloacae*, *Enterobacter aerogenes* (*Klebsiella aerogenes*)
  - *Citrobacter freundii* **Citrobacter koseri*는 문제 없음
- 위의 세균인 경우, 단순방광염이 아니라면 감수성에 관계없이,
  - 세페핌
  - 메로페넴

  으로 치료하는 것이 추천된다.

- 저위험/위험 불명 세균
  - *Serratia marcescens*
  - *Morganella morganii*
  - *Providencia* spp.
  - *Hafnia* spp.
- 위의 세균인 경우, 감수성 검사 결과대로 치료가 가능하며, 세프트리악손도 사용할 수 있다. 그러나 이들 세균도 균량이 많고(예: 농양 등), 감염 소스 조절이 어려운 경우에는 세페핌의 사용이 권장된다.

ESBL 생성균

- ESBL은 extended-spectrum β-lactamase의 약자로, 주로 대장균이나 클렙시엘라 등 그람음성간균이 생성한다.
- 광범위 항생제를 무효화하므로, 항생제는 카바페넴(균에 따라서는 세프메타졸이 유효한 경우도 있다)을 선택한다.
- 베타락탐계 이외에 감수성이 있다면 사용할 수 있다.
- ESBL 생성균인지 아닌지 처음에는 알 수 없는 경우도 많은데, 아래와 같은 3가지 예측인자를 참고하여 항생제를 선택한다.
  ① 최근 90일 이내 ESBL 생산균 검출력 있음. 양성우도비: 11.7
  ② 최근 30일 이내 3세대 세파계 항생제 사용력 있음. 양성우도비: 2.2
  ③ 최근 30일 이내 퀴놀론계 항생제 사용력 있음. 양성우도비: 1.7

[Clin Infect Dis 60:1622-1630, 2015]

증례 ❸ 68세 남성. 발열과 요통으로 내원.

2형 당뇨병 병력이 있는 68세 남성. 내원 1주일 전 어깨 결림으로 한의원에서 침을 맞았다. 내원 3일 전부터 발열이 있었고, 약국에서 구매한 종합감기약을 복용했다. 그러나 열은 내리지 않고, 요통까지 생겨서 움직이기 어려워졌고, 결국 구급차를 통해 본원으로 이송됐다. 내원 시 활력징후는 의식 명료, 체온 39.4℃, 혈압 145/60 mmHg, 맥박 128/분·규칙적, 호흡수 22/분, SpO_2 100%(room air). 청진상 문제 없었고, 척추 L2-3 레벨에 압통 있음. 말초색전 소견 없음. 신경학적 이상도 없었다.

Q 화농성 척추염/골수염이 의심되는데, 진단과 치료는 어떻게 할까?

철칙 3 화농성 척추염은 세균학적 검사와 치료기간이 중요하다

- 경부통이나 요통에 발열 · 염증반응 상승이 동반되면 척추염/농양을 의심한다.
- 부위별 빈도는 요추 : 60%, 흉추 : 30%, 경추 : 10%로 기억하자.
- 감염성 질환 이외의 요통을 유발하는 질환은 'TUNA FISH'라는 머리글자 조합으로 기억해 두면 좋다.

T	Trauma	외상
U	Unexplained weight loss	설명하기 어려운 체중 감량
N	Neurologic symptoms	신경증상
A	Age > 50	나이 > 50세
F	Fever	발열
I	IVDA (intravenous drug abuse)	정맥 약물 남용
S	Steroid	스테로이드 사용
H	History of cancer	암 병력(유방암, 전립선암, 신장암, 폐암 등)

- 발열은 30% 정도의 증례에서만 발생했다는 보고도 있으므로 주의[Clin Infect Dis 20: 320-328, 1995].
- 후술하겠지만 경막외 공간으로의 진행은 척추압박의 위험이 있기 때문에 감각장애, 운동마비, 신경근병증, 방광직장장애의 신체 진찰은 꼭 시행하자.
- CRP와 적혈구 침강속도(erythrocyte sedimentation rate, ESR)는 80~90% 이상의 증례에서 상승하기 때문에 배제에 유용하다[Pediatrics 93: 59-62, 1994/Scand J Infect Dis 33: 527-532, 2001].
- 진단에서 가장 중요한 것은 MRI 영상이다.
- MRI는 90%로 높은 정확도를 자랑한다. 염증부위가 T2 강조영상에서 고신호 영역으로 나타나는 것이 특징이다. 지방억제 T2 강조영상, 또는 STIR(short T inversion recovery) 영상에서 고신호가 두드러진다[Best Pract Res Clin Rheumatol 20: 1197-1218, 2006].
- 진단과정에서 가장 주의해야 할 것은 경막외 공간으로의 진행이다. 농양 형성이나 뼈의 압괴에 의한 압박으로 하지마비 · 방광직장장애 등 척수압박 증상이 나타날 수 있다. 대응이 늦어지면 영구적인 신경장애를 남긴다.
- 원인균은 **황색포도구균**이 50%로 가장 많다! *Streptococcus*속과 *Pneumococcus*속 등 GPC가 많다. 하지만 장내세균과 GNR도 일으킬 수 있으니 알아두자[Open Forum Infect Dis 5: ofy037, 2018].
- 감염경로는 혈행성과 직접침윤이 대부분이다. 혈행성의 경우 추간판으로 혈류가 도달하는 추체 전방의 종판에서 염증이 파급된다. 따라서 MRI 등에서 전방 성분의 압괴나 파괴가 심한 경우 혈행성 기전을 생각할 수 있다.
- 치료 기간이 길기 때문에 세균학적 증거를 반드시 확보해야 한다. 혈액배양은 당연하고, 가능하면 **골생검도 시행하여 배양 검사**를 한다.
- MRSA를 포함한 황색포도구균을 반드시 커버하고, 장내 세균도 커버하는 것이 좋으므로 초기 치료는 3세대 세파+항MRSA 약제로 시작하는 경우가 많다. 예를 들어 세프트리악손+반코마이신 등. *우리나라처럼 결핵 유병률이 높은 국가의 경우 퀴놀론계는 1차 선택이 아니다.
- 치료기간은 원칙적으로 6주라고 기억하자. 기존에는 12주였으나, 6주 vs 12주 사이에 1년 후 치료율 차이가 없었다는 보고가 나왔기 때문이다[Lancet 385: 875-882, 2015].

- 아래 조건 중 하나라도 해당되는 경우 8주 이상의 치료가 필요하다.
  - 만성신장병 말기
  - MRSA 감염
  - 배액되지 않은 척추 주위 · 장요근 농양

이 증례에서는…

- 추체염을 의심하여 MRI를 촬영한 결과, L3 척추에 T2 강조영상과 STIR 영상에서 고신호가 있어 추체염으로 진단했다. 농양형성이나 압박골절은 없었다.
- 활력징후는 안정적이었고, 혈액배양 채취 후 다음날 골생검을 의뢰하기로 하였다.
- 골생검으로 배양검사를 제출하고, 세프트리악손+반코마이신 투여를 시작했다.
- 혈액 및 골 검체 배양에서 MSSA가 검출되어 항생제를 세파졸린으로 변경하였다. 치료기간은 총 8주, 최소 2주간은 정맥주사로 치료방침을 세웠다.
- 다른 부위에 농양 형성은 없었고, 경흉부 심장초음파 검사에서 우종(vegetation)은 없었다. 치료 시작 48시간 후 혈액 배양은 음성으로 나타났다.

A **MRI로 진단하고, 혈액배양과 더불어 가능한 한 골 검체도 채취하여 배양검사를 한다. 척추염의 경험적 치료는 세프트리악손+반코마이신. 치료기간은 6주 또는 8주인지 판단한다.**

증례 ❹ 61세 남성. 항암화학요법 중 발열.

급성 골수성 백혈병에 대한 공고요법(consolidation therapy) 1주기, 고용량의 시타라빈 요법을 시행 중. 항암화학요법 시작 후 16일째, 야간에 37.9℃의 발열, 오한전율로 당직 콜을 받았다. 활력징후는 의식 명료, 체온 37.9℃, 혈압 122/72 mmHg, 맥박 100/분·규칙적, 호흡수 16/분, SpO_2 98%(room air). 수일 전부터 구강 및 인두 통증으로 식사 섭취량이 감소해 경정맥 영양을 시행 중이었다. 대변은 무른변을 하루 2~3회 정도 보고 있다. 신체소견상 구강 내 여러 개의 아프타 궤양이 있음. 우측 상완에 PICC가 삽입되어 있으나, 삽입 부위에 염증 소견은 없음. 그 외 특별한 소견 없음. 당일 채혈에서 WBC 100 미만/μL, 호중구 카운트 불가, Hb 7.6 g/dL, Plt 1.8만/μL, CRP 0.86 mg/dL.

Q **발열성 호중구감소증(FN)인데, 어떻게 대응하고 치료할 것인가?**

철칙 4 **발열성 호중구감소증(FN)은 최대한 빨리 혈액배양 검체 채취 후 광범위 항생제 투여를 시작한다**

항생제 투여가 1분 1초를 다투는 질환

- 감염증의 내과적 응급상황은 아래 세 가지이며, 치료 지연은 치명적일 수 있기 때문에 항생제 투여는 진단 후 즉시 시행해야 한다. 항생제 투여가 빠르면 빠를수록 예후가 좋아진다. 어떤 의미에서는 수련의 단계에서도 예후를 개선할 수 있는 질환이기 때문에 초기 대응은 반드시 염두에 두어야 한다.

1. 패혈성 쇼크(2장「쇼크」p.16 참조)
2. 세균성 뇌수막염(16장「세균성 뇌수막염」p.199 참조)
3. 발열성 호중구감소증

발열성 호중구감소증(febrile neutropenia, FN)의 초기 대응

- 항암화학요법 등으로 호중구가 감소한 상태에서 열이 나는 것을 발열성 호중구감소증(FN)이라고 한다.
- FN에서 가장 중요한 것은 **한시라도 빨리 혈액배양을 채취하고, 한시라도 빨리 광범위 항생제를 투여**하는 것이다. 반대로 말하면, 이것이 지켜진다면 FN 초기 진료로서 합격이다.
- 다만, 'FN = 신속한 배양 채취 + 광범위 항생제 투여'는 틀림없이 맞지만, 여기서 생각을 멈추어서는 안 된다. 일반적인 발열과 마찬가지로 fever workup을 실시한다. 즉, 감염장기를 파악하기 위한 노력을 게을리하지 않는다.

- 발열　　　겨드랑이 체온 ≥ 37.5°C
- 호중구감소　< 500/μL, 또는 < 1,000/μL에서 48시간 이내 < 500/μL로 감소할 것으로 예측

↓

- 감염 의심 부위가 없는지 증상 문진과 신체진찰
- CBC, 백혈구 분획, 혈청생화학검사
- 정맥혈 배양(2세트 4/4개)
- 필요에 따라 흉부 단순X선사진, 소변검사

↓

항생제 투여

- FN에서는 아래 표와 같이 감염원이 확인되는 비율이 높지 않다. 또한 감염원의 특징도 알려져 있으므로 이를 잘 기억해 두기 바란다.

감염장기	빈도(%)
호흡기감염	35~40
혈류감염	15~35
요로감염	5~15
피부연조직감염	5~10
소화기감염	5~10
기타	5~10

포커스 발견 가능성: 25%
원인균 특정 가능성: 25%

GPC	빈도(%)
표피포도구균	20~50
황색포도구균	10~30
장구균	5~15
녹농균	3~27

GNR	빈도(%)
대장균	18~45
Klebsiella	11~18
다른 장내세균과 세균 박테리아	15~18
녹농균	18~24

[Nesher L, et al. Infection 42: 5-13, 2014에서 수정하여 작성]

- FN에서 혈액검사는 중요하다. 신기능을 비롯한 장기기능은 물론이고, 또 하나 주목해야 할 것이 혈소판이다. FN에서는 골수억제에 의한 혈소판 저하도 꼭 동반된다. 혈소판은 발열 시 소모되어 반감기가 짧아지기 때문에 반드시 수치를 확인하여 수혈이 필요하지 않은지 확인하자.

위험도 평가

• 위험도 평가도 중요하다. 유명한 것은 Multinational Association of Supportive Care in Cancer score(MASCC score)이다. 이 점수의 역할은 외래치료가 가능한 FN인지 아닌지를 판정하는 것이다. 21점 이상이면 저위험군이다.

항목		점수
증상	없음 or 경증	5
	중등도	3
	중증	0
수축기혈압 <90 mmHg		5
COPD 없음		4
고형종양. 또는 진균감염의 병력이 없는 혈액악성종양		4
정맥수액요법이 필요할 정도의 탈수 없음		3
외래환자		3
나이<60세		3

• 이외에도 CISNE, IDSA, ASCO, NCCN 등의 위험도 평가가 있다. 아래는 NCCN이 제시한 위험도 점수이다. 저위험군은 외래에서 경구치료가 가능하고, 고위험군은 입원하여 정맥주사 항생제 치료가 필요하며, 진균감염도 고려한다.

저위험군: 다음 사항을 모두 충족
• 외래 세팅 • 다른 급성 질환이 없는 경우 • 호중구 감소가 7일 미만 • ECOG PS: 0~1 • 간기능, 신기능 장애 없음 • MASCC score ≥21 or CISNE score<3
고위험군: 1개라도 해당
• MASCC score<21, CISNE score ≥3 • 동종조혈모세포 이식 • 호중구 감소(≤100)가 7일 이상 지속 • 간부전(트랜스아미나제 상한치 5배 이상), 신부전(C_{cr}<30) • 악성종양 조절 불량 • 폐렴 • CTCAE grade 3-4의 점막염 • 알렘투주맙(alemtuzumab) 사용

치료

• 항생제는 반드시 녹농균을 커버할 수 있는 광범위 항생제를 선택한다. 다음 3가지 약제 중 선택하되, 카바페넴계 항생제는 내성균의 검출력이 있거나, 패혈성 쇼크, 호흡부전 등 심각한 활력징후 이상이 없는 한 사용하지 않는다.

- 페니실린계 : 피페라실린-타조박탐
- 세팔로스포린계 : 세페핌
- 카바페넴계 : 메로페넴

＊이 약들은 일본에서 발열성 호중구감소증에 대한 보험급여도 등재되어 있다.

- 경험적 치료에서 루틴하게 항MRSA 약물을 병용해서는 안 된다. 그러나 다음과 같은 상황에서는 사용을 고려한다.

경험적 사용이 허용되는 조건
• 전신상태 불량, 활력징후 불안정 • 폐렴이 있는 경우 • 피부연조직 감염이 있는 경우 • 카테터 관련 균혈증이 강하게 의심되는 경우 • 혈액배양에서 그람양성균이 확인된 경우 • MRSA 보균이 알려져 있는 경우 • 중증점막장애가 있는 경우(특히 퀴놀론계 항생제를 예방투여 중인 경우) • 30일 이내에 베타락탐계 항생제 사용력이 있는 경우

[Shelburne SA 3rd, et al. Clin Infect Dis 59: 223-230, 2014/Freifeld AG, et al. Clin Infect Dis 52: e56-93, 2011에서 수정하여 작성]

치료기간

- FN의 치료기간은 적어도 다음 두 가지 조건을 충족해야 한다.

  호중구 500/μL 이상으로 회복

  해열 및 활력징후 안정화

- 또한, 치료기간은 감염증이나 세균에 따라 달라진다. 예를 들어, 폐렴의 경우 1주일, 균혈증은 14일 정도이다. 이를 통해서도 감염장기를 찾는 것이 중요하다는 것을 알 수 있다.
- 감염장기나 미생물이 불분명한 경우, 위의 두 가지 조건을 충족하면 항생제를 종료한다.

이 증례에서는…

- 레보플록사신, 플루코나졸, 아시클로버를 예방요법으로 복용 중이었다.
- 흉부 단순X선사진에서 뚜렷한 폐렴 소견은 없었다. 또한, 피부연조직 감염은 관찰되지 않았다.
- 레보플록사신 투여 중 발생한 중증 점막염 동반 FN이었기 때문에, 반코마이신을 병용하기로 하였다.
- 간호사에게 항생제 준비를 오더하고, 신속하게 혈액배양 채취 후 세페핌과 반코마이신 투여를 시작했다.
- 며칠 후, 혈액배양 4병 모두에서 *Streptococcus mitis*가 검출되었다. 감수성검사 결과 세페핌에 대한 감수성이 양호해 반코마이신은 중단하였다.
- 항생제 투여 시작 후 빠르게 해열되었다.
- 경과 중 호중구 500/μL 이상으로 회복되어, 총 2주간의 치료를 완료한 후 항생제 투여를 종료하였다.

A 발열성 호중구감소증은 내과적 응급이다. 한시라도 빨리 혈액배양을 채취하고 광범위 항생제 투여를 시작해야 한다.

더 알고 싶다!

면역부전

- 면역부전은 아래와 같이 4개의 카테고리로 분류하고, 각각 어떤 균 감염이 증가하는지 알아두도록 하자.

	호중구감소증(FN)	세포성 면역장애	체액성 면역장애	피부점막장애
세균	그람양성구균 ・황색포도구균 ・CNS ・장구균 그람음성간균 ・장내세균 ・녹농균 ・아시네토박터	리스테리아 레지오넬라 결핵 비정형 항산균 노카르디아 살모넬라	폐렴구균 인플루엔자간균 수막구균 클렙시엘라 살모넬라 녹농균	CNS 황색포도구균 *Stenotrophomonas maltophilia* 녹농균 아시네토박터 녹색연쇄구균 장구균 *Capnocytophaga*
바이러스		단순헤르페스 수두·대상포진 CMV EBV 아데노바이러스		단순헤르페스
진균	*Candida* *Aspergillus*	*Pneumocystis* *Aspergillus* *Cryptococcus* *Candida*	*Cryptococcus*	*Candida*
원충		*Toxoplasma* *Strongyloides* *Cryptosporidium*	*Giardia*	

- 예를 들어, **증례 4**의 환자는

  항암화학요법으로 인한 골수억제와 급성 골수성 백혈병으로 인한 호중구기능 저하.

  항암화학요법으로 인한 점막 손상과 PICC 삽입으로 인한 장벽기능 저하.

  라는 두 가지 면역부전을 함께 가지고 있다.
- 호중구감소증은 대부분의 세균 감염 위험을 높인다. 한편, 체액성 면역저하로 인한 기회감염 세균은 피막(capsule)을 가진 세균으로 한정되어 있기 때문에, 아래와 같이 기억해두면 좋다.
  "Some Nasty Killers Have Some Capsule Protection(일부 끔찍한 살인마 중에는 캡슐 방어막을 가진 놈들이 있다)"

  S *Streptococcus pneumoniae* (폐렴구균)
  N *Neisseria meningitidis* (수막염균)
  K *Klebsiella pneumoniae*
  H *Haemophilus influenzae* (인플루엔자간균)
  S *Salmonella typhi* (장티푸스균)
  C *Capnocytophaga canimorsus*
  P *Pseudomonas aeruginosa* (녹농균)

- 특히 폐렴구균과 인플루엔자간균은 예방접종이 가능하기 때문에, 체액성 면역저하 환자(비장적출 후, 만성 림프구성 백혈병 등)에서는 접종을 고려한다.

참고 문헌

1) Bennett JE, et al(eds): Mandell, Douglas, and Bennett's Principles and Practice of Infectious Diseases. 9th ed, ELSEVIER, 2019
- 말할 필요도 없이 유명한 만델. 감염증에 관한 모든 것이 수록되어 있다.

2) Mermel LA, et al. Clinical practice guidelines for the diagnosis and management of intravascular catheter-related infection : 2009 Update by the Infectious Diseases Society of America. Clin Infect Dis 49:1-45, 2009 [PMID: 19489710] [PMID: 19489710].
- IDSA의 CRBSI 가이드라인. 한 번쯤은 읽어볼 필요가 있다.

3) Zimmerli W, et al. Clinical practice. Vertebral osteomyelitis. N Engl J Med 362:1022-1029, 2010 [PMID: 20237348].
- 척추염에 대한 리뷰. 다소 오래되었지만 매우 잘 정리되어 있다.

4) Klastersky J, et al. Management of febrile neutropenia: ESMO Clinical Practice Guidelines. Ann Oncol 27: v111-v118, 2016 [PMID: 27664247]
- FN의 가이드라인.

5) National Comprehensive Cancer Network®: Prevention and Treatment of Cancer-Related Infections Version 1. in Oncology (NCCN guidelines®). 2023년
- NCCN의 가이드라인은 자주 업데이트되기 때문에 도움이 된다.

6) Harris PNA, et al. β-lactam and β-lactamase inhibitor combinations in the treatment of extended-spectrum β-lactamase producing Enterobacteriaceae: Antibiotic options few in the era of a reappraisal for a time for a reappraisal for a time for a time for a reappraisal in the era of few antibiotic options? Lancet Infect Dis 15:475-485, 2015 [PMID: 25716293].
- β-lactamase inhibitor와 ESBL에 대한 리뷰. 내성균에 대한 지식을 깊게 하고 싶은 분을 위해.

7) Doi Y, Paterson DL. Carbapenemase-producing Enterobacteriaceae. Semin Respir Crit Care Med 36:74-84, 2015 [PMID: 25643272].
- 카바페넴 내성균에 대한 리뷰. 다제내성으로 곤란을 겪은 사람에게.

(후지노 다카히사)

마치며

제가 이 책을 만난 것은 의과대학 5학년 때 베드사이드 러닝을 하면서였습니다. 이 책『내과 주치의 필수노트』2판이 병동 책장에 있길래, 실습을 하면서 읽었습니다. 학생들이 궁금해했던 대부분의 답이 거기에 적혀 있어서 감동하였던 기억이 아직도 납니다. 그리고 그것이 제가 성누가국제병원을 수련병원으로 선택하게 된 하나의 계기가 되었습니다.

2016년 4월에 의기양양하게 입사하고 보니, 매일 모르는 것들의 연속이었고, 우왕좌왕하다가 순식간에 지나갔지만, 병원 전체에 흐르는 교육의 기풍, 배움을 추구하고, 그것이 요구되는 환경에서 경험을 쌓을 수 있다는 것에 행복했습니다.

그런 가운데 임상의학을 배우는 지침, 수련생활의 페이스메이커가 되었던 것이 바로 이 책의 기반인 내과 코어 컨퍼런스였습니다. 매년 내과 수석 전공의가 내용을 다듬어 주 1회씩 40회 내외의 연간 스케줄을 10년 이상 지속하고 있는 놀라운 스터디 모임입니다. 우리 병원의 전공의는 코어 컨퍼런스로 이루어졌다고 해도 과언이 아닙니다. 코어 컨퍼런스에서 배우고, 매일의 임상에서 바로 활용해 체득하는 것이 전통입니다. 저도 예외 없이 2년 동안 배포된 코어 컨퍼런스 자료가 찢어질 정도로 보고 마스터해 나갔습니다. 이 책의 3판을 작성한 세 명의 저자는 제가 인턴 때 내과 수석 전공의(즉, 직속 스승님!)이었습니다. 3판의 밑바탕이 된 그 선생님들의 코어 컨퍼런스는 제 영원한 보물입니다.

2019년에 제가 수석 전공의가 되면서 드디어 제가 코어 컨퍼런스를 준비하는 입장이 되었고, 2023년 제 스승님들이 개정해 큰 호평을 받았던 3판을, 제자인 우리가 4판으로 개정하게 되었습니다. 기묘한 운명을 느끼지 않을 수 없었습니다. 의학 서적 중에서도 베스트셀러인 이 책의 개정을 맡는다는 것은 매우 어려운 일이었고, 부담감도 컸습니다. 하지만 맡은 만큼 최선을 다해 개정해서 3판을 뛰어넘으리라 마음속으로 다짐했습니다. 4판 개정에 있어서 저자들이 함께 구성, 내용, 증례와 철칙 하나하나까지 철저하게 논의를 거듭했습니다. 집필 시 최신의 근거로 업데이트하는 것, 증례를 보다 실용적이고 현실에서 접할 수 있는 것으로 만드는 것, 증례를 재경험할 수 있는 흐름을 의식하는 것, 철칙은 단순하고 실용적으로 하는 것, 과학적 근거(evidence)뿐만 아니라 경험(experience)도 전달하는 것 등을 의식했습니다. 그렇기 때문에 역대 최고의 개정판이라고 우리 저자들은 자부합니다.

이 책은 바로 성누가국제병원의 교육 그 자체입니다. 역대 수석 전공의와 다른 전공의뿐만 아니라 우리 병원 교육에 관련된 모든 직원들, 그리고 무엇보다도 평소 우리에게 소중한 임상경험을 제공해 주시는 환자분들 모두의 저술입니다. 우리는 그것을 대표하여 한 권의 책으로 정리할 수 있게 된 것을 기쁘게 생각합니다. 저자를 대표하여 깊은 감사를 드립니다.

마지막으로 우리를 저자로 선택해 주시고, 수많은 귀중한 조언과 모든 장의 교정이라는 엄청난 작업량을 놀라운 속도로 마무리해 주신 모리 노부요시 선생님, 더디게 진행되는 우리의 원고를 참을성 있게 기다리며, 정성껏 교정하고 이끌어 주신 의학서원의 안도 메구미님, 이와마 다쿠미님께도 깊은 감사를 드리며, 글을 마치겠습니다.

2023년 8월

성누가국제병원 2019년도 내과 수석 전공의

후지노 다카히사

감사의 말

집필 관련 지도해주신 선생님들께 감사드립니다.

성누가국제병원 내분비대사내과	하야시 세이코 선생님 (10장 혈당이상)
성누가국제병원 심료내과*	다네모토 요코 선생님 (11장 불면과 섬망)
성누가국제병원 심료내과*	야마다 우이 선생님 (11장 불면과 섬망)
도쿄여자의과대학 뇌싱경외과	야마하타 하야토 선생님 (19장 뇌경색)
성누가국제병원 신장내과	가도타 노조미 선생님 (21장 급성신손상, 35장 만성신장병)
성누가국제병원 소화기내과	다카스 아야카 선생님 (26장 간기능장애)
세이레 미카타하라병원 완화지지치료과	모리 마사키 선생님 (34장 암성통증 · 마약성 진통제)

*역자 주: 심료내과*는 일본의 내과 세부분과 중 하나로 긴장이나 스트레스 등 심리적 요인으로 신체 증상이 나타나는 '심신증'을 주로 진료한다.

색인

한글

ㄱ

ㅅ

ㅈ

ㅊ

영문

A

B

C

D

E

F

G

H

I

J

K

L

집필자 소개

모리 노부요시(森　信好)

성누가국제병원 감염내과 과장

2005년 홋카이도대학 의학부 졸업. 성누가국제병원에서 인턴 후, 2007년도 내과 수석 레지던트를 역임했다. 2011년부터 2015년까지 텍사스대학교 MD 앤더슨 암센터에서 감염내과 임상 펠로우, 치프펠로우, 어드밴스드펠로우로 근무. 2015년 귀국 후에는 '암과 감염'을 주제로 한 교육 활동과 함께 다양한 수련병원과 기업에서 감염 교육 및 컨설팅 업무를 수행하고 있다. 2023년 닥터 오브 닥터스 네트워크의 우수 전문 임상의사로 선정되었다.

후쿠이 쇼(福井　翔)

교린대학 종합의료학 / 성누가국제병원 면역류마티스센터

2014년 나고야시립대학 의학부 졸업. 성누가국제병원에서 인턴 및 레지던트 수련을 거쳐 2017년도 내과 수석 레지던트를 역임했다. 이듬해부터 같은 병원 면역류마티스센터에서 근무, 2017, 2018년도 베스트 티처 수상, 2022년 성누가국제대학교 공중보건대학원 졸업, 2022년부터 현직. 같은 해 브리검앤위민스 병원, 하버드의과대학에서 유학. 류마티스질환 진료와 임상연구를 전문으로 하고 있다.

스즈키 다카히로(鈴木　隆宏)

성누가국제병원 순환기내과 의사 / 성누가국제대학 연구센터 임상조교수

2016년 도쿄의과치과대학 의학부 졸업. 성누가국제병원에서 인턴 후, 내과 시니어 레지던트를 거쳐 2019년도 내과 수석 레지던트를 역임했다. 순환기내과 전문의 수련을 마치고 2023년 존스홉킨스 블룸버그 공중보건대학원을 졸업. 같은 해부터 현직으로, 현재 순환기내과, 중환자치료, 카테터 중재술, 임상연구를 전문으로 하고 있다.

후지노 다카히사(藤野　貴久)

성누가국제병원 혈액내과 펠로우

2016년 후쿠오카대학 의학부 졸업, 2018년 성누가국제병원에서 인턴 수료, 베스트 레지던트 수상, 2019년 지치의과대학 사이타마 의료센터 중환자의학과, 스와 중앙병원 등 원외 수련을 거쳐 내과 수석 레지던트 취임, 2020년 국립국제의료연구센터(국국제감염증센터/에이즈치료 · 연구개발센터)에서 원외 수련. 2021년 성누가국제병원 내과 전공의 프로그램 수료, 같은 해부터 현직. 서적과 영상 등 다양한 매체를 통해 호스피탈리스트, 혈액내과 관련 정보를 전달하고 있다.

내과 주치의 필수노트 4판

2025년 3월 15일 인쇄
2025년 3월 23일 발행

역자 | 안상현
편집 | 성누가국제병원 내과 수석전공의

임프린트 | 도서출판 대한의학
발행인 | 신은주
책임편집 | 서선영
출판등록 | 2003년 9월 27일 제 25100-2014-000011호
발행처 | ㈜에스앤씨퍼블리싱
주소 | 서울특별시 구로구 디지털로 288 대륭포스트타워1차 1209호
전화 | (02)921-0653
e-mail | medbook2000@daum.net
홈페이지 | www.dhmbook.co.kr
www.medbook.co.kr

정가 | 50,000원
ISBN | 979-11-5590-303-2 93510

Authorized translation from the Japanese language edition, entitled,
内科レジデントの鉄則 第4版
ISBN 978-4-260-05119-4
編集:聖路加国際病院内科チーフレジデント

도서출판 대한의학은 (주)에스앤씨퍼블리싱의 의학 전문 임프린트입니다.
인쇄나 제본 과정에서 잘못된 책은 바꾸어 드립니다.